Jens Clausen
Ilse Eichenbrenner

Soziale Psychiatrie

Grundlagen, Zielgruppen, Hilfeformen

Verlag W. Kohlhammer

Dieses Werk einschließlich aller seiner Teile ist urheberrechtlich geschützt. Jede Verwendung außerhalb der engen Grenzen des Urheberrechts ist ohne Zustimmung des Verlags unzulässig und strafbar. Das gilt insbesondere für Vervielfältigungen, Übersetzungen, Mikroverfilmungen und für die Einspeicherung und Verarbeitung in elektronischen Systemen.
Die Wiedergabe von Warenbezeichnungen, Handelsnamen und sonstigen Kennzeichen in diesem Buch berechtigt nicht zu der Annahme, dass diese von jedermann frei benutzt werden dürfen. Vielmehr kann es sich auch dann um eingetragene Warenzeichen oder sonstige geschützte Kennzeichen handeln, wenn sie nicht eigens als solche gekennzeichnet sind.

1. Auflage 2010

Alle Rechte vorbehalten
© 2010 W. Kohlhammer GmbH Stuttgart
Gesamtherstellung:
W. Kohlhammer Druckerei GmbH + Co. KG, Stuttgart
Printed in Germany

ISBN 978-3-17-020352-5

Inhaltsverzeichnis

1	Geschichte und Gegenwart der Sozialen Psychiatrie	9
1.1	Zum Selbstverständnis der Sozialen Psychiatrie	9
1.2	Skizzen zur Geschichte der Psychiatrie	12
1.3	Von der Anstalt in die Gemeinde	20
2	Leitgedanken der Sozialen Psychiatrie	24
2.1	Sozialraumorientierung und Inklusion	24
2.2	Empowerment und Recovery	29
2.3	Salutogenese und Wohlbefinden	33
2.4	Prävention und bedürfnisangepasste Behandlung	37
2.5	Hilfeplan und persönliches Budget	42
3	Rechtsgrundlagen der Sozialen Psychiatrie	49
3.1	Grundrecht, Menschenwürde und Gleichstellung	49
3.2	Sozialrecht, Rehabilitation und Teilhabe	52
3.3	Zivilrecht, gesetzliche Betreuung und Freiheitsentziehung	61
3.4	Strafrecht, Maßregelvollzug und Begutachtung	68
4	Zielgruppen der Sozialen Psychiatrie	74
4.1	Chronisch psychisch kranke Menschen	74
4.2	Abhängigkeitskranke	78
4.3	Wohnungslose psychisch Kranke	82
4.4	Psychisch kranke Straftäter	86
4.5	Kinder und Jugendliche mit psychischen Auffälligkeiten	89
4.6	Psychisch kranke Eltern und ihre Kinder	93
4.7	Psychisch erkrankte Migrantinnen und Migranten	97
4.8	Psychisch kranke alte Menschen	100
5	Handlungsfelder der Sozialen Psychiatrie	104
5.1	Beratung	104
5.1.1	Sozialpsychiatrischer Dienst	112
5.1.2	Suchtberatung	114
5.1.3	Gerontopsychiatrische Beratung	114
5.1.4	Internet-Beratung	115
5.2	Persönliche Unterstützung zur Teilhabe	116
5.2.1	Ambulant aufsuchende Arbeit – Hausbesuche	116
5.2.2	Personenbezogene Unterstützung	120

5.2.3	Case-Management (Koordinierungs-Management)	124
5.2.4	Soziale Netzwerkarbeit	128
5.3	Krisenintervention	132
5.4	Formen des Betreuten Wohnens	135
5.5	Tagesgestaltung	142
5.6	Gruppenangebote	145
5.6.1	Gruppen mit Angehörigen	146
5.6.2	Selbsthilfegruppen	148
5.6.3	Psychoseseminare	150
5.6.4	Psychoedukative Gruppen	152
5.6.5	Trainingsgruppen	155
5.7	Teilhabe am Arbeitsleben	157
6	**Beschreibung und Einordnung psychischer Störungen**	**165**
6.1	Krankheitskonzepte und Erklärungsversuche	165
6.2	Diagnostik und Klassifikation psychischer Störungen	169
6.3	Störungen psychischer Elementarfunktionen	174
7	**Einzelne Störungsbilder**	**178**
7.0	Organische psychische Störungen	178
7.1	Störungen durch psychotrope Substanzen	182
7.1.1	Störungen durch Alkohol	184
7.1.2	Medikamentenabhängigkeit	186
7.1.3	Drogenabhängigkeit	187
7.2	Schizophrene und wahnhafte Störungen	188
7.3	Affektive Störungen	193
7.4	Neurotische, belastungs- und somatoforme Störungen	196
7.4.1	Angststörungen	197
7.4.2	Zwangsstörungen	199
7.4.3	Posttraumatische Belastungsstörungen	201
7.4.4	Dissoziative Störungen	203
7.4.5	Somatoforme Störungen	204
7.5	Verhaltensauffälligkeiten mit körperlichen Störungen	206
7.6	Persönlichkeitsstörungen	211
7.7	Intelligenzminderung	217
7.8	Entwicklungsstörungen	219
7.9	Störungen mit Beginn in der Kindheit	223
8	**Klinische Behandlung**	**226**
8.1	Psychiatrische Kliniken und Abteilungen	226
8.2	Kliniken für Abhängigkeitserkrankte	231
8.3	Psychosomatische Kliniken	234
8.4	Kinder- und jugendpsychiatrische Kliniken	235
8.5	Abteilungen für Gerontopsychiatrie	237
8.6	Kliniken des Maßregelvollzugs	239

9	Therapeutische Hilfen im ambulanten Feld	243
9.1	Somatische Therapie	245
9.2	Psychotherapie	252
9.3	Soziotherapie	259
9.4	Ergotherapie	261
9.5	Ambulante psychiatrische Pflege	263
9.6	Integrierte psychiatrische Versorgung	265
10	Ausblick – offene Fragen	268

Literatur 271

Sachwortregister 281

1 Geschichte und Gegenwart der Sozialen Psychiatrie

1.1 Zum Selbstverständnis der Sozialen Psychiatrie

Wenn über die Psychiatrie gesprochen wird, dann ist damit in der Regel jene Teildisziplin der Medizin gemeint, die sich mit der Diagnostik, Erforschung und Behandlung psychischer Störungen befasst. In fast allen Lehrbüchern der Psychiatrie liegt der Schwerpunkt auf der Darstellung psychischer Krankheiten, ihrer psychopathologischen Einordnung sowie ihrer somatischen Behandlung, ergänzt durch psychotherapeutische Verfahren. Die angemessene fachliche und soziale Begleitung seelisch erkrankter Menschen außerhalb der Kliniken, die vielfältige Landschaft der Eingliederung und der Prävention werden meist nur am Rande dargestellt.

Mit diesem Buch möchten wir die Perspektive drehen und den Blickwinkel erweitern: Das Spektrum sozialpsychiatrischen Handelns soll in den Vordergrund gerückt und das psychiatrische Feld im sozialen Kontext geschildert werden. Denn psychisch erkrankte Menschen zu verstehen und ihnen angemessen zu begegnen, ist längst nicht mehr Aufgabe der klinischen Psychiatrie allein. Neben medizinischen, psychologischen und pflegerischen Leistungen werden heute bedeutende Aufgaben der psychiatrischen Hilfen durch Sozialarbeiterinnen, (Heil-)Pädagoginnen, Heilerziehungspfleger, Ergotherapeuten, Musik- und Kunsttherapeutinnen wahrgenommen. Für diese Berufsgruppen ist es notwendig, Kenntnisse der psychiatrischen Krankheiten zu besitzen, Formen und Felder der Behandlung sowie mögliche Hintergründe psychischer Störungen zu kennen. Ebenso wichtig ist es, die soziale Dimension seelischen Leids zu begreifen, sich in die Konzepte und Methoden der sozialpsychiatrischen Begleitung einzuarbeiten und einen Zugang zu den subjektiven Lebensweisen und Lebenswelten psychisch erkrankter Menschen und ihrer Familien zu gewinnen.

Bisweilen wird die sozialpsychiatrische Bewegung auf eine bestimmte Phase der neueren Psychiatriegeschichte reduziert, als ein besonderes Bemühen darin bestand, die Mauern der alten Anstalten zu überwinden und langfristig hospitalisierte Menschen in die Gemeinde zurückzuführen. Richtig ist, dass die sozialpsychiatrische Idee einen erheblichen Teil ihrer Wirkungskraft aus der kritischen Betrachtung unwürdiger Verhältnisse in der institutionalisierten Psychiatrie zog. Die gesellschaftliche Ausgrenzung psychisch erkrankter Menschen aufzuheben und allen, auch den chronisch Erkrankten, ein Leben inmitten der Gemeinschaft zu ermöglichen, ist weiterhin das Ziel der Sozialen Psychiatrie. Doch die Soziale Psychiatrie – und wir verwenden den Ausdruck sehr bewusst und gehen damit über Begriffe wie „sozialpsychiatrischer Ansatz" oder „gemeindenahe Psychiatrie" hinaus – ist keine Alternative zu den Behandlungsformen der klinischen Psychiatrie, sondern ein umfassendes Konzept mit dem Ziel, die Lebenssituation psychisch erkrankter Menschen zu verstehen, zu respektieren und, wenn möglich und gewünscht, zu verbessern. Die Soziale Psychiatrie berücksichtigt soziologische, psychologische, biologische und rechtliche Aspekte; sie lässt sich nicht als einheitliches Verfahren formulieren, sondern geht auf die individuellen, familiären und die örtlichen sozialen Gegebenheiten ein; sie steht für eine Vision und ist ein Projekt der konkreten Gestaltung zugleich. In jeder Hinsicht ist sie den Worten von Klaus Dörner verpflichtet: „Die Psychiatrie ist eine soziale – oder sie ist keine!"

Wer nämlich das psychiatrische Feld über einen längeren Zeitraum erkundet und die Begegnung mit den betroffenen Menschen nicht scheut, der begreift immer mehr, dass naturwissenschaftlich-medizinische oder psychodynamische Konzepte nicht ausreichen, um ein umfassendes Verständnis von psychischen Krisen und ihren Bewältigungsversuchen zu erlangen. Die Erkrankung der Psyche ist immer auch eine psychosoziale Notlage, die einen akzeptablen Ort der Begegnung, der Begleitung und der Unterstützung braucht. Genau darin besteht die primäre Aufgabe der Sozialen Psychiatrie. Sie

- konzipiert bedarfsgerechte und bedürfnisgerechte Hilfen für alle Menschen, die in psychische Krisen geraten sind;
- analysiert das soziale Netz, die Familie, die Wohn- und Arbeitssituation und die gesellschaftliche Teilhabe des psychisch erkrankten Menschen, um zu einem vertieften Verständnis der Erkrankung und zu einer angemessenen Form der Behandlung zu gelangen;
- studiert die Wechselwirkungen zwischen sozialen, psychologischen und biologischen Faktoren;
- reflektiert die Situation der psychiatrischen und sozialen Versorgung psychisch erkrankter Menschen;
- achtet darauf, Fremdbestimmung und Entmündigung zu vermeiden und Selbstbestimmung zu ermöglichen; dazu ist ein gemeinsames Vorgehen und – bei Eingriffen in die Persönlichkeitsrechte – die Beschränkung der Interventionen auf unhaltbare Situationen notwendig;
- strebt durch Tagungen und Fortbildungen eine immer neu zu reflektierende Grundlage aus Kenntnissen, Kompetenzen und Haltungen der sozialpsychiatrischen Praxis an;
- bezieht diejenigen, die selbst auf Erfahrungen mit psychischen Krisen und psychiatrischen Behandlungen zurückgreifen können, in die Planung und Realisierung von Unterstützungsangeboten und Fortbildungen mit ein.

Soziale Psychiatrie ist also keineswegs eine Angelegenheit der Professionellen allein – im Gegenteil, sie entwickelt nach Möglichkeit die Konzepte, Hilfeformen und Einrichtungen gemeinsam mit den Psychiatrie-Erfahrenen und den Angehörigen. Bei der Einschätzung dessen, was sozialpsychiatrisch wünschenswert, not-

1.1 Zum Selbstverständnis der Sozialen Psychiatrie

wendig und richtig ist, gibt es naturgemäß unterschiedliche Auffassungen. Es liegt auf der Hand, dass es trotz vieler gemeinsamer Positionen auch manchen Dissens in sozialpolitischer, konzeptioneller und methodischer Hinsicht gibt. Nicht immer decken sich Theorie und Praxis, Anspruch und Wirklichkeit, und oft zeigt sich erst vor Ort, ob die Forderung nach respektvollem Umgang und fachlich fundierter Hilfe jedem Mitmenschen, auch dem schwer Erkrankten gegenüber, tatsächlich erfüllt wird.

In jedem Fall ist eine subjekt- und zugleich gemeinwesenorientierte Sichtweise Bestandteil der Sozialen Psychiatrie. Sozialpsychiatrisches Handeln setzt ein Verständnis der Lebenswelten, der individuellen Lebensmöglichkeiten und Lebensgestaltungen, aber auch der Grenzen von Erträglichkeit voraus. In diesem Sinne ringt die Soziale Psychiatrie – im Spannungsfeld zwischen individuellem psychischen Leid einerseits und Erwartungen und Toleranzen des gesellschaftlichen Umfeldes andererseits – um eine angemessene Position der Hilfe, Begleitung und Versorgung. Schließlich impliziert sozialpsychiatrisches Denken und Handeln auch einen ethischen und sozialpolitischen Aspekt, der mit dem Bemühen um die gesellschaftliche Gleichstellung und Gleichbehandlung chronisch psychisch Kranker mit körperlich Kranken verbunden ist.

Immerhin haben grundsätzliche Überlegungen der Sozialen Psychiatrie, die vor 40 Jahren noch als unrealisierbar galten, inzwischen Eingang in die Gesetzgebung gefunden, wenn im Sozialgesetzbuch die Selbstbestimmung und gleichberechtigte Teilhabe am Leben in der Gesellschaft als Ziel sozialstaatlicher Maßnahmen formuliert wird (SGB I und SGB IX). Auch die persönliche Entwicklung soll nach diesen sozialrechtlichen Vorgaben ganzheitlich gefördert und eine selbstständige und selbstbestimmte Lebensführung ermöglicht bzw. erleichtert werden.

Leitgedanken der Sozialen Psychiatrie besitzen eine grenzüberschreitende Dimension und sind Teil eines internationalen Diskurses – wie überhaupt die Entwicklung der Sozialen Psychiatrie nicht ohne den Blick „über den Tellerrand hinaus" denkbar ist. Erst durch den vertieften Austausch von Erkenntnissen der Psychiatrieentwicklung im internationalen und transkulturellen Vergleich war und ist es möglich, die eigenen Verhältnisse und Handlungsweisen kritisch zu hinterfragen und Ideen und Konzepte – z. B. aus England, den USA, Italien und Skandinavien – zu prüfen und daraus entstehende Anregungen zu integrieren. Durch die UN-Charta über die Rechte von Menschen mit Behinderung, die inzwischen in vielen Staaten ratifiziert wurde, sind diese Ziele zum Bestandteil des internationalen Rechts geworden.

In den folgenden Ausführungen wird dargestellt, wie die Soziale Psychiatrie frühere Formen der Verwahrung abgelöst und an ihre Stelle eine breite Infrastruktur gemeindenaher Institutionen gesetzt hat. Man könnte von einer Vervollständigung der psychiatrischen Behandlung in sozialer Hinsicht durch die Herstellung lebensnaher Orte der Unterstützung und der Begegnung mit psychisch erkrankten Menschen sprechen. Doch abgeschlossen ist diese Entwicklung natürlich nicht – und kann es gar nicht sein, denn fachliche Erkenntnisse, gesellschaftliche Rahmenbedingungen und Bedürfnisse des einzelnen Menschen wandeln sich. Zur Sozialen Psychiatrie gehört daher die Bereitschaft, Unterstützungsformen dynamisch und flexibel zu gestalten. Gleichzeitig bedarf es einer grundsätzlichen sozialpsychiatrischen Haltung, einer Parteinahme für die Anliegen der psychisch Erkrankten und ihrer Familien, um der gesellschaftlichen Ausgrenzung dieser Menschen konsequent und täglich neu entgegenzutreten.

1.2   Skizzen zur Geschichte der Psychiatrie

> „Stellen Sie sich ein geräumiges Gebäude vor, erhaben und elegant, umgeben von weitläufigen und hügeligen Ländereien und Gärten. Das Innere ist mit Galerien, Werkstätten und Musikzimmern eingerichtet. Die Fenster lassen Sonne und Luft herein, öffnen den Blick auf Sträucher und Felder und Gruppen von Arbeitenden, ohne Behinderung durch Fensterläden oder Gitter; alles ist sauber, ruhig und einladend. In dieser Gemeinschaft gibt es keinen Zwang und keine körperliche Züchtigung" (zit. n. Porter 2005).

Die Idee eines angemessenen Ortes der Begegnung und einer menschenwürdigen Form der Behandlung psychisch erkrankter Menschen ist, wie wir sehen, keine Errungenschaft unserer Tage. Die zitierten Zeilen wurden 1837 vom Direktor des Royal Montrose Lunatic Asylums in Schottland, William Browne, formuliert. Auch in früheren Zeiten suchte man unter jeweils unterschiedlichen gesellschaftlichen Bedingungen nach Antworten auf die Frage, wie seelische Krankheiten zu verstehen und zu behandeln seien. Die Entwicklung der Psychiatrie ist also keineswegs ein gradliniger Aufstieg aus dunkler Vorzeit in die helle Gegenwart. Und nur andeutungsweise lässt sich die Ungleichzeitigkeit des Gleichzeitigen schildern, die auf diesem Gebiet so häufig anzutreffen ist: Während nämlich an einem Ort neue Erkenntnisse, Konzepte und Formen der psychiatrischen Unterstützung in die Tat umgesetzt werden, leben zur gleichen Zeit an anderer Stelle Menschen unter Bedingungen, an denen der Fortschritt in fachlicher und menschlicher Hinsicht vollkommen vorbei gegangen ist. Diese Entwicklung wird hier nur knapp skizziert in dem Wissen, dass die Auswahl an Daten, Fakten und Impressionen subjektiv und diskutierbar ist. Eine Geschichte der Sozialen Psychiatrie müsste erst noch geschrieben werden – auch wenn in den letzten 30 Jahren zahlreiche Studien und solide Forschungsergebnisse vorgelegt wurden.

Dokumente aus der *Antike* deuten darauf hin, dass Menschen mit auffälligen Störungen oder Behinderungen bei öffentlichen Veranstaltungen geradezu „vorgeführt" wurden und zur Belustigung von Festgesellschaften dienten. Bisweilen lösten verrückte Handlungen aber nicht nur Spott, sondern auch Verehrung aus, wenn sie mit mystischen oder religiösen Aspekten in Zusammenhang gebracht wurden. Manche Philosophen im antiken Griechenland glaubten an die heilende Wirkung des Dialogs und sahen Körper und Seele als Einheit. In Ägypten setzte man auf den „Heilschlaf" im Tempel zur Behandlung psychischer Störungen. Hippokrates entwickelte mit seiner Lehre von den Körpersäften ein eher psychosomatisches Konzept: Blut (sanguinischer Saft), Phlegma (phlegmatischer Saft), gelbe Galle (cholerischer Saft) und schwarze Galle (melancholischer Saft) seien für die innere Verfassung des Menschen ausschlaggebend: Ein unausgewogenes

Verhältnis dieser vier Säfte führe zu Weinkrämpfen und Angst oder zu Tobsucht und Wahnsinn. Claudius Galenus aus Pergamon legte ein erstes umfangreiches medizinisches Gesamtwerk vor und beschrieb darin psychische Auffälligkeiten als Stauungen von Harn und Samen.

Im *Mittelalter* sah man in bösen Geistern die Verursacher psychischer Krankheiten. Dass schwerwiegende Lebensereignisse, Krisen und Konflikte zur Entstehung seelischer Störungen beitragen könnten und dass in jedem Menschen die Anlage dazu vorhanden sein könnte, war unvorstellbar. Die Seele könne nicht erkranken, so stellten Albertus Magnus und Thomas von Aquin übereinstimmend fest, denn andernfalls müsste man den Gedanken an ihre Unsterblichkeit aufgeben. Folglich konnte es sich bei psychischen Veränderungen nur um Formen der Besessenheit handeln: Ein Dämon sei in den Wahnsinnigen gefahren und treibe dort sein Unwesen. Um Zugang zu den bösen Geistern zu erlangen und sie aus den Körpern zu treiben, wandte man alle erdenklichen Formen der Austreibung an: Brechmittel, Abführmittel, Aderlasse oder Verbrennungen der Kopfhaut. Manche glaubten, den Schädel öffnen und bestimmte Hirnregionen chirurgisch behandeln oder gar Steine des Wahnsinns aus dem Hirn herausschneiden zu müssen. (Es lässt sich unschwer denken, dass der Operierte nach einem solchen Eingriff tatsächlich sehr verändert war.) In Zeiten der Inquisition verdichtete sich die Auffassung von Wahnsinn als Besessenheit dahingehend, dass psychisch Erkrankte nun der Folter, dem Exorzismus und der Verbrennung auf dem Scheiterhaufen ausgesetzt waren. Auch Luther bezeichnete in seinen Tischreden wahnsinnige Menschen als Kinder des Satans, die aus der Vereinigung von Dämonen und Hexen hervorgegangen seien; ihre Tötung sah er als gottgefälliges Werk an. Der Schriftsteller Daniel Defoe vertrat eine andere Auffassung: Menschen, die man als verrückt bezeichnete, sollten nicht ausgegrenzt, gefoltert und verachtet werden. Er plädierte dafür, aus staatlichen oder privaten Initiativen Irrenhäuser zu bauen, um Menschen mit psychischen Störungen ungeachtet ihrer Herkunft darin aufzunehmen und unter fachlicher Anleitung zu pflegen.

Die ersten Spitäler für psychisch kranke und behinderte Menschen in Europa wurden im *15. Jahrhundert* in Spanien gegründet, mit starkem Einfluss arabischer Vorbilder. In Bagdad und Damaskus kannte man schon seit dem 9. Jahrhundert Abteilungen für psychisch Kranke in Krankenhäusern. In Deutschland gehörten die Klöster Haina und Merxhausen sowie das Hospiz in Würzburg und das Spital in Bayreuth zu den ersten Orten, an denen Menschen mit seelischen Erkrankungen behandelt wurden. Englands älteste Einrichtung für psychisch erkrankte und behinderte Menschen war das Bethlem Hospital in London. Die Tatsache, dass psychische Auffälligkeiten auch in den obersten Gesellschaftsschichten auftraten, führte dazu, dass zunehmend Ärzte und nicht mehr Geistliche mit der Diagnose und der Therapie der seelischen Störungen beauftragt wurden. Als man beim englischen König Georg III. Anfälle von Wahnsinn feststellte und diese sogar am Inhalt seines Nachtgeschirrs voraussagen konnte (als Alarmsignal galt sein dunkelrot bis blau gefärbter Urin, der auf eine Stoffwechselstörung hinwies), ließ sich die Erkrankung nicht länger als göttliche Strafe deuten. Bei Spaniens König Philipp V. wusste man zwar nichts über die Ursachen seiner manisch-depressiven

Störung, konnte an ihm jedoch die heilsame Wirkung der Musiktherapie studieren.

Sehr unterschiedliche Ideen entstanden im *17. und 18. Jahrhundert* bezüglich der sogenannten „vapeurs", der Nervenkrankheiten: Man erforschte die Reflexe, erörterte die Wirkung des Magnetismus und stellte gewagte Thesen über die Ursachen psychischer Erkrankungen auf: So glaubte man (bzw. Mann), dass eine wandernde Gebärmutter im Körper der Frau die Hysterie auslöse. Aus dieser Zeit liegen zahlreiche Schilderungen psychischer Auffälligkeiten vor. Auf seiner Reise durch die Schweiz traf der Arzt Felix Platter eine Frau, die „übermäßig auf Sauberkeit erpicht und sehr heikel war. Sie quälte sich mit folgender Vorstellung: Als sie gesehen hatte, dass Schweine oder andere Tiere geschlachtet und ausgeweidet wurden, so bildete sie sich ein, dass sie derartige Eingeweide und schmutzige und garstige Abfälle im eigenen Leib mit sich herum trüge. Davor hatte sie einen derartigen Ekel bekommen, dass sie ihren Körper dauernd mit Hass betrachtete. Sie behauptete, sie wisse nicht, wie sie von solcher Unreinheit je befreit werden könne" (zit. n. Müller 1993). Platter fügte am Ende seines Lebens im Jahr 1614 zahlreiche Fallgeschichten zu einem Werk zusammen, das als erstes Lehrbuch der Psychiatrie gelten kann.

Während die Zwangsgedanken der beschriebenen Frau wohl nur in ihrem nahen Umfeld bemerkt wurden, hatten psychisch Erkrankte und Behinderte mit auffallenden Symptomen kein Aufenthaltsrecht in den Städten. Die Polizeiordnungen der Städte forderten alle Verrückten, Siechen, mit „abscheulichen Leibesschäden oder der hinfallenden Seuche" beladene Menschen auf, die Städte unverzüglich zu verlassen. Gelang es nicht, die Betroffenen zu vertreiben, wurden sie mit Kriminellen und Bettlern in die Räume der Stadttore eingeschlossen. Dankbar war man kirchlichen Einrichtungen, die draußen vor den Toren der Städte ihre Klöster für die Verwahrung kranker und behinderter Menschen öffneten. Das Bürgertum tendierte dazu, den Wahnsinn mit hohen Mauern zu umgeben, um sich der Angst vor dem Verlust der Ordnung zu entledigen. Zahlreiche Asyle für psychische Erkrankte und Behinderte entstanden in Europa zwischen 1760 bis 1830 und zeugen von der Furcht vor Geisteskrankheit und Unvernunft. In der aufziehenden bürgerlichen Ordnung mit ihren Grundsätzen der Arbeit und Disziplin, des Rechts und der Vernunft hatten psychische Auffälligkeiten in der Mitte der Gesellschaft keinen Platz. Man grenzte Kranke und Verrückte aus und stärkte damit die Illusion, selbst heil und ungefährdet zu sein. Gleichzeitig beschäftigte man sich intensiver denn je mit dem Wahnsinn und suchte nach mechanischen, moralischen oder medizinischen Mitteln zur Eindämmung jeglicher Verrücktheit.

Vielerorts wurden Drehmaschinen, Tauchkörbe, hohle Räder, Käfige, Zwangsjacken und Zwangsmasken sowie eisige Bäder und Hungerkuren eingesetzt, um die Unvernunft zu bezwingen. Der Psychiater Reil war der Ansicht, man müsse uneinsichtige und unmotivierte Patienten durch Schockverfahren gefügig machen; er tauchte sie in kaltes Wasser, stürzte sie in einen Fluss oder zündete alkoholgetränkte Felle an ihnen an, um den Wahnsinn schockartig zu bekämpfen. In Wien stellte man astronomische Überlegungen an, errichtete ein Asyl für psychisch Erkrankte in Form eines Turms, da Kaiser Joseph II. von der heilsamen Wirkung gewisser Zahlenkonstellationen und daraus abgeleiteter architektonischer Maßnahmen überzeugt war. In Paris befreite der Reformer Pinel die Patienten in den Spitälern Bicêtre und Salpêtrière von ihren Ketten mit den Worten: „Die Irren sind keine Schuldigen, die man bestrafen muss, sondern Kranke, die alle Rücksicht verdienen, die wir leidenden Menschen gegenüber schuldig sind." Er sorgte für hygienische Verhältnisse, entwickelte neue Krankheitskategorien und unterschied erstmals organische Hirnerkrankungen von Störungen der Persönlichkeit, bei denen der Verstand intakt blieb. Sein Nachfolger Esquirol legte ein umfangreiches Lehrbuch des Geisteskrankheiten (Des maladies mentales) vor und erkannte bei einigen Krankheitsbildern psychosoziale Ursachen. Seine Vorschläge zur Rechtsstellung psychiatrischer Patienten und seine Behandlungskonzepte sahen sozialpsychiatrische Reformen vor. In England sollten psychisch Erkrankte in dem von William Tuke gegründeten Retreat in York Schutz genießen und in freundlicher Atmosphäre geheilt werden. Auch Robert G. Hill und John Conolly lehnten Zwangsmaßnahmen ab und propagierten die Öffnung der Türen und die Entwicklung sozialpsychiatrischer Maßnahmen; Conollys Abhandlung „The Treatment of the Insane without Mechanical Restraint" wurde ins Deutsche übersetzt und veranlasste auch deutsche Psychiater, nach England zu reisen und die dortige Behandlung ohne Zwangsmittel kennen zu lernen.

Im *19. Jahrhundert* nahmen die Kenntnisse auf dem Gebiet der Medizin und damit auch der Psychiatrie enorm zu. So wurden Infektionskrankheiten und ihre Auswirkungen auf die Psyche erforscht, bipolare affektiven Störungen detailliert beschrieben, auch das Delirium tremens, der Verfolgungswahn und die Anorexia nervosa gerieten in den Blick der Experten. Ein französischer Arzt schilderte eine durch Cannabis induzierte Psychose. In Deutschland setzte ein Disput zwischen den sogenannten Psychikern und den Somatikern ein: Während die Psychiker die Auffassung vertraten, dass es sich bei psychischen Krankheiten um Störungen der Seelenkräfte handle, behaupteten die Somatiker, dass alle Geisteskrankheiten eigentlich körperliche Krankheiten seien oder von diesen beeinflusst würden. Die Psychiker gingen von der „Freiheit der Seele" aus; für sie standen psychische Erkrankungen mit sündhaften Gedanken und Handlungen in Verbindung. Ihre Orientierung an der Vernunft und ihren inneren Wirkungskräften wurde bisweilen auch als „romantische Psychiatrie" bezeichnet, doch waren die Formen der Behandlung und die Orte, an denen sie erfolgte, alles andere als „romantisch" und der Versuch der moralischen Einwirkung auf die Geisteskräfte oft sehr drastisch und quälend.

Die Gruppe der Somatiker wurde von dem Gründer der Anstalt in Siegburg, Maximilian Jacobi, und von Wilhelm Griesinger geprägt. Griesingers Lehrbuch „Die Pathologie und Therapie der psychischen Krankheiten" von 1845 enthielt den Satz „Alle Geisteskrankheiten sind Gehirnkrankheiten"; sein Streben war ganz auf die Etablierung der Psychiatrie als Teildisziplin der Medizin gerichtet. Indem er sich gegen die metaphysisch-spekulativen bzw. romantischen Ideen der Psychiker wandte und die mechanischen und moralischen Torturen ablehnte, gab er den psychisch erkrankten Menschen den Status von Patienten zurück, die nach wissenschaftlichen Erkenntnissen zu behandeln sind. Mit seinen Vorschlägen zur Gründung von Stadtasylen setzte er erste Impulse für eine gemeindenahe Psychiatrie. Sein größtes Interesse aber galt der Hirnpathologie. In psychischen Krankheiten sah er vor allem progressive Prozesse, deren Ursachen nur durch intensive Hirnforschung zu ermitteln seien. Damit setzte er eine Entwicklung in der deutschen Psychiatrie in Gang, die das späte *19. und das 20. Jahrhundert* prägen sollte: Die zahlreichen neuen Psychiatrischen Universitätskliniken widmeten sich der neuropathologischen Forschung und interessierten sich mehr für die Krankheiten als für die Kranken. Den Provinzial-Irrenanstalten auf dem Lande überließ man die Verwahrung jener Menschen, die der Wissenschaft nicht interessant genug erschienen und die man für lediglich pflegebedürftig hielt.

Der Wunsch nach sicherer Verwahrung „irrer Elemente" führte überall im Deutschen Reich zu verstärkten polizeistaatlichen Maßnahmen und ließ die Zahl der Heil- und Pflegeanstalten rasch steigen: von 93 Anstalten mit 33 000 Patienten im Jahr 1877 auf 180 Anstalten mit 112 000 Patienten im Jahr 1904. Um die Qualität der Pflege war es meist nicht besonders gut bestellt: Ausgediente Soldaten oder andere ungelernte Kräfte leisteten den Wärterdienst; sie schliefen in riesigen Schlafsälen zusammen mit den Patienten, ihnen wurde weder Freizeit noch Anspruch auf Urlaub zugestanden, Heirat und Gründung eines eigenen Hausstandes war ihnen untersagt. Geschultes Personal gab es kaum und war bei Klinikdirektoren auch nicht erwünscht, wie die Aussage August Forels aus Zürich zeigt: „Zu einem Wärter gehören Geduld, Gutmütigkeit, sogar etwas Beschränktheit. (...) Ein guter Wärter muss sich lachend von Kranken prügeln lassen und die ärgsten Unreinlichkeiten unermüdlich putzen. Mit gelehrten Wärtern riskieren wir, psychiatrische Pfuscher zu erziehen, die später laienhafte Zeitungskritik an der Psychiatrie verüben und Unheil anstiften" (Höll 1989). Im Ton des Kaiserreiches führte Anstaltsleiter Erlenmeyer aus Benndorf aus: „Sozialdemokraten und Anarchisten passen nicht in den Organismus einer Anstalt, wo stufenweise Autorität der Ämter besteht, wo Unterwerfung und Gehorsam selbstverständliche Pflichten sind und wo von irgendwelcher Gleichberechtigung verschiedener Berufsstände ebenso wenig die Rede ist wie in anderen vernünftigen Institutionen" (Höll 1989).

Die deutliche Zunahme zu betreuender seelisch erkrankter Menschen veranlasste auch die Kirchen, sich wieder stärker auf diesem Gebiet zu engagieren: Katholische Häuser der Alexianer und Franziskaner und evangelische Einrichtungen in Bethel und andernorts nahmen sich psychisch erkrankter, behinderter und alkoholabhängiger Menschen an oder erweiterten ihre Anstalten. Der Schwerpunkt der Behandlung lag besonders auf der Arbeitstherapie, die medizinische Versorgung spielte kaum eine Rolle. So hielten die Alexianer in Aachen die Anstellung eines Arztes für überflüssig, da sie ihn bei der hohen Zahl an Unheilbaren nicht genügend beschäftigen könnten (Blasius 1994). Immerhin setzten sich einige Psychiater wie der Erlanger Anstaltsdirektor Gustav Kolb für die Betreuung psychisch erkrankter Menschen in der offenen Fürsorge ein oder entwickelten neue Formen der Familienpflege, die z. B. im belgischen Gheel gute Erfolge zeigte. Eine aktivierende Krankenbehandlung, so stellte Hermann Simon in Gütersloh fest, könne Langzeitpatienten aus der „Krankenversunkenheit" holen und sie wieder in offene Formen der Betreuung führen. Wer allerdings nicht arbeitsfähig war, galt rasch als unnütz und minderwertig. Ökonomische Fragen bestimmten mehr und mehr das psychiatrische Denken. Mit der „Gesellschaft für Rassenhygiene" organisierte sich 1905 der Kreis derer, die sozialdarwinistische Vorstellungen in die psychiatrische Lehre trugen. Auf den Direktorenposten der Heil- und Pflegeanstalten und auf den Lehrstühlen der Universitätspsychiatrie fand man fast nur noch Anhänger der Degenerationslehre, für die Geisteskrankheiten nichts anderes als vererbte Defekte waren, die man isolieren und aus dem „Volkskörper" eliminieren müsse.

Schon 1918 schrieb der führende Kopf der deutschen Psychiatrie, Emil Kraepelin: „All die zahlreichen Schöpfungen menschlichen Mitleids, die darauf abzielen, auch das Leben der Kranken, Schwachen, Untauglichen nach Möglichkeit zu erhalten und menschenwürdig zu gestalten, haben ohne Zweifel die unerfreuliche Folge, dass sich unserem Nachwuchs dauernd ein breiter Strom minderwertiger Keime beimischt, der eine Verschlechterung der Rasse bedeutet" (Kraepelin 1918). Robert Gaupp sprach vor dem Deutschen Verein für Psychiatrie von der „Herrschaft der Minderwertigen" und der „Bedrohung der deutschen Kultur". Der Freiburger Ordinarius für Neuropathologie, Alfred Hoche, gab 1920 zusammen mit dem Juristen Karl Binding die Schrift „Die Freigabe der Vernichtung lebensunwerten Lebens" heraus. Binding und Hoche kamen zu dem Ergebnis, dass die Tötung „unheilbar Blödsinniger" legitim sei. Sie sprachen von „geistig Toten", „Defektmenschen", „leeren Menschenhülsen" oder „Ballastexistenzen" und schlugen vor, Gutachtergremien aus Ärzten und Juristen für die Entscheidung zur Tötung einzurichten. Auf solide Diagnostik und einfühlsame Behandlung verzichtete man mehr und mehr, zeitraubende Therapien wollte und konnte man sich nach dieser Auffassung sparen.

Mit dieser Auffassung ließ sich auch die psychoanalytische Bewegung bekämpfen, die in diesen Jahren von Wien ausging und international zahlreiche Anhänger fand. Freuds Erkenntnisse des Unbewussten, seine Ideen zur Entstehung neurotischer und psychosomatischer Leiden veränderten das psychiatrische Denken und Handeln vielerorts erheblich. Man sah darin einen neuen Ansatz, zwischenmenschliche Beziehungen besser zu verstehen und seelische Veränderungen auf diesem Hintergrund neu zu lesen. In vielen Ländern Europas und später auch in Nord- und Südamerika fand Sigmund Freud zahlreiche Anhänger im psychiatrischen und psychotherapeutischen Bereich. Nicht so in Deutschland. Hier erteilten die führenden Vertreter der Psychiatrie wie Hoche und Kraepelin der Psychoanalyse eine scharfe Absage, empfanden sie als „abstoßend", „durch und durch unwissenschaftlich" und stellten sie als „Gefahr für das Nervensystem" dar. Tagungen und Fachzeitschriften nutzten sie für einen regelrechten Feldzug gegen die Psychoanalyse und bemühten sich darum, auf die Schweizer Psychiatrie und ihren renommiertesten Vertreter Eugen Bleuler einzuwirken, der in Zürich seine psychiatrische Arbeit mit den Erkenntnissen der Psychoanalyse zu verknüpfen versuchte. In der deutschen Psychiatrie setzte man hingegen ganz auf die Degenerationslehre und auf die Hirnforschung, die in den folgenden Jahren die Würde und schließlich das Leben der Patienten bedrohte und sie zu Forschungsobjekten rassehygienischen Denkens machte.

Das „Gesetz zur Verhütung erbkranken Nachwuchses", das am 1. Januar 1934 in Kraft trat, bildete den Auftakt zur Verfolgung psychisch erkrankter und behinderter Menschen. Alle Ärzte, Pflegekräfte und Fürsorgerinnen hatten dem Amtsarzt sämtliche Personen anzuzeigen, die ihnen „erbkrank" erschienen, wozu körperliche Missbildungen, Schizophrenien, manisch-depressive Erkrankungen, Veitstanz (Chorea Huntington), schwerer Alkoholismus sowie „angeborener Schwachsinn" gehörten. Die psychiatrischen Kliniken wurden zur Mitarbeit an den erbbiologischen und eugenischen Maßnahmen des nationalsozialistischen Staates verpflichtet, alle Anstaltsleiter zu Schulungskursen zur Vorbereitung der „Euthanasie" an die Deutsche Forschungsanstalt für Psychiatrie nach München beordert. Viele Angehörige versuchten, ihre erkrankten oder behinderten Familienmitglieder nach Hause zu holen und sie so vor Zwangssterilisation und Ermordung zu schützen. Jüdische Psychiater und Psychoanalytiker wurden verhaftet oder flohen in die Schweiz, nach England, Skandinavien, in die USA und nach Südamerika, während in Deutschland führende Psychiater wie Ernst Rüdin, Hans Heinze und Bodo Gorgass aktiv die Vernichtung psychisch kranker Patienten einleiteten. Die Tötung von Menschen blieb auch im „Dritten Reich" eine Straftat, doch fanden sich genug nazitreue Ärzte und Pflegekräfte, die das Ermächtigungsschreiben Hitlers an seinen Leibarzt („dass nach menschlichem Ermessen unheilbar Kranken bei kritischer Beurteilung ihres Krankheitszustandes der Gnadentod gewährt werden kann") in die Tat umzusetzen bereit waren. Zur Durchführung der „Euthanasie" wurden mehrere Organisationen gegründet, die ihren Sitz in der Tiergartenstraße 4 in Berlin hatten und unter dem Namen Aktion T4 die Maßnahmen zu koordinieren hatten.

Im Herbst 1939, bald nach Kriegsbeginn, ergingen Meldebögen an alle psychiatrischen Anstalten, die den Eindruck erwecken sollten, allein zur Begutachtung der Arbeitsfähigkeit der Patienten zu dienen – während man zur gleichen Zeit in Berlin konkrete Zahlen der zu tötenden psychisch Erkrankten festlegte. Behinderte und psychisch kranke Kinder wurden durch einen „Reichsausschuss zur wissenschaftlichen Erfassung von erb- und anlagebedingten schweren Leiden" in sogenannte Kinderfachabteilungen eingewiesen; ihren Eltern sagte man, sie würden dort einer *„eingehenden fachärztlichen Überprüfung"* unterzogen; gemeint waren damit brutalste Forschungs- und Tötungspraktiken. Im Januar 1940 wurde in der Anstalt Brandenburg die Ermordung durch Gas erstmals an Psychiatriepatienten erprobt und in den folgenden Monaten auch in Grafeneck, Bernburg, Hartheim, Sonnenstein und Hadamar vorgenommen. Aus allen Anstalten des Landes wurden Erkrankte „verlegt", die Angehörigen erhielten einen Bescheid der kriegsbedingten Verlegung und konnten das Schicksal ihrer Familienmitglieder nicht weiter verfolgen. Später erhielten sie dann die Todesnachricht, in der eine natürliche Todesursache (meist als Lungenentzündung) angegeben war.

Wenige Menschen hatten den Mut, sich gegen die immer offensichtlicheren Ermordungen zu stellen. Einige Ärzte der Anstalten bemühten sich, möglichst viele ihrer Patienten als arbeitsfähig darzustellen und so vor den nächsten Zugriffen zu schützen; einige kirchliche Vertreter wie der Lobetaler Pfarrer Braune und der Münsteraner Bischof Clemens August Graf von Galen wendeten sich durch Predigten und Strafanzeigen gegen die „Euthanasie". Ihr Protest blieb nicht folgenlos und wurde auch im Ausland wahrgenommen, doch ging die Ermordung an psychisch Erkrankten und Behinderten auch in den letzten Kriegsjahren weiter. In der Zeit von 1939 bis 1945 wurden in Deutschland und in den von Deutschen besetzten Gebieten ca. 200 000 Menschen ermordet, weil sie psychisch krank oder geistig behindert waren – zunächst im Rahmen der Aktion T4 vor allem durch Gas, durch eine Überdosis Medikamente und in den letzten Kriegsjahren durch gezielten Nahrungsentzug. Allein dieser Tötungspraxis fielen rund 96 000 Menschen zum Opfer. Einen Höhepunkt erreichten die Sterberaten in den letzten Kriegsmonaten bzw. nach Kriegsende: Sie stiegen auf rund 50 %, da in vielen Anstalten die Mitarbeiter geflohen waren und die Patienten ihrem Schicksal überlassen hatten.

Nach der Kapitulation Deutschlands änderten sich die Verhältnisse in der Psychiatrie zunächst nicht grundsätzlich. In vielen Anstalten nahm die Behandlung von Kriegsverwundeten größeren Raum ein als die psychiatrische Versorgung. Für seelisch Erkrankte war weder Platz noch Nahrung vorhanden; das Personal, wenn es denn noch vorhanden war, blieb weitgehend das gleiche wie zur NS-Zeit, nur wenigen Ärzten und Pflegekräften wurde für ihre Ermordungsgutachten bzw. -praktiken der Prozess gemacht. Kam es zur Anklage, wuschen die Beschuldigten ihre Hände in Unschuld und beteuerten, ganz im Sinne der psychiatrischen Wissenschaft gehandelt und geforscht zu haben. Gehirnsammlungen aus der NS-Zeit dienten Jahrzehnte später als Forschungsmaterial, einige Psychiater führten ihre Menschenversuche, die Tötungen einschlossen, auch nach 1945 unbehelligt fort.

Von den emigrierten Ärzten und Psychotherapeuten, die in den Ländern ihres Exils wichtige Impulse zur Erneuerung der Psychiatrie setzen, nahm die Nachkriegspsychiatrie auf deutschem Boden wenig Notiz. Die Emigrierten hingegen zog es kaum in ihre alte Heimat zurück. In ihrem neuen Wirkungskreis ließen sich medizinische, psychologische und soziologische Denkweisen besser integrieren als in deutschen Anstalten und Universitätskliniken, wo der Schwerpunkt der Behandlung weiterhin auf der Insulin-Koma-Therapie, dem Kardiazol-Schock und der Elektrokrampftherapie lag. 1952 kam die Psychopharmaka-Therapie hinzu, an die nicht nur Hoffnungen auf bessere Behandlungsbedingungen, sondern auch große Heilungserwartungen geknüpft waren. Erst in den 1960er Jahren wurden in Deutschland wieder internationale Forschungsergebnisse studiert und ausgewertet. Und man begann zu realisieren, dass die alten Anstalten nicht nur psychiatrische Erkrankungen ungenügend behandelten, sondern sie als „totale Institutionen" (Goffman 1961) oft erst erzeugten oder verstärkten.

Zum Weiterlesen

Blasius D (1994) „Einfache Seelestörung". Geschichte der deutschen Psychiatrie 1800–1945. Frankfurt a. M.: Fischer.
Müller C (1993) Vom Tollhaus zum Psychozentrum. Hürtgenwald: Pressler.
Porter R (2005) Wahnsinn. Eine kleine Kulturgeschichte. Zürich: Dörlemann.
Schott H, Tölle R (2006) Geschichte der Psychiatrie. München: C. H. Beck.

1.3 Von der Anstalt in die Gemeinde

Im Jahr 1965 formulieren die Psychiater Häfner, Baeyer und Kisker „dringliche Reformen der psychiatrischen Krankenversorgung in der Bundesrepublik" und geben damit einen ersten Impuls für anstehende Veränderungen. Reformvorstellungen werden 1963 auch in der DDR in den „Rodewischer Thesen" dargelegt. Die Psychiatrie-Enquete, die 1971 vom Deutschen Bundestag in Auftrag gegeben und 1975 dem Parlament überreicht wird, kritisiert die katastrophalen Missstände in den psychiatrischen Anstalten, die unzureichende Versorgung psychisch kranker Menschen im Vergleich zu somatisch Kranken, die Defizite im Bereich der Aus- und Weiterbildung der in der Psychiatrie Beschäftigten sowie den Mangel an Behandlung und Hilfen außerhalb der Kliniken. Neben der Beseitigung der Missstände wird auch eine grundsätzliche Neuordnung der Unterstützung psychisch Kranker und Behinderter nach den Prinzipien der gemeindenahen Versorgung sowie eine bedarfsgerechte Koordination aller Dienste gefordert.

Im Mannheimer Kreis und in der Deutschen Gesellschaft für Soziale Psychiatrie beteiligen sich ab 1970 nicht nur Ärzte, sondern auch Sozialarbeiterinnen, Pflegekräfte, Psychologinnen und Studierende an der psychiatriepolitischen Debatte. Traditionelle Berufsrollen und alte Hierarchien werden kritisch hinterfragt, Raum für psychologische und sozialarbeiterische Ansätze geschaffen, Teamarbeit, Patientenbeteiligung und ein partnerschaftlicher Umgang eingeklagt. Dieser beginnende Reformprozess geht keineswegs einvernehmlich vonstatten. Einige legen den Schwerpunkt auf die Verbesserung der Bedingungen in den Kliniken im Sinne einer „Therapeutischen Gemeinschaft", andere fordern die Auflösung der großen Anstalten, orientiert an Englands Psychiatern Cooper und Laing und Italiens Reformern Basaglia, Jervis und Pirella. Die zivilen Rechte und die Bedürfnisse der Patienten rücken ins Blickfeld, Gründungen von Tages- und Begegnungsstätten, gemeindepsychiatrischen Zentren, therapeutischen Wohngemeinschaften und Selbsthilfefirmen erweitern die Möglichkeiten einer angemessenen Unterstützung psychisch erkrankter Menschen in der Gemeinde.

Ein Teil der stationären Behandlung verlagert sich von den alten Landeskliniken an die psychiatrischen Abteilungen Allgemeiner Krankenhäuser, zahlreiche Betten werden abgebaut, die Aufenthaltsdauer sinkt erheblich, Kliniken wie Kloster Blankenburg und später Merzig werden tatsächlich aufgelöst. Was oft als Enthospitalisierung oder Deinstitutionalisierung bezeichnet wird, könnte man auch Wiederbeheimatung nennen, denn in Gütersloh und anderswo bemüht man sich darum, die ehemaligen Patienten wieder in ihren Herkunftsorten einzugliedern und dabei auf vertraute soziale Netze zurückzugreifen – wenn sie denn noch bestehen. In einigen anderen Kliniken hingegen werden die Langzeitstationen lediglich zu Wohnheimen umetikettiert. Deutlich aber ist in den 1970er und 1980er Jahren der kontinuierliche Ausbau der ambulanten Versorgung. Dies gilt vor allem in den Modellregionen, die nach der Psychiatrie-Enquete besonders gefördert und beforscht werden, um schlüssige Konzepte für die Gesamtversorgung zu gewinnen. Die Zahl der niedergelassenen Nervenärzte steigt, an psychiatrischen Krankenhäusern entstehen Tageskliniken und Institutsambulanzen, der

Aufbau Sozialpsychiatrischer Dienste in allen Bundesländern (in unterschiedlichen Trägerschaften) ermöglicht neue Betreuungsstrukturen. Viele gemeinnützige Vereine und Initiativen engagieren sich in der Verbesserung der Bedingungen des Wohnens, der Arbeit und der Freizeit für psychisch Erkrankte. Auch die Angehörigen melden sich zu Wort, befreien sich von alten Schuldzuweisungen und tauschen in Angehörigengruppen ihre Erfahrungen aus.

Es dauert bis zum 40. Jahrestag des Kriegsbeginns 1979, bis die gemeinschaftliche Flucht ins Verdrängen beendet und der Blick auf die Schrecken der Psychiatriegeschichte gelenkt wird.

Durch Schriften wie „Holocaust und Psychiatrie" (DGSP), „Der Krieg gegen die psychisch Kranken" (Dörner), „Auf dem Dienstweg" (Finzen) sowie durch Tagungen zum Thema „Psychiatrie und deutscher Faschismus" wird die Psychiatrie mit ihrer Vergangenheit konfrontiert. Dabei wird deutlich, welche Schuld viele in der Psychiatrie Tätige während des Krieges und auch danach auf sich geladen haben, als sie sich hinter den Mauern der Anstalten versteckten, kein Wort über Ermordungen, Zwangssterilisationen und medizinische Versuche an den Patienten während der Nazizeit verloren und stattdessen über Jahrzehnte das Elend des psychiatrischen Alltags verwalteten.

Mit der Maueröffnung und der Vereinigung beider deutscher Staaten steht die Psychiatrie in Ost und West vor neuen Aufgaben: Der „Bericht zur Lage der Psychiatrie in der ehemaligen DDR", erstellt von Experten aus beiden Staaten, macht den enormen Reformbedarf sowohl im stationären als auch im ambulanten Bereich deutlich. Zahlreiche Begegnungen psychiatrischer Fachkollegen und gemeinsame Tagungen sind nötig, um den Erfahrungsaustausch und den Dialog zu fördern. Selbsthilfevereine und Betroffenengruppen werden gegründet und entwickeln geeignete Betreuungsformen. Mancher hat in den Kliniken des Ostens den Eindruck von Zuständen „wie vor der Enquete"; andere sind überrascht, in den Anstaltskellern alte Kranken- bzw. Ermordungsakten aus der Nazi-Zeit, die dort noch völlig unbearbeitet lagern, zu finden. Die Schriften von Klaus Weise, Achim Thom, Sonja Schroeter und anderen tragen zur kritischen Reflexion der DDR-Psychiatrie bei, immer mehr gelingt es, gemeinsame Positionen für die zukünftige Begleitung psychisch erkrankter Menschen zu erarbeiten.

Einen entscheidenden Schub zur strukturellen und therapeutischen Veränderung erhält die Psychiatrie von den Psychiatrie-Erfahrenen. Sie klagen ihre Rechte ein, organisieren regionale Selbsthilfegruppen, treffen sich zu Tagungen und gründen 1992 den „Bundesverband Psychiatrie-Erfahrener". Auf dem Weltkongress für Soziale Psychiatrie im Juni 1994 in Hamburg wird zur Überraschung vieler Tagungsteilnehmer die tatsächliche Einbeziehung der Psychiatrie-Erfahrenen in den Gedankenaustausch ein voller Erfolg. Mit der Gründung von Psychose-Seminaren zunächst in Hamburg durch Thomas Bock und Dorothea Buck und anschließend in vielen anderen Städten gewinnt der „Trialog" immer mehr an Boden: Wenn Mitarbeiter, Angehörige und Psychiatrie-Erfahrene sich im Gespräch begegnen, kann aus der „Reform der Fachleute" eine demokratische Psychiatriebewegung werden. Inzwischen sind psychiatrieerfahrene Menschen in unterschiedlicher Weise engagiert und organisiert, haben das Netzwerk für Stimmenhörer, die Irrenoffensive, das Weglauf-Haus und viele andere Initiativen gegründet und die Einrichtung von Beschwerdestellen angeregt. Auf Tagungen, in kommunalen und bundesweiten Gremien vertreten Psychiatrie-Betroffene ihre Interessen, formulieren ihre Erfahrungen und weisen auf unwürdige Zustände in der Psychiatrie hin.

Die Einbeziehung psychiatrieerfahrener Menschen in die Gestaltung und Weiterentwicklung der psychiatrischen Versorgung kommt auch in der Idee der Behandlungsvereinbarung zum Ausdruck: Behandlungsvereinbarungen werden zwischen Patienten und Kliniken unter Berücksichtigung der Erfahrungen aus vorangegangenen Klinikaufenthalten geschlossen. Es werden Absprachen getroffen, die sich auf die Form der Aufnahme, die gewünschten und unerwünschten Kontakte, die Medikation, Zwangsmaßnahmen und die Berücksichtigung sozialer Aspekte beziehen. Dabei zeigt sich, dass Behandlungsvereinbarungen die Position der Patienten gegenüber den Kliniken verbessern und dabei helfen, vertrauensvolle therapeutische Beziehungen zu entwickeln. In Bielefeld haben Psychiatrie-Erfahrene und Klinikmitarbeiter ihre Erfahrungen mit Behandlungsvereinbarungen inzwischen evaluiert und kommen zu dem Ergebnis, dass die Anzahl und die Dauer von Klinikaufenthalten nach Abschluss von Vereinbarungen sinken (Wienberg 2002). Auch die Anti-Stigma-Bewegung, die in Form von Schulprojekten und anderen Aktivitäten Aufklärungsarbeit betreibt, um der Stigmatisierung und negativen Bewertung psychisch erkrankter Menschen entgegenzuwirken, hat große Resonanz in psychiatrischen und sozialpolitischen Kreisen gefunden. (Nicht selten müssen sich Initiativen, Angehörigen- und Selbsthilfegruppen übrigens davor schützen, von Pharmakonzernen vereinnahmt zu werden – die allzu gern einen diskreten Zugang zu den neuen Formen der psychiatrischen Unterstützung erhalten möchten.)

Eine Idee, die zu den Grundpfeilern der Sozialen Psychiatrie gehört, setzt sich nun bei Kostenträgern und in der Sozialpolitik immer mehr durch: der Gemeindepsychiatrische Verbund. Er ist gedacht als ein vernetztes System aller verfügbaren professionellen Dienstleistungen in einem Stadtbezirk oder einer Region; wurde bislang institutionsbezogen gehandelt, indem z.B. nur „geeignete" Klienten Zugang zu einem speziellen Hilfesystem, einer Wohnstätte, einer Zuverdienstfirma o.ä. hatten, während „schwierige" Klienten in einem Heim oder einer Werkstatt für behinderte Menschen verbleiben mussten, sollen die Hilfen jetzt personenzentriert gestaltet und in das regionale Verbundsystem eingebettet werden. Eine verbesserte Vernetzung und Kooperation soll sich dabei konsequent an den Bedürfnissen der Menschen mit Psychiatrieerfahrung orientieren. Vor diesem Hintergrund ist die Entwicklung des integrierten Behandlungs- und Rehabilitationsplans (IBRP) zu verstehen, der in Kapitel 2.5 dargestellt wird.

Damit zeichnet sich ein fundamentaler Veränderungsprozess in der Unterstützung von Menschen mit psychischen Erkrankungen ab, dessen ganze Bedeutung vielfach noch gar nicht absehbar ist: Bislang war die psychiatrische Behandlung und Rehabilitation so organisiert, dass der Patient bzw. Klient von einer Station zur anderen, von einer Institution zur anderen wanderte, immer auf der Suche nach jener Mischung aus Begleitung und Schutz, die für seine Erkrankung – oder noch genauer: für die jeweilige Phase seiner Erkrankung – exakt die passende Hilfe zu bieten schien. So durchlief er eine Kette von Einrichtungen, begegnete einer Reihe von Ärzten, Therapeuten, Pädagogen und Pflegekräften, die sich alle höchst interessiert nach seinem Befinden erkundeten und immer neue Ideen und Therapiekonzepte für ihn entwickelten. Könnte nicht viel besser, so denkt man heute, die passende Hilfe zum Klienten kommen, in seinem sozialen Umfeld stattfinden? Sollten die Hilfepläne und -profile nicht viel stärker an den Fähigkeiten und Ressourcen eines Menschen anknüpfen als immer nur seine Defizite und Benachteiligungen zu benennen?

Wir sollten hier also nicht allein die Errungenschaften der Sozialen Psychiatrie thematisieren, sondern auch die aktuellen Fragen ansprechen und Probleme nicht verschweigen. So müssen wir darüber nachdenken, ob die vielen unterschiedlichen Dienstleistungen in der Sozialen Psychiatrie, die Unübersichtlichkeit der Trägerlandschaft, die verwirrenden administrativen Voraussetzungen zum Erhalt psychosozialer Leistungen, ob all das für Betroffene, Angehörige und auch für Profis überhaupt noch durchschaubar ist. Wird es der Sozialen Psychiatrie gelingen, die Angebote der individuellen Unterstützung verlässlich anzubieten und die Hilfeformen transparent zu gestalten und wirklich zu vernetzen? Kann überhaupt das psychiatrische Versorgungssystem Menschen mit dem „versorgen", was existenziell wichtig ist: Beziehung, Kontakt, Austausch, Geborgenheit, Zugehörigkeit, Anerkennung, Identität, Heimat (Mitzscherlich 2009)? Wird die Soziale Psychiatrie beispielsweise jungen Menschen, die psychisch erkranken und sich weder in der Psychiatrie noch in den Einrichtungen der Jugendhilfe adäquat unterstützt fühlen, kreative Lösungen einer angemessenen Unterstützung anbieten können? Werden Menschen in höherem Lebensalter, die an Demenzen, Depressionen oder wahnhaften Störungen leiden, sinnvolle Formen der sozialpsychiatrischen Begleitung in der Gemeinde erhalten? Wird die Soziale Psychiatrie sich wieder in die Debatte um gerechtere Verteilungsverhältnisse in der Gesellschaft einmischen? Wird sie neue Formen des bürgerschaftlichen Engagements unterstützen oder sich allzu sehr auf den Erhalt der eigenen Einrichtungen beschränken? Manche dieser Fragen werden nach der Lektüre des Buches noch dezidierter zu stellen, kaum aber abschließend zu beantworten sein.

Zum Weiterlesen

Aktion psychisch Kranke (Hrsg.) (2001) 25 Jahre Psychiatrie-Enquete. Bde. 1 u. 2. Bonn: Psychiatrie-Verlag.
Bock T, Buck D, Gross J (Hrsg.) (1995) Abschied von Babylon. Verständigung über Grenzen in der Psychiatrie. Bonn: Psychiatrie-Verlag.
Hoffmann-Richter U, Haselbeck H, Engfer R (Hrsg.) (1997) Sozialpsychiatrie vor der Enquete. Bonn: Psychiatrie-Verlag.

2 Leitgedanken der Sozialen Psychiatrie

Im folgenden Kapitel werden wir Begriffe und Themenbereiche vorstellen, die in den Überlegungen zur Weiterentwicklung der Sozialen Psychiatrie heute bedeutsam sind. Nicht jeder dieser ausgewählten Begriffe ist speziell für die Soziale Psychiatrie bzw. aus ihr heraus entwickelt worden. Konzepte der Sozialen Arbeit überschneiden sich mit Erkenntnissen aus den Gesundheitswissenschaften und der Behindertenhilfe, internationale Einflüsse spielen ebenso eine Rolle wie aktuelle Tendenzen der Sozialgesetzgebung. Die hier dargestellten Leitgedanken der Sozialen Psychiatrie bilden kein fertiges Gerüst. Sie verdeutlichen aber, wie intensiv heute nach Formen und Konzepten einer angemessenen Unterstützung psychisch erkrankter Menschen gesucht wird. Dass dabei wissenschaftliche Erkenntnisse und aktuelle Diskurse der Nachbardisziplinen einbezogen werden, ist nur folgerichtig. Schließlich befindet sich jeder, der in der Sozialen Psychiatrie tätig ist, in einem Spannungsfeld zwischen psychiatrischen Grundlagen, sozialpolitischen Aufträgen und diversen fachlichen Positionen sowie ethischen Überzeugungen. Dafür einige Orientierungspunkte zu setzen, soll Aufgabe dieses Kapitels sein.

2.1 Sozialraumorientierung und Inklusion

Die Soziale Psychiatrie muss bisweilen mit dem Vorwurf (und dem Missverständnis) leben, sie würde psychische Krankheiten einseitig als sozial verursacht betrachten – und genetische, neurophysiologische, psychodynamische und andere Hintergründe vernachlässigen oder gar verleugnen. Unabhängig davon, dass es kaum Literatur oder Stellungnahmen von Seiten der Sozialen Psychiatrie gab und gibt, die einen solchen Vorwurf rechtfertigen, ist das Krankheitsverständnis gar nicht der prägende Faktor des sozialpsychiatrischen Denkens und Handelns. Im Mittelpunkt der Sozialen Psychiatrie stehen vielmehr folgende Fragen:

- Welche gesundheitlichen Hilfen (seien sie nun medizinischer, psychotherapeutischer, pädagogischer oder sozialer Art) gilt es zu entwickeln, um einem psychisch erkrankten Menschen eine angemessene, individuelle, bedürfnisorientierte Behandlung oder Begleitung, Förderung oder Unterstützung zukommen zu lassen?
- Wie lassen sich diese Hilfen so gestalten, dass sie „passgenau" auf den einzelnen Menschen und seine Lebenssituation zugeschnitten sind und dabei sein

Recht auf Selbstbestimmung genauso achten wie die Bedürfnisse seiner Angehörigen und seiner sozialen Umwelt?
- Wie können die Rahmenbedingungen im Sozialraum des betreffenden Menschen so gestaltet werden, dass eine selbstbestimmte und gleichberechtigte Teilhabe am Leben in der Gemeinde ermöglicht wird?

Um diese Fragen beantworten bzw. diesen Ansprüchen gerecht werden zu können, ist eine Beschränkung ausschließlich auf Symptome völlig unzureichend. Psychiatrisches Handeln darf sich nicht darauf reduzieren lassen, physische oder psychische Prozesse und Strukturen beeinflussen zu wollen. Nicht Krankheiten gilt es zu behandeln, sondern den einzelnen Erkrankten. Und für diesen hat die psychische Erkrankung immer auch etwas mit seiner aktuelle Lebenslage, seinen besonderen Stressfaktoren, eventuell auch mit seinen ungelösten Konflikten oder seinen psychosozialen Entwicklungsbedingungen zu tun. Der Situation eines seelisch erkrankten Menschen wird man also nur gerecht, wenn man den Blick nicht einseitig auf die Symptome richtet, sondern auch die sozialen Aspekte und Folgen der Erkrankung betrachtet: Wie lebt der betroffene Mensch? Wie erlebt er seine sozialen Beziehungen, seine Wohn-, Arbeits- und Lebensgestaltungsmöglichkeiten, seine Teilhabe in gesellschaftlichen Handlungsfeldern? Wie kann er sein vergangenes und sein gegenwärtiges Leben, seine gesunden Anteile, seine Potentiale und Ressourcen in den Bewältigungsprozess der Erkrankung einbringen? Wie kann gemeinsam – auch unter Einbeziehung der Angehörigen und des sozialen Umfeldes – eine individuelle Hilfeplanung entwickelt werden?

Dies sind keine nebensächlichen, der Sozialen Psychiatrie vorbehaltenen Aspekte, sondern ganz zentrale Fragen einer angemessenen psychiatrischen bzw. rehabilitativen Arbeit. Und so ist es folgerichtig, dass zu den Klassifikationssystemen psychischer Störungen (ICD-10 und DSM-IV) inzwischen eine „Internationale Klassifikation der Funktionsfähigkeit, Behinderung und Gesundheit" (ICF) getreten ist. Sie ermittelt neben körperlichen Funktionen und Strukturen die Aktivitäten im Gemeinschafts- und Sozialleben, prüft die Chancen zur Teilhabe bzw. Partizipation und schließt die Betrachtung von Unterstützungsmöglichkeiten und Umweltfaktoren mit ein (siehe Kap. 6.2). Die Diagnostik hat sich auf diese Weise erheblich erweitert und sozialräumlich orientiert.

Um dem sozialpsychiatrischen Handeln eine entsprechende theoretische und methodische Grundlage zu geben, bietet es sich an, das Konzept der Sozialraumorientierung genauer zu betrachten. In der Jugendhilfe schon seit langer Zeit propagiert und angewendet, hat es sich in den letzten Jahren auch in der Sozialen Psychiatrie und in der Behindertenhilfe durchgesetzt. Die Vorläufer der Sozialraumorientierung liegen in der Gemeinwesenarbeit und der stadtteilbezogenen Sozialarbeit, die schon in den 1970er und 1980er Jahren die strukturellen und die erlebten sozialen Bedingungen der betroffenen Menschen (z.B. der Kinder und ihrer Familien) im Wohnquartier untersuchten und daraus ihre Interventionen ableiteten. Damit rückte die Gestaltung sozialer Räume und nicht nur die Beeinflussung psychischer Strukturen von Menschen in den Mittelpunkt des Interesses.

Unter den Aspekten der Selbstbestimmung und gleichberechtigten Teilhabe am Leben in der Gesellschaft sowie der Vermeidung von Benachteiligungen ist es unvermeidlich, diese methodische Perspektivverschiebung auch im Kontext der psychiatrischen Arbeit vorzunehmen. Das bedeutet, sich vom institutionsbezogenen und auch vom ausschließlich personenbezogenen Denken zu lösen und zu einem verstärkten Einbezug des Gemeinwesens bzw. des Sozialraums zu gelangen. Unter Sozialraumorientierung soll hier also jenes Konzept verstanden werden, das den Blick auf grundlegende soziale und räumliche Bedingungen von Hilfenotwendigkeit lenkt und darüber hinaus praktische Handlungsperspektiven anbietet, die an den Möglichkeiten und Ressourcen eines Quartiers ebenso anknüpfen wie an den Potentialen der dort lebenden Menschen (Kalter u. Schrapper 2006, S. 11).

Doch wer oder was definiert den Sozialraum? Der Begriff ist schwer präzise zu fassen und zu füllen. Handelt es sich um objektive Strukturen, um verwaltungstechnische Kategorien? Wird der Sozialraum von den Institutionen der kommunalen Politik und der Verwaltung definiert, die darüber entscheiden, welches Wohngebiet mit Personal und Finanzen für bestimmte Aufgaben ausgestattet wird? Oder bestimmt sich der Sozialraum aus der jeweils subjektiven Perspektive der dort lebenden Menschen selbst? Gehört für den einen eine bestimmte Bäckerei oder ein Kiosk unbedingt zum Sozialraum, während ein anderer diese Bäckerei und diesen Kiosk noch nie aufgesucht hat? Hinte (2002) schlägt eine Differenzierung in vier Ebenen vor:

1. *Räumliche Ebene:* Sie ist tatsächlich abhängig davon, wie der einzelne Mensch seinen sozialen Kontext erlebt und gestaltet. Der Ansatz der Sozialen Psychiatrie sollte darin bestehen, den Sozialraum des Klienten zu erkunden und die Möglichkeiten zur Unterstützung auszuloten. Gleichzeitig gilt es, sich Kenntnisse anzueignen über gut funktionierende Strukturen innerhalb dieses Sozialraums, die bei der Bewältigung von Konflikten und bei der Begleitung möglicher neuer Fälle hilfreich sein könnten (vielleicht wird die Bäckerei, der Kiosk oder ein ganz anderer Ankerpunkt noch einmal bedeutsam).
2. *Methodische Ebene:* Hier ist darauf zu achten, einen Zugang zu dem Betroffenen zu finden, seine sozialen Bezüge zu erkunden, seine Würde zu achten und seine Bedürfnisse zu verstehen. Perspektiven und Handlungsschritte sollten „auf gleicher Augenhöhe" ausgehandelt, individuelle und sozialräumliche Ressourcen gemeinsam ermittelt und die Formen der notwendigen Unterstützung verbindlich abgesprochen werden.
3. *Steuerungsebene:* Auf dieser Ebene dient der Sozialraum als Bezugsgröße für die Konzentration von Personal und anderen fachlichen Ressourcen. Innerhalb des Sozialraums legen die Fachkräfte – orientiert an dem festgestellten Bedarf und ausgerichtet an den individuellen Notwendigkeiten – Schwerpunkte der Intervention und Gestaltung in den jeweiligen räumlichen Einheiten fest.
4. *Finanzierungsebene:* Hier geht es gegenwärtig vor allem darum, alle finanziellen Möglichkeiten auszuschöpfen und – unter Nutzung der über den Einzelfall laufenden Pflichtleistungen – zu regionalen Budgets zu gelangen (Hinte 2002, S. 94).

Wer im Sozialraum fördernde Kontakte aufbauen, Netzwerke erschließen und Hilfeangebote für den einzelnen Menschen passend gestalten will, der muss zunächst einmal die Strukturen, Bedingungen und Beziehungen im konkreten

Sozialraum ermitteln. Dazu ist eine Sozialraumanalyse vorzunehmen, die sowohl statistische Angabe liefert als auch – mittels Befragung und Beobachtung – Traditionen und Handlungsmuster erkennt und die vorhandenen Angebote psychosozialer Hilfen evaluiert. So trägt die Sozialraumanalyse dazu bei, die Koordination und Kooperation der vorhandenen Dienste zu verbessern.

Wichtig ist, dass die Orientierung am Sozialraum keine Abkehr von der personenbezogenen Perspektive bedeutet, sondern im Grunde diese ergänzt und stärkt und an manchen Punkten über sie hinausgeht. Das bedeutet, einerseits fallspezifisch zu arbeiten, die Bedürfnisse und Interessen der Klienten zu beachten und mit ihnen zusammen individuelle Hilfeplanungen vorzunehmen. Andererseits ist die Arbeit fallübergreifend anzulegen, indem sie die Verbindung zum Klienten und die konkreten Anlässe der Bedarfsermittlung dazu nutzt, soziale Netzwerke zu erschließen und Hilfesysteme zu installieren, die den institutionellen Unterstützungsrahmen erheblich erweitern. Und schließlich kann die Arbeit – über Einzelfälle hinausgehend – der Ausgestaltung von Kontakten und Hilfeformen im Gemeinwesen dienen (Hinte 2002). Wer dabei gleich den gemeindepsychiatrischen Verbund vor Augen hat, der denkt noch zu großräumig und auch zu institutionsbezogen. Kleinräumiger, in der Größe von Quartieren und Nachbarschaften, finden die Hilfen ihren Platz – und bleiben somit auch anschlussfähig an bürgerschaftliche Initiativen. Insgesamt kann die Sozialraumorientierung dazu beitragen, freie und öffentliche Träger, Angehörige, Ehrenamtliche und Selbsthilfegruppen zusammenzubringen und zu vernetzen.

Manchen ist die Orientierung am Sozialraum nicht individuell genug: Sie plädieren für die Einzelfallhilfe nach klassischem Konzept. Anderen – mit stärkerer gesellschaftlicher Perspektive – ist die Sozialraumorientierung nicht strukturell genug, geht es ihnen doch um die Inklusion an sich, um einen wirklich gesamtgesellschaftlichen Kontext.

Inklusion

Der Begriff der Inklusion wird derzeit häufig, ja fast inflationär verwendet – und zwar nicht nur im Bereich der Sozialen Psychiatrie, sondern in allen Feldern der Eingliederungshilfe, der Sozialpolitik überhaupt. Inklusion bedeutet wörtlich: Einschluss, Einbeziehung, Inbegriffen-Sein. Das Wort transportiert die Auffassung, dass eine Gesellschaft aus unterschiedlichen Individuen besteht und es normal ist, verschieden zu sein. Im Sinne des Inklusionsgedankens ist die Vielfalt von Menschen, ihre unterschiedliche Herkunft, Nationalität, Sprache, Kultur, Weltanschauung und Persönlichkeitsstruktur grundsätzlich positiv zu bewerten. Jede Zwei-Gruppen-Theorie (Deutsche und Ausländer, Frauen und Männer, Gesunde und Kranke, Behinderte und Nichtbehinderte) hingegen polarisiert und wird der Heterogenität moderner Gesellschaften nicht gerecht. Inklusion bedeutet auch, das Zusammenleben in der Gemeinde so zu gestalten, dass keine Diskriminierung, Marginalisierung und Ausgrenzung entsteht, dass Menschen nicht an den Rand gedrängt, sondern in ihrer Würde und in ihren Rechten geachtet werden.

2 Leitgedanken der Sozialen Psychiatrie

Im Sinne des Inklusionsgedankens sollen Menschen mit psychischen Erkrankungen oder Behinderungen selbstverständlich hinein gehören in den allgemeinen Rahmen des Wohnens und Arbeitens, der Kultur, der Freizeit, des Gemeinde- oder Stadtteillebens. Inklusion fordert dazu auf, jedem Menschen mit einem Hilfebedarf das notwendige Maß an Unterstützung möglichst direkt im vertrauten Sozialraum anzubieten, ihm Zugänge zu gesellschaftlichen Kontakten und eine Teilhabe an gesellschaftlichen Bezügen zu sichern. Damit weist Inklusion über die Prinzipien der Normalisierung und Integration hinaus. Nicht die Eingliederung psychisch erkrankter und behinderter Menschen in die Gesellschaft (die „Re-Habilitation" im engeren Sinne) ist das Ziel, sondern die Gestaltung der Community im Sinne einer inklusiven Gesellschaft. Die Notwendigkeit der (Re-)Integration stellt sich nach dieser Auffassung gar nicht, wenn Menschen mit psychischen Erkrankungen nicht vorher ausgegrenzt werden.

Inklusion ist eng verknüpft mit dem Community-Care-Gedanken. „Community" meint: Gemeinschaft, Gemeinde, Gemeinwesen. „Care" bedeutet: Aufmerksamkeit, Fürsorge, ursprünglich auch: Pflege, Obhut. „Community Care" bedeutet also: Die Gemeinschaft bzw. die Gemeinde übernimmt Verantwortung für ihre Bürgerinnen und Bürger, auch und gerade für jene, die seelisch erkrankt oder behindert sind (bzw. behindert werden). Ein Gemeinwesen wird aber erst dann zu einer Gemeinschaft, wenn diese nicht nur über ein adäquates Angebot an Beratung und Unterstützung verfügt, sondern wenn auch die in ihr lebenden Bürger Sorge tragen für diejenigen Menschen, die der Aufmerksamkeit, der Sorge oder der Pflege bedürfen. Wenn das gelänge, dann könnte Community Care, so sagen ihre Fürsprecher, eine Vertiefung des Miteinanders in der Gesellschaft eröffnen und das Leben aller reicher und vielfältiger machen.

Kritisch wird bisweilen angemerkt, dass der Inklusionsbegriff in der Sozialen Psychiatrie bzw. in der Eingliederungshilfe etwas sozialromantisch verwendet wird. Denn Prozesse der Exklusion, der Ausgrenzung, des Ausschlusses aus wichtigen gesellschaftlichen Bezügen sind heute – vor dem Hintergrund tiefer sozialer Umbrüche – keineswegs beschränkt auf Menschen mit psychischen Auffälligkeiten oder Behinderungen. Prozesse der Teilhabe und des Ausschlusses, der Inklusion wie der Exklusion, werden in differenzierten Gesellschaften jedoch durch vielfältige Funktionssysteme und Kommunikationszusammenhänge gesteuert. Die moderne Gesellschaft schließt eigentlich niemanden komplett in sich ein, im Gegenteil, sie produziert laufend Ein- und Ausschlüsse in den einzelnen Systemen. Diese Seite der Medaille wird jedoch in der aktuellen Diskussion um das Inklusionskonzept meist gar nicht wahrgenommen. Besonders bedenklich wäre es zudem, wenn der Staat (hier: der Bund und die Länder) das Inklusionskonzept dazu verwendet, seine sozialpolitische Verantwortung ganz auf die Gemeinden abzuschieben, ohne diese wiederum mit den nötigen Mitteln auszustatten. Dann könnte sich die Propagierung von Inklusion und Community Care, von nachbarschaftlicher und ehrenamtlicher Hilfe schnell als sozialpolitischer Rückschritt erweisen.

Zum Weiterlesen

Deinet U (2009) Methodenbuch Sozialraum. Wiesbaden: Verlag für Sozialwissenschaften.
Hinte W (2002) Fälle, Felder und Budgets. In: Merten R (Hrsg.) Sozialraumorientierung. Weinheim, München: Juventa, S. 91–126.
Kalter B, Schrapper C (2006) Was leistet Sozialraumorientierung? Weinheim, München: Juventa.
Merten R, Scherr A (2004) Inklusion und Exklusion in der Sozialen Arbeit. Wiesbaden: Verlag für Sozialwissenschaften.

2.2 Empowerment und Recovery

Entscheidende Leitgedanken der Sozialen Psychiatrie wurden aus angelsächsischen Ländern übernommen – auch die zugehörigen Begriffe. Empowerment wird gerne mit „Selbstbefähigung" oder vielleicht noch exakter mit „Selbstbemächtigung" übersetzt. Am ehesten aber trifft „Emanzipation" den Kerngedanken: Die Durchsetzung des Rechts auf Gleichbehandlung einer benachteiligten sozialen Gruppe. Recovery ist noch schwieriger zu übersetzen: Rückgewinnung, Genesung, Erholung mögen der Bedeutung entsprechen.

Sowohl Empowerment als auch Recovery sind Haltung, Prozess und politisches Programm zugleich und haben viele gemeinsame Aspekte.

Empowerment

Kennzeichnend ist die Diskussion um die Bezeichnung der Zielgruppe: Statt von Patienten wird von Nutzern, Psychiatrie-Überlebenden, Psychiatrie-Erfahrenen, Ex-Patienten oder – im Kontext der Sozialen Psychiatrie – von Klienten gesprochen. Der Begriff Konsument oder Kunde wird abgelehnt, weil er eine freie Wahl impliziert und als rein ökonomischer Begriff im Grunde fehl am Platze ist. Viele Betroffene haben im Laufe der letzten Jahrzehnte gegen die Kontrolle und die Macht psychiatrischer Institutionen gekämpft. Manche haben sich in Verbänden, Selbsthilfegruppen oder lokalen Initiativen wie der „Irrenoffensive" organisiert bzw. überregional im Bundesverband der Psychiatrie-Erfahrenen (BPE) zusammengeschlossen, der sich als Sprachrohr und Interessenvertretung versteht. Die engagierten Psychiatrie-Erfahrenen sind ein Beispiel für gelungenes Empowerment und Partizipation. Sie fordern die Einbeziehung in die psychiatrische Planung und ihre Umsetzung und beteiligen sich am Trialog. Bereits jetzt haben sie Sitz und Stimme in vielen Gremien, stellen dabei jedoch auch fest, dass ihnen häufig lediglich eine Alibi-Funktion zugestanden wird.

Viele psychisch Kranke befähigen und bemächtigen sich also selbst und verschaffen sich auf vielfältige Weise Gehör und Einfluss. Doch angesichts der kaum schätzbaren Gesamtzahl psychisch erkrankter und seelisch behinderter Menschen sind sie eine kleine Minderheit. Die große Mehrheit der psychisch Erkrankten artikuliert sich nicht, lebt isoliert, stigmatisiert und häufig diskriminiert. Sie gilt es zu bemächtigen. Empowerment ist eine gemeinsame Aufgabe von engagierten Betroffenen und Professionellen in Hinblick auf eine soziale und demokratische Psychiatrie. Viele emanzipatorische Konzepte und Methoden fördern Empowerment:

- *Ressourcenorientierung:* Nicht die Defizite, sondern die Fähigkeiten, Erfahrungen und sozialen Kontakte der Klienten werden erfragt, gewürdigt und gefördert.
- *Information:* Klienten erwerben Wissen über psychische Störungen; sie informieren Profis über ihre eigenen Erfahrungen und ihr subjektives Erleben. Sie werden zu Experten der eigenen Störung.
- *Selbstbestimmung:* Klienten entscheiden weitgehend selbst, wo und wie sie leben möchten. Voraussetzung dafür ist, dass Alternativen aufgezeigt und echte Wahlmöglichkeiten geschaffen werden. Der „Eigensinn" wird respektiert.
- *Mitsprache bei der Behandlung:* Klienten werden nicht be-handelt, sondern mit ihnen wird ver-handelt; sie werden informiert und als Verhandlungspartner bei ihrer Suche nach der richtigen Therapie respektiert; Wünsche nach Veränderung der Medikation werden durch engmaschige Begleitung unterstützt, Vereinbarungen für Krisen und Behandlungen werden abgeschlossen.
- *Selbsthilfe:* Klienten bewältigen Krisen alleine oder gemeinsam. Sie informieren sich gegenseitig über erfolgreiche Strategien, z.B. im Umgang mit dem Stimmenhören oder Impulsen zur Selbstverletzung. Sie praktizieren „self-managed care".
- *Mitbestimmung:* In allen Bereichen der Gemeindepsychiatrie artikulieren Nutzer ihre Wünsche. Sie sind Mitglieder von Psychiatrie-Beiräten, Aufsichtsräten und Qualitätszirkeln, arbeiten in Beschwerdestellen oder als Patienten-Fürsprecher, bringen so ihre Perspektive als Nutzer mit ein und befähigen andere Klienten, ihre Anliegen stärker selbst in die Hand zu nehmen.
- *Engagement:* Klienten sehen sich nicht mehr als Opfer, sondern engagieren sich als Bürger politisch und sozial. Sie entdecken die Erkrankung als Ressource, die auch für andere genutzt werden kann. Sie verlassen die Isolation oder das „psychiatrische Ghetto".
- *Partizipation:* Klienten arbeiten als „Peers" und beraten Profis, Angehörige und andere Klienten; sie qualifizieren sich, schreiben und publizieren, unterrichten und forschen.

Im Vordergrund von Empowerment stehen Gleichberechtigung und Selbstbestimmung. Das Ziel ist die vollständige Integration bzw. Inklusion psychisch kranker Menschen in die Gesellschaft. Die Forderung nach Empowerment ist inzwischen im psychiatrischen Alltag angekommen und steht für eine veränderte Haltung im Umgang mit dem Klienten: Er steht mit seinen Wünschen und Ängsten im Mittelpunkt und wird dabei unterstützt, seinen Alltag und auch seine Behandlung aktiv zu gestalten. Er ist nicht mehr als unmündiger Patient der paternalistisch-fürsorglichen Psychiatrie ausgeliefert, sondern trifft gut informiert seine eigenen Entscheidungen. Er wird vom Objekt zum Subjekt.

Praktiziertes Empowerment kann allerdings die Spannung zwischen Professionellen und Klienten erhöhen, ebenso zwischen Betroffenen und Angehörigen.

Denn die Angehörigen befähigen und bemächtigen sich ebenfalls: Sie tauschen sich aus, gründen Verbände und nehmen – z. B. in Fragen der medikamentösen Behandlung – kontroverse Positionen ein. Und für die Profis darf Empowerment nicht heißen, sich mit Verweis auf die Selbstbestimmung der Klienten zurückzuziehen, im Gegenteil, sie müssen informieren und begrenzen, stützen und anregen; in bestimmten Fällen müssen sie eventuell auch Verantwortung für den Patienten – im Sinne von Sorge – übernehmen. Dabei dürfen sie ihren doppelten gesellschaftlichen Auftrag – Hilfe und Kontrolle – nicht vergessen oder verleugnen. Empowerment macht die Arbeit in der Sozialen Psychiatrie spannender, bisweilen anstrengender, aber auch fruchtbarer.

Recovery

Das Ziel von Empowerment ist inzwischen nicht mehr nur die Emanzipation und Partizipation psychisch erkrankter Menschen, sondern Recovery, also die Erholung oder Genesung, im besten Falle sogar auf einem veränderten, höheren Niveau. Die psychiatrische Diagnostik mit ihren pessimistischen Prognosen wird in Frage gestellt und durch das Prinzip Zuversicht ersetzt: Für jeden besteht die Aussicht auf Heilung oder zumindest Besserung, jeder kann ein erfülltes Leben führen, trotz oder gerade wegen der individuellen Krankheitsgeschichte. Für viele psychische Störungen und Krisen ist die Hoffnung auf Genesung nicht neu; für die Schizophrenie ist sie revolutionär.

Mit Methoden der qualitativen Sozialforschung wird untersucht, welche Faktoren Recovery unterstützen. Beforscht werden die Bedingungen von Integration und Inklusion, Genesung und Neuorientierung anhand der Merkmale positiv verlaufender Biographien. Protagonisten in vielen Ländern und unterschiedlichen Kulturen werden befragt; die Literatur zu Recovery enthält Porträts vieler beindruckender Personen, die ihre psychische Störung bewältigt haben und mit großem Engagement die Partizipation psychisch Kranker vorantreiben.

Die Recovery-Forschung greift auf bereits vorliegende Konzepte und Ansätze der letzten Jahrzehnte zurück und stellt folgende Fragen:

- *Krankheitseinsicht/Compliance:* Fördert die Akzeptanz der Diagnose und der Krankenrolle den Verlauf?
- *Remission:* Weshalb werden manche Patienten wieder gesund?
- *Coping:* Welche Bedeutung hat das eigene Verhalten für die soziale Unterstützung durch das Umfeld?
- *Resilienz:* Weshalb verlaufen manche Entwicklungen auch unter widrigen Umständen positiv; welche Faktoren schützen vor Chronifizierung?
- *Stigmatisierung:* Was führt zu Stigmatisierung und Selbststigmatisierung, und wie kann sie individuell verhindert werden?
- *Lebensqualität:* Wie zufrieden sind die einzelnen Betroffenen, und was kennzeichnet ihr Wohlbefinden?

Auch wenn die Recovery-Forschung noch am Anfang steht, liefert sie bereits Hinweise für eine veränderte Grundhaltung. Das eigene Bild von der Erkrankung, von ihrem Verlauf und der Hoffnung auf Genesung wird von professionell Tätigen maßgeblich beeinflusst. Deshalb ist es so wichtig, dass jede Begegnung von Respekt und Zuversicht geprägt ist. Profis sollten sehr viel mehr zuhören; es ist nicht ihre Aufgabe, den Klienten zu erziehen oder zu verändern, sondern ihn auf seinem Weg zu begleiten, allenfalls zu unterstützen. Sie moderieren einen Prozess, den der Klient vor allem selbst steuert. Selbsthilfepotentiale werden erfragt und durch Vereinbarungen gefördert. Der Klient erhält Anregungen für den Aufbau eines belastbaren sozialen Netzwerks, auch außerhalb der Psychiatrie-Gemeinde; Ressourcen wie Bildung, Kreativität, Spiritualität und Eigensinn stehen dabei im Mittelpunkt. Recovery als Haltung verändert das Leben der Betroffenen und die Arbeit der Profis grundlegend. Ganz im Sinne systemischen Vorgehens werden festgefahrene Prozesse aufgebrochen, neue Spielregeln und Optionen eröffnet.

Bereits am Ziel scheinen viele Menschen mit einer Abhängigkeitserkrankung zu sein. Schon seit Jahrzehnten organisieren sie Selbsthilfegruppen, unterstützen sich gegenseitig und nehmen einen Teil der therapeutischen Angebote in die eigene Hand. Sie übernehmen Verantwortung für ihr Leben, akzeptieren aber die Bedeutung von Spiritualität und sozialen Netzwerken. Sie engagieren sich, in dem sie z. B. für die Abstinenz kämpfen. Sie arbeiten – clean beziehungsweise trocken – in vielen Bereichen des Suchthilfesystems als Ex-User ehrenamtlich oder hauptberuflich.

Sicher gibt es entscheidende Unterschiede zu den Menschen mit einer besonderen Vulnerabilität für Psychosen: Wer sich wirklich gegen den Konsum eines Suchtstoffs entschieden hat, kann davon ausgehen, trocken zu bleiben; wer als Psychosekranker entscheidende Stressoren meidet, kann trotzdem wieder psychotisch werden. Die Brisanz der Entscheidung für den richtigen Weg zeigt sich an der aktuellen Debatte um Schutzfunktion versus Risiko langjähriger Einnahme von Neuroleptika.

Recovery regte bereits in mehreren Ländern psychiatrische Programme an, bei denen der Fokus auf das einzelne Individuum gerichtet ist. So propagiert der Weltverband für Psychiatrie (WPA) seit 2005 unter dem Motto „Eine Psychiatrie für die Person" die Abkehr von der institutionellen Versorgung zugunsten der öffentlichen Gesundheit, bezogen auf Individuen und Gemeinden. Entwickelt wird derzeit eine integrative, personenbezogene Diagnostik, die (vermutlich als ICD-11) auf unterschiedlichen Achsen alle Facetten des Patienten berücksichtigen soll, also auch seine Ressourcen und Bewältigungsstrategien (Amering u. Schmolke 2007).

Zum Weiterlesen

Amering M, Schmolke M (2007) Recovery. Ende der Unheilbarkeit. Bonn: Psychiatrie-Verlag.

Knuf A (2006) Basiswissen. Empowerment in der psychiatrischen Arbeit. Bonn: Psychiatrie-Verlag.

2.3 Salutogenese und Wohlbefinden

Der Begriff „Salutogenese" (aus: lat. salus = Heil, Gesundheit und altgr. Génesis = Entstehung) wurde von dem Medizinsoziologen Aaron Antonovsky als Gegenbegriff zur Pathogenese entwickelt. Bei der Salutogenese stehen die gesundheitserhaltenden Fähigkeiten im Mittelpunkt – im Gegensatz zur medizinisch-psychiatrischen Sichtweise, die pathogenetisch ausgerichtet ist und den Blick vor allem auf Abweichungen und Defizite richtet. Das wird oft schon in der ersten Begegnung deutlich, wenn gefragt wird, was einem fehlt, welches Leid(en) einen quält, was denn schief gelaufen ist in der Partnerschaft, bei der Arbeit, in der Kindheit. Wer jedoch nur auf die schmerzhaften Einschnitte im Leben schaut, nur die Faktoren betrachtet, die zur psychischen Krise geführt haben, der unterstellt eine Ganzheit oder Vollkommenheit, die nun verloren sei und durch einen defizitärer Zustand ersetzt wurde. Und so erlebt der Erkrankte selbst nur das Fehlende und fragt sich, wann und wo etwas verloren gegangen ist und wer die Schuld daran trägt. Antonovskys Ansatz geht in eine andere Richtung. Ihn interessiert, weshalb Menschen überhaupt gesund bleiben und welche Bedingungen und Ressourcen ihre Gesundheit schützen. Das führt zu der Frage, wie Menschen trotz und mit Beeinträchtigungen wieder genesen können, welche Möglichkeiten der Spannungsbewältigung ihnen zur Verfügung stehen. Anders formuliert: Weshalb nutzen zwei Menschen, die gleiche Belastungen erleben und ähnliche Mittel zur Bewältigung zur Verfügung haben, diese ganz unterschiedlich?

Antonovsky fand heraus, dass bei der konstruktiven Bewältigung äußerer und innerer Spannungen folgende Faktoren eine Rolle spielen:

1. *Verstehbarkeit (Comprehensibility):* Ein Mensch, der aufgrund kognitiver und empathischer Fähigkeiten in der Lage ist, eine Situation zu „begreifen", den Sinn und den Hintergrund eines Ereignisses oder einer Handlung zu erfassen, wird sich weniger ausgeliefert fühlen. So erscheinen Belastungen und schlimme Lebensereignisse nicht mehr chaotisch oder willkürlich, sondern erklärbar. Und das bewirkt, sich selbst gut strukturieren zu können und handlungsfähig zu bleiben.
2. *Handhabbarkeit (Manageability):* Ein Mensch, der Erfahrungen gesammelt und sich eine gewisse Sicherheit bezüglich der eigenen Stellung in der Welt angeeignet hat, kann neuen Anforderungen besser begegnen und dabei eigene Ressourcen sowie äußere Hilfsquellen angemessen wahrnehmen und nutzen. Belastungen und Krisen im Leben sind für niemanden zu vermeiden. Wenn aber der Körper und die Seele in der Lage sind, für eine gewisse Ausgewogenheit der Belastungen und Anstrengungen zu sorgen sowie Über- und Unterforderungen zu vermeiden, dann werden auch schwierige Situationen handhabbar. Wer das erlebt, der wird weniger leicht in die Opferrolle geraten, wird sich nicht dauernd vom Leben ungerecht behandelt fühlen. Er wird Gesundheit als einen Gleichgewichtszustand erleben.
3. *Bedeutsamkeit (Meaningfulness):* Ein Mensch, der für sich selbst herausgefunden hat, was ihm am Herzen liegt, welche Werte ihm wichtig sind, wofür es

sich einzusetzen lohnt und der sein Handeln an diesen Erkenntnissen ausrichten kann, der wird häufiger sinnstiftende und erfüllende Situationen erleben und emotional zufriedener sein. Er wird Anforderungen als Herausforderungen empfinden, für die es sich zu leben lohnt.

Diese drei Faktoren machen zusammen im Konzept der Salutogenese das Kohärenzgefühl (Sense of Coherence) aus. Gemeint ist damit keine affektive Befindlichkeit, sondern – wie in den drei Faktoren dargelegt – eher ein Einstellungsmuster, die Welt im Blickwinkel der Selbstkompetenz zu sehen. Nach Antonovsky entwickelt sich das Kohärenzgefühl im Laufe der Kindheit und Jugend und wird von den gesammelten Erfahrungen beeinflusst. In der Adoleszenz sind größere Einflüsse und Veränderungen möglich. Auch ökonomische und soziale Faktoren sind von Bedeutung. So gehören nicht nur die Ich-Stärke und die Fähigkeit zur Bewältigung von Anforderungen (unter den Aspekten Verstehbarkeit, Handhabbarkeit und Bedeutsamkeit) zum Kohärenzgefühl, sondern auch materielle und emotionale Aspekte der Sicherheit und Geborgenheit. Insgesamt kann man sagen: Je mehr generalisierte Widerstandsressourcen ein Mensch besitzt, umso mehr positive Lebenserfahrung kann er sammeln.

Bezüglich der bestimmenden Bedingungen des Gesundheitsniveaus einer Person weist Antonovsky auf die bedeutsame Rolle von Stressoren hin, die auf den Organismus einwirken. Stressoren werden als Merkmale verstanden, die Störungen in den Organismus bringen. Ein Stressor stellt eine Lebenserfahrung dar, die durch Inkonsistenz, Unter- und Überbelastung sowie durch Kontrollverlust gekennzeichnet ist. Zu unterscheiden sind dabei chronische Stressoren, größere Lebensereignisse sowie alltägliche Ärgernisse. Der Organismus reagiert auf Stressoren mit Spannungszuständen, die pathologisch, aber auch neutral oder sogar heilsam sein können. Stressoren können nicht (immer) vermieden werden. Wichtig ist, Belastungen und körperliche Spannungszustände rechtzeitig wahrzunehmen und die eigene Lebensweise und die eigenen Fähigkeiten angemessen darauf einzustellen.

Grundgedanken der Salutogenese finden sich heute in vielen Konzepten und Haltungen der Sozialen Psychiatrie. Auch in der praktischen gemeindepsychiatrischen Arbeit gilt es, die Orientierung der Medizin auf die Pathologie zu hinterfragen und das Handeln nicht nur auf die Beseitigung von Symptomen auszurichten. Im Sinne der Salutogenese werden vielmehr auch die Ressourcen eines seelisch erkrankten Menschen und die Bewältigungsmöglichkeiten in seinem konkreten sozialen Umfeld erforscht. Die Vollständigkeit der Wahrnehmung und die Ganzheitlichkeit des Handelns beweisen sich erst darin, bei jedem einzelnen Menschen neu zu erkunden, wir er Situationen und Krisen versteht, welche Bedeutsamkeit er ihnen verleiht, welche Mittel ihm zur Bewältigung zur Verfügung stehen und wie er sie konstruktiv meistert.

Wohlbefinden

Als im Jahr 1946 die Weltgesundheitsorganisation (WHO) den Begriff Gesundheit als einen Zustand vollkommenen körperlichen, geistigen und sozialen Wohlbefindens beschrieb, führte sie mit dieser Definition eine neue Perspektive in das medizinische, pflegerische und psychosoziale Denken und Handeln ein: Gesundheit sollte mehr sein als das Fehlen von Krankheit und Gebrechen. Während man unter Krankheit in der Regel einen diagnostizierbaren Status versteht, beschreibt der Begriff Gesundheit eher einen subjektiven Zustand, eine Bewertung der körperlichen und seelischen Verfassung, die sehr von aktuellen persönlichen Befindlichkeiten abhängt. Anders formuliert: Für Krankheit gibt es viele Symptome und Befunde, für Gesundheit aber keine wirklich klaren Kriterien.

Da hilft auch die Umschreibung „ein Zustand vollkommenen körperlichen, geistigen und sozialen Wohlbefindens" nicht weiter, im Gegenteil: Vollkommenes Wohlbefinden ist so gar nicht erreichbar, bestenfalls ein fernes Ziel, auf das wir hoffnungsvoll zugehen, ohne jemals ganz anzukommen. Aber grundsätzlich gehört „Wohlbefinden" – ähnlich wie „Autonomie" und „Leistungsfähigkeit", „Selbstverwirklichung" und „Lebensqualität" – in die Liste derjenigen Aspekte, die gegenwärtig zu den Grundlagen eines gesunden Lebens gezählt werden. Nur muss noch genauer geklärt werden, wie der Begriff Wohlbefinden differenziert zu beschreiben ist und wie Wohlbefinden und Lebensqualität erhalten oder gesteigert werden können, um positives Erleben zu fördern und Ressourcen zu aktivieren.

Die Literatur zu dieser Thematik schlägt heute vor, das Wohlbefinden dadurch zu verbessern, dass man

- dem eigenen Körper und dem Kopf angemessene Aktivitäten zumutet und dadurch Dynamik, Freude und Zufriedenheit erlebt,
- sich realistische und sinnvolle Ziele setzt und dann auch wirklich erreicht, was man sich vorgenommen hat,
- die materiellen und finanziellen Mittel so einsetzt, dass Bedürfnisse befriedigt und Belastungen vermieden werden,
- die eigenen Gefühle – wie: Enttäuschung, Trauer, Ärger, Wut – benennt bzw. reflektiert und Wege findet, dass daraus keine dauernde Unzufriedenheit entsteht,
- in sich hinein hört und spürt, was zur eigenen Zufriedenheit und zur inneren Balance beiträgt,
- Unerledigtes aufarbeitet und Dinge, die einem immer wieder durch den Kopf gehen, klärt, sodass die Energie für neue Aufgaben verwendet werden kann,
- in Kontakt zu anderen tritt, Freundschaften und Beziehungen pflegt, sich austauscht, Anteil nimmt und Bestätigung erfährt.

Versucht man aber, Wohlbefinden nicht nur im Sinne einer Aufforderungsliste für ein optimales oder optimiertes Leben zu formulieren, sondern präziser zu erfassen, was zu diesem Konstrukt gehören könnte, dann sind folgende Aspekte zu differenzieren:

1. Das *physische Wohlbefinden* ist abhängig von der Zufriedenheit mit dem momentanen körperlichen Zustand, von der angemessenen Körperpflege und Ernährung, von der ausreichenden Realisierung des Bedürfnisses nach Ruhe und Muße, nach Vitalität, Lebensfreude und Sexualität. Als wichtig wird auch

ein ausgewogenes Verhältnis zwischen Bewegung und Entspannung erachtet sowie das Gefühl ausreichenden Schutzes.
2. Das *soziale Wohlbefinden* ist abhängig von den Faktoren der Kommunikation, der Interaktion und des Dialoges. Zu den sozialen Basisbedürfnissen, die erfüllt sein sollten, um von einem sozialen Wohlbefinden zu sprechen, gehören: zuverlässige persönliche Beziehungen, Geborgenheit, Unterstützung, Selbstwertbestätigung, Orientierung an anderen Menschen, soziale Integration sowie das Gefühl, von anderen geliebt, geschätzt und gebraucht zu werden.
3. Für das *materielle Wohlbefinden* sind die finanziellen Mittel, die zur Verfügung stehen, die Räumlichkeiten, in denen man lebt, die Ausstattung, die einen umgibt, die Transportmittel, die man benutzt, sowie das Eigentum, das man besitzt, wichtige, aber nicht allein entscheidende Faktoren der Zufriedenheit. Gleiche Wohnbedingungen können beispielsweise sehr unterschiedlich bewertet werden, und vergleichbare Lebensverhältnisse führen nicht zwangsläufig zu gleicher Zufriedenheit. Der Grad der Zufriedenheit ist also nicht allein von objektiven Standards und den materiellen und sozialen Ressourcen abhängig, sondern auch von individuellen Erfahrungen und Werthaltungen.
4. Glück und Zufriedenheit sind meist keine langanhaltenden Gefühlszustände, sondern nur Momentaufnahmen des Erlebens. Ähnlich sind auch Aspekte der Lebensqualität und Lebensfreude nicht allein abhängig von physischen, sozialen und materiellen Faktoren, sondern umfassen auch die Handlungsmöglichkeiten eines Menschen. Das *aktivitätsbezogene Wohlbefinden* verweist darauf, dass die Entwicklung der Persönlichkeit und der Grad der Zufriedenheit mit dem Einsatz von Kompetenzen und Fertigkeiten, dem selbst bestimmten Gestalten und Bewältigen von Aufgaben zusammenhängt.
5. Zum *emotionalen Wohlbefinden* gehört nicht nur die aktuelle Befindlichkeit, die sich ausdrückt beispielsweise in Gefühlen des Stolzes, der Zuneigung oder Abneigung, der Enttäuschung und Trauer oder der Freude und des Glücks; zum emotionalen Wohlbefinden gehört auch eine gewisse seelische Grundstimmung (bisweilen auch „habituelles Wohlbefinden" genannt), die geprägt ist von Persönlichkeitsmerkmalen und lebensgeschichtlichen Erfahrungen. Sie führen zu einem – individuell sehr unterschiedlichen – Fundus an Gefühlsdimensionen und Gefühlsintensitäten, Formen der Selbstachtung, der Erfüllung und des Glaubens.

Menschen mit psychischen Erkrankungen machen häufig die Erfahrung, dass persönliche Belastungen, ein hohes Tempo im Arbeits- oder Alltagsleben, unausgesprochene Erwartungen und Überforderungen für sie zu Stressfaktoren werden, innere Konflikte auslösen und den Verlauf ihrer Erkrankung beeinflussen. Sie spüren, dass ihr psychisches und physisches Wohlbefinden eine Zeit lang eingeschränkt ist: Die Symptome der Erkrankung und die Nebenwirkungen der Medikamente greifen stark in das Alltagserleben ein, soziale Kontakte werden schwieriger, das Selbstwertgefühl leidet. Am Ende dieser Entwicklung kommt es häufig zu äußeren und inneren Rückzügen, zu sozialer Isolation und Vereinsamung. Mögliche Ursachen und aktuelle Auslöser der Erkrankung werden intensiv erörtert, oder es wird grundsätzlich gefragt: „Was macht Menschen psychisch krank?" Erst allmählich verlagert sich das Gewicht auf die Widerstandskräfte des Einzelnen: „Welche Ressourcen stehen in Belastungssituationen zur Verfügung?" Wenn nun die Aufmerksamkeit stärker auf die Förderung der seelischen Gesundheit gerichtet wird, wenn also nicht nur Beschwerdefreiheit, sondern auch Sinnerfülltheit als Bestandteil seelischer Gesundheit angestrebt wird, kann sich körperlich-seelisches Wohlbefinden einstellen.

Zum Weiterlesen

Antonovsky A (1997) Salutogenese. Zur Entmystifizierung von Gesundheit. Tübingen: Dgvt-Verlag.
Grabert A (2007) Salutogenese und Bewältigung psychischer Erkrankung. Einsatz des Kohärenzgefühls in der Sozialen Arbeit. Lage: Jacobs-Verlag.
Seifert M, Fornefeld B, Koenig P (2001) Zielperspektive Lebensqualität. Bielefeld: Bethel-Verlag.

2.4 Prävention und bedürfnisangepasste Behandlung

Psychische Erkrankungen bedeuten eine hohe Belastung für die Betroffenen, ihre Familien, Freunde, Arbeitskollegen und für die soziale Umgebung. Gleichzeitig bedarf es großer Anstrengungen von Seiten der Krankenkassen, Rentenversicherungen und Sozialhilfeträger, die notwendigen Mittel zur Behandlung, Rehabilitation und Teilhabe zur Verfügung zu stellen. Daher wäre es dem Staat und seinen sozialen Sicherungssystemen lieber, wenn seine Bürger gar nicht erst krank würden. Zwei Disziplinen, Public Health und Sozialmedizin, beschäftigen sich vorrangig mit der Entwicklung von Programmen zur Gesundheitsförderung und Prävention, international koordiniert durch die Weltgesundheitsorganisation WHO.

Prävention

Die Primärprävention hat das Ziel, das Auftreten von Krankheiten zu verhindern. Sekundärprävention bedeutet das frühe Erkennen von Erkrankungen und die Entwicklung wirksamer therapeutischer Interventionen; Tertiärprävention ist der Fachbegriff für Maßnahmen zur Vermeidung von Komplikationen und Behinderungen. Große Teile dieses Buches beschäftigen sich mit der Erkennung, Behandlung und Rehabilitation psychischer Störungen, also mit der Sekundär- und Tertiärprävention. Dieser Abschnitt behandelt daher in erster Linie die medizinische Primärprävention und Früherkennung.

Besonders effektiv ist es, den Ausbruch von Erkrankungen zu verhindern: Vorbeugen statt heilen! Die bekannteste und erfolgreichste Schutzmaßnahme der somatischen Medizin ist die Impfung, durch die einige ansteckende Krankheiten

– z. B. die gefürchteten Pocken – beseitigt werden konnten. Glücklicherweise sind psychische Erkrankungen nicht ansteckend. Welche Maßnahmen gibt es zur Prävention psychischer Erkrankungen, insbesondere bei schizophrenen Störungen?

Manche vermuten, dass die Vulnerabilität – die erhöhte Verletzbarkeit bezüglich psychischer Störungen – bereits durch Komplikationen vor und während der Geburt verursacht wird. Wie entscheidend die psychosozialen Einflüsse und frühen Bindungserfahrungen in den ersten Monaten und Jahren für die spätere Entwicklung sind, haben unzählige Studien belegt. Somatische Einflüsse und Komplikationen (z. B. Alkohol- und Drogenkonsum) während der Schwangerschaft und im Geburtsverlauf, die primäre Versorgung nach der Geburt, die gefühlte Nähe und Geborgenheit, die Bindungsqualität, der Erziehungsstil und die materielle Situation, all das hat erhebliche Auswirkungen auf die seelische Entwicklung. Eine aufmerksame Betreuung und Behandlung während der Schwangerschaft, der Geburt und der ersten Lebensphase müsste deshalb entsprechende Effekte zeigen. Die wirksamste Maßnahme zur Verhinderung vieler Erkrankungen ist tatsächlich die optimale Versorgung von Frauen während der Schwangerschaft und der Geburt, von Säuglingen und Kleinkindern. In vielen Studien wurden verschiedene Aspekte und unterschiedliche Risikogruppen untersucht, z. B. minderjährige Mütter oder Töchter psychisch Kranker. Zusammenfassend lässt sich feststellen: Die frühe medizinische, soziale und psychologische Unterstützung senkt das Risiko, dass Kinder in späteren Jahren psychisch krank werden (Warner 2004).

Aktuelle Präventionsstrategien zielen weniger auf einzelne Risikopatienten ab, sondern haben ganze Lebenswelten und Sozialräume im Blick. So wird häufig darauf hingewiesen, dass Jugendliche mit hohem Cannabis-Konsum besonders gefährdet sind, an einer drogeninduzierten Psychose zu erkranken. Wirksam erscheinen Präventionsprogramme, die alle Schüler, Erzieherinnen und Lehrerinnen einer Schule bzw. eines Jugendclubs über die psychoseauslösende Wirkung informieren und über erste Anzeichen einer Psychose aufklären. Häufig wird der Film „Das weiße Rauschen" bei entsprechenden Aktionstagen eingesetzt. Lehrer und Schülervertreter werden als Multiplikatoren geschult; auch trialogische Schulprojekte wie „Irre menschlich Hamburg", die vorrangig die Stigmatisierung psychisch Kranker verhindern wollen, schärfen die Aufmerksamkeit für die psychische Befindlichkeit und wirken so präventiv (Bock 2004). Früherkennungszentren wie das FETZ (www.fetz.de) in Berlin beraten an Schulen, beschäftigen sich aber vor allem mit der Früherkennung von Psychosen und ihrer Behandlung.

Da bis heute jedoch keine wirkliche medizinische Prophylaxe der Schizophrenie möglich ist, konzentriert sich die Forschung z. Zt. auf Aspekte der Früherkennung – nicht ganz unähnlich der etablierten Krebsvorsorgeuntersuchung. Doch drohende psychische Erkrankungen sind nicht durch Abtasten oder im Röntgenbild zu erfassen; allenfalls psychische Auffälligkeiten könnten als erste Hinweise gedeutet werden. Bedeutet die Früherkennung psychischer Störungen jedoch nicht gleichzeitig eine besonders frühe Stigmatisierung? Und falls man die Frühwarnzeichen tatsächlich erkennt – kann man dann auch wirksam eingreifen (Peukert 2004)? Tatsächlich geht den schizophrenen Psychosen häufig eine sogenannte Prodromalphase voraus. Viele Patienten sind bereits Monate oder Jahre vor dem Ausbruch der eindeutigen Symptome reizbar, ziehen sich zurück und vernachlässigen ihre Ausbildung. Doch dieses Verhalten zeigen nicht nur jene, die später in eine psychotische Krise geraten, es ist relativ typisch für Jugendliche und junge Erwachsene.

Da Psychosen in der Regel mit Psychopharmaka behandelt werden können, wird angeregt, schon in der präpsychotischen Phase Neuroleptika zu geben, um den endgültigen Ausbruch einer Krise bzw. einer schwerwiegenden Störung zu verhindern. Genau dieser Ansatz wird z. Zt. äußerst kontrovers diskutiert: Wie sicher sind die Gefährdeten zu erkennen? Wie können potentiell gefährdete Jugendliche und Heranwachsende motiviert werden, sich medikamentös behandeln zu lassen? Sollen Eltern ihre Kinder beobachten und zum Arzt oder Psychotherapeuten bringen? Autonomie, Identitätsfindung und Ablösung vom Elternhaus sind ja gerade die Schwerpunkte dieser Entwicklungsphase. Gibt es nicht ein Recht auf Risiko? Oder muss nicht mit allen Mitteln der Ausbruch derart schwerwiegender Krankheiten verhindert werden? Die Ergebnisse erster Studien sind ernüchternd. Zwar konnte der Ausbruch von Psychosen bei einigen Probanden verzögert werden, es wurden aber dreimal mehr Probanden falsch positiv identifiziert, und somit unnötigerweise mit Neuroleptika behandelt. Es sieht also bislang nicht so aus, dass ein „Screening" zur Feststellung einer beginnenden Schizophrenie wirkliche Erfolge zeigen kann (Warner 2004, S. 78). Eine psychiatrische Behandlung erscheint also erst sinnvoll, wenn eindeutige Symptome auf eine psychotische Krise hinweisen; dann allerdings sollte im Sinne von Sekundärprävention früh interveniert werden. Das need-adapted-treatment wurde in Finnland speziell für diese Zielgruppe entwickelt; das Konzept ist ein aktueller und breit diskutierter Leitgedanke der Sozialen Psychiatrie und soll hier deshalb etwas ausführlicher vorgestellt werden.

Bedürfnisangepasste Behandlung – need-adapted-treatment

Bereits im Jahr 1970 wurden die „Soteria-Projekte" von Lauren Mosher in Kalifornien aufgebaut und seit 1980 von Luc Ciompi in Bern modifiziert. Zentrales Kennzeichen aller Soteria-Projekte ist die Aufnahme vor allem von ersterkrankten Patienten in einem kleinen geschützten Rahmen in reizarmem Setting, z. B. einem „weichen Zimmer". Betreut und begleitet werden die Patienten von sorgfältig ausgewählten Bezugspersonen, die nur zum Teil eine psychiatrische Ausbildung haben; die Schichten sind ungewöhnlich lang, um neu aufgenommene Patienten in der Aufnahmephase ohne Wechsel der Bezugsperson intensiv begleiten zu können. Trotz einer deutlich geringeren Gabe von Neuroleptika konnten und können die Patienten der Soteria-Projekte völlig oder beinahe symptomfrei entlassen werden.

Seit 1999 gibt es die Soteria-Einrichtung in Zwiefalten, seit 2003 in München-Haar (www.soteria-netzwerk.de). Die therapeutischen Grundsätze des Soteria-Konzeptes lauten:

- Überschaubares, möglichst „normales", transparentes, entspannendes und reizgeschütztes therapeutisches Milieu

- Behutsame und kontinuierliche mitmenschliche Stützung während der psychotischen Krise durch wenige ausgewählte Bezugspersonen
- Konzeptuelle und personelle Kontinuität von der akuten Behandlung bis zur Wiedereingliederung
- Ständige enge Zusammenarbeit mit Angehörigen und weiteren wichtigen Bezugspersonen
- Erarbeitung von gemeinsamen konkreten Zielen und Prioritäten auf der Wohn- und Arbeitsachse, mit Induktion von realistischen, vorsichtig positiven Zukunftserwartungen
- Verwendung von Neuroleptika nur bei anders nicht abzuwendender akuter Selbst- oder Fremdgefährdung, bei fehlenden Anzeichen von Besserung nach 4–5 Wochen oder bei anders nicht behebbarer Rückfallgefahr in der Nachbetreuungsphase
- Systematische Nachbetreuung und Rückfallprophylaxe während mindestens zwei Jahren, aufgrund einer vorherigen Analyse von individuellen Frühwarnzeichen, Belastungssituationen und möglichen Bewältigungsstrategien, gemeinsam mit Patienten, Angehörigen und Betreuern.

In Skandinavien wurden mittlerweile weitere Modelle entwickelt und evaluiert, z. B. das sogenannte Fallschirm-Projekt in Schweden (Cullberg 2008), das zeigte, wie eine Intervention bei Ersterkrankten ohne die übliche Neuroleptika-Medikation gelingen kann. Dabei wurde deutlich, dass es nicht ausreicht, lediglich für einige Wochen oder Monate zu behandeln; mindestens über fünf Jahre hinweg ist eine kontinuierliche therapeutische Unterstützung und Begleitung erforderlich. Schrittweise entstand über diese Projekte und ihre Auswertung die Idee der „bedürfnisangepassten Behandlung". Die Evaluation ergab starke Hinweise auf eine Überlegenheit des Ansatzes gegenüber traditionellen Behandlungsmethoden, z. B. insgesamt geringere psychotische Symptome, seltenere psychotische Restsymptomatik, d. h. mehr vollständige Remissionen, deutlich kürzere stationäre Behandlungen, bessere psychosoziale Funktionsfähigkeit, ein höherer Anteil voller Erwerbsfähigkeit, seltenere Therapieabbrüche (Absenkung bis zu 5 % über 5 Jahre), Neuroleptika-Freiheit bei 40–70 % der Patienten während der gesamten Behandlung, in den übrigen Fällen erheblich reduzierte Dosierungen, Symptomfreiheit beim überwiegenden Teil der Patienten fünf Jahre nach Behandlungsbeginn (Aderhold u. Greve 2007).

Das Konzept der bedürfnisangepassten Behandlung (need-adapted treatment) geht davon aus, dass es sich bei Psychosen um den Versuch des Individuums handelt, kritische Lebensereignisse zu bewältigen. Die Probleme und Konflikte ereignen sich häufig innerhalb der Familie oder des sozialen Netzwerks; zur Klärung und Offenlegung der Konflikte muss also dieses soziale Netzwerk einbezogen werden. In der Begleitung und Behandlung stehen systemische und kognitiv-verhaltenstherapeutische Methoden im Vordergrund; alle Mitarbeiter der Teams, also auch Sozialarbeiterinnen und Pflegekräfte, verfügen über eine psychotherapeutische Ausbildung. Jede psychische Krise bzw. Erkrankung kann und soll im Sinne des need-adapted treatments behandelt werden, das Konzept gilt also nicht nur für Ersterkrankte.

2.4 Prävention und bedürfnisangepasste Behandlung

Therapieversammlung

Das entscheidende Element im Konzept der bedürfnisangepassten Behandlung ist die Einberufung einer Versammlung zum frühestmöglichen Zeitpunkt, am besten innerhalb von 24 Stunden nach Bekanntwerden der psychotischen Krise des Klienten, also bevor sich die psychotischen Symptome und Denkweisen verfestigt haben. Die Therapieversammlung findet in der vertrauten Umgebung statt, meist in der Wohnung des Klienten, auf jeden Fall an einem Ort seiner Wahl. Befindet sich der Klient bereits in stationärer Behandlung, wird die Versammlung auf der Station einberufen. Zur Teilnahme an diesem Gespräch werden alle Menschen gebeten, die an der Krise beteiligt bzw. von ihr betroffen sind. Meist ist dies die Familie, manchmal kommen auch Freunde, Kollegen, Mitschüler oder Nachbarn hinzu. Diese Therapieversammlungen werden in den ersten 10–12 Tagen täglich einberufen, später seltener und nur noch dann, wenn Veränderungen anstehen. Zwei Mitarbeiter des Teams sind bei der Versammlung anwesend. Beide stehen über einen sehr langen Zeitraum hinweg als Ansprechpartner zur Verfügung und sorgen für Kontinuität.

Offener Dialog

Die psychotherapeutische Grundhaltung des need-adapted treatment lautet: Verstehen, was passiert ist. Die Therapieversammlung wird mit einer speziellen Gesprächsform – dem „Offenen Dialog" – von den Mitgliedern des Teams moderiert (Seikkula u. Arnkil 2007). Jeder Teilnehmer wird angeregt, laut zu denken und seine Sicht der Situation zu schildern. Es geht darum, jede Stimme laut werden zu lassen und zuzuhören. Die Halluzinationen des Klienten finden als eine Stimme unter vielen Gehör. Die Therapeuten lernen die Sprache der Familie bzw. des Netzwerks kennen und übernehmen sie. Mit der Form des Offenen Dialogs entsteht eine große Transparenz, sodass sowohl die Teilnehmer als auch die Mitglieder des Teams besser verstehen, wie ein Konflikt entstanden ist und weshalb der Klient in das psychotische Verhalten ausgewichen ist. Offenbar vermag bereits diese erste Therapieversammlung den Knoten oft zu lösen und die Situation zu entschärfen. Der Klient wird ermuntert, sich den Problemen zu stellen und nicht in seine Symptome zu flüchten. Die Versammlung dient dem Team auch dazu, eine diagnostische Einschätzung zu treffen und einen Behandlungsplan zu entwickeln. Dabei werden alle Beteiligten einbezogen; alle wichtigen Informationen werden einfach und verständlich vermittelt. Das weitere Vorgehen wird gemeinsam besprochen. Es werden keine psychiatrischen Diagnosen, sondern Problemdefinitionen angeboten.

An allen weiteren Phasen der Behandlung ist der Klient ebenfalls beteiligt, jeder Schritt wird an seine Bedürfnisse angepasst. Der Klient wird dabei unterstützt, weiterhin zur Schule zu gehen, zu arbeiten oder eine Ausbildung abzuschließen. Je nach Bedarf und Verlauf werden unterschiedliche therapeutische Verfahren angewandt, vor allem Familiengespräche im Sinne systemischer Netzwerkarbeit. Bei anhaltender Symptomatik wird verstärkt in Einzeltherapie mit kognitiv-verhaltenstherapeutischem Schwerpunkt gearbeitet. In der ersten Woche erfolgt grundsätzlich keine medikamentöse Behandlung. Bei Bedarf (z. B. bei großer Angst) werden Benzodiazepine bevorzugt. Neuroleptika werden minimal und frühesten nach einer Woche und erst nach mindestens drei Therapieversammlungen eingesetzt. Als Alternative zum Home Treatment haben sich auch gute therapeutische Milieus auf kleinen Stationen oder in Krisenwohnungen bewährt.

Die Akutbehandlung der Psychosen erfolgt in Deutschland in Kliniken; hier steht die psychopharmakologische Behandlung ganz im Vordergrund. Doch zunehmend gerät diese Form der Behandlung, die sehr häufig ausschließlich und einseitig auf Neuroleptika setzt, in die Kritik. Gesucht wird nach Alternativen. Obwohl das Konzept der bedürfnisangepassten Behandlung in der deutschen Sozialpsychiatrie auf großes Interesse stößt, konnte es bisher wegen des gegliederten Versorgungssystems noch an keinem Ort wirklich umgesetzt werden (Aderhold u. Greve 2008). Viele Kliniken haben Tagungen organisiert und damit begonnen, spezielle Teams zu schulen. Auch im Rahmen der „Integrierten Versorgung" versuchen einige Initiativen und Kliniken neue Wege zu beschreiten, so z. B. die Pinel-Gesellschaft in Berlin und die Universitätspsychiatrie in Hamburg-Eppendorf.

Zum Weiterlesen

Aktion Psychisch Kranke (Hrsg.) (2004) Prävention bei psychischen Erkrankungen. Neue Wege in Praxis und Gesetzgebung. Bonn: Psychiatrie-Verlag.
Cullberg J (2008) Therapie der Psychosen. Ein interdisziplinärer Ansatz. Bonn: Psychiatrie-Verlag.

2.5   Hilfeplan und persönliches Budget

Das Netz der sozialen Sicherung, das im Laufe des letzten Jahrhunderts entstanden ist und sich in dauernder Veränderung befindet, ist nur schwer systematisch zu erfassen und darzustellen. Im dritten Kapitel werden die wichtigsten gesetzlichen Grundlagen der Sozialen Psychiatrie skizziert. An dieser Stelle wird ein wenig vorgegriffen und die Idee bzw. das Konzept des Hilfeplans und des persönlichen Budgets dargestellt. Sie sind mittlerweile Bestandteile der Eingliederungshilfe bzw. der sozialen Rehabilitation geworden.

Hilfeplanung grundsätzlich

Wer aber stellt fest, welche Unterstützung ein seelisch behinderter Mensch benötigt? Wer entscheidet, wie viel Hilfe ihm zusteht? Und wer organisiert die praktische Umsetzung? Vielleicht ist mit diesen Sätzen die komplexe und zunehmend brisante Problematik der Hilfeplanung in der Gemeindepsychiatrie allzu verkürzt dargestellt. Es geht ganz konkret um die Verteilung von Ressourcen, um unterschiedliche Interessen und Bedürfnisse aller Mitglieder einer Gemeinschaft. Es ist

Aufgabe der Sozialen Psychiatrie, darauf zu achten, dass in diesem Prozess auch jene Menschen angemessen berücksichtigt werden, die ihre Ansprüche häufig nicht laut und selbstbewusst artikulieren können (Schwendy 2006). Zur Geschichte der Sozialen Psychiatrie wie zu ihrer aktuellen Aufgabe gehört eben auch die Einforderung von Leistungen zur Teilhabe für alle Bürger, ob sie nun behindert sind oder behindert werden, psychische Auffälligkeiten nach außen zeigen oder nach innen gekehrt unter ihnen leiden. Um aber angemessene Leistungen zu erhalten, sind heute viel präzisere Formen der Planung und Steuerung notwendig als früher. Mit der Entscheidung, weite Teile der Unterstützung von der „voll-versorgenden" Klinik in die Gemeinde zu verlagern, musste sich das Spektrum der Hilfeformen und Anbieter erheblich ausdifferenzieren. Die Unterstützung selbst ist personenbezogener, d. h. auch individueller geworden und muss möglichst gut organisiert und abgestimmt werden. Schließlich werfen die (Kommunal-)Politik und die Verwaltung ein sehr wachsames Auge auf die vorhandenen Mittel und Ressourcen.

Personenzentrierter Ansatz

Zwischen 1992 und 1996 entwickelten einige Fachleute im Auftrag des Bundesgesundheitsministeriums die „Grundlagen zur Personalbemessung und die entsprechenden strukturellen Rahmenbedingungen für eine bedarfsgerechte Versorgung im ambulanten und komplementären Bereich". Die Experten kamen zu dem Ergebnis, dass zukünftig nicht mehr lediglich Plätze in Einrichtungen gesucht und gefunden werden sollen, sondern systematisch und umfassend eine genau passende Lösung für jeden einzelnen Klienten anzustreben ist. Die Frage lautet also nicht mehr: „Wenn der Klient nicht mehr in seiner Wohnung leben kann, welches Heim nimmt ihn auf?" Dieses institutionszentrierte Denken sollte ersetzt werden durch einen „personenzentrierten Ansatz", bei dem gemeinsam mit dem Klienten überlegt wird: Wie und wo wollen Sie leben? Was trauen Sie sich zu? Welche Unterstützung leistet die Familie, der Freundeskreis, der Kollege oder Mitschüler, die Kirchengemeinde, der vertraute Mensch am Kiosk oder in der Eckkneipe? Was muss unbedingt von Profis geleistet werden? Erkennen die Professionellen, dass ihr Einsatz nicht immer Vorrang haben muss?

Verfahren

Vor allem Mitarbeiterinnen von Sozialdiensten und psychosozialen Trägern sind im Hilfeplanverfahren zunächst damit beschäftigt, den Hilfebedarf ihrer Klienten zu ermitteln. In manchen Regionen sind hier relativ neue Berufsbilder entstanden: Fallmanagerinnen, Hilfeplanerinnen oder spezialisierte Sachbearbeiterinnen in der Eingliederungshilfe der Sozialämter koordinieren das gesamte Hilfeplanverfahren, prüfen den Anspruch und bewilligen die Leistung. In Hilfeplangesprächen wird eruiert, welche Unterstützung ein Klient benötigt und welche Ressourcen ihm zur Verfügung stehen. Zur Ermittlung und Dokumentation des Hilfebedarfs sind inzwischen verschiedene Verfahren entwickelt worden. Durchgesetzt hat sich im Rahmen des personenzentrierten Ansatzes vor allem der IBRP, der Individuelle

2 Leitgedanken der Sozialen Psychiatrie

Behandlungs- und Rehabilitationsplan, der von einer Expertengruppe entwickelt wurde (Aktion psychisch Kranke 2005). Modifizierte Formen des IBRP werden auch unter anderer Bezeichnung eingesetzt. So ist in Hessen der Integrierte Teilhabeplan etabliert und in Berlin der BBRP. In Bayern wird der Gesamtplan verwendet, im Rheinland und in Westfalen der Integrierte Hilfeplan (IHP). Vor allem für Menschen mit einer geistigen Behinderung wird der von Frau Dr. Metzler entwickelte H. M. B.-W (Hilfen für Menschen mit Behinderung im Bereich Wohnen) eingesetzt. An dieser Stelle soll die Hilfeplanung des personenzentrierten Ansatzes beispielhaft am Berliner BRP vorgestellt werden (Rosemann 2006).

Hilfeplangespräche, Helferkonferenzen

Hilfeplangespräche werden häufig von Akteuren mit Fallverantwortung, zum Beispiel aus der Eingliederungshilfe oder dem Sozialpsychiatrischen Dienst, einberufen. Besonders zur Vorbereitung der Entlassung von Patienten werden sie aber vor allem von Sozialdiensten Psychiatrischer Kliniken organisiert. Manchmal ist auch schon der voraussichtliche Leistungserbringer, z.B. das Betreute Wohnen, beteiligt. Die erforderlichen Informationen und Einschätzungen werden in einem gemeinsamen Gespräch mit dem Klienten und wichtigen Bezugspersonen zusammengetragen und diskutiert. Das Gespräch orientiert sich bereits grob an der Struktur des Behandlungs- und Rehabilitationsplans (BRP), der auszufüllen ist. Deshalb werden zunächst die wichtigen Ereignisse der Lebensgeschichte und die aktuelle Situation besprochen. Es folgt die Erfassung des persönlichen Hilfebedarfs, im Sinne der Lebensfelder und Abschnitte des BRP:

- Selbstversorgung, Wohnen
- Tages- Freizeit- und Kontaktgestaltung
- Beschäftigung, Arbeit, Ausbildung
- Gesundheit, Pflege, Behandlung und Rehabilitation

Welche Fähigkeiten, welche Probleme hat der Klient in den einzelnen Lebensfeldern? Will er alleine wohnen, kann er kochen, hat er eine Beschäftigung? Hat der Klient das Ziel, sich vollständig selbst zu versorgen, dann wird er bestimmte Fähigkeiten trainieren wollen. Er könnte an einer Kochgruppe teilnehmen, einen Kochkurs absolvieren oder im Rahmen des Betreuten Einzelwohnens mit einer Ergotherapeutin seine Einkäufe planen und mit ihr gemeinsam kochen. Vielleicht möchte er lieber einen Mittagstisch besuchen, Essen auf Rädern bestellen oder sich von seiner Nachbarin verköstigen lassen? Benötigt er im Zusammenhang mit seiner Erkrankung Unterstützung?

Es wird deutlich, wie komplex und vielschichtig der individuelle Hilfebedarf sein kann. Fragen der Selbstbestimmung, kulturelle und ethische Normen spielen eine Rolle. Muss ein junger Mann regelmäßige, gesunde und ausgewogene Mahlzeiten zu sich nehmen? Muss er sie zubereiten können? Darf er sich bekochen lassen? Oder reicht die tägliche Tiefkühlpizza, die Tüte mit Chips, der Gang zum Dönerstand? Die Lebensfelder überlappen sich: Die Mahlzeit bei der Nachbarin oder das Treffen in der Suppenküche dient der Kontaktgestaltung sowie der

Tagesstrukturierung, ebenso die gemeinsame Tätigkeit in der Küche, die gleichzeitig die Alltagsfertigkeiten trainiert.

Hilfebedarfsgruppen

Bei der gemeinsamen Helferkonferenz wird überlegt, welche Maßnahmen den Hilfebedarf decken können. Für die einzelnen Lebensfelder sollen im abschließenden Hilfeplan konkrete erreichbare Ziele und das Vorgehen formuliert werden. Auch der jeweils erforderliche Zeitaufwand ist abzuschätzen. Im BBRP werden die benötigten Minuten erhoben und zusammengefasst; abschließend ergibt sich die Hilfebedarfsgruppe bzw. die Zahl der erforderlichen Fachleistungsstunden. Entsprechend dieser Entscheidungen erfolgt die Finanzierung durch den Leistungsträger.

Hilfeplankonferenz

In vielen Regionen finden Hilfeplankonferenzen statt. Manchmal heißen sie „HPK" oder „Clearing-Stelle" oder „Steuerungsgremium Psychiatrie (SGP)". Doch immer dienen sie demselben Zweck: Der ermittelte Hilfebedarf wird geprüft und die richtige Maßnahme gewählt, eingeleitet und die Finanzierung bewilligt. Deshalb beteiligen sich an den Hilfeplankonferenzen nicht nur die verschiedenen Leistungserbringer, sondern auch die Leistungsträger (fast immer ist dies die Eingliederungshilfe). Schließlich sind auch Kliniken und andere sozialpsychiatrische Einrichtungen vertreten. Die HPK tagt in regelmäßigem Turnus, vierzehntägig oder einmal im Monat. Organisiert und moderiert wird die HPK in der Regel vom Psychiatriekoordinator oder vom Sozialpsychiatrischen Dienst.

Vorstellung in der HPK

Der vollständig oder teilweise ausgefüllte Hilfeplan (IBRP) dient der Anmeldung des Klienten in der HPK. Der Klient wird zunächst von einer Bezugsperson vorgestellt, häufig ist der Klient beteiligt. Der Hilfebedarf wird beschrieben und der zeitliche Umfang eingeschätzt. Die Teilnehmer des Gremiums diskutieren hierüber, machen Vorschläge und legen den Leistungstyp und den Leistungserbringer fest. Sind keine Kapazitäten vorhanden, muss auch die Dringlichkeit geklärt werden. Kann der Klient auf eine Warteliste gesetzt werden? Können bzw. müssen woanders Stunden gekürzt werden, damit der Klient sofort die notwendige Hilfe erhält (schließlich besteht eine Versorgungsverpflichtung)? Kann also ein anderer Klient eventuell etwas warten, kann „geschoben" werden, gibt es Zwischenlösungen? Manchmal wurde im Vorfeld bereits alles geplant und abgesprochen und der Vorschlag muss nur noch genehmigt werden. Stimmt auch die Vertreterin des zuständigen Leistungsträgers, die „Fallmanagerin", zu, dann ist die Maßnahme bewilligt und kann beginnen. In einigen Regionen verwaltet die Steuerungsrunde ein gedeckeltes Budget. Sie kann also nicht beliebig viele Hilfebedarfsgruppen oder Fachleistungsstunden vergeben, sondern muss mit ihrem begrenzten Budget auskommen, also wirklich steuern.

Diskussion

Die Beteiligung des Klienten an diesem Verfahren erhöht zweifellos seine Selbstbestimmung im Sinne von Empowerment; viele Mitarbeiter aus der Gemeindepsychiatrie beklagen aber auch, dass die Teilnahme für die Klienten eine ungeheure Belastung darstellen und manchmal Krisen auslösen kann. In der Folge sind Klienten verunsichert und haben Angst vor zukünftigen Hilfeplangesprächen. Der personenzentrierte Ansatz mit seiner Hoffnung auf die exakte Erfassung des Klienten und seines Hilfebedarfs hat innerhalb der Sozialen Psychiatrie zu erheblichen Kontroversen geführt. Der IBRP wurde zwar von einer Kommission der Aktion Psychisch Kranke (APK) und damit von Vertretern der Sozialen Psychiatrie entwickelt; Klaus Dörner, einer der namhaftesten Sozialpsychiater, sieht die angebliche Personenzentrierung kritisch und hält sie in Wirklichkeit für eine Profi-Zentrierung. Außerdem ist es nach seiner Auffassung verboten, „Personen zu zentrieren". Er plädiert dagegen für mehr indirekte Hilfe und favorisiert die Sozialraumorientierung, bei der eine Pauschale in einem bestimmten Gebiet für die Verbesserung der Lebenslage aller Menschen mit und ohne Behinderung sorgen soll (Dörner 2005). Andere begrüßen die Grundidee des Ansatzes, beklagen jedoch den hohen organisatorischen bzw. bürokratischen Aufwand. Wieder andere schließlich halten die Hilfeplankonferenz für das Herzstück des Gemeindepsychiatrischen Verbunds.

Trägerübergreifendes persönliches Budget (TPB)

Noch ist das komplizierte System der integrierten Hilfeplanung nicht überall etabliert, doch werden Profis, Klienten und Angehörige bereits erneut mit einem Paradigmenwechsel konfrontiert. Das persönliche Budget ermöglicht es dem Klienten, die ihm zustehende Leistung selbst zu finanzieren und fördert so seine Selbstbestimmung. Der Leistungserbringer wird nicht mehr vom Leistungsträger bezahlt, sondern der Leistungsträger überweist dem Klienten einen vorher genau ausgehandelten Betrag, mit dem er den von ihm gewählten Leistungserbringer – z.B. die Nachbarin, die ihn bekocht – entlohnt. Theoretisch können alle im SGB IX erwähnten Leistungsträger Leistungen zur Teilhabe in Form des persönlichen Budgets erbringen: Sozial- und Jugendhilfe, Renten- und Unfallversicherung, Bundesagentur für Arbeit, Krankenkasse, Integrationsamt, Kriegsopferfürsorge, Pflegeversicherung. In der Praxis wird aber fast immer der Sozialhilfeträger angesprochen. Da auch eine Kombination von Leistungsträgern möglich ist, heißt diese neue Leistungsform „Trägerübergreifendes persönliches Budget".

Voraussetzungen

Nach Beendigung einer Modellphase besteht seit dem 1.1.2008 ein Rechtsanspruch auf das Trägerübergreifende persönliche Budget für Menschen mit psychischen Erkrankungen bzw. Behinderungen. Es muss ein Anspruch auf entsprechende Leistungen bestehen, z.B. auf Eingliederungshilfe. Auch die finanzielle Bedürftigkeit ist Voraussetzung. Das TPB ist also keine neue zusätzliche Leistung, sondern lediglich eine neue Form der Leistungsgewährung, die sich an den alten Regeln des Sachleistungsrechts orientiert. Der Hilfebedarf ist wie gewohnt zu ermitteln; eine Zielvereinbarung ist abzuschließen. Nur zielführende und budgetfähige Leistungen werden bewilligt, wobei die Sachbearbeiter sehr unterschiedlich auslegen können, welche Leistungen zielführend und budgetfähig sind. In der aktuellen Praxis sind dies vor allem die klassischen Angebote der Gemeindepsychiatrie (Betreutes Wohnen, Tagesstätte) gelegentlich ergänzt durch Anschaffungen (z. B. ein Fahrrad), die Einzelbetreuung durch selbst ausgewählte Personen als Einzelfallhilfe oder spezielle Kurse und Gruppenangebote unterschiedlicher Anbieter, z. B. der Volkshochschule. Verhandelt wird über die „Verpreislichung" bestimmter Leistungen (www.bmas.de). Zum Teil gibt es Pauschalen, die sich an konkreten Bedarfen (z. B. Fahrgeld) oder Leistungen oder auch an den unterschiedlichen Hilfebedarfsgruppen orientieren. Bewilligte Leistungen werden entweder als Geldleistungen oder durch Gutscheine gewährt; die sachgemäße Verwendung muss durch Quittungen etc. nachgewiesen werden.

Die Beteiligung mehrer Leistungsträger ist bisher eher selten; wenn Klienten ihre gewohnte Sachleistung, z. B. im Betreuten Wohnen, im Rahmen des persönlichen Budgets erhalten, so führt dies manchmal zu einer Absenkung des Entgelts für den Leistungserbringer. Professionelle beobachten die Entwicklung deshalb misstrauisch und besorgt. Auch viele Klienten sind enttäuscht, aber aus anderen Gründen: Statt der erhofften Selbstbestimmung erhalten sie nur den Auftrag, monatlich eine Überweisung an den Leistungserbringer zu tätigen.

Ausblick

Es bleibt der Verdacht, dass das Instrument des persönlichen Budgets u. a. auch der Entlastung der angespannten Haushalte der Kommunen dienen soll. Von dem vielfach beschworenen Paradigmenwechsel ist in der Umsetzung bisher wenig zu spüren. Dabei zeigen vereinzelte Projekte, welches Potential das persönliche Budget beinhalten könnte: Statt der Kosten für einen Platz in der Werkstatt für behinderte Menschen kann ein individueller unterstützter Dauerarbeitsplatz in der freien Wirtschaft finanziert werden. Der Auszug aus dem Heim wird attraktiv; Aktivitäten wie Reiten, Theaterspielen oder Malen ergänzen oder ersetzen die herkömmlichen therapeutischen Angebote. Berufsbetreuer sind deshalb aufgefordert, die Klienten zu unterstützen und zu bestärken, ihre Wünsche und Rechte zu artikulieren und einzuklagen. Die Klienten selbst entwickeln zunehmend Phantasie und fordern neue Formen der Teilhabe, tatkräftig unterstützt von verschiedenen Verbänden und Initiativen. So befinden wir uns mitten im Umbruch, und noch ist nicht ganz klar, wohin sich die sozialpsychiatrische Versorgungslandschaft entwickelt: Offen bleibt, ob es zukünftig überhaupt noch die klassischen psychosozialen Träger, die eine Vielzahl von Diensten „aus einer Hand" anbieten, geben wird oder die bewährten Bausteine der gemeindepsychiatrischen Versorgung in unzählige Serviceleistungen zersplittern.

Zum Weiterlesen

Aktion psychisch Kranke (Hrsg.) (2005) Der personenzentrierte Ansatz in der psychiatrischen Versorgung. Individuelle Hilfeplanung (IBRP) und personenzentriert-integriertes Hilfesystem. Bonn: Psychiatrie-Verlag.

Armbruster J, Schulte-Kemna G, Widmaier-Berthold C (Hrsg.) (2006) Kommunale Steuerung und Vernetzung im Gemeindepsychiatrischen Verbund. Bonn: Psychiatrie-Verlag.

Schreiber T (2009) Individuelle Hilfeplanung. Behinderten Menschen die Teilhabe am gesellschaftlichen Leben ermöglichen. Bonn: Psychiatrie-Verlag.

http://www.bmas.de/portal/9266/persoenliches_budget.html

http://www.ibrp-online.de mit umfassenden Materialien und Videosequenzen zum IBRP

http://www.soltauer-impulse.culturebase.org/

3 Rechtsgrundlagen der Sozialen Psychiatrie

Im dritten Kapitel stellen wir wichtige Rechtsgrundlagen der Sozialen Psychiatrie vor. Die vier Überschriften der einzelnen Abschnitte (Grundrecht; Sozialrecht; Zivilrecht; Strafrecht) geben diesem Kapitel die Struktur. Juristen würden hier vielleicht eine andere Einteilung vorschlagen, aber aus der Erfahrung der Begegnung mit psychisch erkrankten Menschen und ihren Angehörigen wissen wir, dass mit diesen vier Aspekten die häufigsten Rechtsfragen auf dem Gebiet der Sozialen Psychiatrie sinnvoll abgebildet werden können.

3.1 Grundrecht, Menschenwürde und Gleichstellung

Oberstes Prinzip allen Handelns in der Sozialen Psychiatrie ist die Achtung der Würde eines jeden Menschen – unabhängig von allen Formen einer psychischen Auffälligkeit, Erkrankung oder Behinderung. Gerade in Momenten der veränderten Wahrnehmung, der Aggression und Selbstverletzung, der Angst und Verzweiflung, der Schutz- und Pflegebedürftigkeit ist die Würde ein hohes Gut, das es zu schützen gilt. Das Fundament dafür ist das Grundgesetz der Bundesrepublik Deutschland. Es sichert die Gleichberechtigung eines jeden Menschen und fragt dabei nicht nach Gesundheit oder Krankheit, Behinderung oder Pflegebedürftigkeit. Und es betont das Recht auf körperliche Unversehrtheit, auf freie Entfaltung der Persönlichkeit, auf Bewegungsfreiheit und auf Einhaltung der Privatsphäre. Diese und weitere im Grundgesetz (GG) garantierten Rechte haben ihre prinzipielle Gültigkeit, können nicht verändert und auch nicht im Falle einer geistigen, seelischen oder anderen gesundheitlichen Einschränkung relativiert werden; sie müssen daher auch in jeder Klinik, jedem Pflegeheim, jeder Wohneinrichtung, jeder Werkstatt oder Tagesstätte eingehalten werden. Die Rechte eines Menschen sind gerade da besonders zu beachten und zu respektieren, wo dieser Mensch selbst vielleicht nicht mehr in vollem Umfang gemäß freier Willensentscheidungen handeln kann.

Jeder, der mit der Psychiatrie zu tun hat – ob als Betroffener, Angehöriger, gesetzlicher Betreuer, Mitarbeiter, Richter oder Politiker – macht früher oder später die Erfahrung, dass die Psychiatrie in juristischer Hinsicht ein hochsensibler Bereich ist. Mehr als in jeder anderen medizinischen Disziplin kommt es hier zu rechtlichen Problemen und Auseinandersetzungen, die sich auf die Fragen der Grundrechte, der sozialrechtlichen Aspekte von Rehabilitation und Teilhabe, der zivilrechtlichen Aspekte von Selbstbestimmung, Unterbringung und juristischer Betreuung sowie der strafrechtlichen Begutachtung, Sicherung und Behandlung beziehen. Von diesen Themen wird in den folgenden Abschnitten die Rede sein.

Im psychiatrischen Feld – und das gilt für die stationäre wie für die ambulante Arbeit gleichermaßen – ist zu beachten, dass jeder Patient im Sinne der freien Selbstbestimmung ein Recht auf Aufklärung und Zustimmung zu den Maßnahmen besitzt, die ihm vorgeschlagen werden. Wann er medizinische, psychotherapeutische, rehabilitative Hilfen in Anspruch nimmt, entscheidet der Betroffene selbst, es sei denn, er gefährdet sich oder andere und kann die Notwendigkeit einer Behandlung aufgrund einer akuten psychischen Krise oder einer Behinderung nicht erkennen. Aber auch dann wird er nicht einfach durch einen Arzt, einen Angehörigen oder eine Behörde gegen seinen Willen in eine psychiatrische Klinik eingewiesen. Es muss ein Richter oder gegebenenfalls ein gesetzlicher Betreuer diese Entscheidung treffen; und wenn dies nicht im akuten Moment möglich ist, so ist doch innerhalb von 24 Stunden nach einer vorläufigen Unterbringung durch die Klinik, den Sozialpsychiatrischen Dienst oder das Ordnungsamt ein richterlicher Beschluss herbei zu führen. Denn die Freiheit eines Menschen kann nur aufgrund eines Gesetzes und einer gerichtlichen Entscheidung eingeschränkt werden. Niedergelegt sind die Grundlagen für solche Entscheidungen – also für Unterbringungen und für Eingriffe in das Selbstbestimmungsrecht – im Betreuungsrecht und in den Unterbringungsgesetzen der Länder. Ohne Einwilligung des Patienten bzw. ohne richterliche Entscheidung ist eine Behandlung rechtswidrig und strafbar.

Die Rechtsprechung geht davon aus, dass jeder gemäß seiner freien Willensbestimmung für die Gestaltung seines Lebens die Verantwortung trägt und darin nur im Notfall eingeschränkt werden darf. Psychische Krankheiten können die Fähigkeit, Entscheidungen zu treffen und für sich selbst und andere zu handeln, beeinträchtigen, sodass eine freie Willensäußerung nicht mehr möglich ist. Beispielsweise kann ein Patient durch eine akute halluzinatorische Psychose, durch eine schwere Intoxikation mit einem Suchtmittel oder durch eine schwere Demenz selbst nicht in der Lage sein, die Notwendigkeit einer Behandlung einzusehen. Dies kann eine Behandlung gegen seinen Willen erforderlich machen. Und damit berühren wir die wohl schwierigste Entscheidung im Spektrum des psychiatrischen Handelns: Wann ist der Zeitpunkt erreicht, dass eine Behandlung gegen den Willen eines Patienten einzuleiten ist, weil sonst eine ernsthafte Gefährdung für ihn selbst oder für die Gemeinschaft besteht?

Man sollte sich an dieser Stelle klar machen, dass eine nicht legitimierte Behandlung als Körperverletzung bestraft werden kann. Ein Patient muss also über die Diagnose, die Möglichkeiten der Behandlung sowie über deren Risiken informiert werden. Die Tatsache, dass solch ein erläuterndes Gespräch eventuell mühevoll und in der akuten Krise nur schwer zu führen ist, ändert nichts an der Verpflichtung, einen Patienten darüber in Kenntnis zu setzen, was das Ziel der Behandlung ist, warum diese oder jene therapeutische Maßnahme vorgeschlagen wird, warum er beispielsweise ein bestimmtes Medikament einnehmen sollte und welche Risiken mit der therapeutischen Intervention verbunden sind. Nur in Ausnahmefällen kann ein Eingriff in das Recht auf körperliche Unversehrtheit straffrei bleiben, wenn dadurch ein unter den konkreten Umständen als höherwertig geltendes Rechtsgut geschützt wird. Das wäre z.B. der Fall, wenn der verwirrte Besucher einer gerontopsychiatrischen Tagesstätte plötzlich auf die Straße laufen will und zu seinem Schutz festgehalten wird. Dann stuft man den Schutz dieser Person und den Schutz der Allgemeinheit höher ein als das Recht auf Bewegungsfreiheit und auf Entfaltung der Persönlichkeit. Aber gilt das auch für die junge Frau mit einer Essstörung, die nur noch 36 kg wiegt und dennoch alles unternimmt, um weitere Pfunde zu verlieren? Auch in diesem Fall steht das Recht auf Entfaltung der Persönlichkeit dem Schutz der Gesundheit gegenüber – und auch in diesem Fall muss letztendlich ein Richter bzw. ein gesetzlicher Betreuer, der vom Gericht mit der Gesundheitsfürsorge betraut ist, die Notwendigkeit einer Maßnahme gegen den Willen der jeweiligen Person prüfen.

Die Kliniken der psychiatrischen Versorgung und die gemeindepsychiatrischen Einrichtungen dürfen eine solche Behandlung gegen den Willen der Betroffenen nur dann einleiten, wenn wirklich Gefahr für Leib und Leben besteht. Andernfalls erweist sich die Anwendung von Zwang auch bezüglich des therapeutischen und rehabilitativen Prozesses als großer Nachteil. Ist das Vertrauen in die Behandlung und in die Behandler nämlich erstmal gestört, wird es kaum mehr zu einer konstruktiven Zusammenarbeit kommen. Doch jeder, der eine Weile in der Psychiatrie tätig ist, weiß auch, dass es unmöglich ist, nur auf einer Seite zu stehen: Oft wird man gleichzeitig auf den Schutz der Selbstbestimmungs- und Persönlichkeitsrechte des psychisch erkrankten Menschen achten, aber auch einen Teil der Verantwortung für einen Menschen übernehmen müssen, der sich oder andere in Gefahr bringt. Nicht hoch genug einzuschätzen ist daher die Herstellung einer tragfähigen, verlässlichen Beziehung, die im Falle einer Krise – auch nach einer möglichen Zwangseinweisung – tragfähig bleibt und nicht gänzlich in Frage gestellt wird.

Gleichstellung

Aktuelle Entwicklungen in der Sozialen Psychiatrie sind nicht nur von Entscheidungen innerhalb der deutschen Gesetzgebung geprägt, auch internationale Beschlüsse spielen immer mehr eine Rolle. Gerade die Rechte von Menschen mit psychischen Erkrankungen und Behinderungen und ihre gleichberechtigte Teilhabe am gesellschaftlichen Leben sind in den letzten Jahren in das Blickfeld der Vereinten Nationen (UN) und der Europäischen Gemeinschaft (EU) gelangt. So hat die Generalversammlung der UN durch die Verabschiedung der UN-Charta vom Dezember 2006, die inzwischen in Deutschland ratifiziert wurde und aus der sich somit Rechtsansprüche ableiten lassen, die aktuellen Grundlagen für die Herstellung von Chancengleichheit geschaffen. Darüber hinaus hat die EU im Vertrag von Amsterdam eine koordinierte Sozial- und Beschäftigungspolitik beschlossen, ein Aktionsprogramm zur Bekämpfung von Diskriminierungen auf den Weg gebracht und eine Europäische Charta der Grundrechte verabschiedet, die in allen Mitgliedsstaaten umgesetzt werden sollen. Nicht immer sind die

Gesetze der einzelnen Länder fortschrittlich wie die Impulse der UN und der EU; das gilt auch für die Bundesrepublik Deutschland, die sich in manchen Bereichen (z. B. in Bezug auf die Rechtsstellung von Kindern) als rückständig erwies und nun dabei ist, sich international anzugleichen.

Im Gesetz zur Gleichstellung behinderter Menschen (BGG) von 2002 geht es nicht nur um die Herstellung von Barrierefreiheit in den Bereichen Bau, Verkehr und Informationstechnologie, um die Verwendung der Gebärdensprache bzw. um vereinfachte Sprache bei behördlichen Formularen und Bescheiden, sondern besonders um die Gleichstellung von Frauen mit Behinderungen. Um die bestehenden Benachteiligungen zu vermeiden, soll die Durchsetzung der Gleichberechtigung von Frauen durch gezielte Maßnahmen gefördert werden. Das Allgemeine Gleichbehandlungsgesetz (AGG) von 2006 dient dem Schutz der Beschäftigten vor Benachteiligung und Diskriminierung.

Zum Weiterlesen

Falterbaum J (2007) Rechtliche Grundlagen Sozialer Arbeit. 2. Aufl. Stuttgart: Kohlhammer.
Marschner R (2008) Psychisch Kranke im Recht. Bonn: Balance.
Hilfreich können auch die Internetseiten des Bundestages (www.bundestag.de) und der einzelnen Ministerien sein, z. B. des Bundesministeriums der Justiz: www.bmj.bund.de oder des Bundesministeriums für Gesundheit: www.bmg.bund.de. Über die Seite www.psychiatrie.de gelangt man u. a. zur Aktion Psychisch Kranke (ApK), zur Deutschen Gesellschaft für Soziale Psychiatrie, zum Dachverband der Psychosozialen Hilfsvereinigungen und zum Bundesverband der Angehörigen psychisch Kranker, auf deren Plattformen auch neuere Rechtsentwicklungen diskutiert werden. Den Bundesverband der Psychiatrie-Erfahrenen findet man unter www.bpe-online.de.

3.2 Sozialrecht, Rehabilitation und Teilhabe

Das differenzierte und historisch gewachsene Sozialsystem ist vor allem wegen der unterschiedlichen Zuständigkeiten der einzelnen Leistungsträger so kompliziert; man nennt es auch das „Gegliederte System der sozialen Sicherheit". Es ist das Netz, das hoffentlich alle Bürger in sozialen Notlagen auffängt.

Sozialversicherung: Gegen besondere Risiken ist fast jeder Bürger geschützt, z. B. durch die gesetzlich vorgeschriebene Krankenversicherung (SGB V), die Rentenversicherung (SGB VI), die Unfallversicherung (SGB VII), die Pflegeversicherung (SGB XI) und – wenn auch nur in sehr begrenztem Umfang – die Arbeitslosenversicherung (SGB III). Zunächst ist immer zu klären, ob eine Mitgliedschaft besteht und gegebenenfalls lange genug Beiträge eingezahlt wurden. Dann wird geprüft, ob der Versicherungsfall – Krankheit, Erwerbsunfähigkeit, Rente, Pflegebedürftigkeit usw. – eingetreten ist. Dazu werden in der Regel Gutachten angefordert.

Soziales Entschädigungsrecht: Wenn seine Bürger ganz besondere Opfer erbringen, z. B. im Krieg oder im zivilen Ersatzdienst, dann zahlt der Staat eine Entschädigung. Auch die Opfer von Euthanasie und Zwangssterilisation wurden hier – sehr spät und sehr geringfügig – berücksichtigt. Die Leistungen der Versorgungsämter für Kriegsopfer spielen bei Klienten mit kriegsbedingten Behinderungen zwar eine abnehmende Rolle, aber Leistungen für Opfer von Gewalttaten nehmen zu.

Sozialförderung: Ganz besonders liegt dem Staat die Förderung von Erziehung, Bildung und Arbeit am Herzen. Er bezahlt deshalb einkommensunabhängig Erziehungsgeld und Kindergeld, einkommensabhängig Bafög und Wohngeld. Die Maßnahmen der Arbeitsförderung gehören ebenfalls zur Sozialförderung.

Sozialhilfe (SGB XII): Im weiten Feld der Sozialen Psychiatrie ist diese letzte, absolut nachrangige und einkommens- bzw. vermögensabhängige Hilfeform immer noch die wichtigste: die Sozialhilfe. Dies ist eigentlich ein Skandal, denn die Kranken- und Rentenversicherungen fühlen sich für eine längerfristige Krankheit, für Behinderung oder Pflegebedürftigkeit viel zu selten zuständig. Jeder Bürger kann psychisch krank werden und muss nach einer gewissen Zeit alle erforderlichen Leistungen selbst bezahlen. Hat er wenig Einkommen und kein Vermögen, dann kann er die sogenannte Eingliederungshilfe beziehen und wird dadurch zwangsläufig zu einem Sozialhilfeempfänger.

Wer zahlt den Lebensunterhalt? Bevor an Rehabilitation im weitesten Sinne zu denken ist, muss der Lebensunterhalt gesichert sein. Wenn weniger Klienten in Heimen leben, sondern möglichst selbstbestimmt in der eigenen Wohnung, dann wird die materielle Grundsicherung wichtiger. Im Idealfall reicht das eigene Einkommen für die Miete, das Essen und den Strom. Wer zahlt bei Arbeitslosigkeit, Krankheit oder Behinderung?

Grundsicherung für Erwerbsfähige (SGB II): Für Erwerbsfähige unter 65 Jahren – auch wenn sie krank sind – ist die ARGE (= Arbeitsgemeinschaft, bestehend aus der Agentur für Arbeit und der Verwaltung der jeweiligen Stadt bzw. des Kreises) zuständig. Nur wenn bis vor kurzem ein Arbeitsverhältnis bestand, ist zu prüfen, ob ein Anspruch auf Krankengeld und Arbeitslosengeld I nach dem SGB III bei der Arbeitsagentur besteht. Es gibt auch Fälle, in denen das Arbeitseinkommen oder das Arbeitslosengeld I nicht ausreicht und ergänzend Leistungen nach SGB II gezahlt werden. Arbeitslosengeld II (AlgII) muss persönlich beantragt werden, das Erscheinen bei der ARGE ist also erforderlich. Bei Klinikaufenthalten können Sozialdienste hier manchmal Ausnahmen erwirken. Bei Antragstellung wird oft noch am selben Tag ein Arbeitsangebot oder eine Maßnahme vermittelt. Menschen mit multiplen Vermittlungshemmnissen wie Langzeitarbeitslosigkeit, Schulden, psychische Erkrankung, Alkohol- oder Drogenabhängigkeit sollen in der Regel vom beschäftigungsorientierten Fallmanagement betreut werden.

Kinder und Jugendliche bilden eine Bedarfsgemeinschaft mit den Eltern. Jungen Erwachsenen wird vor dem vollendeten 25. Lebensjahr keine eigene Wohnung finanziert; hier sind Ausnahmen möglich, wenn der Auszug in eine Betreute Wohnform vom Jugendamt oder dem Sozialpsychiatrischen Dienst befürwortet wird. Dann besteht auch ein eigenständiger Anspruch auf AlgII. Die Miete darf eine vorgeschriebene Höhe nicht überschreiten.

Die Leistung wird eingestellt, wenn nach Ablauf des Bewilligungszeitraums kein Folgeantrag gestellt wird; darauf müssen Klienten und Betreuer selbständig achten! Angehörige der Bezieher von AlgII können Sozialgeld erhalten, wenn sie nicht erwerbsfähig sind und keine anderen Ansprüche haben. Wer in einer stationären Einrichtung untergebracht ist, erhält in der Regel kein AlgII.

Sanktionen: Bei fehlender Mitwirkung kann die „Grundsicherung für Arbeitssuchende" ganz oder teilweise versagt oder entzogen werden, wenn z. B. angeforderte Unterlagen nicht eingereicht werden oder der Klient sich auf Verlangen des Sozialleistungsträgers nicht einer ärztlichen oder psychologischen Untersuchung unterzieht. Wenn dem Klienten ein sogenannter 1-Euro-Job (offizielle MAE = Mehraufwandsentschädigung) vermittelt wurde und er diesen verweigert, werden Sanktionen geprüft. Die Sanktion wird in der Regel für eine Dauer von 3 Monaten ausgesprochen. Bei Jugendlichen und jungen Erwachsenen unter 25 Jahren kann die Regelleistung bis zu 100 % gekürzt werden. Bei der Wiederholung einer gleichartigen Pflichtverletzung innerhalb einer 12-Monatsfrist, z. B. wenn der Jugendliche innerhalb von 12 Monaten zwei 1-Euro-Jobs ablehnt oder selbstverschuldet abbricht, kann die Kürzung auch die Kosten der Unterkunft betreffen. Als Folge drohen Mietschulden und im schlimmsten Fall die fristlose Kündigung der Wohnung. Kommt der Jugendliche den Anforderungen nachträglich nach, kann die Miete durch die ARGE gewährt werden.

Grundsicherung bei Erwerbsminderung (SGB XII): Erwerbsfähig ist, wer täglich mindestens drei Stunden arbeiten kann. Dies wird vom Ärztlichen Dienst der Agentur für Arbeit geprüft. Wer auch auf dem speziellen Arbeitsmarkt dauerhaft nicht erwerbsfähig ist, erhält kein AlgII mehr. Er wird an die Rentenversicherung oder das Sozialamt verwiesen. Bei Anspruchsberechtigung zahlt die Rentenversicherung eine Erwerbsminderungsrente, allerdings nur, wenn der Gutachter der Rentenversicherung den Klienten ebenfalls für erwerbsunfähig hält. Wenn die Rente nicht ausreicht, kann eine ergänzende Grundsicherung für Erwerbsgeminderte beim Sozialamt beantragt werden. Wer nicht drei Stunden täglich arbeiten kann und keine Ansprüche bei der Rentenversicherung hat, erhält Grundsicherung.

Beihilfen: Ein besonders häufiges Problem sind Mietrückstände und Zwangsräumungen von Wohnungen, weil die ARGE oder das Sozialamt dem Klienten die Mietkosten im Rahmen der Grundsicherung überweist und dieser den Betrag bisweilen zweckfremd verwendet. So kommt es zu Vereinbarungen, bei denen die Miete direkt an den Vermieter und die Energiekosten direkt an den Energielieferanten überwiesen werden. Bei Rückständen gibt es die Möglichkeit der Übernahme auf Darlehensbasis. Als letzte Lösung können Anträge bei Stiftungen gestellt werden. Einmalige Beihilfen werden nicht mehr finanziert; das Geld für Anschaffungen wie Kühlschrank, Fernseher u. s. w. muss der Klient von der jeweiligen Regelleistung ansparen. Nur die Erstausstattung einer Wohnung oder eines Zimmers wird übernommen.

Unterhaltsgeld: Während einer Maßnahme der beruflichen Förderung zahlt die Arbeitsagentur nur für AlgI-Empfänger Unterhaltsgeld. AlgII-Empfänger erhalten weiterhin AlgII, um ihren Lebensunterhalt zu bestreiten. Während einer Maßnahme der medizinischen oder beruflichen Rehabilitation zahlt der Leistungsträger Übergangsgeld.

Kindergeld: Kindergeld wird über das 18. Lebensjahr hinaus gezahlt, wenn das Kind wegen einer Behinderung seinen Lebensunterhalt nicht selbst finanzieren kann oder bis zum 25. Lebensjahr, wenn es sich in einer Ausbildung befindet.

Medizinische Behandlung

Die ambulante Behandlung beim Hausarzt oder Facharzt, in der Psychiatrischen Instituts-Ambulanz (PIA) oder im Medizinischen Versorgungszentrum (MVZ) zahlt die Gesetzliche Krankenversicherung (GKV); auch die Arzneimittel und bestimmte Heilmittel finanziert sie bei Verordnung durch den Arzt, außerdem seit einigen Jahren die ambulante Soziotherapie, Ergotherapie und ambulante psychiatrische Pflege (Kap. 9). Auch häusliche Krankenpflege kann verordnet werden. Stationäre Behandlungen in Krankenhäusern und Kliniken (z. B. psychosomatischen Fachkliniken) werden ebenfalls von der GKV finanziert, wenn die entsprechenden Behandlungsmaßnahmen wirklich erforderlich sind. Dies prüft zu Beginn der aufnehmende Arzt, später und kritischer der Medizinische Dienst der Krankenkassen (MDK). Integrierte Versorgung bedeutet, dass die Trennung zwischen ambulant und stationär für bestimmte Zielgruppen und Leistungen aufgehoben wird. Dazu schließen die Krankenkassen Verträge direkt mit bestimmten Kooperationspartnern ab. Bei Leistungen der GKV werden unterschiedlich hohe Zuzahlungen fällig; chronisch Kranke zahlen auf Antrag maximal ein Prozent ihres Einkommens.

Rehabilitation und Teilhabe – SGB IX

Viele verschiedene Gesetze und Anordnungen beziehen sich auf die Behandlung und Rehabilitation behinderter Menschen. Dies ist auch für Profis verwirrend. Mit dem SGB IX hat der Gesetzgeber die verschiedenen Rechtsgrundlagen zusammengefasst. Die Selbstbestimmung behinderter und von Behinderung bedrohter Menschen steht im Vordergrund, wobei die besonderen Bedürfnisse seelisch Behinderter hervorgehoben werden. Der Begriff der „Teilhabe" wurde eingeführt und hat den Begriff der „Eingliederung" ersetzt. Unterschieden wird zwischen Leistungen zur medizinischen Rehabilitation, zur Teilhabe am Arbeitsleben und zur Teilhabe am Leben in der Gemeinschaft. In der alltäglichen Arbeit hat sich durch das SGB IX bisher nicht viel verändert: Weiterhin muss der jeweils zuständige Leistungsträger gefunden werden, und die unterschiedlichen Anspruchsvoraussetzungen müssen vorliegen; vor allem psychisch Kranke werden weiterhin auf Sozialhilfeleistungen verwiesen und müssen Einkommen und Vermögen einsetzen. Auch die bessere Kooperation der Träger und die versprochene Vereinfachung der Antragstellung durch den Aufbau der „Gemeinsamen Servicestellen" sind hinter den Erwartungen zurück geblieben.

Medizinische Rehabilitation

Die Rehabilitation soll dafür sorgen, dass die Erkrankung möglichst keine negativen Folgen hat. Der Klient muss also krank oder beeinträchtigt sein, und es muss die Gefahr bestehen, dass dies auch so bleibt. Als behindert gilt, wer länger als 6 Monate erheblich eingeschränkt ist. Die bereits beschriebene ambulante Behandlung oder ein Krankenhausaufenthalt können für den Nachweis des Rehabilitationsbedarfs hilfreich sein. Die Krankenkassen zahlen auch kurzfristige Aufenthalte in speziellen Fachkliniken, außerdem die stufenweise Eingewöhnung in die Arbeit nach einer Erkrankung. Krankengeld wird innerhalb von drei Jahren für 78 Wochen gezahlt.

Die bekanntesten Maßnahmen der medizinischen Rehabilitation sind die Alkohol- und Drogenentwöhnungsbehandlung in speziellen Fachkliniken oder die Psychosomatisch-psychotherapeutischen Maßnahmen (früher: „Kuren") in Rehabilitationskliniken. Hier zahlt vorrangig die Rentenversicherung, im Nachrang die Krankenkasse; zuletzt kann das Sozialamt angesprochen werden.

In den letzten Jahren wurden in vielen Bundesländern spezielle Rehabilitationseinrichtungen für psychisch Kranke aufgebaut, sogenannte RPKs (4.7). Sie bieten maximal zweijährige ambulante, teilstationäre und stationäre Maßnahmen an. Die RPKs werden von allen Rehabilitationsträgern finanziert und haben dafür spezielle Vereinbarungen getroffen.

Obwohl die Beeinträchtigung der sozialen Funktionen meist eine direkte Folge der psychischen Erkrankung ist, werden entsprechende Maßnahmen nicht der medizinischen Rehabilitation zugeordnet, sondern der Hilfe zur Teilhabe am Leben in der Gemeinschaft, sodass die Rentenversicherungsträger und die Krankenkassen hier nicht vorrangig in die Pflicht genommen werden.

Leistungen zur Teilhabe am Arbeitsleben (LTA) – Berufliche Rehabilitation

Die Arbeitsagentur berät alle Arbeitssuchenden. Für Bezieher von AlgII ist die ARGE zuständig und vermittelt ihnen Trainings- und Fördermaßnahmen, fördert die Aufnahme einer Beschäftigung, einer Berufsausbildung oder der Selbständigkeit. Leistungen zur Teilhabe am Arbeitsleben (früher: Umschulungen) werden über die Arbeitsagenturen veranlasst, da die ARGE selbst keine berufliche Rehabilitation durchführt. Arbeitsgelegenheiten mit Mehraufwandsentschädigung (AGH-MAE), also1-Euro-Jobs, dienen oft der Eingliederung von psychisch Kranken in das Arbeitsleben; viele Maßnahmeträger halten eine psychosoziale Betreuung vor, die ebenfalls von der ARGE finanziert wird. Der Teilhabe am Arbeitsleben speziell für seelisch Behinderte erfolgt aber im Berufsbildungswerk (BBW), wo eine erste Ausbildung erworben wird, oder im Berufsförderungswerk (BFW), wo der Wiedereinstieg in einen bereits ausgeübten Beruf vorbereitet wird. Berufstrainingszentren (BTZ) helfen bei der Orientierung und Vorbereitung durch Kurse und Praktika. Die zweite Phase der bereits erwähnten Maßnahme in der RPK gehört ebenfalls zur beruflichen Rehabilitation. Zuletzt müssen hier die Werkstätten für behinderte Menschen (WfbM) erwähnt werden: sowohl das Eingangsverfahren (drei Monate) als auch die zweijährige Maßnahme im Berufsbildungsbereich werden von der Arbeitsagentur, speziell der Reha-Beratung vermittelt und finanziert; danach übernimmt das Sozialamt gemäß SGB XII die Finanzierung im Arbeitsbereich; Voraussetzung für die Integration in eine WfbM ist die Erwerbsunfähigkeit.

Anerkannte Schwerbehinderung

Die Anerkennung einer Schwerbehinderung muss beim Versorgungsamt bzw. bei der entsprechenden kommunalen Behörde (die in den verschiedenen Bundesländern jetzt unterschiedliche Namen tragen) beantragt werden. Erst ab einem Grad der Behinderung (GdB) von mindestens 50 gilt der Antragsteller als schwerbehindert. Wer einen GdB von 30 oder 40 hat, kann bei der zuständigen Agentur für Arbeit die Gleichstellung mit dem Behindertenstatus beantragen (dieser gilt hinsichtlich des besonderen Kündigungsschutzes, nicht aber z. B. in Bezug auf Zusatzurlaub). Für Menschen mit Behinderungen sind außer den bekannten Nachteilsausgleichen (z. B. Fahrausweis) die begleitenden Hilfen durch die Integrationsämter wichtig. Schwerbehinderte haben einen Anspruch auf Übernahme der Kosten für eine Arbeitsassistenz und finanzielle Hilfen an den Arbeitgeber. Auch die behindertengerechte Ausstattung des Arbeitsplatzes ist möglich; Integrationsfirmen werden besonders bezuschusst. Dies alles wird nicht von Steuergeldern bezahlt, sondern von den Ausgleichsabgaben der Betriebe, die nicht die vorgeschriebene Quote von Schwerbehinderten beschäftigen. Schwerbehinderte werden von den Integrationsfachdiensten bei der Arbeitssuche unterstützt und begleitet; bei Kündigungen sind sie einzuschalten.

Teilhabe am Leben in der Gemeinschaft – Soziale Rehabilitation, Eingliederungshilfe

Viele der Leistungen, die wir im Rahmen der „Handlungsfelder" beschreiben, gehören hierher. Die Leistungen zur Teilhabe an der Gemeinschaft (§§ 55 ff SGB IX) werden fast ausschließlich im Rahmen der Eingliederungshilfe oder der Kinder- und Jugendhilfe finanziert. Die Abgrenzung von medizinischer, beruflicher und sozialer Rehabilitation ist in der Psychiatrie eher künstlich. Wann beeinflusst eine bestimmte soziale Maßnahme einen Klienten und seine Behinderung direkt therapeutisch, wann werden lediglich seine äußeren Lebensumstände positiv beeinflusst? Die häufigste Maßnahme der Teilhabe am Leben in der Gemeinschaft ist das Betreute Wohnen, allein, zu zweit, in der Wohngemeinschaft, im Wohnheim oder in einer Gastfamilie. Der Besuch einer Tagesstätte wird im Rahmen der Eingliederungshilfe pauschal oder personenbezogen finanziert; gefördert wird entweder die Teilhabe am Leben in der Gemeinschaft oder die Teilhabe am Arbeitsleben. Kinder und Jugendliche erhalten Sozialpädagogische Familienhilfe nach § 31 SGB VIII oder Eingliederungshilfe nach § 35 a KJHG – Sozialhilfe, Jugendhilfe

Als Besonderheit seien hier die Leistungen zur Überwindung sozialer Notlagen nach § 67 SGB XII genannt; finanziert wird befristet die Betreuung in Übergangs-

oder Krisenhäusern, Betreutes Einzel- und Gruppenwohnen und Hilfe bei der Wohnungssuche und beim Wohnungserhalt (WuW). Wenn die soziale Notlage im Vordergrund steht, können auch psychisch Kranke diese Angebote, die unabhängig vom Einkommen gewährt werden, befristet in Anspruch nehmen. Es gibt einige weitere Hilfen zur Teilhabe am Leben in der Gemeinschaft, die regional unterschiedlich finanziert werden, häufig pauschal über die Kommunen: Suchtberatungsstellen, Tageszentren, Kontakt- und Begegnungsstätten, Zuverdienstmöglichkeiten, Sozialpsychiatrische Dienste und Krisendienste.

Hilfe zur Pflege

Wer wegen einer Beeinträchtigung länger als 6 Monate lang Hilfe bei den alltäglichen Verrichtungen benötigt, der gilt als pflegebedürftig. Die Pflege tritt ein, wenn jemand sich nicht mehr selbst versorgen kann. Vor der Einführung der Pflegeversicherung SGB XI war man gegen dieses Risiko nicht versichert; jetzt ist man es zum Teil. Anspruch auf Leistungen nach SGB XI hat, wer in den letzten 10 Jahren vor Antragstellung mindestens 5 Jahre versichert war. Eine Pflegebedürftigkeit wird durch den Medizinischen Dienst der Krankenversicherung (MDK) festgestellt. Geprüft wird der Hilfebedarf, den man täglich in der Grundpflege und bei den hauswirtschaftlichen Verrichtungen hat; dabei muss der körperbezogene Pflegebedarf, also die Hilfe bei der Hygiene usw. überwiegen. Je nach Pflegestufe zahlt die Pflegekasse eine gestaffelte Geldleistung für Menschen, die sich privat versorgen lassen, oder eine höhere Sachleistung, wenn professionelle Pflegedienste zum Einsatz kommen. Die Sachleistung wird in sogenannte Leistungskomplexe unterteilt, z. B. kleine Morgen- oder Abendtoilette, kleine Mahlzeit oder Hilfe bei der Nahrungsaufnahme.

Viele psychisch Kranke haben keinen Hilfebedarf im Bereich der Grundpflege, deshalb erhalten sie selten eine Pflegestufe; Demenzen werden inzwischen zunehmend stärker berücksichtigt; in diesem Zusammenhang wird eine Erweiterung des Pflegebegriffs diskutiert. Die Reform des Pflegegesetzes ermöglicht zukünftig eine Beratung durch Fallmanager in Pflegestützpunkten und zusätzliche Leistungen für Menschen mit einem „erheblichen allgemeinen Betreuungsbedarf", insbesondere für Menschen mit demenzbedingten Fähigkeitsstörungen, aber auch mit geistiger Behinderung oder psychischer Störung. Ein Betrag von 100 € bzw. 200 € monatlich kann nach § 45 b SGB XI für spezielle Betreuungsleistungen übernommen werden, wenn der MDK bescheinigt, dass die Alltagskompetenz erheblich eingeschränkt ist. Eine Pflegestufe ist dann nicht Voraussetzung.

Sollen Kosten für eine stationäre Pflege übernommen werden, so ist ein entsprechender Antrag bei der Pflegeversicherung erforderlich. Die Aufnahme in einer stationären Pflegeeinrichtung ist nur möglich, wenn dies vom MDK empfohlen wird, notfalls auch mit der Pflegestufe 0.

Die Leistungen der Pflegeversicherung für ambulante und stationäre Pflege beginnen erst ab einer bestimmten Schwelle und reichen in der Regel nicht aus; Zuzahlungen aus eigenen Mitteln sind erforderlich, oder es muss zusätzlich Hilfe zur Pflege beim Sozialamt beantragt werden. Auch wer die versicherungsrechtlichen Voraussetzungen für Leistungen nach SGB XI nicht erfüllt, kann bei

Bedürftigkeit einen Antrag beim Sozialamt stellen. In vielen Bundesländern wird ambulante Pflege auf der Grundlage der bereits genannten Leistungskomplexe durch Pflegedienste oder über eine stundenweise Pauschale gewährt. Sozialarbeiter, manchmal auch Ärzte oder Fachpflegekräfte der Sozial- und Gesundheitsämter prüfen den Bedarf und befürworten die Übernahme der Kosten. Auch ohne Pflegestufe wird in vielen Regionen ambulante Pflege finanziert, entweder als Hilfe zur Pflege gemäß § 61 ff SGB XII oder als Hilfe im Haushalt gemäß § 27 ff SGB XII – auch bei psychisch Kranken.

Fallbeispiel Frau Moll:
Frau Moll hat zwei Jahre als Damenschneiderin gearbeitet und studiert nun im fünften Semester Textil-Design. Sie ist alleinstehend, ihr Studium hat sie mit einer Aushilfstätigkeit in einer kleinen Boutique finanziert. Im Alter von 28 Jahren erkrankt Frau Moll an einer Psychose und muss ihr Studium beenden. Den Job hat sie verloren. Die Behandlung beim Psychiater und in der Psychiatrischen Klinik bezahlt die Krankenkasse. Der Sozialdienst der Klinik hat ihr geholfen, einen Antrag auf AlgII zu stellen; allein hätte sie das nicht geschafft. Nun erhält sie bei der ARGE Grundsicherung für Erwerbsfähige, denn sie ist ja nur vorübergehend krank. Sie lebt in keiner Bedarfsgemeinschaft und hat keine Ersparnisse oder anderes Einkommen. Ihr Antrag wird bewilligt. Jetzt kann sie wenigstens ihren Lebensunterhalt und ihre Miete bezahlen und ist weiterhin krankenversichert. Jedes halbe Jahr muss sie einen Fortzahlungsantrag stellen.

Nach einigen Monaten wird ihr ein 1-Euro-Job an einer Schule vermittelt, doch sie scheitert. Sie lässt sich wieder krankschreiben. Als es ihr besser geht, lässt sie sich von ihrer persönlichen Ansprechpartnerin (pAp) bei der ARGE beraten; diese empfiehlt einen Antrag auf berufliche Rehabilitation. Es dauert viele Monate, bis sie endlich vom Arzt und vom Psychologen der Agentur für Arbeit begutachtet wird. Der Gutachter rät ihr zu einer Maßnahme in einem Berufsförderungswerk. Sie wird nun von der Agentur für Arbeit beraten. Diese ist auch bereit, die Rehabilitation über das Arbeitsförderungsgesetz zu finanzieren, damit Frau Moll ihren alten Beruf als Schneiderin wieder ausüben kann. Es dauert vier Monate, bis sie die Maßnahme antreten kann. Leider gerät Frau Moll – vermutlich durch die Überforderung – schon nach einigen Wochen in eine schwere Krise und muss die Maßnahme abbrechen. Sie verbringt viele Wochen in der Klinik und besucht im Anschluss die Tagesklinik.

Ihre Reha-Beraterin schlägt ihr eine Arbeitstrainingsmaßnahme in einer Werkstatt für behinderte Menschen vor; das lehnt Frau Moll entrüstet ab. So krank und behindert fühlt sie sich doch noch nicht! Frau Moll zieht sich völlig zurück und macht einen Suizidversuch. Wieder ist sie lange in der Klinik. Nun regt die persönliche Ansprechpartnerin bei der ARGE eine Prüfung der Erwerbsfähigkeit durch den Ärztlichen Dienst an. Nach Einschätzung des begutachtenden Arztes ist Frau Moll auf Dauer (bzw. länger als 6 Monate) nicht mehr in der Lage, mindestens drei Stunden täglich zu arbeiten. Frau Moll ist erschüttert, als ihr dies mitgeteilt wird. ARGE und Arbeitsagentur sind von nun an nicht mehr für sie zuständig. Frau Moll geht zur Beratungsstelle der Rentenversicherung, aber es stellt sich heraus, dass sie nicht lange genug gearbeitet hat, um eine Rente zu erhalten.

Jetzt kann Fr. Moll nur noch Sozialhilfe beantragen: Sie erhält "Grundsicherung für Erwerbsunfähige". Vorher aber muss sie noch einmal alle ihre Ersparnisse und eventuelle Nebeneinkünfte offen legen. Da sie wirklich bedürftig ist, erhält sie auf längere Sicht Grundsicherung und ist krankenversichert. Im Sozialpsychiatrischen Zentrum läßt sie sich beraten – immerhin das ist kostenlos. Man rät ihr, einen Antrag auf Eingliederungshilfe zu stellen. Nach einer Begutachtung beim Sozialpsychiatrischen Dienst, bei dem die Zugehörigkeit zum Personenkreis der seelisch Behinderten nach § 53 SGB XII geprüft wird, und einem umständlichen Hilfeplanverfahren erhält sie jede Woche zwei Besuche von einer Sozialarbeiterin der Caritas, im Rahmen des Betreuten Einzelwohnens (BEW). Diese vermittelt ihr neue Kontakte und eine Tätigkeit in einer Zuverdienstfirma der Caritas, wo sie in einem Second-Hand-Shop mitarbeiten kann; dafür erhält sie 1,80 € in der Stunde zusätzlich zu ihrer Grundsicherung. Insgesamt darf sie ungefähr 160 € dazuverdienen. Sie arbeitet 4 Stunden in der Woche, wenn es ihr gut geht. Im Psychose-Seminar erfährt sie von der Möglichkeit, ein Persönliches Budget zu beantragen; sie erhält dabei Unterstützung von einer engagierten Angehörigen. Nach vielen Gesprächen wird ihr zukünftig der Betrag, den das BEW gekostet hat, direkt überwiesen. Zunächst überweist sie das Geld an die Caritas weiter; dann aber trifft sie Inge, eine Kommilitonin, die sich mit einer kleinen Änderungsschneiderei über Wasser hält. Die beiden sind sich rasch einig: In Zukunft will Fr. Moll jeden Tag 1–2 Stunden im Laden verbringen. So hat sie Kontakt und einen Grund zum Aufstehen und kann Inge bei kleineren Arbeiten zur Hand gehen. Wieder werden viele Gespräche im Sozialamt geführt; dann wird eine Leistung zur Teilhabe an der Gemeinschaft in Form eines Persönlichen Budgets bewilligt. Das Sozialamt überweist Fr. Moll einen Betrag, mit dem sie Inges Unterstützung bezahlen kann.

Zum Weiterlesen

Klecha D, Borchardt D (2007) Psychiatrische Versorgung und Rehabilitation. Ein Praxisleitfaden. Freiburg: Lambertus.

Marschner R (2009) Basiswissen: Rechtliche Grundlagen für die Arbeit in psychiatrischen Einrichtungen. Bonn: Psychiatrie-Verlag.

Kraus S (Hrsg.) (2008) Soziale Arbeit für alte Menschen. Ein Handbuch für die berufliche Praxis. Frankfurt am Main: Mabuse-Verlag.

3.3 Zivilrecht, gesetzliche Betreuung und Freiheitsentziehung

Im Zivilrecht (Privatrecht) geht es nicht – wie im Sozialrecht – um die Gestaltung sozialer Aufgaben und die Inanspruchnahme sozialer Hilfen, und auch nicht – wie im Strafrecht – um die Klärung und mögliche Sanktionierung von Gesetzesübertretungen. Das Zivilrecht, das im Wesentlichen im Bürgerlichen Gesetzbuch (BGB) niedergelegt ist, hat vielmehr die Aufgabe, die Rechtsverhältnisse zwischen den Bürgern zu regeln, beispielsweise in Bezug auf das Vertragsrecht, das Familienrecht oder das Mietrecht. Dazu bedarf es der Klärung, wie es um die Geschäftsfähigkeit einer Person bestellt ist, ob sie in der Lage ist, durch eigenes Handeln wirksam Rechtsgeschäfte abzuschließen. Geschäftsfähig sind alle Bürgerinnen und Bürger, die das 18. Lebensjahr vollendet haben; Kinder bis zum 7. Lebensjahr können keine Rechtsgeschäfte abschließen, als Bote können sie allerdings ein Rechtsgeschäft ihrer Eltern (z. B. den Einkauf von Brötchen) tätigen. Für Kinder und Jugendliche bis zum vollendeten 18. Lebensjahr gilt eine eingeschränkte Geschäftsfähigkeit. Kaufverträge, Mietverträge, Schul- oder Arbeitsverträge können nicht von ihnen eigenständig geschlossen werden, sie bleiben „schwebend unwirksam", wenn nicht die Einwilligung der Eltern vorliegt.

Bei Menschen mit psychischen Krankheiten oder Behinderungen besteht grundsätzlich keine Einschränkung der Geschäftsfähigkeit, es sei denn, sie werden von einem Gericht ausdrücklich für geschäftsunfähig erklärt. Der entsprechende § 104 BGB, Abs. 2 lautet: „Geschäftsunfähig ist, wer sich in einem die freie Willensäußerung ausschließenden Zustand krankhafter Störung der Geistestätigkeit befindet, sofern nicht der Zustand seiner Natur nach ein vorübergehender ist." Dieser Paragraf wird kaum noch angewendet, er darf auch nur ausgesprochen werden, wenn ein konkreter Vorgang den Anlass für eine Prüfung der Geschäftsfähigkeit bietet. Im Grunde widerspricht die Erklärung der Geschäftsunfähigkeit der UN-Konvention über die Rechte von Menschen mit Behinderungen und wird wohl nicht mehr lange in der heutigen Form bestehen bleiben können. Von größerer Bedeutung ist da die Gesetzliche Betreuung, die – zumindest von ihrer Zielsetzung her – nicht ganz so drastisch in die Persönlichkeitsrechte eingreift wie die Erklärung der Geschäftsunfähigkeit.

Gesetzliche Betreuung

Vielen Menschen ist noch der Begriff „Vormundschaft" vertraut. Er bezeichnete früher die Einsetzung einer Person, die sich um alle Angelegenheiten kümmerte, die ein behinderter oder psychisch erkrankter Mensch nicht mehr regeln konnte. Heute gibt es die Einsetzung eines Vormunds nur noch bei Kindern und Jugendlichen unter 18 Jahren. Für erwachsene Menschen hat im Jahre 1992 das Betreuungsgesetz (BtG als Teil des BGB, §§ 1896 ff) die bis dahin geltenden Regelungen der Entmündigung, Vormundschaft und Pflegschaft abgelöst. Erklärtes Ziel dieser

3 Rechtsgrundlagen der Sozialen Psychiatrie

neuen Gesetzgebung war und ist es, wirklich nur jenen Menschen einen gesetzlichen Betreuer an die Seite zu stellen, die rechtlich relevante Angelegenheiten nicht mehr allein regeln können. Dabei soll genau darauf geachtet werden, dass nur einzelne Aufgabenkreise unter die gesetzliche Betreuung fallen. Zu den wichtigsten Bereichen der gesetzlichen Betreuung zählen: die Vermögenssorge, die Gesundheitsfürsorge und die Unterbringung in einer Klinik bzw. einer geschützten Einrichtung (Aufenthaltsbestimmungsrecht). Als besonders klärungsbedürftig erweisen sich oft Regelungen von Wohnungsangelegenheiten sowie des Post- und Fernmeldeverkehrs; die Auflösung einer Wohnung und die Einweisung in eine betreute Wohnform darf auf keinen Fall vorschnell erfolgen; das wäre ein drastischer Eingriff in das Selbstbestimmungsrecht.

Die Geschäftsfähigkeit, das Wahlrecht, die Testier- und Ehefähigkeit bleiben von der gesetzlichen Betreuung unberührt. Neben dem Bürgerlichen Gesetzbuch (BGB) ist das Gesetz über die Angelegenheiten der Freiwillige Gerichtsbarkeit (FGG) sowie das Betreuungsbehördengesetz (BtBG) für die Regelung der Verfahren in Bezug auf die Einsetzung eines gesetzlichen Betreuers zuständig. Ein Wort zur Wahl der Begriffe: Mit dem Begriff der gesetzlichen (rechtlichen/juristischen) Betreuung sind nicht alle glücklich. Im Alltag der psychosozialen Arbeit ist häufig von einer Betreuung (im Sinne einer Unterstützung) die Rede, ohne dass damit die gesetzliche Betreuung gemeint ist. Daher sollte man genau hinhören, ob jemand von einer Betreuung im Kontext von Aufgaben der Sozialen Arbeit, der psychiatrischen Pflege oder der Heilerziehungspflege spricht – oder ob es sich wirklich um eine gesetzliche Betreuung handelt.

Eine gesetzliche Betreuung darf – so schreibt es § 1896 BGB vor – nur eingerichtet werden, wenn eine psychische Krankheit oder eine körperliche, geistige oder seelische Behinderung vorliegt, wenn außerdem infolge dieser Krankheit oder Behinderung die Fähigkeit beeinträchtigt ist, die eigenen Angelegenheiten zu besorgen und wenn schließlich diese Angelegenheiten nicht durch eine andere Form der Bevollmächtigung oder durch den Einsatz sozialer Dienste ebenso gut besorgt werden können. Es ist darauf zu achten, dass der gesetzliche Betreuer nicht gegen den freien Willen des Betreuten bestellt wird. Menschen mit Körper- oder Sinnesbehinderungen benötigen in der Regel keine gesetzliche Betreuung, da sie für die Wahrnehmung ihrer Interessen eine Person ihres Vertrauens mit einer Vollmacht ausstatten können. Überhaupt liefert eine Behinderung oder auch eine psychische Erkrankung allein keinen zwingenden Grund für die Bestellung eines Betreuers. Lediglich dann, wenn ein psychisch erkrankter oder behinderter Mensch nicht dazu in der Lage ist, seinen Willen frei zu bestimmen, verantwortungsvolle Entscheidungen zu treffen oder für notwendige Vorgänge einen Bevollmächtigten zu bestimmen, (z. B. im Bereich der Vermögenssorge, der Gesundheitsfürsorge oder der Aufenthaltsbestimmung), muss für eben diese besonderen Bereiche eine gesetzliche Betreuung eingerichtet werden. Im Grunde kann jeder Bürger, der einen entsprechenden Handlungsbedarf sieht (z. B. auch die Mitarbeiterin einer Sozialstation), beim Gericht eine gesetzliche Betreuung anregen. Die persönliche Begutachtung durch einen Sachverständigen und eine richterliche Anhörung sind im Gesetz zwingend vorgeschrieben. Manche Anregung zur Einrichtung einer gesetzlichen Betreuung scheitert auch, weil der Betroffene damit nicht einverstanden ist und das Gericht – in der Abwägung zweier Rechtsgüter – diese Willensbekundung und den Wunsch nach Autonomie höher bewertet als die Notwendigkeit einer Betreuung.

Grundsätzlich kann die gesetzliche Betreuung von Angehörigen, von ehrenamtlich tätigen Personen, von Vereinsbetreuern (die bei einem Betreuungsverein angestellt sind), von Mitarbeitern einer Betreuungsbehörde oder von Sozialarbeiterinnen, Rechtsanwälten oder anderen Freiberuflern übernommen werden, die als Berufsbetreuer von den Gerichten eingesetzt werden. Gerade diese zuletzt genannten Betreuer werden bei Menschen mit psychischen Störungen recht häufig bestellt, wenn im Zuge der Erkrankung immer wieder Fragen der klinischen Behandlung, der Unterbringung in einer Einrichtung, der Angelegenheiten bezüglich der Wohnung u. ä. zu klären und rechtswirksam zu entscheiden sind. Doch in den meisten Fällen – und das gilt für Menschen mit einer geistigen Behinderung noch mehr als für psychisch Erkrankte – sind es Angehörige, also Eltern (bei jüngeren Erwachsenen), Kinder (bei Eltern z. B. mit Demenzerkrankungen) oder auch Geschwister, die mit den Aufgaben einer gesetzliche Betreuung betraut werden. Nicht benannt werden können Mitarbeiter einer Einrichtung, in der die betreute Person wohnt oder arbeitet; und auch der Ehemann der Heimleiterin oder die Freundin des Werkstattmitarbeiters kommen nicht in Frage – es soll gar nicht erst der Verdacht aufkommen, dass hier ein Abhängigkeitsverhältnis entstehen könnte. Andererseits sind weitgehend anonyme, unpersönliche Betreuungen zu vermeiden, die ähnlich wie einst im alten Vormundschaftsrecht ausschließlich als Verwaltungsakte geführt werden. Bei der Bestellung von Angehörigen zu gesetzlichen Betreuern ist zu beachten, dass die Beziehung nicht konflikthaft sein sollte oder durch die Betreuung erheblich belastet wird.

Bei der Formulierung des Betreuungsgesetzes wurde darauf geachtet, dass die Rechte und eigenen Vorstellungen des betreuten Menschen zu achten sind. Gesetzliche Betreuer sind verpflichtet, den Wünschen des Betreuten zu entsprechen, wenn keine Gefahren für das Wohl der betreffenden Person oder der Gemeinschaft damit verbunden sind. Möchte eine betreute Person z. B. ein Musikkonzert oder ein Fußballspiel besuchen, so kann der gesetzliche Betreuer das nicht verwehren – es sei denn, es sprechen eindeutige gesundheitliche Risiken dagegen. Das ist bei psychischen Erkrankungen oft schwer zu entscheiden, und mitunter kommen Angehörige auf die Idee, schon vorsorglich eine gesetzliche Betreuung einzurichten. In der Tat können psychische Störungen dazu führen, dass eine Person in den meisten Phasen verantwortungsvoll handelt, in akuten Phasen der Erkrankung (z. B. im Falle von affektiven Psychosen oder Suchterkrankungen) jedoch in der freien Willensentscheidung beeinträchtigt ist. Die vorsorgliche Einrichtung einer gesetzlichen Betreuung ist jedoch nicht zulässig. Es muss schon eine wiederkehrende psychiatrische Erkrankung diagnostiziert werden und auch die anderen erwähnten Voraussetzungen (Fähigkeitseinschränkungen, Fürsorgebedürfnisse, Gefährdungen) müssen erfüllt sein, um eine gesetzliche Betreuung einzurichten. Und eine gesetzliche Betreuung kann und muss beendet werden, wenn die Voraussetzungen dafür nicht mehr gegeben sind. So sind die Gerichte gefordert, die Notwendigkeit der gesetzlichen Betreuung in regelmäßigen Abständen zu überprüfen.

Ist der gesetzliche Betreuer mit der Gesundheitsfürsorge bzw. der Einwilligung in ärztliche Maßnahmen beauftragt, so vertritt er den Betreuten gegenüber Ärzten und Kliniken, stellt die ärztliche Heilbehandlung sicher und leitet Maßnahmen zur Abwehr von gesundheitlichen Schäden ein. Eine Pflicht zur Genehmigung durch den gesetzlichen Betreuer besteht im stationären Bereich auch für die Behandlung mit Psychopharmaka und bei der Entscheidung für eine Elektrokrampftherapie. Ambulante Zwangsbehandlungen, veranlasst vom gesetzlichen Betreuer oder vom Gericht, sind nicht zulässig.

Einige Eingriffe in die Rechte der betreuten Person kann der gesetzliche Betreuer – selbst wenn er für alle Aufgabenkreise der gesetzlichen Betreuung eingesetzt ist – nicht ohne ausdrückliche Genehmigung des Gerichts vornehmen; dazu zählen: die Kündigung der Wohnung der betreuten Person, die mit Freiheitsentziehung verbundene Unterbringung in einer psychiatrischen Klinik sowie die Einwilligung in eine Heilbehandlung, bei der die Gefahr schwerer gesundheitlicher Schäden oder bleibender Beeinträchtigungen besteht. Besonders zu klären ist auch die Frage einer möglichen Sterilisation. Im Wissen um die Verbrechen in der Zeit des Nationalsozialismus ist die Sterilisation in § 1905 BGB so geregelt, dass ein Eingriff in keinem Fall vorgenommen werden darf, wenn die betreute Person zu erkennen gibt, dass sie diesen Eingriff nicht wünscht.

Freiheitsentziehende Maßnahmen

Eine Freiheitsentziehung im Sinne des Zivilrechts (§ 1906 Abs. 4, BGB) ist dann gegeben, wenn eine Person durch bestimmte Maßnahmen daran gehindert wird, den Aufenthaltsort frei zu wählen. Wird jemand also z. B. in einem bestimmten Raum festgehalten, wird das Zimmer abgesperrt oder durch komplizierte Schließmechanismen gesichert, dann gilt dies als freiheitsentziehende Maßnahme und bedarf der richterlichen Entscheidung. Zu den Vorrichtungen oder Vorkehrungen, die zum Freiheitsentzug führen, zählen in der Psychiatrie vor allem Fixiergurte an den Betten, Gurte und Tische an Stühlen und Rollstühlen, Bettgitter und andere Vorrichtungen am Bett. Auch sedierende Medikamente, die nicht zu Heilzwecken, sondern zur Erleichterung der Pflege und zur Herstellung von Ruhe auf der Station eingesetzt werden bzw. den Betreuten an der Fortbewegung hindern, sind freiheitsentziehende Mittel, über die nicht das Personal eigenmächtig entscheiden kann. Denn jeder Freiheitsentzug, wir betonen es nochmals, ist genehmigungsbedürftig – und das gilt auch für Sendeanlagen oder Personenortungsanlagen, die beim Verlassen der Einrichtung durch den Betroffenen ein Signal auslösen. Die Zulässigkeit solcher Maßnahmen muss durch ein Gericht geprüft werden, es sei denn, es liegt eine Ausnahmesituation vor.

Was aber sind Ausnahmesituationen oder -fälle? Die erste – unkomplizierte – Ausnahme ist die Einwilligung durch den Betroffenen selbst. Ein Patient kann also nach Absprache mit der Ärztin darin einwilligen, dass er beispielsweise nachts durch einen Bauchgurt fixiert wird. Der Betroffene muss die Tragweite seiner Entscheidung abschätzen können, sie darf ihm nicht suggeriert bzw. aufgezwungen werden und er kann seine Einwilligung jederzeit widerrufen. Schwieriger wird es bei der sogenannten mutmaßlichen Einwilligung: Ist z. B. ein Bewohner mit einer schweren Demenz inzwischen bettlägerig, so kann ein Bettgitter zu seiner Sicherheit angebracht werden, wenn keinerlei Hinweise dafür vorliegen, dass er mit dieser Maßnahme nicht einverstanden ist. Rüttelt er jedoch am Bettgitter, dann ist es mit der mutmaßlichen Einwilligung dahin, denn er gibt zu erkennen, dass diese freiheitsentziehende Maßnahme nicht auf seine Zustimmung stößt. Gegen seinen Willen kann das Bettgitter nur verbleiben, wenn eine Genehmigung durch das Gericht oder den gesetzlichen Betreuer vorliegt. Und schließlich ist eine Ausnahmesituation gegeben, wenn ein rechtfertigender Notstand nach § 34 StGB vorliegt. Zur Abwendung einer akuten Gefahr – z.B. im Zuge einer suizidalen Krise – kann ein kurzfristiger Freiheitsentzug durch ärztliche Anordnung vorgenommen werden. Ist jedoch absehbar, dass die Maßnahme länger dauert oder regelmäßig ansteht, ist unverzüglich die Entscheidung des Gerichts einzuholen. Gesetzliche Grundlage dafür ist in erster Linie der Artikel 104 des Grundgesetzes. Er lautet:

> „1. Die Freiheit einer Person kann nur auf Grund eines förmlichen Gesetzes und nur unter Beachtung der darin vorgeschriebenen Formen beschränkt werden. Festgehaltene Personen dürfen weder seelisch noch körperlich misshandelt werden.
> 2. Über die Zulässigkeit und Fortdauer einer Freiheitsentziehung hat nur der Richter zu entscheiden. Bei jeder nicht auf richterliche Anordnung beruhenden Freiheitsentziehung ist unverzüglich eine richterliche Entscheidung herbeizuführen."

An zweiter Stelle ist der § 1906 des Bürgerlichen Gesetzbuches in diesem Zusammenhang von Bedeutung. Dort heißt es in Absatz 1:

> „Eine Unterbringung des Betreuten durch den Betreuer, die mit Freiheitsentziehung verbunden ist, ist nur zulässig, solange sie zum Wohl des Betreuten erforderlich ist, weil
> 1. auf Grund einer psychischen Krankheit oder geistigen oder seelischen Behinderung des Betreuten die Gefahr besteht, dass er sich selbst tötet oder erheblichen gesundheitlichen Schaden zufügt, oder
> 2. eine Untersuchung des Gesundheitszustandes, eine Heilbehandlung oder ein ärztlicher Eingriff notwendig ist, ohne die Unterbringung des Betreuten nicht durchgeführt werden kann und der Betreute auf Grund einer psychischen Krankheit oder geistigen oder seelischen Behinderung die Notwendigkeit der Unterbringung nicht erkennen oder nicht nach dieser Einsicht handeln kann."

Und der Absatz 2 des § 1906 BGB macht deutlich:

> „Die Unterbringung ist nur mit Genehmigung des Vormundschaftsgerichts zulässig. Ohne die Genehmigung ist die Unterbringung nur zulässig, wenn mit dem Aufschub Gefahr verbunden ist; die Genehmigung ist unverzüglich nachzuholen."

Bei jeder zivilrechtlichen Unterbringung und Freiheitsentziehung ist zu prüfen, ob die bestehenden Möglichkeiten einer ambulanten Untersuchung und Behandlung ausgeschöpft sind und ob die stationäre Maßnahme geeignet ist, den gewünschten Behandlungserfolg zu erzielen. Die Vor- und Nachteile einer freiheitsentziehenden Maßnahme sind gewissenhaft abzuwägen. Und die Unterbringung zur Untersuchung und Behandlung ist zu beenden, wenn der Patient seine – krankheitsbedingt eingeschränkte – Einsichts- und Steuerungsfähigkeit wiedererlangt hat.

3 Rechtsgrundlagen der Sozialen Psychiatrie

Die Unterbringungsgesetze/PsychKG der Länder

Zu einer Unterbringung gegen den Willen bzw. ohne Zustimmung der betroffenen Person sollte es nur in wenigen Ausnahmefällen kommen. Sie ist, wie eben dargestellt, auf der Grundlage der gesetzlichen Betreuung nach dem BGB möglich; auch eine strafrechtliche Anordnung nach dem StGB ist möglich, wie im folgenden Kapitel gezeigt wird. Und eine Unterbringung ist auch nach landesrechtlichen Regelungen statthaft. Sie kann vorgenommen werden, wenn weder eine gesetzliche Betreuung noch ein strafrechtlicher Aspekt, dafür aber ein öffentliches Interesse zur Abwendung einer Selbstgefährdung oder Fremdgefährdung vorliegt. Suizidale, schwer demente, alkohol- oder drogenabhängige Menschen können davon ebenso betreffen sein wie akut psychotische und wahnhaft handelnde Menschen: In allen Fällen darf aber nur dann eine Einweisung gegen den Willen der betroffenen Person erfolgen, wenn Handlungen nicht mehr kontrollierbar sind und eine konkrete Gefährdungslage für die Person selbst oder für andere besteht.

In den meisten Bundesländern existieren Psychisch-Kranken-Gesetze (PsychKGs) oder Unterbringungsgesetze, die das Ziel haben, die Notwendigkeiten und Zuständigkeiten von Unterbringungen in Psychiatrischen Kliniken gegen den Willen der betroffenen Person sehr genau zu prüfen und zu regeln. Man muss dabei immer bedenken, dass wirklich nur im Notfall auf dieses Instrument zurückgegriffen werden darf, denn die sofortige Unterbringung stellt einen Eingriff in die Grund- und Persönlichkeitsrechte einer Person dar, wie er kaum größer sein kann. Während Angehörige und Nachbarn bisweilen irritiert sind, dass nicht früher eine Zwangsunterbringung ausgesprochen wird, weisen Juristen und psychiatrische Fachkräfte darauf hin, dass die Einschränkung von Grundrechten eigentlich nur durch ein Gericht ausgesprochen werden kann. So reicht eine Gefährdung des Vermögens z. B. im Zuge einer affektiven Psychose nicht aus, um eine Person einweisen zu lassen; hier sollte eher eine gesetzliche Betreuung in Erwägung gezogen werden. Auch das rauschhafte Trinken ist erst dann Anlass für eine Zwangsunterbringung, wenn z. B. durch ein Delir eine akute Gefahr für Leib und Leben besteht.

Für eine Unterbringung nach dem Psychisch-Kranken-Gesetz des jeweiligen Bundeslandes sind ein Antrag der Ordnungsbehörde bzw. des Sozialpsychiatrischen Dienstes und ein ärztliches Zeugnis erforderlich. Die Entscheidung liegt beim Vormundschaftsgericht, das den Betroffenen anhört und das psychiatrische Gutachten bewertet. In besonders zugespitzten Situationen kann auch eine sofortige Unterbringung erfolgen, wenn eine gerichtliche Entscheidung nicht in angemessener Frist herbeigeführt werden kann. Dann ist allerdings ein entsprechender Beschluss des Gerichts umgehend – spätestens mit Ablauf des folgenden Tages – einzuholen. Ein Amtrichter prüft dann vor Ort die Notwendigkeit der Unterbringung. In den meisten Bundesländern liegt die Zuständigkeit für die Beantragung einer Einweisung gegen den Willen des Betroffenen in einer geschlossenen psychiatrischen Klinik bei den Ordnungsbehörden, in anderen Bundesländern (z. B. Berlin, Thüringen) hat man sich entschieden, die Zuständigkeit für die Vernetzung der sozialpsychiatrischen Hilfen und gleichzeitig die Kompetenz für die

Entscheidung von Zwangseinweisungen in eine Hand, nämlich in die des Sozialpsychiatrischen Dienstes zu legen.

Auch bei Kindern und Jugendlichen kann es zu einer Unterbringung gegen den Willen des Betroffenen kommen. Hier muss darauf geachtet werden, dass eine Behandlung in einer geschlossenen Abteilung der Kinder- und Jugendpsychiatrie nur dann erfolgt, wenn dies zum Schutz des Kindes ist und – ähnlich wie bei Erwachsenen – eine konkrete Gefahr der Selbst- oder Fremdgefährdung besteht ist. Die Entscheidung der geschlossenen Unterbringung (nach § 1631 b BGB oder nach dem erwähnten PsychKG des betreffenden Bundeslandes) kann also nicht von dem aufnehmenden Arzt allein (und auch nicht von den Eltern) getroffen werden, es ist bei einer solchen Maßnahme immer das Familiengericht einzuschalten. Denn auch hier geht es um die Einschränkung von Freiheitsrechten. Eine psychiatrische Einweisung gegen den eigenen Willen stellt immer eine dramatische, oft auch traumatische Situation dar. Auf allen Ebenen des sozialpsychiatrischen Handelns – durch Beratungen, Unterstützungen, Hausbesuche und Krisendienste – ist dafür Sorge zu tragen, dass es möglichst gar nicht erst zu Situationen kommt, die Zwangsmaßnahmen und Unterbringungen erforderlich machen.

Gefährdung des Kindeswohls

Ein weiterer Aspekt des Zivilrechts, der nicht immer in den Blick der Psychiatrie gerät, ist die Gefährdung des Kindeswohls bei einer psychischen Erkrankung eines Elternteils. Das trifft nicht in jedem Fall zu, darf aber auch nicht übersehen und vernachlässigt werden. Denn ein Mensch, der in eine akute psychische Krise gerät bzw. unter Symptomen einer schweren psychischen Störung leidet, ist oft vorübergehend nicht in der Lage, Sorge zu tragen für sich und andere. In der Regel spürt der Erkrankte die Veränderung seines Denkens und seiner Wahrnehmung, seiner Aufmerksamkeit und Fähigkeit zu verantwortlichem Handeln. Auch psychisch erkrankte Eltern realisieren meist die Momente oder Phasen, in denen sie die Pflege, Betreuung, Versorgung und Erziehung ihrer Kinder nicht ausreichend wahrnehmen können. Sie fühlen sich allein, verfolgt oder missverstanden, in ihrem Antrieb gesteigert oder blockiert. Angst und Verzweiflung verhindern einen angemessenen Kontakt. Auf die Bedürfnisse ihrer Kinder können sie nicht adäquat eingehen, zu sehr sind sie damit beschäftigt, die Ursachen und Dimensionen ihrer seelischen Veränderung zu begreifen.

In den letzten Jahren ist in der Jugendhilfe und in der Sozialen Psychiatrie das Bewusstsein für diese Problematik deutlich gestiegen. Man weiß heute, dass mindestens 25 % aller Fälle von Sorgerechtsverfahren wegen Kindeswohlgefährdung (nach §§ 1666/1666a BGB) mit dem Vorliegen einer psychischen Erkrankung mindestens eines Elternteils zu tun haben. Konkret heißt das: bei ca. 6000 teilweisen oder vollständigen Sorgerechtsentzügen in Deutschland sind etwa 1500 Kinder jährlich neu von dieser Situation betroffen. Die Familiengerichte haben dabei zu entscheiden, ob nach § 1666 BGB das Wohl des Kindes gefährdet ist. Drei Aspekte sind bedeutsam, wenn es zu einer Ersetzung des Elternwillens (z. B. bei notwendigen ärztlichen Eingriffen), zum Entzug des Aufenthaltsbestimmungsrechts oder zum Entzug der gesamten elterlichen Sorge kommt:

- das körperliche, geistige oder seelische Wohl des Kindes muss gefährdet sein;
- es muss einer der vier Tatbestände: Missbräuchliche Ausübung der elterlichen Sorge/Vernachlässigung/unverschuldetes Versagen/Gefährdung durch das Verhalten eines Dritten vorliegen;
- Maßnahmen sollen nur dann ergriffen werden, wenn die Eltern nicht gewillt oder nicht in der Lage sind, die Gefahr abzuwenden.

Damit wird deutlich: Bei psychisch erkrankten Eltern ist nicht in erster Linie die Frage der Schuld an der Gefährdung des Kindeswohls zu klären, es sollte vielmehr unbedingt eine Hilfe, ein Unterstützungsangebot eingeleitet werden, um das Wohl des Kindes zu schützen. Darauf haben beide Elternteile – auch der Nichterkrankte – einen Rechtsanspruch. Hilfen könnten in Form des Erziehungsbeistandes, der sozialpädagogischen Familienhilfe, der Tagesgruppe oder einer vorübergehenden Pflegefamilie bzw. einer betreuten Wohnform (vgl. §§ 27 bis 34 SGB VIII) erfolgen.

Für psychisch erkrankte Eltern ist es häufig nicht einfach, eine solche Hilfe zur Erziehung oder eine andere Form der Unterstützung (z.B. eine Familienhelferin während oder nach einer Klinikbehandlung) in Anspruch zu nehmen. Einige lehnen externe Hilfen kategorisch ab, andere haben in ihrer Erkrankung aufgrund von Ängsten oder Wahnsymptomen kein Vertrauen oder keinen realistischen Blick für die Notwendigkeit der Hilfen. Wenn dies zu einer Gefährdung des Kindeswohls führt, muss das Kind (bzw. die Kinder) notfalls gegen den Willen der Eltern bzw. des erkrankten Elternteils geschützt werden.

Zum Weiterlesen

Jordan E (2007) Kindeswohlgefährdung. 2. Aufl. Weinheim, München: Juventa.
Marschner R (2008) Psychisch Kranke im Recht. Bonn: Balance.

3.4 Strafrecht, Maßregelvollzug und Begutachtung

Zu den Grundlagen unserer Rechtssprechung gehört der Gedanke, einen Straftäter nicht nur nach Art und Schwere des begangenen Deliktes, sondern auch nach seiner individuellen Schuld zu beurteilen. Die Schuld eines Täters kann aufgrund verschiedener Faktoren eingeschränkt sein. Daher ist in einigen Fällen – die Gerichte scheinen immer häufiger von dieser Situation auszugehen – ein psychiatrisches Gutachten zur Feststellung der Schuldfähigkeit einzuleiten. Sollte sich dabei herausstellen, dass die Schuldfähigkeit des Täters aufgehoben oder vermindert ist, heißt das keineswegs, dass nun die Justiz untätig bleiben muss. Im Gegenteil, sie hat dafür zu sorgen, dass ein rechtsstaatlich einwandfreies Verfahren auf den Weg gebracht wird, um den Schutz der Allgemeinheit zu gewährleisten. Und sie hat zu veranlassen, dass eine psychiatrische Behandlung in einer

3.4 Strafrecht, Maßregelvollzug und Begutachtung

Klinik des Maßregelvollzugs durchgeführt wird. Die gerichtliche Entscheidung dient dem Ziel der Besserung genauso wie der Sicherung. Sie ist notwendig, wenn vom Täter Gefahren für weitere Straftaten ausgehen. Voraussetzung für eine Unterbringung in einer Klinik des Maßregelvollzugs ist also eine Schuldunfähigkeit oder verminderte Schuldfähigkeit:

§ 20 StGB Schuldunfähigkeit wegen seelischer Störungen: „Ohne Schuld handelt, wer bei Begehung der Tat wegen einer krankhaften seelischen Störung, wegen einer tiefgreifenden Bewusstseinsstörung oder wegen Schwachsinns oder einer schweren anderen seelischen Abartigkeit unfähig ist, das Unrecht der Tat einzusehen oder nach dieser Einsicht zu handeln."

§ 21 StGB Verminderte Schuldfähigkeit: „Ist die Fähigkeit des Täters, das Unrecht der Tat einzusehen oder nach dieser Einsicht zu handeln, aus einem der in § 20 bezeichneten Gründe bei Begehung der Tat erheblich vermindert, so kann (…) die Strafe gemildert werden."

Die Formulierungen in § 20 StGB sind übrigens nicht so alt, wie man im ersten Moment meinen könnte. Sie werden seit 1975 verwendet, obwohl im psychiatrischen Kontext inzwischen ein ganz anderes Vokabular die Fachdiskussion prägt. Doch warum heute noch die Begriffe „Schwachsinn" oder „seelische Abartigkeit" das aktuelle StGB beherrschen, die an dunkle Zeiten des letzten Jahrhunderts erinnern, kann selbst das Justizministerium nicht schlüssig begründen. Tatsache ist jedenfalls, dass die beiden zitierten Paragraphen die Schnittstelle zwischen Justiz und Psychiatrie darstellen. Es wäre verkürzt, diese Naht auf die Formel „Bestrafung oder Behandlung?" zu bringen. Die Unterbringung im Maßregelvollzug wird von den betroffenen Straftätern meist nicht im positiven Sinne als Möglichkeit einer therapeutischen Behandlung, sondern eher negativ als zusätzliche Bestrafung empfunden. Denn die Aufgabe der forensischen Psychiatrie bzw. des Maßregelvollzugs besteht eben auch in der Sicherung von Menschen, die in ihrer psychischen Erkrankung eine Straftat von erheblicher Bedeutung begangen haben, und die erst dann wieder entlassen werden, wenn keine weiteren Straftaten mehr zu erwarten sind.

Um dies angemessen beurteilen zu können, kommt den psychiatrischen Sachverständigen die Aufgabe zu, Gutachten zur Frage der individuellen Schuldfähigkeit zu erstellen. Sie haben zu klären, ob und in welchem Umfang eine „krankhafte seelische Störung", eine „tiefgreifende Bewusstseinsstörung" oder „Schwachsinn" bzw. eine „schwere andere seelische Abartigkeit" vorliegt. Was verbirgt sich nun hinter diesen (im doppelten Sinne merkwürdigen) Begriffen?

Der *krankhaften seelischen Störung* werden die schizophrenen Psychosen und andere Formen der wahnhaften oder affektiven Störungen zugerechnet; *tiefgreifende Bewusstseinsstörungen* sind meist durch Alkohol oder andere psychotrope Substanzen verursacht. Das heißt jedoch nicht, dass der Konsum solcher Suchtmittel in jedem Fall zu einer verminderten Schuldfähigkeit oder gar zur gänzlichen Schuldunfähigkeit führt. Sehr individuell ist zu klären, wie sich das Suchtmittel auf die Persönlichkeit und auf die Tatsituation ausgewirkt hat. Unter dem Begriff „Schwachsinn" ist die Intelligenzminderung bzw. die geistige Behinderung zu verstehen. Auch hier ist nicht sofort eine Schuldunfähigkeit anzunehmen; sowohl die Art des Deliktes (z. B. Diebstahl, Körperverletzung, Brandstiftung) als auch der Schweregrad der Intelligenzminderung sind in jedem Einzelfall zu prüfen und müssen – gerade bei leichteren Formen der Lernbehinderung – nicht zur Annahme einer verminderten Schuldfähigkeit führen. Der (ebenfalls sehr irritierende und historisch äußerst belastete) Ausdruck der *„schweren anderen seelischen Abartigkeit"* steht besonders für die Diagnose der Persönlichkeitsstörung, der sexuellen Auffälligkeit sowie der Störung der Impulskontrolle.

In jedem Gutachten ist dabei zu erläutern, ob eine Rückfallgefährdung besteht und welche therapeutische Prognose gegeben werden kann. Ist der Gutachter zu der Erkenntnis gelangt, dass bei dem Straftäter sowohl eine psychische Störung als auch eine fortdauernde Gefährlichkeit zu erkennen ist, so kann das Gericht dieser Ansicht folgen und eine Maßregel nach den folgenden Paragraphen des Strafgesetzbuches veranlassen:

§ 63 StGB Unterbringung in einem psychiatrischen Krankenhaus: „Hat jemand eine rechtswidrige Tat im Zustand der Schuldunfähigkeit (§ 20) oder der verminderten Schuldfähigkeit (§ 21) begangen, so ordnet das Gericht die Unterbringung in einem psychiatrischen Krankenhaus an, wenn die Gesamtwürdigung des Täters und seiner Tat ergibt, dass von ihm infolge seines Zustandes erhebliche rechtswidrige Taten zu erwarten sind und er deshalb für die Allgemeinheit gefährlich ist."

§ 64 StGB Unterbringung in einer Entziehungsanstalt: „Hat jemand den Hang, alkoholische Getränke oder andere berauschende Mittel im Übermaß zu sich zu nehmen, und wird er wegen einer rechtswidrigen Tat, die er im Rausch begangen hat oder die auf seinen Hang zurückgeht, verurteilt oder nur deshalb nicht verurteilt, weil seine Schuldfähigkeit erwiesen oder nicht auszuschließen ist, so ordnet das Gericht die Unterbringung in einer Entziehungsanstalt an, wenn die Gefahr besteht, dass er infolge seines Hanges erhebliche rechtswidrige Taten begehen wird. Die Anordnung unterbleibt, wenn eine Entziehungskur von vornherein aussichtslos erscheint."

Außerdem enthält die Strafprozessordnung (StPO) die Möglichkeit, einen Straftäter während des Strafverfahrens einstweilig in eine Psychiatrische Klinik einzuweisen, wenn die Straftat mit hoher Wahrscheinlichkeit im Zustand der Schuldunfähigkeit oder der verminderten Schuldfähigkeit begangen wurde und angenommen werden kann, dass die Entscheidung des Gerichts eine Unterbringung im Maßregelvollzug vorsehen wird (§ 126 StPO). Schließlich kann es auch erforderlich sein, dass zur Anfertigung eines psychiatrischen Gutachtens für ein Strafverfahren ein Beschuldigter für maximal sechs Wochen in eine psychiatrische Klinik eingewiesen wird. Der Gutachter nutzt dann den Klinikaufenthalt, um sich ein umfassendes Bild von der Persönlichkeit und vom psychischen Zustand der beschuldigten Person zu machen (§ 81 StPO).

Maßregelvollzug

Grundsätzlich gilt, dass ein psychisch kranker Straftäter nur dann in den Maßregelvollzug kommt, wenn seine strafbare Handlung in kausalem Zusammenhang zu seiner psychischen Erkrankung steht und diese zum Tatzeitpunkt zu einer eingeschränkten oder aufgehobenen Einsichts- oder Steuerungsfähigkeit geführt hat. Die Behandlung des seelisch gestörten Straftäters im Maßregelvollzug nach § 63 StGB erfolgt mit dem Ziel, dass der Untergebrachte in solch einem besonderen psychiatrischen Krankenhaus möglichst geheilt oder sein Zustand soweit gebessert wird, dass er nicht mehr gefährlich ist (§ 136 StVollzG).

Einerseits braucht der therapeutische Prozess des Heilens oder Besserns eine angemessene Zeit, andererseits sollte die Aufenthaltsdauer im Maßregelvollzug in einem vertretbaren Verhältnis zur Schwere der begangenen Tat stehen. Eine exakte Aussage darüber, wie lange der Straftäter im Maßregelvollzug verbleibt, erfolgt – anders als sonst in einem Strafverfahren – hier allerdings nicht. Zumindest ist sicherzustellen, dass die freiheitsentziehende Maßregel nicht länger als nötig vollzogen wird. Daher ist im Strafgesetzbuch in § 67e StGB festgelegt, dass das Gericht in bestimmten Zeiträumen überprüft, ob der Maßregelvollzug noch fortgesetzt werden soll. Bei Patienten, die nach § 63 StGB untergebracht sind, finden diese Überprüfungen spätestens alle zwölf Monate und bei nach § 64 StGB Untergebrachten spätestens alle sechs Monate statt. In § 67d StGB hat der Gesetzgeber die Höchstfrist für die Unterbringung in einer Entziehungsanstalt auf zwei Jahre festgelegt, da bei der Unterbringung eines Suchtmittelabhängigen in dieser Zeit deutlich werden müsste, ob ein Entzug vom Suchtmittel Aussicht auf Erfolg hat.

Die Unterbringung zwecks „Entziehung" nach § 64 StGB ist also überschaubarer als die Unterbringung in einer Klinik des Maßregelvollzugs nach § 63 StGB. Sollte nun wiederum eine Abhängigkeit von einem Suchtmittel mit einer psychischen Krankheit zusammentreffen (was erfahrungsgemäß recht häufig der Fall ist), so können die Paragraphen § 63 und § 64 StGB in Kombination zur Anwendung kommen. Und schließlich kann eine Unterbringung im Maßregelvollzug oder in einer Entziehungsanstalt auch neben einer Freiheitsstrafe angeordnet werden (§ 67 StGB). Dann wird in der Regel zunächst die psychische Krankheit oder die Abhängigkeit behandelt und anschließend die Gefängnisstrafe verbüßt.

Stellt das Gericht darüber hinaus fest, dass bei dem Straftäter ein besonderer Hang zu erheblichen Straftaten vorliegt, „besonders zu solchen, durch welche die Opfer seelisch oder körperlich schwer geschädigt werden", so kann eine zusätzliche Sicherungsverwahrung nach §§ 66 und 66a StGB angeordnet werden. Sie ist im Strafvollzugsgesetz (§ 29 StVollzG) präzise geregelt und wird in letzter Zeit zunehmend angewendet, um den Schutz vor Straftätern, die sehr schwerwiegend in ihrer Persönlichkeit gestört sind, zu gewährleisten. Vor allem einige Fälle von Sexualdelikten, begangen von Tätern, die aus einer Klinik des Maßregelvollzugs entlassen worden waren oder flüchten konnten, haben hier zu einer deutlichen Verschärfung bzw. zunehmenden Anwendung der Sicherungsverwahrung geführt.

Die bisherigen Ausführungen haben deutlich gemacht, dass der Freiheitsentzug und die Einweisung in den Maßregelvollzug einen schwerwiegenden Eingriff in die Grundrechte darstellen. Es ist daher notwendig, dass alle Entscheidungen bezüglich einer Maßregel nur von einem Gericht gefällt werden können. Die Gerichte stützen sich in ihren Entscheidungen besonders auf psychiatrische Gutachten. Der Betroffene muss schriftlich oder mündlich Gelegenheit erhalten, sich dazu zu äußern.

3 Rechtsgrundlagen der Sozialen Psychiatrie

Die psychiatrische Begutachtung in Strafverfahren

Von Strafgerichten wird immer dann eine psychiatrische Begutachtung angefordert, wenn der Eindruck bzw. der Verdacht besteht, die Straftat könne auf eine psychische Störung, auf Alkohol- und Drogeneinfluss oder auf eine Intelligenzminderung (geistige Behinderung) zurückzuführen sein. Dies zu klären ist Sache psychiatrischer Gutachten, die von der Staatsanwaltschaft, vom Gericht oder vom Angeklagten selbst bzw. von seinem Verteidiger in Auftrag gegeben werden. In der psychiatrischen Begutachtung ist dann zu klären, ob der Beschuldigte zum Zeitpunkt der Tat schuldfähig, vermindert schuldfähig oder schuldunfähig war und ob die Voraussetzungen für die Unterbringung im psychiatrischen Krankenhaus oder in der Entziehungsanstalt vorliegen. Der psychiatrische Gutachter hat dabei genau zu prüfen, ob der Straftäter in der Lage war, die Unrichtigkeit der Tat zu erkennen (Einsichtsfähigkeit), und ob er außerdem in der Lage war, nach dieser Einsicht zu handeln (Steuerungsfähigkeit).

War die Einsichtsfähigkeit (z.B. aufgrund einer Intelligenzminderung) beeinträchtigt oder die Steuerungsfähigkeit (z.B. aufgrund einer Wahnvorstellung oder einer Alkoholintoxikation) vermindert, kann dies – je nach Schweregrad der Einschränkung – zu einer verminderten Schuldfähigkeit oder zu einer Schuldunfähigkeit führen. Im Gutachten ist nun auch zu prüfen, ob bei der Unterbringung im Maßregelvollzug oder – für suchtmittelabhängige Straftäter – in einer Entziehungsanstalt eine begründete Aussicht auf Behandlungserfolg besteht. Das gilt z.B. auch für drogenabhängige Menschen, die zu maximal zwei Jahren Haft verurteilt wurden und deren Strafverbüßung zugunsten einer Entwöhnungsbehandlung zurückgestellt wird.

Auch bei jugendlichen Straftätern zwischen 14 und 18 Jahren sowie bei Heranwachsenden bis zur Vollendung des 21. Lebensjahres kann nach dem Jugendgerichtsgesetz (JGG) in Form einer Begutachtung geprüft werden, ob eine Schuldfähigkeit bei der Begehung einer Straftat gegeben war. Hier spielt also ebenfalls die Einsichtsfähigkeit und die Steuerungsfähigkeit eine Rolle. Stärker als im Erwachsenenstrafrecht ist bei jugendlichen Straftätern der Erziehungsgedanke bedeutsam. Bevor es also zur Einweisung in eine psychiatrische Klinik kommt, werden in der Regel eine ganze Reihe von pädagogischen Maßnahmen (§ 10 JGG) angewendet. Erst wenn sich herausstellt, dass auf dem Wege von Ermahnungen, Verwarnungen, Sozialstunden, Erziehungsbeiständen oder Betreuungsformen nach dem Kinder- und Jugendhilfegesetz (SGB VIII) keine positiven Wirkungen zu erzielen sind, wird über die Verhängung von Wochenend- oder Freizeitarresten oder über Jugendstrafen in Jugendstrafanstalten entschieden.

Für Heranwachsende zwischen 18 und 21 Jahren gilt, dass sie – abhängig von ihrer persönlichen Entwicklung – nach dem Jugendgerichtsgesetz (JGG) oder nach dem Strafrecht (StGB) für Erwachsene verurteilt werden können. Hat z.B. ein Heranwachsender bereits eine gewisse Lebensplanung vollzogen, die Fähigkeit zum selbstständigen Urteilen und Entscheiden sowie eine gewisse Eigenständigkeit im Verhältnis zu anderen Menschen entwickelt, erfüllt er schon einige Kriterien Erwachsener. Ist seine Persönlichkeit hingegen noch wenig ausgeformt und sein Verhalten eher naiv und vertrauensselig oder kann er sich kaum gegen andere Menschen behaupten, dann wird die Begutachtung ihn eher zu den Jugendlichen rechnen.

Zum Weiterlesen

Kröber H, Dölling D (2007) Handbuch der Forensischen Psychiatrie Bd. 1. Heidelberg: Steinkopff.
Marneros A (2006) Affekttaten und Impulstaten. Stuttgart: Schattauer.

4 Zielgruppen der Sozialen Psychiatrie

Unterschiedliche Menschen unterschiedlichen Alters mit verschiedenen Formen psychischer Auffälligkeiten kommen mit der Sozialen Psychiatrie in Berührung. Häufig hat ihre Erkrankung einen langwierigen Verlauf genommen. Manche leiden unter schizophrenen oder affektiven Psychosen, bei anderen überwiegt eine Abhängigkeitserkrankung. Einige dieser Menschen sind im Verlauf ihrer Lebens- und Krankheitsgeschichte wohnungslos geworden, andere haben im Zustand der verminderten Schuldfähigkeit Straftaten begangen. In zunehmendem Maße befasst sich die Soziale Psychiatrie auch mit Menschen aus anderen Kulturkreisen sowie mit sehr jungen oder sehr alten Menschen: Junge Menschen sind z. B. häufig durch Psychosen und den gleichzeitigen Drogenkonsum auf Hilfen der Sozialen Psychiatrie angewiesen; alte Menschen möchten vielleicht trotz einer beginnenden Demenzerkrankung in ihrer vertrauten Umgebung bleiben und benötigen daher kompetente sozialpsychiatrische Unterstützung. In diesem Kapitel werden die unterschiedlichen Zielgruppen vorgestellt und der Frage nachgegangen, welche Hilfen die Soziale Psychiatrie diesen Personen anbieten kann.

4.1 Chronisch psychisch kranke Menschen

Mit der Auflösung der alten psychiatrischen Anstalten und der Enthospitalisierung ihrer Patienten würde das Phänomen der Chronizität verschwinden – so hofften viele sozialpsychiatrisch Engagierte in Zeiten der Psychiatrie-Enquete. „Freiheit heilt" war das Losungswort, das aus der demokratischen Psychiatriereform Italiens übernommen wurde. Allein die Entlassung der Menschen mit langwierigen Erkrankungen aus den Verwahranstalten in eigene Wohnungen und Wohngemeinschaften würde den Weg zu ihrer Gesundung eröffnen und zu ihrer sozialen Integration führen. Diese Hoffnungen haben sich nicht in dem Maß erfüllt, wie manche dachten. Vielleicht waren sie realitätsfern; aber die Anstalten waren in vielerlei Hinsicht eben auch fern aller gesellschaftlichen Realität.

Heute wissen wir, dass besonders psychosekranke Menschen – unabhängig von der Alltagssituation in der Familie oder in der eigenen Wohnung – „chronifizieren". Im angelsächsischen Raum ist die Bezeichnung „new chronics" für diese Generation von chronisch Kranken geläufig; sie wird auch bei uns gelegentlich verwendet. Weshalb werden sie trotz intensiver Behandlung und Betreuung nicht wieder gesund? Spielen soziale Umstände eine entscheidende Rolle? Oder ist der allzu rasche Einsatz von Medikamenten ungünstig? Gestritten wird gegenwärtig über die Wirkung der antipsychotischen Medikation: Vermeidet oder fördert sie Chronifizierung? Vieles deutet darauf hin, dass der soziale Entwicklungsstand und die Lebensbewältigung vor dem Ausbruch der Erkrankung einen erheblichen Einfluss auf ihren Verlauf haben – genauso wie das soziale Leben während und mit der Erkrankung. Manche Klienten erleiden immer wieder Krankheitsepisoden, wobei nach jedem Schub, jedem sogenannten Rezidiv eine vollständige Remission möglich ist. Es bleiben häufig aber Residualsymptome bestehen, besonders typisch sind negative Symptome wie Antriebsarmut, Verflachung der Gefühle und sozialer Rückzug. Besonders diesen Menschen mit einem chronisch-rezidivierenden Krankheitsverlauf gilt das Engagement der Sozialen Psychiatrie.

Die Lebenswelt chronisch psychisch kranker Menschen ist oft geprägt von finanzieller Not. Nur wenige sind beschäftigt, manche in der WfbM oder mit 1-Euro-Jobs, die meisten erhalten Grundsicherung. Diese geringen Mittel müssen nicht nur für Ernährung, Heizung und Strom reichen – auch die häufig starken Bedürfnisse nach Kaffee und Nikotin, manchmal auch nach Alkohol oder Cannabis müssen befriedigt werden. Fast alle Kontakte kosten Geld; mögliche Ausgaben für Telefon, Zeitung, Internet oder eine CD müssen immer wieder durchgerechnet werden, regelmäßige Kino- oder Café-Besuche sind oft gar nicht möglich. Viele Menschen mit langfristigen psychischen Erkrankungen haben nur Kontakte innerhalb ihrer eigenen Szene. Aus der Gemeindepsychiatrie ist für sie die Psychiatrie-Gemeinde geworden. Sie treffen sich mit anderen psychisch Kranken in der Kontaktstelle oder in der Teestube, seltener in der eigenen Wohnung oder Wohngemeinschaft. Manche halten sich in der Fußgängerzone auf, weil sie allein, aber nicht einsam sein wollen. Viele meiden auch diese Kontakte und verlassen kaum ihre Wohnung. Einige Klienten leben mit Angehörigen oder – eher selten – in Partnerschaften zusammen; das scheint an dem beschriebenen Lebensstil jedoch wenig zu ändern. Die Eltern bzw. die Partner leben in der andauernden Sorge um den erkrankten „Fremdling" an ihrer Seite, der oft unnahbar und manchmal unberechenbar das Leben mit ihnen teilt. Alleinlebende erhalten im Rahmen des Betreuten Einzelwohnens ab und zu Besuch oder werden mit etwas Hauspflege versorgt; andere landen „fehlplatziert" im Pflegeheim, im Obdachlosenheim oder im Maßregelvollzug.

Es ist nicht das System Psychiatrie, das diese Menschen krank macht, aber es macht sie auch nicht gesund. In zahlreichen Forschungsprojekten wurde versucht, dem Phänomen der Chronizität auf die Spur zu kommen (Zaumseil u. Leferink 1997). Chronisch Schizophrene wurden begleitet und beobachtet, befragt und auch provoziert. Dabei haben sich zwei konträre Einschätzungen und Strategien herauskristallisiert: Chronizität muss entweder therapeutisch bekämpft – oder akzeptiert und verstanden werden. Psychisch Kranke können durch eine Art „reizarmer Psycho-Diät" Rückfälle verhindern – oder sie chronifizieren dadurch erst recht.

Viele der sogenannten Negativsymptome werden im Zuge dieser Untersuchungen und des Vulnerabilitäts-Stress-Coping-Modells anders und neu bewertet: Der Rückzug in die soziale Isolation könnte ein Schutzmechanismus sein, weil Außenreize nicht verkraftet werden. Das Schneckenhaus, in das sich viele Kranke nach der psychotischen Phase erst einmal zurückziehen, hätte dann eine wichtige reizabschirmende Bedeutung. Auch der Konsum von Alkohol und Cannabis scheint eher der Dämpfung, Beruhigung oder Anregung zu dienen und ist oft als Versuch einer Selbstmedikation zu verstehen. Mit einem ungepflegten Äußeren kann man sich die Leute vom Leib halten. Sogar das Wahnsystem und der Eigensinn, so meint Thomas Bock in „Eigensinn und Psychose", haben vermutlich eine schützende Funktion (Bock 2006). Der Sozialpsychiater Finzen warnt davor, ein komplexes Wahngebäude, das zum alleinigen Lebensinhalt geworden ist, medikamentös einzureißen (Finzen 2001, S. 114). Die Weigerung, sich selbst als psychisch krank zu akzeptieren, dient der Aufrechterhaltung der eigenen Würde (Leferink 1997).

Es sind eher die Befürworter systemischer Ansätze, die dazu auffordern, chronisch Kranke durch unterschiedliche Techniken zu verstören, zu ermutigen oder zu provozieren, sie auf jeden Fall aus dem eingefahrenen Gleis zu holen. Die Diagnose ist aus ihrer Sicht vor allem ein Etikett, mit dem man sich vor all zu großen Anforderungen schützen kann. Das System der Gemeindepsychiatrie fördere mit seinen Angeboten die Chronifizierung, denn nur wer das Etikett akzeptiere, der erhalte auch ihre Leistungen, ihre Zuwendung und den schützenden Raum in der Psychiatriegemeinde. Nur über die Bemühung der Profis, sich selbst überflüssig zu machen, könne aus der unendlichen Psychiatrie wieder eine endliche werden. Einige Projekte, die an eingefahrenen Wegen rüttelten, waren erfolgreich. Es hat sich aber auch gezeigt: Die Klienten flüchten in die stationäre Behandlung oder in den Suizid, wenn der Druck zu groß wird. Der Systemiker Jochen Schweitzer rät deshalb zu einem Mittelweg:

> „Wer seine Klienten und sich selbst gerne entchronifizieren will, muss daher sozusagen auf seinem Klavier Variationen über zwei Themen in engem Wechsel spielen: Stillstand und Bewegung, Verändern und Bewahren, Schieben und Bremsen, Verführen und Warnen. Eine einseitige Haltung des „Ärmel aufkrempeln und Zupacken", ein naiver Rehabilitationsoptimismus also, würde Druck und Widerstand erzeugen. Eine einseitige „Schonen Sie sich!"-Haltung wäre nichts Neues in der Chronifizierungsgeschichte" (Schweitzer 1995, S. 42).

Jede psychische Krankheit verläuft anders, das haben viele Studien ergeben, in denen Menschen mit einer Schizophrenie über Jahrzehnte hinweg begleitet wurden. Bei zwei Dritteln kommt es im Langzeitverlauf zu einer Besserung, ein Viertel davon wird wieder gesund, die anderen erkranken immer wieder, haben aber dazwischen gute Phasen. Das letzte knappe Drittel zeigt einen chronischen Verlauf und einige, weniger als 10 Prozent, bleiben „anders als die anderen". Wir sollten nicht von Krankheitsverläufen sprechen, sondern von Lebensläufen, die eben so unterschiedlich sind wie die Menschen selbst.

Chronisch Kranke: Sucht und Psychose

Suchterkrankungen sind unter chronisch psychisch kranken Menschen häufig. Besonders häufig und problematisch ist die Komorbidität von Psychose und Sucht, und sie nimmt zu. Eine US-amerikanische Studie ergab 2001, dass

20–60 % aller schizophrenen Patienten Alkoholmissbrauch betrieben oder abhängig waren; 12–42 % konsumierten Cannabis. Es gibt andere Studien mit anderen Zahlen und die Situation in Deutschland ist noch nicht ausreichend erfasst (Gouzoulis-Mayfrank 2003). Welche Erklärung gibt es für dieses Phänomen, das von keinem psychiatrisch Tätigen bezweifelt werden dürfte?

Im Zuge der Deinstitutionalisierung sind Alkohol und Cannabis erreichbar für alle psychisch Kranken, auch für jene, die früher in Langzeitbereichen „weggesperrt" waren. Erste Erklärung wäre also die bessere Zugänglichkeit. Eine weitere Erklärung haben wir bereits gegeben: Psychisch Kranke versuchen mit beruhigenden, dämpfenden oder anregenden Substanzen die Symptome der Erkrankung oder die Nebenwirkungen der Medikamente zu dämpfen. Dies ist die Selbstmedikationshypothese. Die dritte Erklärung sieht in der Einnahme dieser Substanzen den Auslöser für die psychische Erkrankung: Vor allem die sogenannten drogeninduzierten Psychosen werden ja vermutlich durch den Missbrauch von Drogen, z. B. Cannabis, ausgelöst. Dies ist die Hypothese der Psychose-Induktion. Ein letztes Modell versucht die verschiedenen Erklärungen zusammenzufassen, indem es gemeinsame Ursachen vermutet: Sowohl schizophrene Psychosen als auch Suchtstörungen entstehen möglicherweise aus denselben Gründen.

Wo sollen nun Menschen mit einer Doppeldiagnose behandelt werden? Häufig entscheidet der Zufall, ob gerade ein Bett auf der Suchtstation oder in der Allgemeinpsychiatrie zu belegen ist. Viele Psychiater plädieren für Spezialstationen für Menschen mit Doppeldiagnose; andere meinen, auch ein suchtkranker Schizophreniepatient leide vor allem an einer Psychose, und diese sei vorrangig zu behandeln. Diese Aspekte werden im ambulanten Setting sehr viel pragmatischer beantwortet. Ganz selbstverständlich sind die Teams in der Gemeindepsychiatrie mit Klienten konfrontiert, die zusätzlich zu ihrer Psychose Alkohol oder Cannabis konsumieren. Manche Träger drängen auf Abstinenz, andere akzeptieren, dass es immer weniger Klienten ohne Suchtproblem gibt und stellen sich auf sie ein. Immer häufiger führen Rückfälle nicht mehr zur disziplinarischen Entlassung, sondern zu Einzelgesprächen mit individuellen Absprachen: „Können Sie sich darauf einlassen, nicht mehr in den Gemeinschaftsräumen zu konsumieren? Bitte kommen Sie morgens nüchtern in die Tagesstätte." Ziel der therapeutischen Arbeit ist die Reduzierung des Konsums, das Erkennen der Zusammenhänge und das Eröffnen unterschiedlicher Möglichkeiten.

Systemsprenger und Heavy User

Einige Klienten scheinen das gemeindepsychiatrische System zu überfordern; der Begriff „Systemsprenger" hat sich etabliert; andere nennen sie „Menschen mit herausforderndem Verhalten" oder „Testfälle" für das psychiatrische System (Hopfenmüller 1998). Gemeinsam ist diesen Klienten nicht ihre Diagnose, sondern ihr oft aggressives, anspruchsvolles, irritierendes Verhalten. Sie werden häufig „disziplinarisch entlassen" oder gar nicht erst aufgenommen, weil sie die Regeln vieler Institutionen nicht akzeptieren. Bei einigen wurde eine Persönlichkeitsstörung diagnostiziert, manche konsumieren zusätzlich zu ihrer Psychose

Alkohol oder Drogen. Besonders häufig landen sie in den Einrichtungen der Wohnungslosenhilfe oder in der Forensik. Aus dem angelsächsischen Raum stammt der Begriff der Heavy User, der auch in der Forschung häufig benutzt wird. Auch er kategorisiert anhand des Verhaltens: „Heavy User" nutzen das System besonders intensiv, z. B. Psychiatrische Kliniken, Krisendienste, Einrichtungen des Betreuten Wohnens. Neue Konzepte der ambulant-aufsuchenden Arbeit in den USA und Großbritannien erbrachten keine deutliche Verbesserung der Krankheitssymptome, konnten aber die Rate der Einweisungen erheblich verringern.

Zum Weiterlesen

Bock T (1997) Lichtjahre. Psychosen ohne Psychiatrie. Krankheitsverständnis und Lebensentwürfe von Menschen mit unbehandelten Psychosen. Bonn: Psychiatrie-Verlag.
Schweitzer J, Schumacher B (1995) Die unendliche und endliche Psychiatrie. Heidelberg: Carl Auer.
Zaumseil M, Leferink K (Hrsg.) (1997) Schizophrenie in der Moderne. Modernisierung der Schizophrenie. Bonn: Psychiatrie-Verlag.

4.2 Abhängigkeitskranke

Bis heute ist unklar, weshalb manche Menschen täglich Alkohol trinken oder kiffen können, ohne wirklich süchtig zu werden, und andere nicht. Ein besonderer Risikofaktor scheinen alkoholabhängige Angehörige zu sein. Ob es aber vor allem genetische Faktoren sind oder eher psychosoziale, ist nicht geklärt. Doch eines ist sicher: Wer wirklich abhängig ist, der kann nicht „in Maßen" konsumieren; er hat ein „krankhaftes" Verlangen nach der Droge, muss die Dosis steigern, wird unruhig und fängt an zu zittern, wenn der Körper nach dem Suchtstoff verlangt. „Craving" ist ein anderes Wort für diesen Suchtdruck. Jedes Jahr erkranken 100 000 Menschen neu, 42 000 sterben an den direkten oder indirekten Folgen des Alkoholkonsums.

Erst 1968 wurde die Sucht im bundesdeutschen Sozialrecht als Krankheit anerkannt. Davor galt sie als Willensschwäche, als Charaktereigenschaft. Die sogenannten „heillosen Trinker" wurden oft über viele Jahre hinweg in Trinkerheilstätten und Arbeitskolonien interniert. Dies ist zweifellos tief in unserem kollektiven Gedächtnis verankert. Das Thema Sucht ist sehr eng verknüpft mit dem Gefühl der Verachtung, auch mit Schuld und Scham. Auch wer langjährig mit diesem Personenkreis arbeitet, schwankt lange zwischen Verständnis (denn es ist ja eine Krankheit), Empörung und Enttäuschung. In der Tat ist der Umgang nicht einfach: Der Verlust der Steuerungsfähigkeit durch den Suchtstoff führt bei den Betroffenen zu Selbstmitleid, Imponiergehabe bis hin zu körperlichen Aggressionen. Unter dem unerbittlichen Diktat des Suchtdrucks handeln sie auch gegen ihre eigenen moralischen Grundsätze. Versprechen werden gebrochen, auch

Freunde und Partnerinnen ausgetrickst. Der Wechsel der Stimmungen und des Verhaltens, je nach Grad der Intoxikation, ist vor allem für Angehörige schwer zu ertragen.

Angehörige bagatellisieren oft anfangs den Konsum, später versuchen sie, den Süchtigen zu kontrollieren oder ihn unter Druck zu setzen. Bald dreht sich alles in der Familie um den Konsum der Droge oder des Alkohols: um die Beschaffung, um die Abstinenz, um die Rückfälle. Angehörige wurden lange Zeit als „Co-Abhängige" mitverantwortlich gemacht. Man ging davon aus, dass sie von der Übernahme der Helfer- oder Opferrolle profitieren und das destruktive System der Familie aufrechterhalten. Allmählich verändert sich die Sicht, und Angehörige werden eher als Co-Therapeuten geschult, um durch ihr Verhalten die Abstinenz zu fördern. Doch sehr oft müssen sie akzeptieren, dass sie sich ganz auf ihr eigenes Wohl (und das der Kinder) konzentrieren müssen. Selbsthilfegruppen unterstützen sie in diesem Prozess.

Suchthilfe

In den letzten Jahrzehnten hat sich in Deutschland ein eigenständiges differenziertes System der Suchtkrankenhilfe entwickelt. Der klassische „Königsweg" besteht aus einer therapeutischen Kette, die von drei Gliedern gebildet wird: Suchtberatung, Fachklinik und Selbsthilfegruppe (z. B. eine Gruppe der Anonymen Alkoholiker). Ziel ist ein abstinentes Leben der Betroffenen. Natürlich sind bei einem derart umfassenden Problem – immerhin sind ca. 2,4 Millionen Menschen in Deutschland alkoholabhängig – auch andere Anlaufstellen beteiligt. Nicht zu unterschätzen ist die Bedeutung des Hausarztes, der häufig als erster Verdacht schöpft. Fast die Hälfte aller Alkoholabhängigen werden mindestens einmal jährlich in einem Krankenhaus aufgenommen – häufig vordergründig wegen einer körperlichen Komplikation. Auch die Jugendämter, die Polizei, die Justiz, Betriebe und Arbeitskollegen müssen sich mit Abhängigen auseinandersetzen, Familien und Angehörige sowieso. Sie alle können dem Betroffenen raten, sich an die einzelnen Anlaufstellen des Suchthilfesystems zu wenden. Dies scheitert jedoch häufig an den typischen Merkmalen der Sucht, der psychischen Abhängigkeit, der sozialen Verführung und der Panik, den Konsum für immer aufgeben zu müssen. Die Abhängigkeit wird verleugnet, häufig aus Scham- und Schuldgefühlen heraus, sodass es häufig ein langer Weg ist, bis nach vielen Entgiftungen und Therapieabbrüchen ein abstinentes Leben möglich erscheint. Dass die Suizidrate bei Alkoholabhängigen durchschnittlich bis zu 75-mal höher liegt als in der Allgemeinbevölkerung, wird in diesem Zusammenhang verständlich.

Den beschriebenen „Königsweg" der Suchtkrankenhilfe beschreiten natürlich nicht alle Patienten bzw. Klienten mit Abhängigkeitserkrankungen. Von allen Betroffenen werden nur 1,7 % in hochspezialisierten Fachkliniken aufgenommen. Wenn stationäre Behandlungen unvermeidlich sind, erfolgen sie für wenige Tage oder Wochen in Allgemeinkrankenhäusern oder in Psychiatrischen Kliniken. Vor allem Angehörige und Nachbarn können oft nicht verstehen, dass eine langfristige Unterbringung in einer Klinik oder einem geschlossenen Heim nicht mehr möglich ist. Wer mit einer Intoxikation in einer Gefährdungssituation eingewiesen wird, der ist schon am nächsten Morgen nüchtern und kann wieder frei über seinen Aufenthalt entscheiden. Nur selten erlassen die Vormundschaftsgerichte Unterbringungsbeschlüsse für mehrere Wochen. Die Suchtkrankheit allein erlaubt auch nicht die Bestellung eines gesetzlichen Betreuers; viele chronisch Suchtkranke haben allerdings so schwere psychische Beeinträchtigungen, dass gesetzliche Betreuungen (auch gegen ihren Willen) eingerichtet werden. Längere Unterbringungsbeschlüsse sind aber auch dann selten, sodass Angehörige, Nachbarn oder Anwohner oft viele Jahre mit den – für sie unerträglichen – Krankheitsfolgen konfrontiert sind.

Chronisch mehrfach geschädigte Alkoholabhängige

Viele Betroffene haben nach langjähriger Alkoholabhängigkeit nicht nur gravierende soziale Probleme, sondern leiden in Folge der chronischen Vergiftung an verschiedenen Erkrankungen. Besonders häufig ist die Polyneuropathie, eine Schädigung der Nerven, die zu der typischen Gangunsicherheit führt. Hirnorganische Abbauerscheinungen beeinträchtigen die Merkfähigkeit; am bekanntesten ist das Korsakow-Syndrom, bei dem das Kurzzeitgedächtnis völlig erlischt. Weitere psychische und körperliche Störungen im Sinne der Multimorbidität kommen hinzu. In der Fachwelt hat sich für diese Zielgruppe die Abkürzung CMA (chronisch mehrfach geschädigte Abhängigkeitskranke) durchgesetzt. Manche sprechen auch etwas poetischer von der „Vergessenen Mehrheit" (Wienberg u. Driessen 2001). Grundmerkmale sind:

- Zahlreiche stationäre Entgiftungs- und Entwöhnungsbehandlungen
- Gravierende körperliche Schäden und Behinderungen
- Vielfache und unterschiedliche Leistungsminderungen
- Zugehörigkeit zu einer sozial benachteiligten Randgruppe
- Kontakt mit dem Ordnungs- und Strafrecht, mit der Schuldnerberatung
- Besonders schwierige soziale Situation, wie Wohnungslosigkeit, Langzeitarbeitslosigkeit, Vereinsamung
- Kein festes Einkommen;
- Eingeschränkte soziale Handlungsfähigkeit (Leonhardt u. Mühler 2006).

Es wird geschätzt, dass in Deutschland ca. 400 000 chronisch mehrfach geschädigte Abhängigkeitskranke leben, für die aber nur 10 000 Wohnplätze in sozialtherapeutischen Heimen zur Verfügung stehen.

Viele Abhängigkeitserkrankte verlieren zunächst die Arbeit, häufig im Zusammenhang mit dem Verlust der Fahrerlaubnis. Es kommt zur Trennung von der Partnerin und damit oft zum Verlust der Wohnung. Manche finden bei Freunden Unterschlupf oder landen in den Einrichtungen der Wohnungslosenhilfe. Das gemeinsame Trinken in der Szene, in der Wohnung eines Kumpels oder auf Parkbänken wird zum Ersatz für die Familie; die Beschaffung von Geld, Tabak und Alkohol, von Nahrung und Kleidung bei Ämtern und Ausgabestellen zur Ganztagsbeschäftigung. Manchen chronisch Alkoholkranken gelingt es, die Wohnung zu erhalten; sie ziehen sich zurück und vereinsamen. Ihr Leben unterliegt einer eintönigen Routine, und das Fernsehprogramm liegt streng ausgerichtet neben dem Glas zum Portionieren des täglichen Pensums. Erst im Rahmen einer Zwangsräumung oder anlässlich einer unvermeidbaren Krankenhauseinweisung werden Feuerwehr, Polizei und Sozialdienste auf sie aufmerksam. Dann setzt der Einsatz von Hauspflege oder die Unterbringung in einem Wohnheim eine kurze Zäsur, bevor das Leben fast unverändert weitergeht. Sozialpsychiatrische Wohnheime, die auf CMA spezialisiert sind, versuchen ein abstinenzförderndes Milieu zu gestalten, das nur durch eine Hausordnung mit klaren Regeln zu erreichen ist. Wer sich nicht an sie halten kann, muss häufig das Heim verlassen und landet in Notunterkünften oder „macht Platte". Viele Klienten werden aber auch so weit stabilisiert, dass sie in betreute Außenwohngruppen ziehen können.

Seitdem ein größeres Problembewusstsein für die Gruppe der CMA entstanden ist, wurden zunehmend niedrigschwellige Bausteine entwickelt, die auf Abstinenz verzichten. In vielen Regionen wurden Tagesstätten für Suchtkranke aufgebaut; die Klienten sollen möglichst nüchtern kommen und während des Aufenthalts nicht konsumieren; wer angetrunken kommt, wird nachhause geschickt, kann aber am nächsten Tag nüchtern wiederkommen. Oft sind es dieselben Teams, die auch Betreutes Einzelwohnen in der eigenen Wohnung oder in einer Wohnung des Trägers anbieten. Viele Angebote des Betreuten Wohnens öffnen sich allmählich für CMA, vor allem wenn eine zusätzliche psychische Störung vorliegt. Das bedeutet nicht, dass der Konsum z.B. in sozialpsychiatrischen Heimen unkontrolliert erlaubt wird, sondern dass dies mit jedem einzelnen Bewohner immer wieder neu ausgehandelt wird.

Drogenabhängige

Heroinsucht gilt als nahezu unheilbar, dabei leben 30 Prozent aller Patienten, die eine Langzeittherapie absolvieren, anschließend abstinent. Auch ohne eine solche Therapie gelingt es manchen, allein bzw. nach der Entgiftung konsequent drogenfrei zu leben. Die meisten aber sind auf das bereits beschriebene Hilfesystem angewiesen, in dem sich mittlerweile gesonderte Einrichtungen und Milieus herausgebildet haben. Vor allem Heroinabhängige leben in einer eigenen Subkultur abseits der Angebote der Gemeindepsychiatrie. Fast alle Drogenabhängigen, die über einen längeren Zeitraum konsumieren, sind polytoxikoman, d.h. sie nehmen unterschiedliche psychotrope Substanzen zu sich, z.B. Amphetamine, Schlaf- und Beruhigungsmittel, Cannabis und Alkohol. Während der Entzug von Heroin eher leichter verläuft als der von Alkohol, ist der Entzug bei Polytoxikomanie kompliziert, manchmal gefährlich. Es ist bekannt, dass die Beschaffung und Einnahme der notwendigen Substanzen die Betroffenen fast rund um die Uhr beschäftigt; Beschaffungskriminalität und Prostitution gehören zum Alltag. Das Risiko, sich mit HIV oder Hepatitis zu infizieren, ist enorm; in vielen Städten gibt es deshalb sogenannte Spritzenräume, in denen sterile Spritzen und eine sichere und saubere Umgebung angeboten werden. Notübernachtungen, medizinische Ambulanzen und Drogenberatungsstellen mit Programmen für den unverzüglichen Ausstieg („Therapie sofort") ergänzen das Spektrum.

Eine Besonderheit ist die Substitution, die seit ungefähr 1990 in Deutschland finanziert wird, nachdem das Thema in der Fachwelt jahrelang diskutiert worden war. Soll man Süchtigen tatsächlich auf Krankenschein einen Ersatzstoff geben und damit ihre Sucht verlängern? Erst die massive Zunahme der HIV-Infektionen bei Drogenabhängigen bewirkte ein Umdenken; inzwischen wird ungefähr die Hälfte aller Heroinabhängigen mit Methadon oder Subutex substituiert. Viele Arztpraxen haben sich auf die tägliche Vergabe von Methadon und die Behandlung der Drogenabhängigen spezialisiert; erst nach längerer Behandlung erhalten die Klienten manchmal mehrere Dosen und können so z.B. einige Tage verreisen. Die Einzelheiten der Methadonvergabe sind genau geregelt; vorgesehen ist auch die mehrjährige „Psychosoziale Betreuung" (PSB) durch Mitarbeiter von Drogenberatungsstellen, die im Rahmen des § 53 SGB XII als Eingliederungshilfe vom Sozialhilfeträger finanziert wird.

Die Heroinvergabe an Schwerstabhängige ist noch sehr umstritten; eine Studie zu einem Modellprogramm, das von 2001 bis 2007 in verschiedenen Städten durchgeführt wurde, erbrachte insgesamt ein besseres Ergebnis als die Substitution mit Methadon (www.heroinstudie.de). Noch mehr als die Vergabe eines Ersatzstoffes rührt aber die Vergabe der Droge selbst an ein gesellschaftliches Tabu; auch das Betäubungsmittelgesetz verhindert z. Zt. die Vergabe von Heroin auf Rezept. Überhaupt wird die Legalisierung von Drogen, d.h. deren kontrollierte Freigabe, immer wieder diskutiert – im benachbarten Ausland bisweilen pragmatischer als hierzulande. Befürworter der Freigabe erhoffen sich davon eine Druckentlastung für die Betroffenen, eine Verbesserung ihrer sozialen und gesundheitlichen Situation sowie eine Senkung des Risikos für Infektionskrankheiten. Bei einer kontrollierten Freigabe könnte auch ganz anders dem organisierten Verbrechen begegnet werden. Die Vorteile einer solchen Legalisierung sind gegenüber den möglichen Nachteilen abzuwägen. Gegner befürchten, mit einer kontrollierten Freigabe den Einstieg in den Drogenkonsum zu erleichtern.

Zum Weiterlesen

Kruse G, Körkel J, Schmalz U (2002) Alkoholabhängigkeit erkennen und behandeln. Bonn: Psychiatrie-Verlag.
Schwoon D (2004) Basiswissen: Umgang mit alkoholabhängigen Patienten. Bonn: Psychiatrie-Verlag.
Seiler J (2004) Blaupause. Ein Entzugsspektakel. Bonn: Psychiatrie-Verlag.

4.3 Wohnungslose psychisch Kranke

Besonders in Großstädten kann man Männer und Frauen sehen, die mit Tüten und Einkaufswagen und viel zu warm angezogen durch die Straßen wandern. Manchmal werden sie freundlich „Tütenpaula" genannt oder weniger freundlich als Penner, Stadtstreicher, Berber oder Obdachlose tituliert. Sie übernachten in Parks und in Einkaufspassagen oder akzeptieren in besonders kalten Nächten einen Schlafplatz der Kältehilfe. Manche fallen auf. Doch den meisten Menschen ist nicht anzusehen, dass sie häufig über Jahre hinweg in Obdachlosenheimen oder Notunterkünften untergebracht sind. Der korrekte Fachbegriff für diese Personengruppe ist „allein stehende Wohnungslose"; das zuständige Hilfesystem ist die Wohnungslosenhilfe, früher auch „Nichtsesshaftenhilfe" genannt.

Warum werden psychisch Kranke wohnungslos? Oder kann es sein, dass Menschen durch das harte Leben ohne Wohnung überhaupt erst psychisch krank werden? Macht Wohnungslosigkeit psychisch krank? Diese schwierige Frage nach der Verursachung, nach der Kausalität kann nicht eindeutig beantwortet werden; zu viele Faktoren greifen ineinander. Es gibt Studien, die einen Zusammenhang zwischen den Verhaltensauffälligkeiten bei einer psychischen Störung und dem darauf folgenden Wohnungsverlust aufzeigen. Im Rahmen einer Psychose oder einer Suchterkrankung kommt es vielleicht zu nächtlicher Ruhestörung und Kündigung, zur Trennung von der Partnerin, oder die Miete wird nicht mehr bezahlt. Andere fliehen regelrecht vor ihren vermeintlichen Verfolgern, vor Stimmen und wahnhaften Ängsten, und fühlen sich nur noch im Wald oder in der Fußgängerzone sicher. So wäre also die psychische Erkrankung der Auslöser der Wohnungslosigkeit. Auf der anderen Seite ist nachgewiesen worden, dass das Leben „auf der Straße" auch völlig gesunde Menschen schon nach wenigen Wochen körperlich und psychisch schwer krank machen kann. Viele Wohnungslose sagen, ihr Leben sei ohne Alkohol und Drogen gar nicht auszuhalten. So entsteht eine kaum mehr zu durchbrechende Spirale von psychischer Störung, Sucht und Wohnungslosigkeit. Hinzu kommt: Seit der Auflösung der Anstalten und Langzeitbereiche verlassen viele psychisch Kranke aus unterschiedlichsten Gründen psychiatrische Einrichtungen und sind dann wohnungslos. Jeder vierte wohnungslose psychisch Kranke – übrigens auch in den USA – war bereits Bewohner oder Patient einer psychiatrischen Institution. Wer erst einmal wohnungslos ist, hat es schwer, wieder einen Mietvertrag abzuschließen.

In diesem Bereich liegen keine exakten Zahlen vor; bereits der Status „wohnungslos" ist nicht genau zu definieren. Fast unmöglich ist es, die Zahl derjenigen zu erfassen, die notdürftig bei Kumpels oder „o.f.w. – ohne festen Wohnsitz" leben. Die Bundesarbeitsgemeinschaft Wohnungslosenhilfe (www.bag-wohnungslosenhilfe.de) schätzt, dass 2006 in Deutschland ca. 130 000 allein stehende Menschen nicht in einer Wohnung mit eigenem Mietvertrag lebten, sondern in Wohnheimen und Notunterkünften, z.B. Pensionen. Direkt auf der Straße leben vermutlich ca. 18 000 Menschen, davon ca. 20 % Frauen. Tendenziell werden diejenigen, die ohne festen Wohnsitz sind, immer jünger. „Nach den bisher vorliegenden Untersuchungen leiden ein bis zwei Drittel der Wohnungslosen in den Industrieländern an psychischen Störungen. Dabei überwiegen Suchterkrankungen, die Prävalenz von schizophrenen Psychosen ist zwischen 5 % und 15 % recht hoch" (Eikelmann u. Zacharias 2004). Persönlichkeitsstörungen, hirnorganische Störungen und Doppeldiagnosen (meist Sucht und Psychosen) kommen hinzu. Auch wohnungslose Frauen sind zu einem hohen Prozentsatz psychisch krank; Störungen durch Alkohol und Drogen sind aber vermutlich seltener als bei Männern.

Alleinstehende Wohnungslose, Straßenkinder, Treber und Drogenabhängige werden von Streetworkern kontaktiert und nutzen offene Beratungsstellen, Wärmestuben, Suppenküchen und Notübernachtungseinrichtungen. In manchen Regionen steht auch medizinische Hilfe ohne Krankenkassen-Chipkarte in speziellen Ambulanzen zur Verfügung. Alle diese Angebote sind niedrigschwellig, können also entweder ganz spontan oder zumindest ohne große Formalitäten und Wartezeiten in Anspruch genommen werden. Dazu kommen Pensionen und Wohnheime, deren Kosten im Rahmen der Hilfe zum Lebensunterhalt auf Antrag vom JobCenter oder dem Sozialamt übernommen werden. Zusätzlich gibt es betreute Kriseneinrichtungen, Übergangshäuser und Wohnangebote, deren Betreuungskosten für einen begrenzten Zeitraum über den § 67 SGB XII als „Hilfe zur Überwindung sozialer Notlagen" finanziert werden. Es handelt sich also um ein ganzes Netz von Hilfen, das vor allem aufgebaut wurde, um die existenziellen Grundbedürfnisse wohnungsloser Menschen zu sichern. Parallel zu dem beschriebenen System der Sozialen Psychiatrie existieren Angebote der Jugendhilfe für Kinder, Jugendliche und Heranwachsende.

Wohin gehören nun die Menschen, die sowohl psychisch krank als auch wohnungslos sind? Welches der Hilfesysteme ist für sie zuständig – die Wohnungslosenhilfe oder die Psychiatrie? Auf den ersten Blick erscheint es logisch, dass das hochspezialisierte System der Psychiatrie und Suchtkrankenhilfe sich auch um diese Patientengruppe kümmert, dies ist gesetzlich auch so verankert. Eingliederungshilfe und Jugendhilfe haben Vorrang vor der Wohnungslosenhilfe. Doch bei genauerer Betrachtung wird deutlich, dass verschiedene Barrieren dies verhindern. Viele Klienten lehnen aus den unterschiedlichsten Gründen jede psychiatrische Hilfe ab: Sie fühlen sich nicht krank, schon gar nicht „verrückt". Sie wollen nicht therapiert und schon gar nicht gegängelt oder erzogen werden. Manche Angebote der Gemeindepsychiatrie sind für sie schwer zugänglich; man benötigt ärztliche Gutachten, muss Vorgespräche führen und sich am Ausfüllen des Hilfeplans beteiligen, um in einer Hilfeplankonferenz vorgestellt werden zu können. Compliance, Krankheitseinsicht, zuverlässige Mitarbeit sind Voraussetzung. Wird dann tatsächlich eine Maßnahme der Eingliederungshilfe vermittelt, z. B. in einer therapeutischen Wohngemeinschaft, so führen die zahlreichen Regeln häufig schon bald zu Konflikten und zum Abbruch. Wohnungslose psychisch Kranke bevorzugen deshalb die Angebote der Wohnungslosenhilfe. Hier finden sie Schutz und Kontakt sowie einen Schlafplatz; es gibt etwas zu essen, eine Dusche und eine Kleiderkammer. Die wenigen Regeln sind klar und eindeutig; man wird nicht therapiert oder bevormundet, sondern in Ruhe gelassen oder schlimmstenfalls rausgeworfen.

Wohnungslosenhilfe und Psychiatrie kooperieren leider kaum miteinander. Es besteht im Gegenteil eine erhebliche Konkurrenz um die knapper werdenden Budgets. So werden die Klienten oft zwischen den unterschiedlichen Ämtern und Einrichtungen hin- und hergeschickt, denn für beide Hilfesysteme sind sie nicht attraktiv. Doch es gibt einige Ausnahmen: Erwähnt sei insbesondere das Modell des „Hotel plus", das in Köln entwickelt wurde und inzwischen auch in anderen Städten erfolgreich umgesetzt wird (Schmalz 2002). Es handelt sich um einfache Hotels, wie sie für die Unterbringung alleinstehender Wohnungsloser von allen Gemeinden genutzt werden. Im „Hotel plus" gibt es allerdings eine unauffällige Präsenz psychiatrischer Fachkräfte, die im Büro ansprechbar sind, die Bewohner aber nicht offensiv betreuen. Über geduldige Kontakte entstehen Beziehungen auch zu den schwerer gestörten Klienten; Pflegekräfte und Sozialarbeiter agieren als unaufdringliche Servicekräfte, die im Notfall wissen, was zu tun ist. Überraschenderweise wird das Hotel plus über den § 67 SGB XII finanziert, also genau jenen Paragraphen, der für die Wohnungslosenhilfe vorgesehen ist (Drgala 2008).

Ebenfalls über diesen § 67 SGB XII wird das Berliner Weglaufhaus „Villa Stöckle" finanziert; hier können Menschen Unterkunft und Betreuung erhalten, die sich ausdrücklich nicht als psychisch krank definieren und das psychiatrische Versorgungssystem – insbesondere die Behandlung mit Neuroleptika – für sich ablehnen. Das Weglaufhaus ist also ein antipsychiatrisches Projekt, finanziert als Leistung der Wohnungslosenhilfe.

Noch ist der tiefe Graben zwischen den beiden Hilfesystemen nicht überbrückt; noch immer fallen Klienten zwischen die Zuständigkeiten und gehen verloren. Noch immer scheitern Klienten und Sozialarbeiter bereits bei der Suche nach einem zuständigen Kostenträger oder einer regional zuständigen Hilfeplankonferenz. Doch die Soziale Psychiatrie entwickelt sich weiter, und die in diesem Buch beschriebenen aktuellen Ansätze lassen hoffen: Nicht die psychisch Kranken müssen sich anpassen, sondern die gemeindepsychiatrische Unterstützung muss flexibler werden. Die Übernahme regionaler Zuständigkeit muss auch für wohnungslose psychisch Kranke verbindlich geklärt werden. Sie dürfen auf keinen Fall in Einrichtungen weit außerhalb abgeschoben werden. Die Hilfeplankonferenz der Gemeindepsychiatrie ist auch für diesen Personenkreis zuständig. Der personenbezogene Ansatz berücksichtigt die individuellen Bedürfnisse des Klienten; er ermöglicht die Suche nach passenden Nischen und die Kombination von Hilfen, z. B. Betreutes Wohnen, Soziotherapie oder ambulante psychiatrische Pflege in der Notunterkunft oder notfalls „auf der Straße".

Zum Weiterlesen

Drgala J (2008) Die Wirkungslosigkeit des Hilfesystems für Personen mit besonderen sozialen Schwierigkeiten. Münster: Lit-Verlag.

Eichenbrenner I (2002) Lebensraum Straße. Sich aufhalten – ohne festen Wohnsitz. In: Bock T, Weigand H (Hrsg.) Hand-werks-buch Psychiatrie. Bonn: Psychiatrie-Verlag, S. 120–135.

Kempker K (Hrsg.) (1998) Flucht in die Wirklichkeit. Das Berliner Weglaufhaus. Berlin: Antipsychiatrieverlag.

Nouvertné K, Wessel T, Zechert C (2002) Obdachlos und psychisch krank. Bonn: Psychiatrie-Verlag.

4.4 Psychisch kranke Straftäter

Psychisch kranke Straftäter geraten immer dann in den Fokus der öffentlichen Wahrnehmung, wenn schizophren erkrankte, persönlichkeitsgestörte, suchtabhängige oder intelligenzgeminderte Menschen Straftaten begehen, vom Gericht als „schuldunfähig" oder „vermindert schuldfähig" eingestuft und daher nicht zu einer Haftstrafe in einer Justizvollzugsanstalt, sondern zur psychiatrischen Behandlung in eine Klinik des Maßregelvollzugs (KMV) eingewiesen werden. Besonders dramatisch wird es, wenn es sich um Rückfalldelikte psychisch kranker Täter handelt. In solchen Fällen stehen die Kliniken des Maßregelvollzugs selbst im Fadenkreuz der Kritik. Jede Form von Therapie, jede Lockerung oder gar Entlassung löst Entsetzen und die Forderung nach lebenslangem „Wegsperren" aus. Aber sobald psychisch kranke Straftäter hinter den Mauern der Kliniken verschwunden sind und dort behandelt werden, ist das Interesse an dieser Patientengruppe gering.

In diesem Buch ist an verschiedenen Stellen vom Maßregelvollzug (MRV) die Rede, synonym werden die Fachbegriffe „Forensik" bzw. „forensische Psychiatrie" verwendet. In Kapitel 3.4 werden die rechtlichen Grundlagen des Maßregelvollzugs erläutert und in Kapitel 8.6 die Strukturen der betreffenden Kliniken geschildert. Erwähnt sei hier noch einmal, dass die Aufgabe des Maßregelvollzugs nicht primär darin besteht, Freiheitsstrafen zu vollstrecken, sondern Patienten therapeutisch so zu behandeln, dass sie in die Gesellschaft gemäß ihren Fähigkeiten und Ressourcen integriert werden und dort ein straffreies Leben führen können. Das Behandlungsziel ist also auch bei diesen Patienten die Bewältigung der Krankheit und die Vorbereitung auf eine psychiatrische Nachsorge in ambulanten bzw. komplementären Einrichtungen. Nicht in allen Fällen kann und wird dieses Ziel erreicht. Manche Patienten werden (zum Schutz der Bevölkerung) den MRV nicht wieder verlassen, weil der Behandlungsverlauf nicht die Gewähr bietet, sie als geheilt und als nicht mehr gefährlich ansehen zu können. Dennoch bleiben alle therapeutischen Anstrengungen in der Forensik darauf ausgerichtet, die psychischen Störungen der Straftäter fachlich so gut wie möglich zu behandeln, um eine Heilung oder Besserung überhaupt zu ermöglichen.

Es fällt auf, dass die meisten Patienten im Alter zwischen 20 und 30 Jahren in die Kliniken des Maßregelvollzugs eingewiesen werden, in einer Zeit, wo eigentlich die Ausbildung und berufliche Positionierung, die Entwicklung selbstständiger und partnerschaftlicher Lebensformen bzw. die Entfaltung freundschaftlicher und intimer Beziehungen im Vordergrund steht. Durch die Unterbringung im MRV werden gerade diese Aspekte und Entwicklungsmöglichkeiten deutlich eingeschränkt, was im psychotherapeutischen und soziotherapeutischen Rahmen nicht immer aufgefangen werden kann. Der Anteil der Männer liegt in der Forensik bei ca. 95 %. Bei den ca. 5 % psychisch kranken Straftäterinnen sind es vor allem Tötungsdelikte, die zur Einweisung geführt haben Häufig spielen Gewalt- und des Missbrauchserfahrungen eine Rolle, die entweder in gegenwärtigen Beziehungen erlebt oder in früheren Lebensphasen durchlitten und nun aktualisiert wurden. In der Öffentlichkeit herrscht der Eindruck vor, männliche psychisch kranke Straftäter würden hauptsächlich oder gar ausschließlich aufgrund von Sexualstraftaten in den MRV eingewiesen werden. Doch neben Sexualdelikten sind es meist in etwa gleicher Zahl Eigentumsdelikte, Brandstiftung und Körperverletzung/Tötung, die zur Einweisung führen.

Die Mehrzahl der Patienten in der Forensik weist psychotische Störungen auf, gefolgt von Persönlichkeitsstörungen; Patienten mit hirnorganischen Störungen bzw. mit Intelligenzminderungen sind eine weitere Gruppe, für die an manchen Standorten eigenständige forensische Kliniken konzipiert wurden. Zusätzlich beeinträchtig sind psychisch kranke Straftäter oft durch frühe Erfahrung von Vernachlässigung und Gewalt, durch ungünstige Sozialisations- und Lebensbedingungen sowie durch Doppelerkrankungen (Komorbidität): Zur psychotischen bzw. zur Persönlichkeits- oder hirnorganischen Störung kommt oft noch eine Abhängigkeitsproblematik, was die soziale Reintegration und den therapeutischen Zugang zusätzlich erschwert.

Unter den psychotischen bzw. schizophrenen Störungen sind paranoid-halluzinatorische Psychosen am häufigsten. Viele der Betroffenen sind zuvor schon mehrfach in der Allgemeinpsychiatrie behandelt worden, haben den Kontakt zu gemeindepsychiatrischen Einrichtungen, Arztpraxen oder Klinikambulanzen jedoch verloren bzw. abgebrochen und sind sozial nur sehr wenig vernetzt. Der Substanzmissbrauch spielt auch bei Begehung der Straftat eine Rolle. Da sie sich trotz ihrer Erkrankung nicht mehr in psychiatrischer oder psychotherapeutischer Behandlung befinden, sind diese Menschen ihrem angstauslösenden Erleben und Verhalten, ihren Wahnideen und ihrem Mangel an Steuerungs- bzw. Regulationsmöglichkeiten im zwischenmenschlichen Kontakt ausgeliefert. Dies führt zu irrationalen Handlungen, bei denen die Gewalttätigkeit oft zum Ventil für unerträgliche Spannungszustände wird. Besonders tragisch ist es, wenn es vor diesem Hintergrund zu Körperverletzungen und Tötungsdelikten – gerade im familiären oder sozialen Umfeld – kommt. Sexualstraftaten sind für diese Gruppe der psychosekranken Patienten eher untypisch (Jokusch 2002).

Ein weiteres sehr häufiges psychiatrisches Krankheitsbild im Maßregelvollzug sind Persönlichkeitsstörungen, also Fehlentwicklungen im Denken und Verhalten, die sich in der Regel schon in früher Kindheit und Jugend herausgebildet haben (vgl. Kap. 7.6). Unter ihnen ist die dissoziale Persönlichkeitsstörung wiederum die häufigste: Patienten mit dieser Diagnose zeigen keine Wahnvorstellungen oder andere Anzeichen irrationalen Denkens – im Gegenteil, sie wirken oft sehr klar und gelassen, ruhig und wortgewandt. Vorherrschend sind die Missachtung von sozialen Normen, ein Mangel an tiefen und dauerhaften Emotionen sowie das Fehlen jeglicher Einsicht in die antisoziale Dimension ihrer Handlungen. Unter Alkoholeinfluss treten rasche Stimmungswechsel auf, es kommt zu verbaler und körperlicher Aggression sowie zu kriminellen Handlungen. Nicht ganz identische Verhaltensweisen zeigen Straftäter mit einer Borderline-Störung bzw. einer emotional instabilen Persönlichkeit: Sie können kaum vorausschauend planen und kalkulieren deshalb die Folgen ihres Handelns kaum. Bei ihnen kommt es häufig zu impulsiven Handlungen und „Explosionen". Ihre Fähigkeit zur Selbststeuerung ist eingeschränkt. Straftäter mit einer paranoiden Persönlichkeitsstörung fallen durch eine hohe Kränkbarkeit, durch Gefühle der dauernden Zurückweisung und durch ein besonderes Misstrauen auf, das die Herstellung eines konstruktiven therapeutischen Arbeitsbündnisses besonders schwierig macht.

Besondere Anforderungen an die psychiatrische Behandlung im Maßregelvollzug stellt die Gruppe der psychisch kranken Straftäter mit Intelligenzminderung. Ihre Persönlichkeitsentwicklung ist oft durch Versagenserlebnisse in der Schule, der Familie und der Nachbarschaft und gegenüber Gleichaltrigen gekennzeichnet, ihr Selbstbild ist durch eine Außenseiterrolle geprägt. Durch ihre Lernbehinderung oder Teilleistungsstörung tritt schnell ein Gefühl der Überforderung auf, was zu affektiven Durchbrüchen und zu Straftaten, die aus einer gewissen Frustrationsspannung heraus begangen werden, führen kann. Doch gerade diese Patienten profitieren nur wenig von einer langen stationären Unterbringung. Als sinnvoller erweist sich eine – zweifellos gut vorbereitete – Entlassung in eine sozialtherapeutische Einrichtung, wo sie individueller gestützt und begleitet werden können. Ähnliches gilt für einige Patienten mit psychotischen Erkrankungen. Gut geschulte und erfahrene Mitarbeiter kennen nach einer Weile die Momente, in denen bei diesen Patienten impulsive Reaktionen bzw. eine erhöhte psychotische Symptomatik auftreten. In solchen Fällen kann eine Kombination aus unterschiedlichen psychiatrischen Therapieformen (pharmakologisch, psychotherapeutisch und soziotherapeutisch) kurzfristig entlasten und mittelfristig eine Basis für eine Stabilisierung und ein guten therapeutischen Verlauf bis hin zur Entlassung bieten.

Wenn nach erfolgreicher Therapie die psychische Störung so weit geheilt oder gebessert ist, dass nach mehrfacher gewissenhafter Begutachtung keine erneute Straftat zu erwarten ist, bedarf es einer fachlich kompetenten Wiedereingliederung. In dieser nachstationären Phase besteht vielerorts jedoch ein Mangel an therapeutischer und sozialer Unterstützung, was ein Risiko für die weitere Gesundung darstellt. Leicht ist es nicht, die besonderen Aufgaben in diesem Feld zu meistern, und leicht ist es auch nicht, geeignete Plätze und kompetente Einrichtungen zu finden. Skepsis und Ablehnung sind oft groß, sogar in der Sozialen Psychiatrie, wenn es um die Aufnahme forensisch „vorbelasteter" Patienten geht. Die Mitarbeiter der Rehabilitationseinrichtungen, des Betreuten Wohnens und der Arbeitsangebote fühlen sich nicht ausreichend darin geschult, den Erwartungen und Qualitätsstandards der Forensik zu entsprechen. Oder es fehlt der Gemeindepsychiatrie überhaupt an verlässlichen Verbindungen zu den Kliniken des Maßregelvollzugs. Häufig haben die Träger der Einrichtungen die Aufnahme psychisch kranker Straftäter auch schon im Vorfeld ausgeschlossen, um die Nachbarschaft zu beruhigen und ihre Klienten keinen Vorurteilen und Vorverurteilungen auszusetzen.

Dabei sollte es die Überzeugung aller sein, dass die Betreuung und Behandlung von entlassenen Patienten des Maßregelvollzugs ein wichtiger Teil des Aufgabenspektrums der Sozialen Psychiatrie ist. Dazu braucht es institutionsübergreifende Rehabilitationsteams, Helferkonferenzen und auch rasche Interventionsmöglichkeiten bei aufziehenden Krisen. Gerät ein ehemals in der Forensik untergebrachter Klient in eine erneute Krise, so stellt das kein Versagen der sozialpsychiatrischen Begleitung dar; die Psyche eines jeden Menschen kann, auch wenn therapeutisch viel gearbeitet und bearbeitet wurde, immer wieder aus der Balance geraten. Entscheidend ist es dann, die Verhinderung weiterer Straftaten im Blick zu haben und als vordringlichen Auftrag zu begreifen. Ist hier Sicherheit hergestellt, dann muss bei entlassenen psychisch kranken Straftätern die dauerhafte Verbesserung ihrer seelischen Balance und die Arbeit an individuellen und sozialen Ressourcen im Vordergrund stehen. Nur so kann eine Neuorientierung und eine zufriedenstellende Lebensgestaltung eingeleitet werden, die dann wiederum mehr Sicherheit bedeutet.

Zum Weiterlesen

Rasch W, Konrad N (2004) Forensische Psychiatrie. 3. Aufl. Stuttgart: Kohlhammer.
Saimeh N (Hrsg.) (2006) Gesellschaft mit beschränkter Haftung. Maßregelvollzug als soziale Verpflichtung. Bonn: Psychiatrie-Verlag.
Steinböck H, Berger H (Hrsg.) (2003) Ist die Psychiatrie der richtige Ort? Zum Verhältnis von forensischer und sozialer Psychiatrie. Freiburg i. Br.: Lambertus.

4.5 Kinder und Jugendliche mit psychischen Auffälligkeiten

Wer das Thema „Kinder und Jugendliche mit psychischen Störungen oder Auffälligkeiten" anschneidet, muss mit kritischen Stimmen aus den unterschiedlichsten Lagern rechnen. Der erste Einwand bezieht sich meist auf die Frage, ob denn das auffällige Verhalten eines Kindes oder eines Jugendlichen wirklich als Ausdruck einer psychiatrischen Erkrankung oder eher als Folge einer besonderen Familienkonstellation oder Lebenskrise angesehen werden muss. Das führt zu dem Gedanken, ob psychiatrische/psychotherapeutische Maßnahmen in diesem Alter wirklich notwendig und angebracht sind; vielleicht sollte das Kind bzw. der Jugendliche eher pädagogisch unterstützt werden? Diese Überlegungen leiten über zu der Idee, stärker der Jugendhilfe die Aufgabe der angemessenen Begleitung von Kindern mit problematischem Verhalten zuzuweisen, um das betroffene Kind/den Jugendlichen und seine Angehörigen vor einer Psychiatrisierung und einer damit einhergehenden Stigmatisierung zu schützen. Ganz unvorstellbar erscheint es, ein Kind in eine psychiatrische Klinik einzuweisen und es dort – womöglich noch gegen dessen Willen – zu behandeln.

Historisch gesehen mag solche Skepsis begründet und nachvollziehbar sein; schließlich hat es in der Geschichte der Psychiatrie – besonders im letzten Jahrhundert – eine sehr hohe Zahl an Kindern und Jugendlichen gegeben, die im Kontext der jeweiligen sozialen Ordnung als auffällig und behandlungsbedürftig galten und dann für Monate, Jahre oder Jahrzehnte hinter den Mauern alter Fürsorge-, Besserungs- oder Psychiatrieanstalten verschwanden. Heute haben wir es hingegen mit einem differenzierten Angebot an ambulanten, teilstationären und stationären Hilfen der Jugendhilfe einerseits sowie der Kinder- und Jugendpsychiatrie andererseits zu tun, die den Kindern und ihren Familien gerecht zu werden versuchen. Durch die zunehmende Zahl der Facharztpraxen hat sich die auch ambulante kinder- und jugendpsychiatrische Versorgung in den letzten 20 Jahren erheblich verbessert. Viele dieser Praxen arbeiten auf der Grundlage der sogenannten sozialpsychiatrischen Zusatzvereinbarung, d. h. die fachärztliche Kompetenz wird ergänzt durch die Mitarbeit von Psychologen und Heilpädagoginnen, Erzieherinnen und Sozialarbeitern, die das Spektrum der Diagnostik, Beratung, Therapie und Begleitung deutlich erweitern. Noch größer und multiprofessioneller aufgestellt sind die Sozialpädiatrischen Zentren: Hier arbeiten neben den oben genannten Berufsgruppen auch Ergotherapeutinnen, Logopädinnen und andere Fachkräfte. Mitunter sind diese Zentren den Kinderkliniken angeschlossen, bisweilen bestehen sie aber auch als selbstständige Einheiten bzw. als Gemeinschaftspraxen mit erweitertem diagnostischem und therapeutischem Angebot.

Welche Kinder und Jugendliche werden in den Praxen, Zentren oder Kliniken der kinder- und jugendpsychiatrischen Versorgung vorgestellt? Welche Auffälligkeiten bzw. Störungen sind es, die den Weg in diese Einrichtungen notwendig und sinnvoll erscheinen lassen? Das Spektrum reicht von den sogenannten Schrei-Babys, Fütterstörungen in frühester Kindheit, psychischen Störungen aufgrund hirnorganischer Befunde, geht über zu den hyperkinetischen Störungen, den Tics und Stereotypien, und weiter zu den Sprachstörungen, den umschriebenen Entwicklungsstörungen bzw. Teilleistungsstörungen, wie sie in der Schulzeit auftreten. Im Grundschulalter sind Angststörungen (Trennungsangst, Schulangst, Phobie oder generalisierte Angststörung) und Störungen der Aufmerksamkeit (mit und ohne Hyperaktivität) häufig zu beobachten, auch Zwangsstörungen oder autistische Störungen kommen vor. In der frühen Pubertät fallen Jugendliche mitunter durch affektive Störungen in Form von Depressionen, suizidalen oder selbstverletzenden Handlungen auf. Störungen der Impulskontrolle und des Sozialverhalten mit hoher Gewaltbereitschaft und Schulverweigerung nicht selten. Alkohol- und Drogenabhängigkeit sowie Essstörungen sind im Übergang zum Erwachsenenalter die häufigsten Auffälligkeiten, die zum Kontakt mit der Kinder- und Jugendpsychiatrie führen. Auch vielfältige somatoforme, dissoziative, wahnhafte und psychotische Entgleisungen, nicht selten als Folge von Misshandlung, Vernachlässigung und sexuellem Missbrauch, bilden den Hintergrund für eine kinder- und jugendpsychiatrische Behandlung.

Diese grobe Übersicht mag einen ersten Eindruck davon vermitteln, dass psychische Auffälligkeiten im Kindes- und Jugendalter keine marginale, zu vernachlässigende Randerscheinung sind. Auch wird deutlich, dass eine rein pädagogische Begleitung oft nicht ausreicht, der tiefgehenden Problematik des Kindes, des Jugendlichen und seiner Familie bzw. seiner sozialen Umwelt gerecht zu werden. Dennoch geht es auch in der Kinder- und Jugendpsychiatrie darum, nicht nur symptomorientiert zu arbeiten, sondern auch die Fähigkeiten des Kindes, die Selbsthilfekräfte des Jugendlichen und die Ressourcen der Familie in ihrem sozialen Kontext zu stärken. Um im Einzelfall zu einem genaueren Bild zu gelangen, ist die kinder- und jugendpsychiatrische Diagnostik heute als multiaxiale Klassifikation angelegt und umfasst:

- Klinisch-psychiatrisches Syndrom
- Umschriebene Entwicklungsstörung
- Intelligenzniveau
- Aktuelle körperliche Symptomatik
- Aktuelle psychosoziale Bedingungen im Umfeld
- Beurteilung der psychosozialen Einbindung.

Das Erstgespräch und die kinderpsychiatrische Untersuchung sind ärztliche Aufgaben, wobei in manchen Praxen, Ambulanzen und Kliniken psychologische und pädagogische Fachkräfte die Einstiegsphase begleiten. Es werden Informationen über die Situation des Kindes oder der Familie gesammelt und den betroffenen Kinder und Jugendlichen sowie den Eltern oder anderen engen Bezugspersonen folgende Fragen gestellt: Welche Art von Problem liegt vor? Wie viel Belastung oder Beeinträchtigung ruft das Problem hervor? Welche Faktoren haben das Problem ausgelöst oder unterhalten? Mit welchen Ressourcen kann man an einer Problemlösung arbeiten? Welche Vorstellungen, Meinungen und Erwartungen bringt die Familie mit?

Ob das Kind und seine Eltern zunächst getrennt befragt werden, um die notwendigen Informationen zu erhalten, muss im Einzelfall geprüft werden. Oft macht es Sinn, denn dann können die Kinder und Jugendlichen Sachverhalte mitteilen, die sie in Gegenwart der Eltern vielleicht nicht äußern würden. Die Eltern wiederum können über Fakten aus der Familienvorgeschichte informieren, die sie vor dem Kind nicht unbedingt ausbreiten wollen. Bisweilen ist solch ein Vorgehen jedoch angstbesetzt, weil die Phantasie entsteht, hinter dem Rücken würde ein negatives Bild der Beteiligten gezeichnet. Damit eine gemeinsame Problemdefinition gelingt, bedarf es also der gemeinsamen Erörterung. Sie erlaubt auch die Beobachtung des Dialogs zwischen den Beteiligten, informiert das Kind über das, was die Eltern vorbringen und zeigt den Eltern, wie das Team den Kontakt mit dem Kind gestaltet.

Dabei sollte man nicht vergessen, dass Kinder, Jugendliche und ihre Eltern, die mit den ambulanten oder stationären Einrichtungen der Kinder- und Jugendpsychiatrie in Kontakt treten, meist schon viele sorgenvolle Momente und viele Schritte der Beratung hinter sich haben. Es kostet sie große Überwindung, psychiatrische Hilfe in Anspruch zu nehmen. Das gilt für Erzieherinnen, Sozialpädagogen und Lehrerinnen ebenso, die den Kontakt zur Psychiatrie vielleicht als Scheitern ihrer pädagogischen Bemühungen empfinden oder Angst und Bedenken vor der Stigmatisierung des Kindes haben. Eine Einweisung zur stationären Aufnahme sollte also nur erfolgen, wenn sie unbedingt notwendig erscheint, weil alle vorherigen Interventionen, beratende und ambulante therapeutische Maßnahmen nicht ausreichen. In einigen Fällen kann es schließlich hilfreich sein, eine Problematik möglichst rasch stationär zu betrachten, zu einer gesicherten Diagnose zu kommen, also Form und Hintergrund der Störung zu verstehen und ein entsprechendes Therapiekonzept zu entwickeln. So kann es z. B. bei Einnässen (Enuresis) oder Einkoten (Enkopresis) angezeigt sein, das Kind im stationären Kontext zu erleben und so gezielt zu ermitteln, in welchen Spannungszuständen sich dieses Symptom vor allem zeigt.

Kinder und Jugendliche haben häufig Schwierigkeiten, Symptome ungefragt mitzuteilen. Bei der jugendpsychiatrischen Exploration sollten daher die folgenden Bereiche direkt erfragt bzw. geklärt werden:

- Körperliche Beschwerden und Schlafstörungen
- Anorektisches/bulimisches Verhalten und Zyklusstörungen
- Trennungsängste und Zwänge
- Depressionen und suizidales Verhalten
- Kontaktstörungen/soziale Phobien
- Wutausbrüche und aggressive Handlungen
- Disziplinschwierigkeiten und unregelmäßiger Schulbesuch
- Impulskontrollstörungen und dissoziale Symptome
- Drogen-, Alkohol- und Medikamentenmissbrauch.

Je nach Befragungsergebnis und Befund wird die Diagnostik in bestimmte Richtungen erweitert:

- Auf neurophysiologische Verfahren, vor allem das Hirnstrombild (EEG) bei Verdacht auf zerebrale Reifungsrückstände oder neurologische Erkrankungen
- Auf laborchemische Verfahren, wenn körperliche Symptome wahrscheinlich sind oder ausgeschlossen werden müssen
- Auf leistungsdiagnostische und ggf. neuropsychologische Verfahren bei Verdacht auf Überforderung oder Teilleistungsschwächen
- Auf familiendiagnostisches Vorgehen bei Verdacht auf zentrale Beziehungsprobleme
- Auf projektiv-diagnostische Verfahren zur Erfassung von Wahrnehmungsstil und zentralen Themen, Konflikten und Einstellungen.

Um ein fundiertes Bild von der Art der Störung, der spezifischen Symptomatik, der lebensgeschichtlichen Themen und aktuellen Belastungen zu erhalten, werden heute oft standardisierte Interview-Manuale und spezifische Diagnostiken verwendet, etwa das Mannheimer Elterninterview, die Child-Behaviour-Check-List nach Achenbach oder das Disyps, ein Diagnose-System für psychische Störungen im Kindes- und Jugendalter.

Zum Weiterlesen

Blanz B, Remschmidt H, Schmidt M, Warnke A (2006) Psychische Störungen im Kindes- und Jugendalter. Ein entwicklungspathologisches Lehrbuch. Stuttgart, New York: Schattauer.
Fegert JM (2004) Sozialpsychiatrie. In: Eggers C, Fegert JM, Resch F (Hrsg.) Psychiatrie und Psychotherapie des Kindes- und Jugendalters. Berlin, Heidelberg: Springer.

4.6 Psychisch kranke Eltern und ihre Kinder

In Deutschland leben bis zu 500 000 Kinder und Jugendliche mit (mindestens) einem psychisch erkrankten Elternteil zusammen (Schone u. Wagenblass 2006). Lange Zeit wurde diesem Thema jedoch kaum Aufmerksamkeit geschenkt. Erst in den letzten Jahren ist deutlich geworden, dass nicht nur erwachsene Angehörige psychisch Kranker in die Behandlung und Rehabilitation einzubeziehen sind, sondern auch die Situation der Kinder sehr genau beachtet werden muss. Der Dachverband psychosozialer Hilfsvereinigungen, die Deutsche Gesellschaft für Soziale Psychiatrie, das Institut für Soziale Arbeit in Münster sowie einige Fachhochschulen (z. B. Paderborn) und Universitäten (z. B. Marburg) haben durch Tagungen und Forschungsarbeiten auf die besondere Lage der Kinder psychisch erkrankter Eltern aufmerksam gemacht.

Allerdings sind mit dem Thema unterschiedliche Erkenntnisinteressen verknüpft. So lässt sich fragen,

- wie diese Kinder (aus psychotherapeutischer Sicht) ihre Erlebnisse und Erfahrungen integrieren, verarbeiten oder abwehren, welche seelischen Prozesse dabei wirksam sind – und welche Maßnahmen der therapeutischen Begleitung sinnvoll sein könnten;
- auf welche Ressourcen diese Kinder (aus Sicht der Heilpädagogik und der sozialen Arbeit) zurückgreifen können, um sich gegen die vielfältigen Belastungen zu schützen – und welche Formen der Stärkung und Begleitung sinnvoll sein könnten;
- wann eine Gefährdung des Kindeswohls (aus juristischer Sicht) und eine Situation der Vernachlässigung aufgrund der Folgen der psychischen Erkrankung des Elternteils vorliegt – und welche richterlichen Maßnahmen dann notwendig sein könnten;
- ob es sich bei den Kindern psychisch kranker Eltern (aus medizinischer Sicht) um eine Risikogruppe handelt, ob diese Kinder also gefährdet sind, selbst einmal psychisch zu erkranken – und welche Maßnahmen der Prävention heute sinnvoll sein könnten.

All das sind legitime, aber eben doch sehr unterschiedliche Blickwinkel. Sie stellen die Soziale Psychiatrie vor die Aufgabe, die einzelnen Berufsgruppen und Disziplinen zusammen zu führen und integrative Formen der Begleitung und Unterstützung zu konzipieren. Dabei ist es wichtig, berufsgruppen- und institutionsübergreifend zu denken und zu handeln, um die Situation und die Bedürfnislage zu klären. Und fast immer lässt sich feststellen, dass Kinder, die mit einem psychisch erkrankten Elternteil aufwachsen, in vielfältiger Weise Belastungen ausgesetzt sind: Sie nehmen oft schon sehr früh die Veränderungen im Verhalten der Mutter bzw. des Vaters wahr:

> „Als ich elf Jahre alt war, war meine Kindheit zu Ende. Damals wurde meine Mutter zum ersten Mal krank. Wir waren mit dem Auto unterwegs zu meinen Großeltern, als sie mich während der Fahrt fragte, ob ich auch merken würde, dass uns ein Auto schon seit

längerer Zeit folgen würde. Zu diesem Zeitpunkt ahnte ich noch nichts von dem, was bald kommen würde. Ich wusste ja gar nicht, dass es so etwas wie Verfolgungswahn überhaupt gibt. Ein paar Tage später begann sie, mir seltsame Fragen zu stellen, zum Beispiel, wie meine Klassenkameradin, die in der Schule neben mir saß, mit Nachnamen heiße. Sie schrieb den Namen auf und verschlüsselte ihn mit irgendwelchen Zahlen und Zeichen und führte unverständliche Berechnungen durch" (Knuf 2000, S. 34 f.).

Was den betroffenen Kindern fehlt, sind Erklärungen für das veränderte Verhalten des Elternteils. So bleiben die verstörenden Erlebnisse eingekapselt und können nur schwer gedeutet werden. Auch vergehen zwischen der Wahrnehmung der ersten Symptome (die Krankheit bekommt ein Gesicht) und einer ersten psychiatrischen Diagnose (die Krankheit bekommt einen Namen) vielleicht Monate oder Jahre. Bis der erkrankte Elternteil sich in Behandlung begibt, haben die Kinder oft schon vielfältige und andauernde psychische und soziale Belastungen (er-)tragen müssen. Dazu zählen eheliche Konflikte und familiäre Disharmonien, Äußerungen hinsichtlich Trennung und Scheidung, Arbeitsplatzverluste und finanzielle Einschränkungen sowie Überforderungen im familiären Alltag, im Haushalt, in der Verantwortung gegenüber Geschwistern und den eigenen schulischen Verpflichtungen.

So prägt die Sorge um die Eltern (und zwar sowohl um den erkrankten als auch um den nicht-erkrankten Elternteil) den Alltag der Kinder. Eigene Bedürfnisse werden vernachlässigt, auf altersgemäße Beschäftigungen, Spiele, Besuche von und bei Freunden wird verzichtet, um die Familie halbwegs zu schützen. Oft wirken die Kinder in ihrem Auftreten und in ihren Äußerungen ernst und vernünftig, weil sie sehr früh eine besondere Beobachtungsgabe für Stimmungen und Stimmungsschwankungen entwickeln mussten. Manche ältere Kinder ziehen sogar ein Gefühl der Stärke und Kompetenz aus dieser Situation – mit der Gefahr, sich auch später nur dann anerkannt zu fühlen, wenn und solange sie für jemanden anderen da sein können.

In den meisten Fällen aber bestimmen Ängste und Gefühle der Verwirrung das Erleben der Kinder. Sie können das veränderte Verhalten nicht einordnen und neigen zu Schuldgefühlen, weil sie glauben, die Probleme zumindest mit verursacht zu haben. Auch aus diesem Grund fühlen sie sich für die Eltern und die jüngeren Geschwister verantwortlich und übernehmen die Aufgaben der Eltern (Rollenumkehr/Parentifizierung). Sie werden häufig zum Spielball der elterlichen Auseinandersetzungen und haben den Eindruck, sich für ein Elternteil entscheiden zu müssen (Loyalitätskonflikte). Sie erleben außerdem, dass die Familie sich selbst isoliert oder von der Nachbarschaft ausgegrenzt wird (Diskriminierung). Häufig können sie mit niemandem über die Situation sprechen, weil sie befürchten, damit die Eltern zu verraten (Tabuisierung).

Je kleiner die Kinder zum Zeitpunkt der psychischen Erkrankung des Elternteils sind, desto massiver sind ihre Ängste: Sie haben Angst um den erkrankten Elternteil (wird Mama/Papa je wieder gesund? Entgleitet sie/er? Tut sie/er sich etwas an?), Angst vor dem erkrankten Elternteil (kommt es zu Kontrollverlusten oder aggressiven Durchbrüchen?), Angst um den nicht-erkrankten Elternteil (erträgt sie/er die Situation? Ist sie/er selbst am Ende der Kräfte? Verlässt sie/er uns?) und

4.6 Psychisch kranke Eltern und ihre Kinder

Angst um sich selbst (ist die Krankheit vererbbar? Werde ich auch so? Ist alle meine Schuld? Kann ich gar nichts tun?).

Besonders gravierend ist die Situation für Kinder, die schon im Säuglingsalter auf eine psychische Erkrankung der Eltern reagieren mussten. Eine depressive Störung, die anhaltend Überforderung und Hoffnungslosigkeit signalisiert, kann auch beim Säugling zu einem passiven, wenig neugierigen und in sich gekehrten Verhalten und in der Folge zu Entwicklungsverzögerungen führen. Geht der erkrankte Elternteil eher impulsiv, getrieben und mit hoher Spannung auf den Säugling zu, ist eine Reaktion mit viel Weinen und Schreien, einem gestörten Schlaf- und Essverhalten nicht unwahrscheinlich. Und Kinder, deren Mütter aufgrund einer sogenannten Wochenbett-Psychose oder Depression in den ersten Lebenswochen kaum oder gar nicht als primäre Bindungsperson zur Verfügung standen, entwickeln möglicherweise eine ambivalente oder vermeidende, jedenfalls wenig sichere Bindung.

Auch ältere Kinder leiden unter dem wechselhaften Verhalten des erkrankten Elternteils. Die erkrankte Mutter/der erkrankte Vater reagiert nicht verlässlich, schwankt zwischen Nähe und Distanz und bietet dem Kind keinen Schutz und Trost, wenn es diesen braucht. Bisweilen verleugnet sie/er auch die Erkrankung oder findet nicht die Worte dafür. Wenn dann auch die anderen Familienmitglieder – aus Angst, Scham oder falsch verstandener Rücksichtnahme – die Krise verschweigen bzw. vor Nachbarn und Freunden verheimlichen, können die Kinder keine Strategien der Bewältigung entwickeln. Wo nachvollziehbare Erklärungen fehlen, schafft die kindliche Phantasie eigene Deutungen, die vielleicht noch ungünstiger sind als die Realität.

Um den betroffenen Kindern angemessene Hilfe zukommen zu lassen, sind von einigen Trägern der Sozialen Psychiatrie und der Jugendhilfe sowie weiteren Initiativen in den letzten Jahren eine Reihe von Unterstützungsprojekten entwickelt worden. Das Projekt „Auryn", ursprünglich in Freiburg/Br. gegründet und inzwischen an mehreren Orten (u.a. in Frankfurt a.M., Chemnitz, Leipzig, Hamburg, Trier, Münster) aktiv, hat sich folgende Ziele gesetzt:

- Enttabuisierung des Themas psychische Erkrankung
- Kindgemäße Aufklärung über psychische Störungen
- Stärkung der emotionalen Wahrnehmung
- Austausch über die familiäre und persönliche Situation
- Entlastung der Kinder von Schuldgefühlen
- Förderung der individuellen Bewältigungsformen
- Freizeitgestaltung und Erleben von Unbeschwertheit.

Aus einer Hamburger Initiative von Fachkräften im Förderverein Hamburger Pflegekinder und ihrer Eltern entstand das Patenschaftsmodell Pfiff e.V., das folgenden Aspekt betont: Es ist keineswegs so, dass psychisch erkrankte Eltern nicht an ihren Kindern interessiert sind. Viele lieben ihre Kinder und sind eng mit ihnen verbunden, können sie jedoch nicht ausreichend versorgen. Anfragen nach Unterstützung werden meist erst gestellt, wenn die Überforderung allzu deutlich geworden ist. Aus dieser Erkenntnis entstand die Idee eines nachbarschaftlichen, familiären Patenmodells: Nicht hochschwellig-intensive Hilfe am Eskalationspunkt ist sinnvoll, sondern niederschwellige, im Alltag entlastende Begleitung durch Paten – auch außerhalb der akuten psychischen Krisen.

Damit wird der Erkenntnis Rechnung getragen, dass viele psychisch erkrankte Eltern durchaus wahrnehmen, dass sie der Verantwortung gegenüber ihren Kindern nicht gewachsen sind. In den akuten Phasen ihrer Krankheit, wenn sie sich nicht mehr in der Lage fühlen, die Pflege, Versorgung und Erziehung ihrer Kinder zu gewährleisten, leiden sie darunter und befürchten, dass ihnen die Kinder genommen werden – sei es von dem anderen Elternteil oder vom Jugendamt. Die Stadt Velbert hat ein Konzept des Betreuten Wohnens für Familien, in denen psychische Erkrankungen oder geistige Behinderungen vorliegen, entwickelt. Auch hier steht die Sorge um Kinder, die in Familien mit einem erhöhten Gefährdungspotential leben, im Vordergrund. Nach genauer Prüfung, ob eine Fremdunterbringung durch Krisenintervention, Familienberatung und teilnehmende Beobachtung vermieden werden kann, verpflichtet sich die Familie, mit den Fachkräften der Jugendhilfe und der Sozialen Psychiatrie vertrauensvoll zusammenzuarbeiten, ihnen Zutritt zur Wohnung zu gewähren. Die Fachkraft nimmt aktiv am Leben der Familie teil, es werden Konfliktlösungsstrategien entwickelt und die erarbeiteten Hilfeformen im Alltag bestmöglich umgesetzt, um die Kinder nicht aus der Familie nehmen zu müssen (siehe dazu auch Kap. 4.3: Zivilrecht).

Ein anderes Projekt mit dem Namen „Kipkel" aus Hilden/Mettmann hat sich zum Ziel gesetzt, Eltern mit Psychose-Erfahrungen oder Boderline-Erkrankungen und deren Kinder in Einzelkontakten, Gruppen- und Familiengesprächen zu beraten. Durch Kooperation mit Kliniken, niedergelassenen Ärzten, Beratungsstellen und Sozialdiensten soll die Bewältigung des Lebensalltags unterstützt, der Informationsstand über psychische Störungen verbessert, die Isolation abgebaut und die Ressourcen der Kinder gestärkt werden.

Überhaupt sollte die Lebenssituation von Kindern psychisch kranker Eltern nicht einzig und allein auf die Erkrankung des Elternteils reduziert werden, sie hängt vielmehr von einer Vielzahl unterschiedlichster Faktoren ab. Dazu gehören die Stabilität und Tragfähigkeit der Beziehungen in der Familie, die Geschwisterkonstellation, das Vorhandensein anderer Bezugspersonen, die den Ausfall des Elternteils gut kompensieren können, sowie die innerfamiliäre Rollenverteilung.

Die Resilienzforschung hat auch gezeigt, dass es für die Entwicklung einer stabilen psychischen Struktur offenbar günstig ist, wenn sich das Kind aktiv und kontaktfreudig zeigt, eine dauerhaft-verlässliche und gute emotionale Bindung zu einer primären Bezugsperson besitzt und auf ein tragfähiges soziales Unterstützungssystem zurückgreifen kann. Dabei sind Beratungs- und Unterstützungsangebote hilfreich, wenn sie dem Kind als Ort erscheinen, an dem es gehört und bestätigt wird. Dann erhält das Kind die Möglichkeit, Verständnis für die Erkrankung des Elternteils zu entwickeln, und muss die elterlichen Probleme und Krisen nicht länger auf sich beziehen.

Zum Weiterlesen

Lenz A (2005) Kinder psychisch kranker Eltern. Göttingen: Hogrefe.
Lenz A, Jungbauer J (2008) Kinder und Partner psychisch kranker Menschen. Tübingen: dgvt-Verlag.
Mattejat F, Lisofsky B (2008) Nicht von schlechten Eltern. Kinder psychisch Kranker. Bonn: Balance.
Schone R, Wagenblass S (Hrsg.) (2006) Kinder psychisch kranker Eltern zwischen Jugendhilfe und Erwachsenenpsychiatrie. Weinheim, München: Juventa.

4.7 Psychisch erkrankte Migrantinnen und Migranten

Die Behandlung und psychosoziale Unterstützung aller Menschen einer Region – unabhängig von Herkunft und Alter, kultureller und religiöser Prägung, Sprachkompetenz und Krankheitsverständnis – ist selbstverständliche Aufgabe der Sozialen Psychiatrie. Dazu gehört auch und gerade die Förderung der seelischen Gesundheit von Menschen, die aus anderen Ländern bzw. Kulturkreisen stammen, die flüchten mussten, vertrieben wurden, ihre Heimat verloren oder anderen Belastungen im Zuge eines Wechsels in ein neues kulturelles Umfeld ausgesetzt waren. Doch viele Arztpraxen, Beratungsstellen, Krisendienste, Kliniken und Rehabilitationseinrichtungen sind oft nur unzureichend darauf eingestellt, diesen Menschen eine kompetente und kultursensible Beratung und Behandlung anzubieten.

Warum ist unser psychiatrisch-psychotherapeutisches Versorgungssystem von dem Ziel, Migranten mit denselben Qualitätsstandards und Heilerfolgen zu behandeln wie Einheimische, noch immer weit entfernt? Migration ist schließlich kein neues Phänomen in Deutschland. Eine erste Anwerbung von Arbeitskräften aus den Mittelmeerländern erfolgte bereits in der Zeit des „Wirtschaftswunders". Auf Grundlage von Vereinbarungen mit Italien, Griechenland, Spanien, der Türkei, Portugal, Tunesien und Marokko kamen zwischen 1955 und 1975 ca. 2,4 Millionen ausländische Arbeitskräfte nach Deutschland. Manche gingen nach einigen Jahren in ihre Heimat zurück, einige pendelten (von ihnen sagt man, dass sie die wenigsten psychosozialen Beschwerden hätten), viele holten ihre Familien nach. Durch den Zuzug der Frauen und Kinder im Rahmen der Familienzusammenführung stieg die Zahl bis Ende der 1980er Jahre auf etwa 4,5 Millionen. Seit den 1990er Jahren bilden die Aussiedler die größte Migrantengruppe. Unter dem Status als „Nachzügler" der allgemeinen Vertreibung nach Maßgabe des „Kriegsfolgenbereinigungsgesetzes" erhielten sie die deutsche Staatsbürgerschaft, wenn sie die entsprechende Abstammung nachweisen konnten. Aus Polen, der ehemaligen Sowjetunion, Rumänien und anderen Ländern Osteuropas kamen etwa 3 Millionen Aussiedler in die Bundesrepublik Deutschland. Zahlenmäßig kleiner, aber psychosozial besonders belastet ist die Gruppe der Asylsuchenden und der Flüchtlinge ohne gesicherten Aufenthaltsstatus.

4 Zielgruppen der Sozialen Psychiatrie

Trotz dieser Entwicklung über viele Jahrzehnte hat es lange gedauert, bis Deutschland sich dazu bekannte, ein Zuwanderungsland zu sein. Erst in letzter Zeit hat es im Bereich der psychosozialen Versorgung verstärkte Anstrengungen gegeben, sich diesen Aufgaben zu stellen. Im Jahre 2002 wurde in den „Sonnenberger Leitlinien" gefordert, einen leichteren Zugang zu den Regelangeboten der psychiatrischen Versorgung zu ermöglichen, transkulturelle Therapeutenteams aufzubauen, psychologisch geschulte Fachdolmetscher einzusetzen und kultursensible Aus-, Fort- und Weiterbildungsangebote für Psychiatrie und Psychotherapie zu etablieren. Einige Kliniken – besonders in den Großstädten – haben in ihren Ambulanzen spezifische Angebote für Migranten aufgebaut bzw. Kompetenzzentren errichtet. Sie widmen sich der Diagnostik und psychiatrischen Behandlung unter Einbeziehung der Angehörigen, der Krisenintervention in akuten Notlagen, der Beratung zur Anbahnung psychiatrischer und psychotherapeutischer Hilfen, dem Angebot an Psychoedukation in der Muttersprache und der medizinisch-psychiatrischen Begutachtung bei Asylanträgen.

In den Teams dieser Ambulanzen sind zunehmend Mitarbeiter mit Migrationshintergrund tätig. Ihre sprachlichen und kulturellen Kompetenzen, ihre Kenntnisse der familiären und sozialen Gegebenheiten, der Glaubensüberzeugungen und Rituale, der Normen und Werte der Patienten erleichtern oft die Diagnose, Behandlung und Beratung. Um Ängste und Befremdlichkeiten auf beiden Seiten abzubauen und fehlende Informationen zu ergänzen, ist die Heranziehung von Vertretern der Ursprungskultur und von fachlich geschulten Dolmetschern oft wegweisend. Doch entscheidender als die gleiche ethnische Herkunft – so haben neuere Studien gezeigt – ist das Maß an Empathie, Zugewandtheit und fachlicher Kompetenz (Machleidt 2008). Denn die Betreuung von Migranten wird bald eine Querschnittsaufgabe aller Teams der psychiatrischen Versorgung sein. Angesichts der steigenden Zahl der Klienten mit Migrationshintergrund sind Zweifel angebracht, ob die Bildung von Migrantenteams ein zukunftsfähiges Konzept ist oder eher dazu führt, die Auseinandersetzung mit der Thematik und die für die Betreuung und Behandlung notwendigen Kenntnisse auf einige wenige zu konzentrieren.

Ferner sollte nicht pauschal von Migranten gesprochen, sondern differenziert werden, ob von Aussiedlern, Flüchtlingen, Asylsuchenden bzw. von Menschen ohne gesicherten Aufenthaltsstatus die Rede ist. Die Migration an sich muss nicht in jedem Fall ein krankmachendes Ereignis sein. Viele Migrantinnen und Migranten besitzen gute individuelle, familiäre und soziale Ressourcen, die sie vor dem Verlust ihrer psychischen Stabilität schützen. Auch sind ihre Lebensgeschichten und die Motive ihrer Migration so unterschiedlich, dass kaum völlig identische Erfahrungen im neuen kulturellen Umfeld gemacht werden. Daher kann man nicht alle psychischen Reaktionen und Störungen, die im Zusammenhang mit dem Leben im neuen Land auftreten, ausschließlich aus der Migration ableiten. Grundsätzlich ist auch bei diesen Mensachen die ganze Bandbreite der klassifizierten psychischen Erkrankungen denkbar.

Auf der anderen Seite gibt es unter ihnen zweifellos viele, die durch Flucht und Gewalt, durch Vertreibung und Heimatverlust ihre psychische Balance verloren und in der Folge verstärkt somatische Beschwerden, Ängste, depressive Erkrankungen, psychotische Episoden oder posttraumatische Belastungsstörungen entwickelt haben. Insofern stimmt es, dass Menschen mit Migrationshintergrund ein erhöhtes Risiko für die Entstehung psychischer Erkrankungen besitzen. Und selbst wenn die Migration keine ursächliche Bedeutung für die Entwicklung der psychischen Störung hat, können sich der Verlauf der Erkrankung und die Inanspruchnahme der Versorgung anders gestalten als bei einheimischen Patienten. Daher gilt es in jedem Fall, die Zugangsbarrieren zu den professionellen Hilfen abzubauen, kulturelle Vertrautheit und fundierte Beratung seitens der Behandlungsteams zu stärken und jedem Erkrankten – unabhängig von seiner Herkunft – ein angemessenes therapeutisches Angebot zu eröffnen.

Im Kontext der Sozialen Psychiatrie ist besonders darauf zu achten, dass psychisch erkrankte Menschen mit Migrationshintergrund nach der klinischen Behandlung oft viel zielstrebiger als deutsche Patienten wieder Schutz und Geborgenheit im vertrauten Familiensystem suchen. Es macht also wenig Sinn, die betroffenen Menschen mit aller Macht daraus lösen zu wollen, sinnvoller ist es, die Familie eher als wichtige Ressource zu verstehen. Damit wird deutlich, dass die Betreuung von psychisch erkrankten Migranten immer auch eine Netzwerkarbeit ist. Es gilt, Migrationsberatungsstellen kommunaler und freier Träger zu konsultieren, Flüchtlings- und Ausländerbeiräte zu kontaktieren, die politischen Gremien der Kommune einzubeziehen und Verbindungen zu religiösen Gemeinschaften aufzunehmen. Ebenfalls bedeutsam kann die Zusammenarbeit mit entsprechenden Juristen und mit niedergelassenen und klinisch tätigen Ärzten und Therapeuten sein, die genug Kenntnis, Erfahrung und Empathie für die Belange von Migranten mitbringen.

Häufig wird in diesem Zusammenhang erwähnt, dass Menschen aus anderen Kulturkreisen eher eine körpernahe ganzheitliche Auffassung seelischer Vorgänge zeigen, also ihren ganzen Körper als Austragungsfeld psychosozialer Konflikte erleben. Entsprechend schildern sie ihre psychische Problematik oft als Schmerz- und Erschöpfungssyndrom. Oder sie vermuten die Ursachen ihrer Leiden in Störungen zwischenmenschlicher Beziehungen, im „bösen Blick", in Fluch, Verdammung und Hexerei. In der Tat gilt es zu bedenken, dass es neben den klassischen psychiatrischen Störungen auch kulturabhängige Syndrome gibt, also besondere psychische Erlebnisweisen, die vorrangig in bestimmten Gemeinschaften und Regionen auftreten. Dazu gehört z.B. „susto" („Schreck"), eine in lateinamerikanischen Ländern vorkommende Störung, die von der Vorstellung geprägt ist, dass die Seele den Körper aufgrund eines Schreckens verlassen habe. Als Folge treten Schlafstörungen, schlechte Träume, Schwächegefühle, Appetit- und Gewichtsverlust sowie anfallsartige Schmerzen und Krämpfe auf. Ein anderes Phänomen ist das „brain fag syndrome", eine Art „Übermüdung des Gehirns": Besonders Studierende aus dem afrikanischen Raum leiden unter Kopfschmerzen, Konzentrationsstörungen und depressiven Spannungszuständen. Sie führen ihre Erschöpfung auf „zu viel Denken" zurück. Interessant ist sicher auch, dass außerhalb Europas vorübergehende psychotische Störungen häufiger diagnostiziert werden als hierzulande; sie sind gekennzeichnet durch flüchtige Wahnphänomene (als Vergiftung, Verhexung, Besessenheit – oder als Erleuchtung und Berufung), durch psychomotorische Erregung (Tanz, Entkleidung, Selbstschädigung) und durch wechselnde Gefühlszustände (Angst, Glück, Aggression). Diese psychotischen Episoden dauern meist nur wenige Tage, manchmal nur Stunden und klingen ohne Folgen für die psychische Konstitution wieder ab.

Daraus wird deutlich, dass es oft besonderer interkultureller Kompetenzen bedarf, um das symbolische Geschehen zu verstehen, zu deuten und einen Zugang zu den Lebensgeschichten und Krankheitserfahrungen zu bahnen. Dazu ist eine Grundhaltung notwendig, die nicht nur den kulturellen Hintergrund des erkrankten Menschen einbezieht, sondern auch Möglichkeiten der Genesung erschließt, die auf den ersten Blick vielleicht nicht zum gängigen Repertoire der Sozialen Psychiatrie gehören. Auch hier ist die Orientierung an den Ressourcen der betroffenen Person und nicht die einseitige Anpassung der Migranten an das bestehende Gesundheitssystem gefragt. Denn während in vielen Zweigen von Wirtschaft und Gesellschaft interkulturelle Kompetenz längst als Schlüsselqualifikation betrachtet wird, ist in der Psychiatrie davon an vielen Orten noch wenig zu spüren. Immerhin, es gibt deutliche Bestrebungen, diese Situation zu verbessern.

Zum Weiterlesen

Borde T, David M (Hrsg.) (2007) Migration und psychische Gesundheit. Frankfurt a. M.: Mabuse.
Golsabahi S, Stompe T, Heise T (Hrsg) (2009) Jeder ist weltweit ein Fremder. Berlin: Verlag für Wissenschaft und Bildung.
Hegemann T, Salman R (Hrsg.) (2001) Transkulturelle Psychiatrie. Bonn: Psychiatrie-Verlag.
Wohlfahrt E, Zaumseil M (2006) Transkulturelle Psychiatrie. Berlin, Heidelberg: Springer.

4.8 Psychisch kranke alte Menschen

Psychisch kranke Menschen werden alt – und alte Menschen werden psychisch krank. Wenn von Patienten der Gerontopsychiatrie die Rede ist, dann sind damit beide Gruppen gemeint, wobei jene Menschen mehr und mehr in den Vordergrund rücken, die erst im Alter psychisch auffällig werden – also besonders jene, die an dementiellen oder depressiven Erkrankungen leiden. Rund ein Viertel aller über 65-Jährigen ist psychisch beeinträchtigt. Die häufigste Störung ist die Depression. Während die Zahl der Selbsttötungen bei jüngeren Menschen kontinuierlich abnimmt, steigt die Zahl der alten Menschen, die Suizid begehen. Neben Depressionen und weiteren psychischen Störungen scheinen Verluste naher Bezugspersonen und Gefühle der Einsamkeit die häufigsten Auslöser zu sein. Die Annahme, der Alterssuizid sei in der Regel ein wohlüberlegter Bilanzsuizid, ist falsch (Wächtler 2007).

Da wir immer älter werden und das Risiko dement zu werden mit dem Alter steigt, sind von dieser Erkrankung immer mehr Menschen betroffen; ab dem 85. Lebensjahr jeder Dritte. In Deutschland litten zu Beginn des neuen Jahrtausends schätzungsweise eine Million Menschen an einer Demenz; diese Zahl wird in den nächsten 50 Jahren weiter steigen, falls nicht ein therapeutischer Durchbruch gelingt. Insgesamt sind ca. 2 Millionen alte Menschen psychisch krank. Die menschenwürdige Versorgung psychisch kranker alter Menschen ist eine der größten Herausforderungen für die Sozialpolitik und für alle Bürger, denn dieses Problem betrifft uns alle. Die demographische Dimension ist aber auch eine Chance: Alle Gemeinden, Städte und Länder machen sich Gedanken über die Demenz-Entwicklung, die mit herkömmlichen Strategien nicht zu bewältigen ist. Neue Modelle des bürgerschaftlichen Engagements und der Gemeinwesenarbeit werden gerade in diesem Bereich diskutiert und entwickelt. Der Sozialpsychiater Klaus Dörner hat sich nach seiner Pensionierung genau dieser Frage gewidmet. „Leben und sterben, wo ich hingehöre", lautet der Titel seines Buches, in dem er sich gegen Heime ausspricht und alternative Modelle vorstellt (Dörner 2006).

Psychisch kranke alte Menschen leben immer häufiger in der eigenen Wohnung, allein, mit Ehemann oder Ehefrau oder auch mit den erwachsenen Kindern. Der Normalfall ist die Betreuung und Pflege durch die Angehörigen zu Hause, durch den Lebenspartner, die Tochter oder Schwiegertochter. Mehr als 60 % aller dementen Menschen werden daheim von ihren Angehörigen versorgt. Seit der Einführung der Pflegeversicherung 1995 ist eine einkommensunabhängige finanzielle Unterstützung privater Pflege möglich: Bei Feststellung einer Pflegestufe kann statt der „Sachleistung" die sogenannte „Geldleistung" gewährt werden. Bezieher der Geldleistung müssen die Pflegesituation jedes halbe Jahr von einer Sozialstation durch einen Qualitätssicherungsbesuch prüfen lassen. So soll vermieden werden, dass lediglich das Geld kassiert, die Großmutter oder Nachbarin aber gar nicht versorgt wird. Und es kommt in der Tat vor, dass pflegebedürftige und verwirrte Menschen fachlich nicht angemessen betreut werden, sondern jemand es eher auf das Pflegegeld, die Rente oder das Vermögen abgesehen hat. Doch die meisten Angehörigen profitieren keineswegs von der Pflege, sondern leiden unter der ungeheuren Belastung, weil sie teilweise rund um die Uhr präsent sein müssen. Besonders die Betreuung des schwerstdementen Lebenspartners oder der Ehefrau, häufig verbunden mit Aggressionen oder Weglauftendenzen, belastet existenziell. Manchmal entstehen Pflegesituationen mit einer gefährlichen Dynamik; spezielle Krisendienste für Angehörige (z. B. „Pflege in Not" in Berlin) versuchen durch Beratung und anonyme Gesprächsangebote zu entlasten. Denn in häuslichen Pflegesituationen wird die alte Beziehung weiter gelebt: Gefühle von Schuld und Scham führen zu Aufopferung, zuweilen werden alte „offene Rechnungen" eingefordert, in dem der Angehörige vernachlässigt oder tyrannisiert wird. Viele Ehepartner haben sich auf einen gemeinsamen Lebensabend gefreut und sind tief gekränkt über diese Form des vorzeitigen Verlassenwerdens, über diesen Abschied zu Lebzeiten (Tönnies 2008).

Bei keiner anderen Personengruppe ist die gemeindeintegrierte Versorgung so wichtig: Da jede Veränderung irritiert, sollte das gewohnte Lebensumfeld nicht verlassen werden. Es ist erstaunlich, in welcher Fülle in den letzten 20 Jahren vor allem für alte Menschen ambulante Angebote entwickelt wurden: Mobilitätshilfsdienste begleiten beim Spaziergang oder transportieren zum Arzt; Pflegedienste für Migranten pflegen und betreuen in der Muttersprache; es gibt ambulante

Hospize und Finalpflege. Bei Vorliegen einer Pflegestufe erfolgt die Finanzierung über die entsprechende Sachleistung; auch der Besuch einer Tagespflegeeinrichtung, einer Kurzzeitpflege oder einer geriatrischen Tagesstätte kann zum Teil über die Pflegeversicherung finanziert werden. Das 2008 verabschiedete Pflege-Weiterentwicklungsgesetz verspricht mit der Einführung von Pflegestützpunkten und „zusätzlichen Betreuungsleistungen nach § 45 b" weitere Verbesserungen. Speziell für Demenzkranke können Angebote für Wohngemeinschaften oder Wohnviertel finanziert werden; in Pflegeheimen ist der Einsatz zusätzlicher „Betreuungsassistenten" möglich. Die Finanzierung der Pflege in Demenz-WGs wird vereinfacht, neue Wohnformen werden gefördert, Einzelpflegekräfte können unabhängig von einer Pflegefirma tätig werden.

Spezielle therapeutische Ansätze

In der Gerontopsychiatrie wird der Patient nicht passiv gepflegt, sondern wo immer möglich motiviert und angeleitet. Verschiedene Pflegemodelle wurden im Sinne einer aktivierenden Pflege für den Umgang mit gerontopsychiatrischen Patienten entwickelt. Auch die Gestaltung des Milieus ist für demente Menschen von großer Bedeutung. In Tagesstätten, Demenz-WGs und Heimen müssen die Räume übersichtlich gestaltet sein; große Piktogramme, Farben und Licht geben Orientierung. Der große Bewegungsdrang ist zu berücksichtigen. Ereignisse aus der Kindheit und Jugend treten in den Vordergrund, die Sinne lassen nach. Die abgegriffene Formel von der Begegnung auf gleicher Augenhöhe erhält hier wieder die ursprüngliche Bedeutung: Die Besucherin setzt sich auf gleicher Höhe in unmittelbare Nähe, stellt durch eine sanfte Berührung auf Schulter oder Hand Kontakt her. Sie formuliert einfach, wiederholt notfalls mit gleichen Worten und hört mit Geduld und Interesse zu. Auch schwer Demenzkranke nehmen die emotionalen Anteile der Begegnung wahr; auf Ungeduld, Ärger und Ironie reagieren sie mit Irritation und Angst.

Biographiearbeit, also der Umgang mit der eigenen Lebensgeschichte, spricht alle Menschen emotional an, aktiviert ihre Erinnerungen und verbessert ihr Selbstwertgefühl. Das aktuelle Verhalten dementer Menschen wird vor dem Hintergrund ihrer Lebensumstände und Traumatisierungen verständlicher. Lebensgeschichte ist Identität; sie findet sich konzentriert in Fotoalben, Briefen, Handarbeiten, Werkzeugen oder Haushaltsgegenständen. Elemente der Biographiearbeit gehören zur sozialpsychiatrischen Grundhaltung: Mit der gemeinsamen Fahrt an die Orte der Kindheit, also der Rekonstruktion der Lebensgeschichte, begann die Enthospitalisierung der Langzeitpatienten.

Validierende Gesprächsführung hat sich als spezielle Form der Kommunikation in der Arbeit mit dementen Patienten sehr bewährt. Hier gilt: Alle Bedürfnisse und Gefühle werden ernst genommen. Ruft eine Demenzkranke unentwegt nach ihrer Mutter, so hat es wenig Sinn, ihr immer wieder zu sagen, dass die Mutter tot ist, denn sie lebt in ihrer eigenen Realität und kann nur dort erreicht werden: „Sie fehlt Ihnen sehr, die Mutter. Ist sie manchmal lange weggewesen? Ist sie wiedergekommen? Sie muss eine tüchtige Frau gewesen sein!" So ist in der Demenzpflege eine akzeptierende Gesprächskultur entstanden, die für die Arbeit mit anderen Klientengruppen Anregungen geben kann.

Kognitives Training wurde ursprünglich zur Rehabilitation nach Schlaganfällen entwickelt. Die Patienten trainieren ihre Merkfähigkeit allein oder in der Gruppe durch spezielle Übungen, beim Lernen werden „Eselsbrücken" gebaut und alle Sinne einbezogen, um so eine bessere neuronale Verknüpfung zu erreichen. Wenn die kognitiven Fähigkeiten nachlassen, bleibt noch die sinnliche Anregung durch Geschmack, Geruch, durch Farbe und Bewegung, Berührung und Temperatur wie bei der basalen Stimulation; Snoezelen setzt einen aufwändig gestalteten Raum voraus, in dem geistig behinderte oder demente Menschen inmitten beruhigender Substanzen entspannen können.

In der Gerontopsychiatrie sind Mitarbeiterinnen häufig mit paranoiden alten Menschen konfrontiert. Sie haben ein festes Wahnsystem, das sich z. B. auf Beeinträchtigungen durch Strahlen oder Sender bezieht. Als vermeintliche Verursacher werden oft Nachbarn bei der Polizei angezeigt. Der Versuch, das paranoide Erleben auszureden, ist zum Scheitern verurteilt. Es entsteht oft der Eindruck, dass die Klientinnen sich im Zentrum aufregender Aktivitäten fühlen und der Wahn ihrem Leben eine enorme Bedeutung verleiht. Wie viel interessanter ist es, von feindlichen Agenten beobachtet zu werden, als einsam und unbeachtet zu bleiben? Und umgekehrt: Die Anregung zu gesellschaftlichen Kontakten, z. B. in der Kirchengemeinde oder im Seniorenclub, kann manchmal das sogenannte „Kontaktmangel-Paranoid" positiv beeinflussen. Bei vielen alten Menschen, vor allem mit depressiven Störungen, stehen Verlustgefühle im Vordergrund – sie haben einen geliebten Menschen verloren, die Kinder sind aus dem Haus gegangen, die Berufstätigkeit ist beendet, viele Fähigkeiten lassen nach. Das Gefühl des Verlustes führt zu einer tiefen Kränkung. Psychotherapeuten empfehlen deshalb, diese Grunderfahrung, die jeder Mensch machen muss, beim Umgang mit Depressiven immer im Hinterkopf zu haben. Was hat Ihnen geholfen, als Sie einmal gekränkt waren, weil sie verlassen wurden?

Zum Weiterlesen

Aktion psychisch Kranke (2008) Tagungsband: Unserer Zukunft gestalten – Hilfen für alte Menschen mit psychischen Erkrankungen, insbesondere Demenz. Bonn: Psychiatrie-Verlag.

Kipp J, Jüngling G (2007) Einführung in die praktische Gerontopsychiatrie. München: Ernst Reinhardt Verlag.

Schwarz G (2009) Basiswissen: Umgang mit demenzkranken Menschen. Bonn: Psychiatrie-Verlag.

5 Handlungsfelder der Sozialen Psychiatrie

In diesem Kapitel werden grundlegende Methoden und Bausteine der Sozialen Psychiatrie vorgestellt: Welche Handlungsfelder im Bereich der gemeindepsychiatrischen Arbeit sind zu unterscheiden? Wie wird dort jeweils gearbeitet? Die Reihenfolge und die Abgrenzung dieser Abschnitte wirken vielleicht etwas willkürlich, in der Realität sind die Felder weniger akkurat abzugrenzen. Eine entscheidende Grundhaltung in der Sozialen Psychiatrie ist es, den Klienten mit seinen Problemen und Bedürfnissen im Mittelpunkt zu sehen, um ihn herum ein breites Sortiment an möglichen Antworten und Lösungen zu suchen und nicht das institutionsbezogene Denken in den Vordergrund zu stellen. Nicht die Frage: „Passt Herr K. in unsere Wohneinrichtung?" ist angemessen, sondern die Frage: „Welche Wohnform könnte für Herrn K. die passende sein?" In diesem Sinn sondiert der professionelle Mitarbeiter in der Sozialen Psychiatrie die Möglichkeiten, macht Angebote, probiert mit dem Klienten aus, sucht individuelle Nischen und Kombinationen und klärt die Finanzierung.

5.1 Beratung

Beratungsgespräche finden offiziell und informell zwischen allen Akteuren der Sozialen Psychiatrie statt. Profis beraten Klienten, andere Profis oder Angehörige; Klienten wie Angehörige beraten sich im Rahmen der Selbsthilfe, und alle beraten sich gegenseitig im Psychose-Seminar. Beratung ist gleichzeitig eine ausgearbeitete und professionelle Arbeitsmethode, die im Rahmen der Ausbildung aller Berufsgruppen, die im sozialpsychiatrischen Feld tätig sind, erlernt wird. Es gibt Grundlagen für die psychiatrische, psychologische, sozialpädagogische und pflegerische Gesprächsführung. Unterschieden wird zwischen subjektorientierten Verfahren, auf die wir uns im Wesentlichen beziehen, und systemischen Ansätzen (Haselmann 2008). Es wurde versucht, die verschiedenen Elemente sozialpsychiatrischer Beratung in einer verständlichen und praxisbezogenen Einführung nicht nur für Profis zusammenzufassen. Die Gruppe der „Experten aus Erfahrung", also der beratenden Bürger, Angehörigen und Psychiatrie-Erfahrenen, soll mit der folgenden Darstellung gleichermaßen angesprochen werden.

Vorbereitung

Zum Beratungsgespräch treffen sich zwei oder mehr Menschen zu einem vereinbarten Zeitpunkt, zum Beispiel im Büro des Betreuten Wohnens. In der offenen Sprechstunde einer Beratungsstelle oder im Krisendienst sind die Gespräche nicht immer planbar. Wenn möglich, sollte jedoch eine sorgfältige innere und äußere Vorbereitung auf das anstehende Gespräch erfolgen. Ausreichend Zeit an einem ruhigen und ungestörten Ort ist nicht selbstverständlich; immer mehr Beratungen finden unter Zeitdruck statt oder werden durch ständige Anrufe gestört. Die Aufmerksamkeit der Beraterin ist aber das wichtigste Arbeitsmittel; es lohnt sich deshalb immer, um gute klientenfreundliche Arbeitsbedingungen zu kämpfen: Ein separater Raum für Gespräche und ein Tisch mit guten Sitzgelegenheiten sollten Standard sein. Nur im Ausnahmefall ist dem Klienten der Platz vor dem Schreibtisch – Sinnbild des klassischen Bittstellers im Amt – zuzumuten. Beratungsgespräche finden zunehmend auch beim Klienten zuhause statt, die Beraterin ist dann in der Gastrolle. Für die innere Vorbereitung auf den Klientenkontakt, also die Schärfung der Fremdwahrnehmung und das Bewusstwerden der eigenen Anteile, haben sich kollegiale Beratung, Supervision und Fortbildung bewährt. Welche Eigenschaften stören mich häufig bei Klienten, welche Gefühle muss ich abwehren? Neige ich dazu, vorschnell eine bestimmte Rolle zu übernehmen? Was ist mir unangenehm? Was macht mir Angst?

Zuständigkeit, Auftrag und Anlass

Für das Beratungsgespräch hat sich die Methode des aktiven Zuhörens bewährt; bereits die Begrüßung kann entsprechend gestaltet werden. Die Beraterin ist neugierig auf den Klienten, möchte ihn kennen lernen, freut sich auf eine neue Begegnung. Sie ist freundlich, aufmerksam, erkundigt sich mit einigen Worten nach dem Befinden und macht so ein erstes Beziehungsangebot. Mit dieser Suchhaltung beginnt und führt sie das Gespräch. Das Anliegen des Klienten wird erfragt, das eigene Anliegen formuliert. Ist der Klient aus eigenem Antrieb gekommen oder wurde er geschickt? Auch der Zeitrahmen – falls er nicht offen ist – muss geklärt werden im Sinne von: „Wir haben jetzt eine halbe Stunde Zeit, um zu klären...; vielleicht müssen wir dann noch einen zweiten Termin vereinbaren...". Spätestens jetzt muss eine sorgfältige Prüfung der Zuständigkeit erfolgen: Ist der Klient hier richtig? Wer ist thematisch, örtlich, fachlich der zuständige Ansprechpartner, wer ist nur die Urlaubsvertretung? Ist die Beraterin überhaupt befugt, die erhoffte Entscheidung zu treffen, die Hilfe zu gewähren? Grenzen und Möglichkeiten ihrer Funktion sollte die Beraterin möglichst früh offen legen. Ist sie entscheidungsberechtigt, welche anderen Schritte sind noch erforderlich? Für psychisch kranke Menschen und ihre Angehörigen hat die Kontinuität der Beziehung eine ganz besondere Bedeutung. Sie sind enttäuscht und gekränkt, wenn sie ihr Anliegen offenbaren und sich öffnen, um anschließend zu erfahren, dass die Beraterin gar nicht die richtige Ansprechpartnerin ist.

Die Klärung des Auftrags sollte so früh wie möglich erfolgen. Die Beraterin kennt ihre Funktion und ihre Möglichkeiten und prüft, in wessen Auftrag sie bei diesem Gespräch tätig wird. Ist ihr Auftrag eindeutig, diffus oder gar zwiespältig? Für den Klienten ist es ein großer Unterschied, ob sie sich als persönlich verantwortliche Bezugsperson nach seinem Befinden erkundigt, oder ob sie im Auftrag der Hausverwaltung handelt, die sich beschwert hat. Legt sie ihren Auftrag nicht offen, so fühlt der Klient sich hintergangen. Auch er mag unterschiedliche Motive und „Aufträge" haben: Schickt ihn die Mutter oder das JobCenter? Möchte er selbst einen Platz im Betreuten Wohnen oder fühlt er sich dann zu sehr kontrolliert?

Manche Klienten nennen häufig einen scheinbar „technischen" Anlass für das Gespräch bei ihrer Bezugsperson – das kennt jeder selbst: Ist es nicht einfacher, die Mutter nach einem alten Kuchenrezept zu fragen, als ihr zu sagen, dass man gerade Heimweh hat? Jeder Gesprächsanlass ist als Beziehungsangebot zu werten. Es geht vermutlich nicht nur um die Nachzahlung für die Energiekosten, sondern auch um den Kontakt mit der Beraterin; es geht nicht nur um die Antriebsarmut nach der Psychose, sondern auch um den kaputten Kühlschrank. Oft wollen Ratsuchende lediglich eine Information, eine schlichte Auskunft. Angehörige und Betroffene möchten z. B. wissen, bei welcher Klinik, bei welcher Rehabilitationseinrichtung oder bei welchem Therapeuten sie (endlich) die richtige Hilfe erhalten können. Sehr selten gibt es die wirklich reine Informationsfrage, die mit dem richtigen Faltblatt oder der richtigen Auskunft ad hoc beantwortet werden kann. Informationsfragen dienen oft als Türöffner; so kann der Ratsuchende die Beraterin kennen lernen und prüfen, ob er sich ihr anvertrauen kann. Deshalb sollten auch solche Gespräche zunächst Raum für eine ausführliche Darstellung der Problemlage und der emotionalen Befindlichkeit lassen; vorschnelle Information kann ebenso brüskieren wie vorschneller Ratschlag und Trost.

Struktur

Je nach Gesprächsanlass und Situation wird die Beraterin mehr oder weniger stark strukturieren. Viele Klienten in Krisen wollen vor allem erzählen und werden dabei auch weitschweifig. Ihnen geht es vorrangig um die emotionale Entlastung und sie können das Gespräch deutlich stabilisiert beenden. Manche Aufträge erfordern eine klare Vorgabe durch die Beraterin, z. B. wenn der Klient an eine Verabredung oder eine Aufgabe erinnert werden muss. Andere Aufträge geben dem Gespräch die Struktur bereits vor. So müssen immer häufiger Antragsformulare oder Hilfepläne ausgefüllt werden, und die Fragen, die der Berater zu stellen hat, sind mehr oder weniger exakt vorgegeben. Dann ist es günstig, eine Atmosphäre der konstruktiven Zusammenarbeit zu erzeugen: Gemeinsam haben wir die Aufgabe zu bewältigen, gemeinsam machen wir uns daran. Aufgabe der Beraterin bleibt es natürlich, dafür Sorge zu tragen, dass in der verfügbaren Zeit das Anliegen geklärt und die damit verbundenen möglichen Schwierigkeiten angesprochen werden. Grundsätzlich empfiehlt sich bei jedem Beratungsgespräch eine Eingangsphase, in der dem Klienten ausreichend Zeit gegeben wird, von sich selbst zu berichten.

Erstgespräch und Anamnese

Im ersten Beratungsgespräch wird der ganze Mensch mit seiner Befindlichkeit und seinen sozialen Problemen wahrgenommen. Dies geschieht durch die Ressourcen- und Coping-Analyse: Die Beraterin fragt nach den Stärken und Schwächen, nicht nur in Bezug auf das Problem. Sie lässt sich schildern, wie der Klient bisher Schwierigkeiten bewältigte und wer ihn dabei unterstützte. Dies kann bereits verknüpft werden mit der Erhebung der psychosozialen Anamnese. Wenn das Gespräch nicht ausdrücklich anonym geführt wird, was im Einzelfall immer möglich sein muss, werden zunächst die wichtigen persönlichen Daten erfragt und notiert, nachdem dies dem Klienten angekündigt und erklärt worden ist. Wichtige Lebensdaten sollten schriftlich festgehalten werden; in der Regel akzeptieren Klienten dieses Vorgehen, vor allem, wenn sie aktiv einbezogen werden: „Hier habe ich jetzt eine Lücke auf meinem Blatt. Denken Sie, wir finden heraus, was in diesen beiden Jahren geschehen ist?" Neben der Familienanamnese und den Informationen zu Schule und Ausbildung richtet sich der Blick auch immer stärker auf die psychische und soziale Entwicklung. „Wie war Ihr Verhältnis zu den Geschwistern? Wann ging es Ihnen das erste Mal so schlecht wie jetzt?" Parallel achtet die Beraterin bereits auf spezifische Neigungen und Fähigkeiten und zeigt Interesse und Anerkennung; der Fokus sollte nie nur auf Probleme und Störungen, sondern immer gleichzeitig auf positive Aspekte, also auf mögliche Ressourcen gerichtet sein.

Der Schwerpunkt des nicht-ärztlichen Anamnesegesprächs liegt auf der Schilderung der wichtigen Lebensereignisse und der sozialen Aspekte. Die psychiatrische Diagnostik hingegen, speziell die Erhebung des psychopathologischen Befunds, ist offiziell Ärzten und Psychologen vorbehalten. Trotzdem wird heute von vielen Berufsgruppen erwartet, dass sie eine vorläufige diagnostische Einschätzung abgeben können. Deshalb wird im Beratungsgespräch auch nach Symptomen, offiziellen psychiatrischen Diagnosen, Behinderungen und erfolgten Behandlungen gefragt. Die Beraterin stellt fest, ob der Klient örtlich, zeitlich und zu seiner Person orientiert ist und ob er sich ausreichend erinnern kann. Sie achtet auf Sprache, Motorik, Gestik und Mimik, Kleidung und Körperpflege. Riecht der Klient nach Alkohol, wirkt er verlangsamt, ängstlich? Ein verminderter Antrieb kann Hinweis auf eine Medikation oder eine depressive Verstimmung sein; einiges lässt sich durch sensible Nachfragen klären.

Viele Klienten können gefragt werden, ob sie eine eigene Hypothese zu ihrer Situation, zu ihrer Störung haben. Gibt es so etwas wie Krankheitseinsicht, gibt es eine Theorie zur Verursachung? Die Beraterin achtet auf Reaktionen im Gespräch, die ihr einen Hinweis auf geeignete Unterstützungsmöglichkeiten geben; sie ist Ersatzspielerin für die Familie, für andere Therapeuten und für die zukünftigen Mitbewohner in der Wohngemeinschaft. Wie reagiert der Klient auf hartnäckige Nachfragen, auf Kritik, Lob oder Skepsis? Viele Daten und Fakten kann die Beraterin direkt erfragen; anderes wird sie emotional aufnehmen und mit etwas Erfahrung einordnen können: Ist der Klient affektiv gespannt, unrealistisch, wahnhaft oder unangemessen albern? Hat sie Angst vor ihm? Oder erreicht er, dass sie das Bedürfnis hat, ihn zu bemuttern?

Grundhaltung

Die Rollen sind scheinbar klar verteilt: Auf der einen Seite der hilflose Ratsuchende, auf der anderen Seite die kompetente Beraterin. Doch ganz so einfach ist es nicht. Im sozialpsychiatrischen Beratungsgespräch sind das Wissen und die Mitarbeit des Klienten besonders wichtig: Er ist der Experte. Auch wenn nicht der Klient selbst zum Gespräch kommt, sondern Angehörige, Freunde oder andere Kontaktpersonen, immer folgt auf die respektvolle Begrüßung eine lange Phase des Fragens, der Exploration. Es mag noch so banal klingen: Ohne geduldiges und interessiertes Zuhören scheitert jede Beratung. Wir alle kennen aus dem Privatleben das Gespräch mit der Freundin, bei dem wir erst einmal alles loswerden wollen. Wir müssen schimpfen, lästern, jammern oder auch schwärmen. Wie tief fühlen wir uns gekränkt, wenn wir jäh unterbrochen oder mit einem plumpen Ratschlag abgefertigt werden: „Dann mach halt Schluss mit ihm. Ich hab's dir ja gesagt." Wer erinnert sich nicht an solche Telefonate und an das Gefühl des trotzigen Rückzugs: „Der erzähle ich nie wieder etwas."

Der gemeinsame Nenner der aktuellen Methoden der Gesprächsführung und der unterschiedlichen psychotherapeutischen Schulen ist die Grundhaltung der Akzeptanz. Zu nennen sind die Methode der Validation, d. h. der akzeptierenden Bestätigung im Umgang mit Demenzkranken, die „Motivierende Gesprächsführung" mit Abhängigkeitskranken oder die Grundhaltung von Empathie, Akzeptanz und Kongruenz in der klientenzentrierten Gesprächsführung. Die Systemische Therapie empfiehlt die positive Konnotation und die Verhaltenstherapie arbeitet vor allem mit Lob und gezielter Verstärkung. Menschen ändern sich paradoxerweise am ehesten, wenn man sie (zunächst) annimmt, wie sie sind; sie gehen dann am ehesten das Risiko der Veränderung ein (Dörner et al. 2002).

Klientenzentrierte Gesprächsführung

Doch wie kann die Beraterin dem Klienten zeigen, dass sie sich wirklich für ihn interessiert, ihn ernst nimmt, ihn akzeptiert? Carl Rogers hat mit der klientenzentrierten Gesprächsführung eine Methode entwickelt, die sich für alle Berufsgruppen eignet. Ihre Empfehlungen sind für jedes Beratungsgespräch und fast jede Klientengruppe hilfreich. Die Beraterin begegnet dem Klienten mit positiver Wertschätzung, das heißt, sie akzeptiert ihn so, wie er ist. Das zeigt sie mit Mimik und Gestik sowie ihren verbalen Reaktionen. So kann eine Atmosphäre der Wertschätzung und des Vertrauens entstehen, die es dem Klienten ermöglicht, sich mit all seinen Ängsten und Verletzungen zu öffnen. Dabei bemüht sie sich um Echtheit, um Kongruenz, indem sie keine Rolle spielt, sondern authentisch, also „sie selbst" ist. Sie hält weitgehend Blickkontakt und vermeidet abwertende Kommentare. Schweigt der Klient oder entstehen Gesprächspausen, wartet sie ab. Durch Nachfragen zeigt sie ihr anhaltendes Interesse auch für Details und erweitert so ihr Verständnis der Situation. Bei der bekanntesten Technik, dem „Spiegeln", reagiert die Beraterin vor allem auf die emotionalen Gesprächsinhalte, indem sie diese zusammenfasst und mit eigenen Worten wiederholt. „Mir scheint, dass Sie total wütend auf Ihren Chef sind. Ist es so?" Der Klient kann so seine Einstellung quasi in einem Spiegel sehen und hat nun die Möglichkeit, aus der Distanz seine Gefühle und Reaktionen neu zu bewerten und vielleicht sogar zu korrigieren: „Nein, nicht wütend. Ich bin nur total enttäuscht von ihm." Ist im Gespräch ein Gefühl besonders deutlich zu spüren, wird also ein Leitaffekt transportiert, dann sollte dies angesprochen werden: „Mir fällt auf, dass Sie von vielen Menschen enttäuscht sind." Das Aufspüren und Benennen des Leitaffekts und der zentralen Anliegen des Klienten durch die suchende Haltung erleichtert den Austausch.

Vor allem psychosenahe Menschen reagieren manchmal irritiert, wenn ihre Gefühle und Aussagen auf diese Weise gespiegelt werden. Wenn die Abgrenzung zwischen dem Ich und dem Gesprächspartner ohnehin verschwommen ist, dann verstärken solche Techniken die Verstörung. Klare, einfache und konkrete Nachfragen sind dann hilfreicher als Interpretationen. Auch eindringlicher Blickkontakt als Ausdruck intensiver Aufmerksamkeit ist eher ungünstig. Für die Begegnung mit Psychosekranken empfiehlt sich eine wenig konfrontative Sitzhaltung, zum Beispiel schräg oder über Eck, sodass sich die Blicke der Gesprächspartner ausweichen können und kein Gefühl der Bedrängnis entsteht (Mosher u. Burti 1994). Auch die Gesprächsdauer ist dann anzupassen; ein Gespräch von 10–20 Minuten Dauer kann manchmal eine Überforderung darstellen; motorisch unruhigen Klienten sollte man eine Unterbrechung, mit und ohne Zigarette, anbieten. Eine gemeinsame Aktivität, ein Gespräch bei einem Spaziergang kann eine Alternative zum klassischen Face-to-Face-Kontakt sein.

Für manche Klienten kann auch das emotionale Mitschwingen der Beraterin im längeren Gesprächsverlauf irritierend sein; wenn sie unter einem Gefühlschaos leiden, nützt es ihnen wenig, wenn die Beraterin sich ebenfalls in das Chaos stürzt. Nach einer Anfangsphase des Mitgehens sollte sie dann eher beim Ordnen helfen. Wenn Klienten verwirrt sind, sollte die Beraterin besonders klar sein; wenn sie ängstlich und verzweifelt sind, zeigt sie Zuversicht, ohne plump zu trösten. Wenn Klienten stark erregt sind und vielleicht halluzinieren, kann sie durch entspannte Gelassenheit beruhigen und den Realitätsbezug fördern.

Motivierende Gesprächsführung

Ängste, Zwänge und Abhängigkeitserkrankungen sind häufig Anlass für Beratungsgespräche. Klienten werden geschickt oder bitten selbst um Rat; Angehörige wissen nicht mehr weiter. Auch hier sind zunächst sorgfältig der Anlass des Gesprächs und der Auftrag aller Beteiligten zu klären. „Weiß Ihr Sohn, dass Sie heute hier sind?" Die Beraterin stellt öffnende Fragen, hört aktiv zu, fragt nach und macht sich ein möglichst exaktes Bild der Lage. Sie erfasst die emotionale Dynamik und zeigt Verständnis. Für Klienten und Angehörige ist es ein großer und entscheidender Schritt, sich zu offenbaren und um Hilfe zu bitten; dies ist immer ausdrücklich zu würdigen. Das vorherrschende Gefühl ist häufig das der Ambivalenz: Alles müsste sich verändern und sollte doch so bleiben wie es ist. Die Versuchung ist groß, nun vorschnell die einzig richtige Lösung vorzuschlagen und damit eine Art Abwehrschlacht zu eröffnen. Denn nun erfährt die Beraterin, weshalb eine U-Bahnfahrt unmöglich, eine Entzugsbehandlung undenkbar ist.

„Eine Selbsthilfegruppe kommt nicht in Frage! Das haben wir alles schon probiert." Deshalb werden bei der „motivierenden Gesprächsführung" Empfehlungen und Ratschläge vermieden. Nur einen Weg, den der Ratsuchende selbst sieht und entdeckt, wird er auch wählen. Auch wenn der Satz etwas abgegriffen klingt, besitzt er Gültigkeit: Der Klient muss da abgeholt werden, wo er gerade steht. Erst dann können gemeinsam neue Perspektiven gesucht werden.

Die Methode der „motivierenden Gesprächsführung" empfiehlt, Optionen zu eröffnen und Ambivalenzen auszuloten. Die Beraterin greift die widersprüchlichen Ansichten des Klienten auf, vertieft sie und stellt sie in den Raum. „Sie können sich ein Leben ohne Alkohol im Moment gar nicht vorstellen." „Sie befürchten, dass Ihre Frau Sie verlässt." Sie stellt verschiedene Wege vor, indem sie sachlich informiert. Welche Möglichkeiten gibt es? Was sind die Vorteile, was die Nachteile? Was wäre wenn? Der Klient kann die verschiedenen Optionen betrachten und auf sie reagieren, ohne sofort wählen zu müssen. „Was meinen Sie? Wie kann es nun weitergehen? Möchten Sie sich zuhause beraten und mir dann vom Ergebnis berichten?" Beratungsprozesse können dauern. Oft wird im ersten Gespräch nur das Terrain sondiert, im zweiten noch einmal ein Schritt zurückgegangen, und erst im dritten können Auswege ins Auge gefasst werden. Jeder gescheiterte Versuch, jeder Rückfall erweitert die Sicht und ist eine Chance – wenn der Klient zum nächsten Gespräch kommt.

Problembewältigung

Häufig stehen ganz konkrete Probleme im Mittelpunkt des Gesprächs: Die Miete ist nicht bezahlt, die Waschmaschine ist defekt, eine Anklage wegen Schwarzfahrens droht. Hier ist der Berater als Experte des sozialen Sicherungssystems bzw. für konkrete Alltagsprobleme gefragt, der Hilfen organisieren soll. Nun muss das Formular ausgefüllt, der unangenehme Anruf getätigt werden. Die abgegriffene Formel „Hilfe zur Selbsthilfe" dient als Handlungsanleitung. Je mehr der Klient selbst kann, desto mehr wird er gefordert und damit sein Selbstbewusstsein gestärkt. Das Telefonat wird zunächst im Rollenspiel eingeübt, das Formular erst einmal kopiert und probeweise ausgefüllt. Wo ist der nächstgelegene Waschsalon? Hier gilt es das richtige Maß, die richtige Balance zu finden. Wird die Beraterin allzu fürsorglich oder bleibt sie ermunternde und lobende Beobachterin? Soll sie motivieren, anleiten, beaufsichtigen oder stellvertretend handeln?

Paar- oder Familiengespräch

Eine besondere Herausforderung sind Gespräche mit mehreren Personen; wo immer möglich, sollten Familiengespräche von zwei Profis geführt werden. Auftrag und Anlass sind besonders sorgfältig zu klären. Es ist die Aufgabe der Beraterinnen, das Gespräch zu strukturieren und darauf zu achten, dass jeder zu Wort kommt, jeder seine Sicht der Situation schildern kann. Sie nehmen also eine Haltung der Allparteilichkeit ein. Beim Krisengespräch sind nach der emotionalen Entlastung der Beteiligten klare Grenzen zu setzen, entwertende Äußerungen zu unterbinden. Die systemische Beratung bietet gute Anregungen, nicht nur für das

Gruppen- oder Paargespräch. Am bekanntesten ist die Methode des zirkulären Fragens, bei der Teilnehmer gebeten werden, aus ihrer Perspektive einen Kommentar über Gefühle und Befindlichkeiten, Beziehungen und Verhaltensweisen anderer abzugeben: „Wie ist wohl ihrer Mutter zumute, wenn ihr Vater so böse wird wie jetzt?" (Simon u. Rech-Simon 2007). Die Betroffenen werden also nicht direkt gefragt, sondern die Gefühle vermeintlich unbeteiligter Dritter werden ins Spiel gebracht; so entstehen neue Sichtweisen. Unter Umständen gelingt es den Beraterinnen, durch neue Aspekte und eine ungewohnte Perspektive eine eingefahrene Situation aufzubrechen. Abschließend fasst eine der beiden Moderatorinnen das Gespräch aus ihrer Sicht noch einmal zusammen und gibt jedem Teilnehmer Gelegenheit, sich abschließend zu äußern. Familiengespräch und Netzwerkdialog sind unter der Bezeichnung „Offener Dialog" die entscheidende Methode bei der „bedürfnisangepassten Behandlung" (siehe 2.4).

Abschluss

Gegen Ende des Gesprächs wird die Beraterin kurz inne halten; noch besser ist es, mit dem Klienten gemeinsam eine Bilanz zu ziehen. Was war der Gesprächsanlass, wie stellt sich das Problem dar, welche Ressourcen und Bewältigungsstrategien besitzt der Klient? Haben wir gemeinsam eine Lösung gefunden? Wie geht es Ihnen jetzt?

Das Beratungsgespräch endet mit einer eindeutigen Absprache oder einem Arbeitsauftrag. Bleibt es bei diesem einmaligen Kontakt? „Sie können gerne wieder kommen, sollten Probleme auftauchen." Aufgaben werden verteilt, der nächste Termin vereinbart. „Bitte klären Sie das mit Ihrem behandelnden Arzt. Ich werde mich bis zum 3. März nach passenden Angeboten erkundigen." Jedes Beratungsgespräch endet mit dem Ritual des Abschiednehmens. Im Blickkontakt, beim Händedruck wird die Wahrnehmung vervollständigt, der Kontakt abgeschlossen. Ist der Klient froh, dass er endlich wieder gehen kann? Sind die Angehörigen noch immer verzweifelt und werfen der Beraterin einen letzten, auf Hilfe hoffenden Blick zu?

Folgegespräche

Die hier beschriebenen Grundlagen gelten auch für längere Beratungsprozesse. Sowohl bei vereinbarten Folgegesprächen wie bei spontanen Besuchen des Klienten in der Beratungsstelle dient die Eingangsphase der Klärung der aktuellen Situation und Befindlichkeit; der Klient erhält ausreichend Zeit, um zu berichten, die Beraterin hört „aktiv" zu. Klient und Beraterin lernen sich in den nachfolgenden Gesprächen besser kennen; die Beraterin erfährt, ob der Klient Absprachen einhält, ob er planen und folgerichtig handeln kann. Der Klient wiederum findet heraus, ob er der Beraterin vertrauen kann, ob sie die versprochenen Informationen eingeholt hat. Er registriert, ob sie sich an ihn erinnert oder ob sie dieselben Fragen noch einmal stellt. Ein Vergleich zum ersten Gespräch ist möglich: Haben sich die Stimmung und das Verhalten verändert? Sind erste Probleme gelöst? Der Klient wird gefragt und er erhält eine Rückmeldung. Mit dem ersten

Gespräch existiert nun eine gemeinsam erlebte Situation, auf die sich beide im Gespräch immer wieder beziehen können. Die Beraterin erweitert die Thematik, fragt nach Details und erkundet gemeinsam mit dem Klienten seine Lebenswelt. So vergrößert sie inhaltlich und zeitlich den Spielraum. Es gibt nicht nur die momentane Verzweiflung, sondern es gibt frühere Gespräche und Pläne für zukünftige. Ist ihm in den letzten Tagen etwas gelungen? Die Beraterin zeigt ihre Anerkennung. Sie berichtet, was ihr im Nachhinein aufgefallen ist. „Was ist Ihnen nach unserem Gespräch durch den Kopf gegangen? Wie ist es Ihnen ergangen? Wie geht es Ihnen heute?" Der Klient könnte misstrauisch sein, denn wenn es ihm zu gut geht, darf er vielleicht nicht wiederkommen. So entsteht im Laufe des zweiten, dritten und vierten Gesprächs allmählich eine Art von Beziehung. Die reflektierte Arbeit mit dieser Beziehung, die „Beziehungsarbeit", ist Basis des therapeutischen Handelns in der Sozialen Psychiatrie. Je nach Gesprächsanlass und Auftrag können Aufgaben gemeinsam erledigt oder als „Hausaufgabe" mitgegeben werden.

Abbruch und Beendigung

Wenn Klienten Gesprächstermine nicht wahrnehmen, kann dies unterschiedliche Ursachen haben. Mindestens ein weiteres Kontaktangebot sollte die Beraterin machen, schon um Klarheit über den Grund das Abbruchs zu erhalten. Klienten bleiben weg, weil ihr Problem unerwartet gelöst ist – oder weil sie vielleicht der Ansicht sind, versagt zu haben. Schwere Krisen führen bei psychisch erkrankten Menschen oft zu Kontaktabbrüchen und Rückzügen. Jetzt sollte man auf entsprechende Vereinbarungen für Krisen (Hausbesuch?) zurückgreifen können.

Beendet wird die Beratung, wenn das Ziel erreicht oder die vereinbarte Anzahl von Gesprächen geführt wurde. Der gemeinsame Weg im Beratungsprozess sollte nicht unnötig verlängert werden – auch wenn der gern zitierte Anspruch, sich am Ende gänzlich verzichtbar zu machen, nicht immer erfüllt wird. Das Ende der Beratung wird jedenfalls sorgfältig gestaltet: Der letzte Termin wird geplant; ein Resümee des gemeinsam gegangenen Weges oder ein anderes Ritual, z.B. ein gemeinsamer Besuch im Café, schließen die Begegnung ab. Kann die Beraterin dem Klienten noch etwas mitgeben? Ein Faltblatt mit einer Telefonnummer für den Notfall oder ein anderer „Talisman" sind hilfreich.

5.1.1 Sozialpsychiatrischer Dienst

Der Sozialpsychiatrische Dienst (SpD) wird gern mit einem Januskopf verglichen: Auf der einen Seite das freundliche Gesicht der Hilfe, auf der anderen die Kontrolle, unter Umständen auch der Zwang. Er ist also keine „reine" Beratungsstelle, sondern auch zuständig für Krisenintervention im weitesten Sinne, für die Begleitung von erwachsenen Menschen mit psychischen Störungen, ihre Angehörigen und ihr soziales Umfeld. In manchen Regionen ist der SpD auch zuständig für suchtkranke, demente und geistig behinderte Menschen. Die Mitarbeiterinnen haben einen guten Überblick über alle Behandlungs- und Betreuungsangebote in der Region und arbeiten eng mit der Eingliederungshilfe und den Trägern psychosozialer Angebote zusammen.

Die Klienten werden häufig von anderen Stellen an den Sozialpsychiatrischen Dienst verwiesen, oder von ihren Angehörigen, den Nachbarn oder der Hausverwaltung gemeldet. Dann muss zunächst geklärt werden, ob der Klient bereit ist, ein Gespräch zu führen und ob überhaupt eine psychische Störung vorliegt. Schon die Kontaktaufnahme ist schwierig; immer wieder steht die Sozialarbeiterin vor verschlossener Tür. Manchmal ist ein langer Atem mit neuen Beziehungsangeboten erfolgreich, manchmal nicht. Andere Klienten kommen dagegen selbstständig und regelmäßig in die Beratungsstelle; für sie wird die Sozialarbeiterin zu einer wichtigen Bezugsperson.

Menschen mit psychischen Störungen haben ihren Lebensmittelpunkt heute meist nicht mehr in Heimen und Kliniken, sondern in ihrem gewohnten Lebensumfeld. Die Mitarbeiterinnen des Sozialpsychiatrischen Dienstes sind Expertinnen für das Zusammenleben im Wohnquartier, für eigenwillige Lebensformen und die Suche nach Nischen. Wann ist eine Wohnung verwahrlost? Kann und muss eingegriffen werden? Wie viel auffälliges Verhalten ist einer Hausgemeinschaft zuzumuten? Wann liegen die Voraussetzungen für eine Zwangseinweisung vor? Die Mitarbeiterinnen stehen zwischen den divergierenden Ansprüchen der Klienten und ihrem Umfeld. Nachbarn und Angehörige beschweren sich immer wieder und üben Druck aus: „Muss denn erst etwas passieren?" Häufig besteht die Arbeit aus konkretem Handeln, nicht selten aber auch aus Abwimmeln, Absichern und dem Aushalten dieser Spannungen (Eichenbrenner 1999).

Die Sozialpsychiatrischen Dienste in Bayern und Baden-Württemberg befinden sich in freier Trägerschaft und betreuen teilweise selbst, z. B. in Form von ambulanter Soziotherapie oder mit einer eigenen Tagesstätte; die SpDs der nördlichen Bundesländer sind Teil der kommunalen Gesundheitsämter und organisieren, befürworten und begutachten unterschiedliche Maßnahmen, beispielsweise Hilfe zur Pflege oder Eingliederungshilfe. Hier ergänzen und leiten fest angestellte Psychiater das multiprofessionelle Team (Sozialarbeiterinnen, Psychologinnen, eventuell auch Pflegekräfte). Zu ihren Aufgaben gehört auch die Begutachtung und Unterbringung im Rahmen des Betreuungs- und Unterbringungsgesetzes (PsychKG), also Zwangseinweisungen. Wenige SpDs (z. B. in Bremen) sind rund um die Uhr für Krisen zuständig; andere kooperieren mit den regionalen Krisendiensten oder beteiligen sich personell (Eichenbrenner 2004).

Für die persönliche Begleitung der Klienten bleibt in allen Sozialpsychiatrischen Diensten immer weniger Zeit, weil administrative Tätigkeiten, Hilfeplanungen, Begutachtungen und Prüfungen von Maßnahmen unter dem Gesichtspunkt der Kosteneinsparung einen erheblichen Teil der Arbeitszeit beanspruchen (Eichenbrenner et al. 2007). Sozialpsychiatrische Dienste spielen eine maßgebliche Rolle bei den regionalen Hilfeplanungskonferenzen, im Psychiatriebeirat und der Psychosozialen Arbeitsgemeinschaft, vor allem, wenn kein Psychiatriekoordinator eingesetzt ist. Der Psychiatriebeirat berät den zuständigen Dezernenten zu Fragen der regionalen psychiatrischen Versorgung, insbesondere der Planung. In der Psychosozialen Arbeitsgemeinschaft (PSAG) treffen sich regelmäßig alle an psychiatrischen Fragen interessierten Menschen eines Versorgungsgebiets, um sich kennen zu lernen, auszutauschen und aktuelle Probleme zu besprechen.

5.1.2 Suchtberatung

Suchtberatungsstellen stehen fast immer unter freier Trägerschaft und sind häufig spezialisiert auf entweder illegale Drogen oder auf Alkohol und Medikamente. Beratungsstellen für „nicht-stoffgebundene Süchte" (Spielsucht, Kaufsucht, eventuell auch Essstörungen) wurden in einigen Städten aufgebaut. Suchtberatungsstellen bieten kostenlose Beratung für Menschen, die abhängig oder gefährdet sind. Das Beratungsangebot richtet sich ebenso an Angehörige, Partner und Kollegen. Viele Suchtberatungsstellen kooperieren mit anderen Bereichen der Suchtkrankenhilfe, besonders mit Angeboten der Selbsthilfe. Sie vermitteln stationäre Entzugs- und Entwöhnungsbehandlungen und erstellen den für die Antragstellung erforderlichen „Sozialbericht". Einige Suchtberatungsstellen führen auch selbst ambulante Entwöhnungsbehandlungen durch; ambulante Entgiftungsbehandlungen sind in Kooperation mit niedergelassenen Ärzten möglich.

Experten beklagen, dass Suchtkranke nur zu einem geringen Teil und meist viel zu spät mit der Suchtkrankenhilfe in Kontakt kommen. Es gibt deshalb eine Reihe von Programmen zur Frühintervention, so z. B. in Zusammenarbeit mit den Rettungsstellen für Jugendliche mit riskantem Alkoholkonsum (Hart am Limit = Halt). Mit dem Frühinterventionsprogramm FreD versuchen sie in Zusammenarbeit mit Polizei und Staatsanwaltschaft möglichst früh Kontakt zu Konsumenten illegaler Drogen herzustellen.

Mitarbeiter von Suchtberatungsstellen haben in der Regel eine sozialtherapeutische Zusatzausbildung, vor allem wenn sie ambulante Therapien durchführen; mit verschiedenen Methoden – z. B. der „motivierenden Gesprächsführung" – werden die Klienten ermuntert, ihre eigene ambivalente Haltung zum Suchtmittelkonsum zu erkennen und Alternativen zu entwickeln.

5.1.3 Gerontopsychiatrische Beratung

Die Beratung psychisch kranker alter Menschen erfordert eine klare und geordnete Situation. Im Vordergrund steht die emotionale Akzeptanz eines Menschen, der mit grundlegenden Verlusten konfrontiert ist: Der Lebenspartner ist gestorben oder die bisher so wertvolle Autonomie ist gefährdet, die gewohnte Wohnung muss aufgegeben werden. Gefühle der Niedergeschlagenheit und Gedanken an Suizid drängen sich auf. Der Abschied vom bisherigen Leben fordert eine erste Auseinandersetzung mit dem Tod; wie wird mir zumute sein, wenn ich mich auf die letzte Phase meines Lebens vorbereiten muss?

Vor allem die Angehörigen Demenzkranker müssen beraten und unterstützt werden. Lange haben sie die Situation alleine bewältigt und sind nun überfordert. Die Beraterin lernt den Klienten, die Angehörigen und die häusliche Situation kennen. Sie informiert über die Erkrankung, gibt Hinweise für den Umgang und fördert die Selbstsorge der pflegenden Angehörigen. Sie stellt Fragen und beobachtet: Welche eigenen Ressourcen sind noch vorhanden? Welche können mobilisiert werden? Mögliche Hilfen werden beschrieben, ihre Finanzierung und Organisation dargestellt, zuletzt werden sie vereinbart bzw. vermittelt. Der Beratungs- und Hilfeprozess endet mit der Überprüfung und abschließenden Bewertung.

Senioren und ihre Angehörigen wenden sich an spezielle Beratungsstellen, die von den großen Wohlfahrtsverbänden oder den Kommunen vorgehalten werden. Manchmal weist bereits der Name auf eine gerontopsychiatrische Spezialisierung hin, häufig aber wird zum gesamten Spektrum „Rund ums Alter" beraten. Fast alle Sozialstationen und gerontopsychiatrischen Ambulanzen sind bei Fragen zur Organisation und Finanzierung ansprechbar. In vielen Regionen sind seit 2009 Pflegestützpunkte im Rahmen des Pflegeweiterentwicklungsgesetzes aufgebaut worden. Hier arbeiten Case-Managerinnen aus der Sozialarbeit, der Pflege und der Sozialversicherung im Team zusammen. Aufgabe des Pflegestützpunkts ist nicht nur die Einzelfallberatung, sondern auch die Steuerung und Koordination der Angebote im Sinne von Care-Management.

5.1.4 Internet-Beratung

Immer mehr Beratung findet im Internet statt. Profis beobachten diese Entwicklung meist mit großer Skepsis, doch sie ist nicht aufzuhalten. Für Ratsuchende ist es nicht einfach zu erkennen, ob sie sich auf einer wirklich seriösen Seite befinden. Professionelle Online-Beratung ist nicht immer kostenlos; Rechtsanwälte, Psychologinnen und Sozialarbeiterinnen versuchen auf diese Weise, ihren Lebensunterhalt zu verdienen. Vielen Ratsuchenden bietet das Internet eine unverbindliche Möglichkeit, sich erst einmal umzuhören. Haben andere Eltern dasselbe Problem? Haben andere Frauen dieselben Ängste und Erfahrungen? Es finden sich unter den entsprechenden Suchbegriffen Anlaufstellen, Artikel, Firmen und Portale. Unterschieden wird zwischen den folgenden Formen:

E-Mail-Beratung: Ratsuchende schreiben direkt an eine Beratungseinrichtung eine E-Mail, erhalten eine Antwort, können vielleicht sogar einen längerfristigen Kontakt aufbauen. Der Ratsuchende nennt zwar nicht seinen Namen, aber seine E-Mail-Adresse.

Internet-Foren: Der Ratsuchende schickt eine Anfrage an das Forum, wo sie – ähnlich wie an einem schwarzen Brett – ausgehängt wird. Wer helfen kann, der antwortet. Alle Beiträge können online gelesen werden; so können Anfänger erst einmal unverbindlich zuschauen, bevor sie selbst fragen. Die Ratsuchenden haben auch die Möglichkeit, untereinander zu kommunizieren, sich also gegenseitig zu beraten. Auf diese Weise beraten also häufig Betroffene andere Betroffene im Sinne von Selbsthilfe.

Chatberatung: Es findet zwar kein Face-to-Face-Kontakt statt, aber Frage und Antwort werden in Echtzeit über Tastatur und Bildschirm ausgetauscht.

Es gibt inzwischen hunderte von Einrichtungen und Beratungsstellen, die im Internet Beratung in einer der hier vorgestellten Formen anbieten, häufig zu festgesetzten Zeiten, die in dem jeweiligen Beratungsnetz erfragt werden können. Die formelle und inhaltliche Qualität ist sehr unterschiedlich; an dem Medium Internet führt aber – auch für die Soziale Psychiatrie – kein Weg mehr vorbei. Viele Projekte haben sich unter www.beratungsnetz.de zusammengeschlossen und bieten professionelle Online-Beratung an.

Zum Weiterlesen

Dörner K, Plog U, Teller C, Wendt F (2002) Irren ist menschlich. Lehrbuch der Psychiatrie und Psychotherapie. Bonn: Psychiatrie-Verlag.
Miller WR, Rollnick S (2004) Motivierende Gesprächsführung. Freiburg: Lambertus.
Weinberger S (2008) Klientenzentrierte Gesprächsführung. Lern- und Praxisanleitung für psychosoziale Berufe. Weinheim: Juventa.

5.2 Persönliche Unterstützung zur Teilhabe

In diesem Abschnitt wird ein bedeutendes und in den letzten Jahren immer differenzierter entwickeltes Arbeitsgebiet für Sozialarbeiterinnen, psychiatrische Pflegekräfte, Heilerziehungspfleger und andere Berufsgruppen vorgestellt: die alltägliche persönliche Unterstützung psychisch erkrankter Menschen in der Gemeinde, im Stadtteil, in ihren Wohnungen und ihren sozialen Bezügen.

5.2.1 Ambulant aufsuchende Arbeit – Hausbesuche

Eine Psychiatrie, die weitgehend auf stationäre Aufenthalte verzichten will, muss ihre Klienten in deren Lebenswelt aufsuchen und die notwendigen Hilfen vor Ort organisieren. Die Beobachtung des sozialen Umfelds vervollständigt die Diagnose; die Unterstützung des Klienten und seines sozialen Netzwerks erfolgt bei ihm zuhause. So ist in der Sozialen Psychiatrie die aufsuchende Arbeit, speziell der Hausbesuch, zu einem der entscheidenden Arbeitsmittel geworden. Ärzte, Psychiater, Pädagogen, Hauspflegerinnen, Ergo- und Physiotherapeutinnen, Einzelfallhelfer und im Ausnahmefall sogar Psychotherapeuten führen Hausbesuche durch. Neue Konzepte wie das *Home Treatment* oder die *Persönliche Assistenz* stehen für den Wandel, der sich gegenwärtig in diesem Bereich vollzieht.

Zugang

Hausbesuche werden in der Regel angekündigt. Die professionelle Besucherin hat sich schriftlich angemeldet oder bereits beim letzten Kontakt mit dem Klienten diesen Termin vereinbart. Unangemeldete Hausbesuche gehören zur Krisenintervention, sie erfolgen nur, wenn akuter Handlungsbedarf besteht bzw. wenn der Klient auf mehrere Gesprächsangebote nicht reagiert hat. In Mehrfamilienhäusern kann der unerwünschte Besuch bereits an der verschlossenen Haustür scheitern, wenn der Klient auf das Klingeln nicht reagiert. Nur im Notfall wird bei Nachbarn geklingelt und gebeten, die Haustür zu öffnen. Jetzt ist vielleicht der geeignete Augenblick für die Frage: „Wir machen uns Sorgen um Frau Müller. Haben Sie sie zufällig gesehen?" Schweigepflicht, Persönlichkeitsrechte und die Pflicht zur Hilfeleistung sind hier sorgfältig gegeneinander abzuwägen. Öffnet der Klient nicht, muss das in der Regel respektiert werden. Die Unverletzlichkeit der Wohnung und ihr Schutz sind durch Artikel 13 des Grundgesetzes garantiert. Selbst staatlichen Instanzen ist es nicht erlaubt, eine Wohnung gegen den Willen des Bewohners öffnen zu lassen. Juristische Betreuer benötigen ausdrücklich die Genehmigung des zuständigen Richters für den Zugang zur Wohnung; der Wirkungskreis „Wohnungsangelegenheiten" reicht nicht aus. Bei Verdacht auf einen Unglücksfall, bei akuter Suizidgefahr bzw. bei Gefahr für Leib und Leben kann allerdings jeder Mensch aus dem Umfeld des Klienten, der sich begründet Sorgen macht, bei der Feuerwehr oder der Polizei darauf drängen, die Wohnung öffnen zu lassen.

Privatsphäre

Beim angemeldeten oder vereinbarten Hausbesuch öffnet der Klient und bleibt meist in der Wohnungstür stehen. Dieser Moment – die Besucherin noch draußen, der Hausherr drinnen – wird durch die Begrüßung seiner Bedeutung entsprechend gestaltet. „Guten Tag. Schön dass es geklappt hat. Darf ich eintreten?" Viele Menschen mit psychischen Störungen leben allein, lassen ungern Fremde in ihre Umgebung und empfinden Besuche als Störung der Intimsphäre oder gar als Bedrohung. Andere wünschen sich vielleicht Gäste und werten den Hausbesuch als persönliches Kontaktangebot, an das (allzu) große Erwartungen geknüpft werden. In jedem Fall ist deshalb nach der Begrüßung der Anlass des Besuchs noch einmal zu erklären. Der Klient sollte wissen, was auf ihn zukommt, was er erwarten kann, und wie lange der Besuch dauern wird.

Gastgeber

Immer ist der Klient in seiner Rolle als Gastgeber und Hausherr zu respektieren. Er entscheidet, wo das Gespräch stattfindet, wer auf welchem Stuhl sitzt und ob ein Blick in die Küche geworfen werden darf. Erfolgt der Besuch in einer Familie oder einer Gemeinschaft, so sollte jetzt geklärt werden, ob die anderen Bewohner informiert werden und wer eventuell noch am Gespräch teilnehmen soll. Das Gastrecht ist in verschiedenen Kulturen unterschiedlich definiert und gestaltet, deshalb muss sensibel und mit Taktgefühl erkundet werden, welche unausgesprochenen Regeln gerade gelten. Hinzu kommt der Wandel in den sozialen Gepflogenheiten. Für jüngere Klienten ist es selbstverständlich, dass sich die Besucherin zu einem kurzen Gespräch einfindet und sich fast formlos wieder verabschiedet. So sind sie es von ihren Bekannten gewohnt. Ältere Klienten fühlen sich der Rolle des Gastgebers verpflichtet, haben eine Kaffeetafel vorbereitet und erwarten, dass der Gast sich ausreichend Zeit für eine höfliche Konversation nimmt. Wieder andere empfinden den ungebetenen Gast als Eindringling und bieten nicht einmal einen Sitzplatz an oder weigern sich, den Fernseher auszuschalten. Bei Klienten mit Migrationshintergrund kann die Ankündigung eines Hausbesuchs zu umfangreichen Aktivitäten in der Küche führen. Vielleicht wird erwartet, dass die Besucherin mehrere Stunden an einer gemeinsamen Mahlzeit teilnimmt. Eine Ablehnung würde als harsche Zurückweisung erlebt. Exakte Vorinformationen über Sinn und Dauer des Hausbesuchs können die beschriebenen Probleme nicht immer vermeiden, aber verringern. Eine respektvolle Begrüßung und Dank für Gastfreundschaft beim Abschied gehören allerdings zu den Grundregeln jedes Besuchs.

Kontrolle

Hausbesuche werden mit unterschiedlichen Absichten durchgeführt: Kontrollbesuche dienen der Absicherung: Die Befindlichkeit des Klienten, seiner Angehörigen oder der Zustand seiner Wohnung wird in Augenschein genommen. Überprüft wird auch die Tätigkeit der Sozialstation, der Familienhelferin oder der Reinigungsfirma. Besonders häufig erfolgen deshalb Kontrollbesuche bei alten, pflegebedürftigen Menschen oder Müttern mit Kindern. Die Aufträge sind offenzulegen; natürlich bevorzugen wir alle erwünschte, einvernehmliche Kontakte; gerade zur sozialpsychiatrischen Arbeit gehört es aber, Gefährdungen zu vermeiden, Krisen rechtzeitig zu erkennen und Qualität von Leistungen zu kontrollieren. Klar und eindeutig sollte deshalb angekündigt werden, was abgeklärt werden muss, wer informiert wird und wie es danach weitergeht.

Information und Abklärung

Andere Hausbesuche dienen der Informationsbeschaffung; alte Unterlagen für den Rentenantrag sind gemeinsam zu suchen oder die Kosten für eine Renovierung abzuschätzen. Wie viele Mülltüten stehen in der Küche? Die Besucherin macht sich ein Bild vom Zustand der Wohnung und den Kompetenzen des Klienten, ohne zu werten. Die Frage lautet: Was kann er alleine, reicht gelegentliche Impulsgabe oder benötigt er handfeste Unterstützung? Das Begutachten des Haushalts, der persönlichen Angelegenheiten und Unterlagen ist für alle Beteiligten ein schwieriger Balanceakt. Es bedarf einer gewissen Routine, um in solchen Situationen mit der angemessenen Mischung von Gelassenheit und Respekt zu agieren. Eine besondere Herausforderung sind Besuche bei Familien, in denen Informationen über das Zusammenleben und die Dynamik zwischen den einzelnen Mitgliedern eingeholt werden sollen. Es kann günstig sein, zunächst lediglich die Interaktionen zu beobachten, ohne zu strukturieren oder einzugreifen. Wie ist der Ton untereinander, wie sind die Zimmer aufgeteilt? Werden die notwendigen Grenzen eingehalten? Isoliert sich jemand? Ein gemeinsames Gespräch kann angeregt und moderiert werden, ohne dabei die Rolle des Gastes aufzugeben.

Zustand der Wohnung

Jede Wohnung spricht eine eigene Sprache; sie kann mit zunehmender Berufserfahrung gelernt und verstanden werden. Besonders Menschen mit psychotischen Störungen vermissen den Schutz der Wohnung und fühlen sich von Strahlen, Sendern oder boshaften Nachbarn bedroht. Mit mehreren Schlössern gesicherte Türen, mit Folie verkleidete Steckdosen, herausgerissene Leitungen und aufgebohrte Fußböden weisen auf derart wahnhaftes, halluzinatorisches Erleben hin. Wohnungen von Menschen mit dem sogenannten „Messie-Syndrom" sind mit Gebrauchsgegenständen, Büchern, Zeitungen oder Abfall angefüllt; sie können nichts wegwerfen, weil sie sich sicher sind, alles noch einmal gebrauchen zu können. Aus Scham und Angst gewähren sie allerdings nur selten Zugang zur Wohnung. Übermäßig geordnete oder sterile Wohnungen berichten von den Ängsten ihrer Bewohner vor Chaos und Schmutz; liebevoll dekorierte und ausgestaltete Wohnzimmer laden den Besucher ein – und bleiben trotzdem häufig leer. Bei altersverwirrten Menschen ist oft noch die einstige Ordnung unter der aktuellen Verwirrtheit zu erkennen; junge Männer begnügen sich wiederum häufig mit einer Grundausstattung, die aus PC samt Zubehör, Matratze und leeren Pizzapackungen besteht. Was ist normal? Besonders vorsichtig sollte der Begriff der Verwahrlosung verwendet werden; je nach Sozialisation wird eine Wohnung als unordentlich oder als vermüllt eingestuft. Als Gast hat man den Zustand der Wohnung zu respektieren; als bezahlte Fachkraft im Auftrag eines Kostenträgers hat man den Zustand mit hoher Toleranz einzuschätzen; als Ersatzspieler für die soziale Umwelt, für Nachbarn und die Hausverwaltung hat man Unterstützung anzubieten und Gefährdungen zu vermeiden. Exzessive Grade von Verwahrlosung sind in der Regel allerdings deutliche Hinweise auf das Vorliegen einer psychischen Störung und bedürfen meist der Intervention.

Häusliche Pflege

Zuletzt sei noch erwähnt, dass die überwiegende Anzahl aller Hausbesuche im Bereich der häuslichen Pflege erfolgt. Nicht nur somatisch kranke, sondern auch seelisch oder geistig behinderte Menschen werden überwiegend ambulant versorgt. Mitarbeiterinnen von Pflegefirmen, Sozialstationen und Ambulanzen bewegen sich hier auf dem schmalen Grat zwischen der Dienstleistung im Auftrag des Klienten und der Pflege und Behandlung im Auftrag des Kostenträgers. Je hilfebedürftiger der Klient wird, desto stärker greift die Mitarbeiterin in sein gesamtes persönliches Umfeld ein. Die Wäsche wird nun nicht mehr so in den Schrank geräumt, wie der Klient es gewohnt war, sondern so, wie es für die Pflegerinnen am effektivsten ist. In der Vorratskammer werden Packungen mit Vorlagen gestapelt; in der Pflegedokumentation und auf Zetteln werden die wichtigsten und aktuellen Informationen notiert. „Frau M. hat heute schon einen Joghurt gehabt!", mag da stehen, oder „Herr Müller hat heute schlechte Laune, er hat mich sogar geschupst!" Bei umfangreichem Pflegebedarf wechseln sich häufig mehr als 10 Mitarbeiter ab; die Wohnung des Klienten wird zum Arbeitsplatz eines ganzen Teams.

Zum Weiterlesen

Stoffels H, Kruse G (1996) Der psychiatrische Hausbesuch. Hilfe oder Überfall? Bonn: Psychiatrie-Verlag.

5.2.2 Personenbezogene Unterstützung

Über alle Handlungsfelder und Kostenträger hinweg widmet sich dieser Abschnitt der Basiskompetenz alltäglicher Betreuungsarbeit in der Sozialen Psychiatrie. Doch ist der Terminus „Betreuung" wirklich noch aktuell? Ein Klient, der sein Leben weitgehend selbst bestimmt, wird wohl eher begleitet oder unterstützt. In der Tat vermeiden alle aktuellen Konzepte den Begriff „Betreuung" vor allem aus zwei Gründen: Er ist mit Aspekten der Fremdbestimmung und Fürsorge assoziiert und durch das Betreuungsgesetz anderweitig belegt. Nicht selten gibt es deshalb im psychiatrischen Alltag verwirrende Missverständnisse: Welcher Betreuer ist gemeint? Viele Klienten haben gesetzliche Betreuer, gleichzeitig sind ihnen „Bezugsbetreuer" in den Teams des Betreuten Wohnens zugeordnet. In der folgenden Darstellung wird die Bezeichnung „Bezugsperson" verwendet.

Unterstützt werden einzelne Klienten aufsuchend und nachgehend in ihrem Lebensfeld, in Wohngemeinschaften oder Wohnheimen, in der eigenen Wohnung oder in der Familie. Es handelt sich um junge und alte Menschen, die an unterschiedlichen psychischen Störungen leiden, an einer Psychose, einer schweren Depression oder einer Persönlichkeitsstörung, manchmal in Kombination mit einer Abhängigkeitserkrankung. Manche Klienten benötigen mehrere Stunden handfeste Unterstützung täglich, andere nur zweimal in der Woche eine kurze Impulsgabe. Mitarbeiter unterschiedlicher Professionen führen Gespräche und unterstützen im Haushalt, begleiten zum Arzt und zu Ämtern und helfen den Klienten, ihren Alltag zuhause zu bewältigen. Wer unter Alltag Routine und Langeweile versteht, der unterschätzt die Aufgaben sozialpsychiatrischer Unterstützung: Der Alltag psychisch kranker Menschen ist selten alltäglich. Alltagsbegleitung heißt hier: Achtsamkeit beim ständigen Ausbalancieren von Über- und Unterforderung, heißt Krisen erkennen und adäquat reagieren, heißt Aushalten, Dabei sein und oft auch in Ruhe lassen – jeweils zum richtigen Zeitpunkt.

Es ist ein neues und manchmal verwirrendes Handlungsfeld entstanden, in dem unterschiedliche Akteure tätig sind. Bezahlung, Vertrag und Status variieren; es gibt die stundenweise bezahlte Einzelfallhelferin oder Hauspflegerin, die vielleicht im Rahmen des Persönlichen Budgets tätig wird und im Grunde genommen Arbeitnehmerin des Klienten ist. Doch vor allem gibt es Sozialpädagoginnen, Pflegeexperten, Heilerziehungspfleger, Erzieher und Ergotherapeutinnen, die bei einem Träger fest angestellt sind und am Monatsende ihren vertraglich vereinbarten Lohn erhalten. Manche von ihnen arbeiten ambulant aufsuchend im Betreuten Einzelwohnen, finanziert über die Eingliederungshilfe, andere tun fast dasselbe wie ihre Kolleginnen, die Soziotherapie oder ambulante psychiatrische Pflege anbieten und von der Krankenkasse finanziert werden. Die unterschiedlichen Leistungstypen werden unter dem Gesichtspunkt der Kostenträger und Organisationsstrukturen beim jeweiligen Handlungsfeld beschrieben.

Die folgenden Ausführungen, die lediglich einen groben Überblick darstellen, orientieren sich am personenbezogenen Ansatz. Dazu gehört auch der Vorrang nicht-psychiatrischer Hilfen, ganz im Sinne der geforderten Inklusion und Sozialraumorientierung (Obert 2001).

Hilfebedarf, Ziele und Auftrag

Die personenbezogene Unterstützung hat Vorgaben des Leistungsträgers zu berücksichtigen, die sich nicht nur, aber auch an den Wünschen des Klienten orientieren. Bei der Hilfeplanung und der Zielvereinbarung ist der Klient einbezogen. Er ist Hausherr und Leistungsempfänger – aber ist er auch der Auftraggeber? Viele Klienten akzeptieren gar nicht so viel Hilfe, wie andere für erforderlich halten – und umgekehrt: Manche Klienten wünschen sehr viel mehr Unterstützung, als ihnen gut tut. Eine wirklich objektive Ermittlung des quantitativen Hilfebedarfs ist nicht möglich. Konkrete und überprüfbare Ziele werden oft im Rahmen des Hilfeplanverfahrens von allen Beteiligten formuliert; der Umfang der Hilfe (Zahl der Einsätze, Stunden, Hilfebedarfsgruppe) wird ausgehandelt. Trotz des vorgegebenen Umfangs bleibt die Unterstützung flexibel: Besondere Anlässe (Begleitung zum Jobcenter) und Befindlichkeiten (Krisen, Krankheit) erfordern mehr oder weniger Kontakt. Mit dem Klienten gemeinsam sollten die Ziele noch einmal konkret und überschaubar besprochen werden. Trotzdem darf die Bezugsperson nicht krampfhaft ihren Aufgabenkatalog abarbeiten. Nicht nur die Erweiterung von Kompetenzen bis hin zur Verselbständigung ist ein mögliches Ziel, sondern auch die Stabilisierung, das Wohlbefinden oder das Aufspüren von sozialen Nischen. Je jünger und weniger beeinträchtigt die Klienten sind, desto konkreter und zielgerichteter kann mit ihnen gearbeitet werden; bei schwer gestörten und älteren Klienten stehen eher die Existenzsicherung und der Erhalt des Status quo im Vordergrund. Viele psychisch Kranke reagieren mit Krisen auf Rehabilitationsdruck; das richtige Maß zwischen Schutz und Aktivierung zu finden, ist die große Kunst der personenbezogenen Unterstützung.

Die Ziele orientieren sich auch an den kulturellen Normen der Klienten. So kann es einen Mann in seiner Würde verletzen, alle Tätigkeiten im Haushalt zu übernehmen. Ein Ziel könnte hier sein, die Grenzen in der alltäglichen Begleitung auszuloten und Alternativen (Essen gehen, fahrbarer Mittagstisch) zu finden. Die Teilnahme an der gemischten Sportgruppe wird für eine Frau aus einer muslimischen Familie zum Problem werden; die Bezugsperson wird dies durch eine kultursensible Haltung respektieren und gemeinsam mit der Klientin passende Ziele und Angebote suchen.

Beziehung und Kontakt

Die sogenannte Beziehungsarbeit ist das wichtigste und schwierigste Element dieser Tätigkeit. Durch vorsichtiges Herantasten ist das richtige Maß an emotionaler Nähe und professioneller Distanz herauszufinden; ein erstes Gespräch kann fünf Minuten dauern und im Türspalt stattfinden. Je nach Störung gelingt es, vor allem durch verständnisvolles Zuhören und Dabei sein einen tragfähigen Kontakt aufzubauen und Vertrauen herzustellen. Wenn ein Face-to-face-Kontakt den Klienten überfordert, dann ist eine gemeinsame Aktivität, z.B. ein Spaziergang, sinnvoller. Das Erforschen der Familien- und Lebensgeschichte hat sich in der Phase des Kennenlernens besonders bewährt.

Die Bezugsperson übernimmt je nach Situation ganz unterschiedliche Rollen: Sie ist interessierte Zuhörerin, Expertin, Fremde oder Vertraute und „Ersatzspielerin" für Nachbarn, Kollegen, Partnerinnen und Angehörige. Der Klient macht die Erfahrung der Kontinuität einer Beziehung, auch über Krisen und Kränkungen hinweg. Deshalb haben Zeit und Dauer des Kontakts eine enorme Bedeutung; Beziehungsabbrüche können schädlich sein, das allzu lange Festhalten an der Begleitung kann aber auch zu Chronifizierung führen. Der Klient bekommt Unterstützung beim Erhalt vorhandener Kontakte und beim Knüpfen eines sozialen Netzwerks. Gemeinsam werden Ideen entwickelt, auf Wunsch wird der Klient begleitet. Die Nutzung der Ressourcen und Angebote der Gemeinde (und der Gemeindepsychiatrie) wird angeregt. Alle Aktivitäten werden vorbereitet und gemeinsam reflektiert.

Selbstversorgung

Die Bezugsperson achtet auf den psychischen und physischen Zustand des Klienten und lernt seine Fähigkeiten, seine Lebenswelt und seinen Lebensstil kennen. Sie berät und unterstützt bei der Ernährung, gibt Tipps bei der Haushaltsführung und der Körperpflege; bei Bedarf übernimmt sie auch einzelne Tätigkeiten. Sie unterstützt bei der Erledigung der Post und bei Behördengängen. Der Klient darf auf keinen Fall unterfordert werden; Anleitung und Motivation sind der kompensatorischen Übernahme immer vorzuziehen. Die Unterstützung in Bezug auf Sauberkeit und Ordnung in der Wohnung ist eine Gratwanderung zwischen den störungsbedingten Eigenheiten des Klienten, seinem Recht auf Selbstbestimmung und den Interessen der Nachbarn, der Hausverwaltung und des Kostenträgers. Auch Körperhygiene, Kleidung und Aussehen sind unter diesem Aspekt auszuhandeln. Grobe Verwahrlosung und Selbstgefährdung sind zu verhindern; die Bezugsperson sollte sich durch Absprache mit den zuständigen Stellen (juristischer Betreuer, Sozialpsychiatrischer Dienst) absichern.

Tagesstruktur

Der nächste Tag, die kommende Woche wird gemeinsam geplant; alle anstehenden Aufgaben und Ereignisse werden möglichst langfristig und mehrfach vorbesprochenen. Ängste und Erfahrungen werden gemeinsam reflektiert. Der Klient wird beim Aufbau eines adäquaten Rhythmus von Schlafen und Wachen, Entspannung und Aktivität, Reizaufnahme und Rückzug unterstützt. Gemeinsam wird nach möglichst passenden, preiswerten und „normalen" Aktivitäten im Lebensfeld gesucht: Der Besuch in der Stadtbücherei, im Kaufhaus oder in der Suppenküche; das Ausführen des Hundes der Nachbarin. Vorzuziehen sind

Beschäftigungen, bei denen der Klient nicht nur passiv konsumiert, sondern für sich und andere aktiv werden kann. Strukturierende Rituale können von der Bezugsperson eingeführt und etabliert werden: Die gemeinsame Pause nach Erledigung einer unangenehmen Aufgabe, das Feiern von Festen und Erfolgen.

Ausbildung, Arbeit und Beschäftigung

Die Ziele und Wünsche des Klienten sind zu klären, bei Bedarf auch die Frage der Erwerbsfähigkeit. Welche Ressourcen, Neigungen und Hobbies sind vorhanden? Über gemeinsame Aktivitäten, Hospitationen oder Praktika kann dies geklärt werden. Der Klient erhält Unterstützung bei der Suche nach einer Ausbildung, Beschäftigung oder sinnvollen Tätigkeit: Jeder Mensch will Bedeutung für andere haben. Die Bezugsperson informiert sich über die regionalen Möglichkeiten der Teilhabe an Arbeit und Beschäftigung und knüpft die erforderlichen Kontakte. Sie regt den Klienten an, begleitet bei Ämtergängen und Vorgesprächen und beruhigt, lobt und verstärkt.

Die Bezugsperson begleitet und unterstützt auch bei unkonventionellen Lösungen: Klienten beschäftigen sich selbst, indem sie Flohmärkte besuchen, Flaschen sammeln oder die Straßenzeitung verkaufen.

Umgang mit der Störung

Die vertrauensvolle Beziehung ermöglicht den Austausch über das Erleben der Störung und die subjektive Erklärung des Klienten zur Entstehung, Bedeutung und Bewältigung der Symptome. Dabei ist der „Eigensinn" des Klienten zu respektieren und die Funktion der Symptome (z. B. zur Abwehr von Panik) zu akzeptieren. Der Klient erhält Informationen über den aktuellen Erkenntnisstand zu seiner Störung und ihrer Behandlung (Psychoedukation), ohne dass diese aufgedrängt werden. Im Verlauf einer längeren Unterstützung werden gemeinsam Frühwarnzeichen und Bewältigungsmöglichkeiten erforscht; Vereinbarungen für Krisen und Notfälle werden getroffen. Aufgabe der Bezugsperson ist in der Regel auch die Sicherstellung der Medikation durch Hinweise und Überwachung, ebenso die Begleitung bei der Reduzierung oder beim Absetzen des Medikaments, wenn dies verantwortet werden kann. Die Bezugsperson achtet insbesondere auf alle Anzeichen für Suizidalität und hält den Kontakt zu Ärztinnen und Therapeuten.

Wer allein und aufsuchend arbeitet, sollte sich dennoch nicht als Einzelkämpfer verstehen. Diese Arbeit funktioniert am besten in einem Sozialraum oder Verbundsystem, in dem je nach Bedürfnissen und Fähigkeiten auch andere Akteure tätig werden: die Kirchengemeinde, das Tageszentrum, die Selbsthilfegruppe. Dann fungiert die Bezugsperson oft gleichzeitig als Case-Managerin. Bei allen Kontakten sollte dem Klienten mit offener, akzeptierender und realistisch-hoffender Grundhaltung begegnet werden. In Fall-Konferenzen muss zumindest die grobe Richtung der Zusammenarbeit geklärt werden, um zu vermeiden, dass die einzelnen Kooperationspartner gegeneinander agieren.

Assertive Community Treatment

Eines der erfolgreichsten Modelle nachgehend aufsuchender Unterstützung wurde in Madison, USA, in den 1970er Jahren entwickelt und findet in Europa zunehmend Verbreitung: Vor allem schwer gestörte psychisch Kranke werden nachgehend und ambulant von einem Team aus Sozialarbeitern, Krankenschwestern und Psychologen betreut. Die Teams werden in der Regel von einem Psychiater geleitet und bestehen aus 10–12 Mitarbeitern. Anders als hierzulande sind „support workers" ohne besondere Qualifikation, häufig sind dies „user workers", also Psychiatrieerfahrene, Mitglieder der Teams. Jeder Mitarbeiter ist zuständig für 10–15 Klienten; damit ist der Personalschlüssel kaum besser als im Betreuten Wohnen (und schlechter als im Intensiv Betreuten Wohnen). Die Unterstützung im Assertive Community Treatment (ACT) konzentriert sich auf die üblichen Zeiten an Werktagen, seltener wird rund um die Uhr oder an Wochenenden betreut. Für Krisen gibt es besondere Vereinbarungen. Besonders viel Wert wird auf die Psychoedukation und die Medikamentenvergabe gelegt. ACT-Teams suchen die Klienten dort auf, wo sie leben, also auch in den Einrichtungen der Wohnungslosenhilfe oder auf der Straße. ACT verringert offenbar die Einweisungsrate in Kliniken erheblich, doch die Studien zu dieser Frage sind noch nicht abgeschlossen.

Zum Weiterlesen

Amering M (2002) Multiprofessionelle Behandlung (fast) ohne Bett: Beispiele und Diskussionen aus Großbritannien und den USA. In: Aktion psychisch Kranke (Hrsg.): Personenzentrierte Krankenhausbehandlung im Gemeindepsychiatrischen Verbund. Bonn: Psychiatrie-Verlag, S. 242–255.
Burns T, O'Brian A (2004) Assertive Management und Case-Management in der Rehabilitation In: Rössler W (Hrsg.): Psychiatrische Rehabilitation. Heidelberg: Springer, S. 670–680.
Obert K (2001) Alltags- und lebensweltorientierte Ansätze sozialpsychiatrischen Handelns. Bonn: Psychiatrie-Verlag.
Schädle-Deininger H (2008) Basiswissen: Psychiatrische Pflege. Bonn: Psychiatrie-Verlag.
Schlichte G (2006) Betreutes Wohnen – Hilfen zur Alltagsbewältigung. Bonn: Psychiatrie-Verlag.

5.2.3 Case-Management (Koordinierungs-Management)

Klienten und ihre Angehörigen, die in diesem vielfältigen und manchmal verwirrenden System Hilfe suchen, sind gelegentlich überfordert. Die im Folgenden beschriebene Methode will hier Abhilfe schaffen und gewährleisten, dass die passenden Hilfen nicht nur gesucht, sondern auch konkret vermittelt und eingeleitet werden, dass ihre Finanzierung geklärt und alle Leistungen koordiniert werden. Dabei hat die Case-Managerin (CM) die Fallverantwortung. Sie hat darauf zu achten, dass der (häufig chronisch) psychisch erkrankte Klient nicht durch die Maschen des psychosozialen Netzes fällt, sondern tatsächlich die Leistungen erhält, die er benötigt. Die Case-Managerin betreut also nicht vorrangig selbst, sondern sie bereitet vor, organisiert und kontrolliert verbindlich die Unterstützung durch Dritte.

Fallmanagement

Case-Management heißt wörtlich übersetzt Fallmanagement. In der psychosozialen Arbeit wird manchmal auch vom *Unterstützungs-Management* gesprochen; wirklich durchgesetzt hat sich dieser Begriff allerdings nicht. *Case-Manager* sind immer für einzelne Personen, also für die Fallebene zuständig. *Care-Management* meint hingegen die fallübergreifende Systemebene, z.B. in einem Krankenhaus oder einer Kommune.

Sozialpsychiatrisches Case-Management

Case-Management wurde in den 1970er Jahren in den USA im Zusammenhang mit der Enthospitalisierung entwickelt. In der Psychiatrie existieren dort inzwischen unterschiedliche Modelle, z.B. das Makler-Modell. Auch einige sehr erfolgreiche Therapieansätze wie das bereits beschriebene Assertive Community Treatment (ACT) zählen dort zum Case-Management. In der Sozialen Psychiatrie in Deutschland wird Case-Management als definierte Methode von unterschiedlichen Berufsgruppen angewandt, besonders in Sozialdiensten, Beratungsstellen und Sozialpsychiatrischen Diensten. Häufig sind Mitarbeiter sowohl für die persönliche Betreuung eines Klienten (z.B. im Betreuten Wohnen) als auch für die Koordinierung aller Leistungen zuständig – sie sind dann persönliche Bezugsperson und Case-Manager zugleich. Sozialpsychiatrisches Case-Management unterstützt den Klienten, indem es zunächst seine psychosoziale Situation analysiert und seinen Hilfebedarf erfasst und im Anschluss die möglichst passende individuelle Unterstützung organisiert und deren Finanzierung klärt. Die Hilfen werden aufeinander abgestimmt, ihre Qualität kontrolliert. Der Prozess endet mit einer kritischen Bewertung und gegebenenfalls mit einer Beendigung oder Anpassung der Hilfe. Die Mitarbeiterin betreut also nicht vorrangig selbst, sondern sie vermittelt und koordiniert die Tätigkeiten anderer Anbieter und Helfer. Sie hilft bei der Antragstellung, befürwortet die Finanzierung und vermittelt zwischen den unterschiedlichen Leistungserbringern. Sie achtet auch auf eine gemeinsame Grundhaltung, sodass der Klient durch Vielfalt gefördert und nicht zwischen den einzelnen Hilfen zerrieben wird. Case-Managerinnen organisieren nicht nur professionelle Hilfe, sondern zeigen auch geeignete nicht-psychiatrische Kontakte in der Gemeinde auf und knüpfen ein unterstützendes soziales Netzwerk.

Case-Management – Verfahrensschritte

Einschätzung und Diagnose (Assessment): Die Eingangsphase dient der Klärung der Situation und der Ermittlung des Hilfebedarfs. Es folgt die Ressourcen-, Coping- und Netzwerk-Analyse: Was kann der Klient? Wo braucht er Unterstützung? Welche Kontakte hat er? Wie sieht sein Alltag aus? Welche Hilfen erhält er durch das private Umfeld? Was muss professionell durchgeführt und deshalb auch finanziert werden? Erste Ziele werden formuliert.

Planung (Planning): Es folgt die Planungsphase, in der gemeinsam mit dem Klienten und anderen Partnern der Hilfeplan entwickelt wird. Konkrete, realistische und überprüfbare Ziele werden positiv formuliert, das Vorgehen abgesprochen, die passenden Module zusammengestellt, häufig unter dem Gesichtspunkt der Finanzierbarkeit.

Heranführung (Linking): Wenn die Leistungen vorbereitet und bewilligt sind, können die Leistungserbringer tätig werden; der Klient ist aktiv zu beteiligen.

Durchführung und Koordination (Implementation): Es wird geprüft, ob die einzelnen Unterstützungsleistungen funktionieren und sinnvoll sind. Sie werden aufeinander abgestimmt und notfalls verändert oder ergänzt.

Kontrolle und Überwachung (Monitoring): Die Durchführung der Unterstützungsleistungen wird kontrolliert und überwacht. Eventuell korrigiert die Case-Managerin die Leistungen und passt sie dem aktuellen Hilfebedarf an.

Beurteilung (Evaluation): Schließlich wird der Hilfeprozess unter Beteiligung des Klienten, der Leistungserbringer und der Mitglieder des sozialen Netzwerks ausgewertet und beurteilt. Wurde kooperiert? Ist der Klient zufrieden? Wurden die Ziele erreicht? Ist dies nicht der Fall, dann ist ein erneutes Assessment erforderlich: Waren die Ziele angemessen?

Beendigung der Unterstützung (Disengagement): Der Unterstützungsprozess wird beendet, wenn die vereinbarten Ziele erreicht sind oder die Fortsetzung nicht sinnvoll erscheint.

Viele Verfahren der Hilfeplanung für psychisch Kranke und seelisch Behinderte orientieren sich an diesem Ablaufschema, zum Beispiel der „IBRP" (siehe 3.7) bei der Hilfeplanung für seelisch Behinderte in der Eingliederungshilfe.

Fallbeispiel Herr Kuhn:
Vor Herrn Kuhns Entlassung aus der Psychiatrischen Klinik beruft die Sozialarbeiterin eine Hilfekonferenz ein. Es nehmen teil: die betagte Mutter von Herrn Kuhn, sein gesetzlicher Betreuer, eine Ergotherapeutin der Klinik, der Stationsarzt und natürlich Herr Kuhn selbst. Der Hilfebedarf soll ermittelt und das weitere Vorgehen geplant werden.

Einschätzung: Der Stationsarzt erklärt die Diagnose (Psychose und Alkoholabhängigkeit) und berichtet vom Verlauf der Behandlung. Herr Kuhn kann bald entlassen werden; mit einer Weiterbetreuung in der Ambulanz ist er einverstanden, deshalb wird eine Krankenschwester aus der Psychiatrischen Institutsambulanz (PIA) kurzfristig dazu gerufen. Der Arzt hält eine Betreuung oder Beschäftigung für erforderlich. Die Ergotherapeutin berichtet von guten Ergebnissen in der Arbeitstherapie und empfiehlt den Besuch einer Beschäftigungstagesstätte für Suchtkranke. Der gesetzliche Betreuer berichtet, dass sich Nachbarn über den Geruch beschwert haben, der aus Herrn Kuhns Wohnung kommt. Frau Kuhn ist die Situation peinlich; sie bittet um Verständnis, dass sie seit ihrem Schlaganfall nicht mehr die Wohnung des Sohnes putzen kann. Herr Kuhn sagt, dass er am liebsten in der Klinik bleiben möchte. Hier hat er einen Freund gefunden und es fällt ihm leicht, trocken zu bleiben. Nach langer Diskussion werden gemeinsam folgende Ziele festgelegt: Kein weiterer stationärer Aufenthalt, mindestens dreimonatige Alkoholabstinenz, Erhalt der Wohnung durch regelmäßige Reinigung, Aufbau eines alkoholfreien sozialen Netzwerks.

Planung: Die Sozialarbeiterin macht Vorschläge zur praktischen Umsetzung und erklärt, was im Rahmen der Leistungsgesetze finanzierbar und mit den Angeboten vor Ort möglich ist. Sie schlägt vor, dass Herr Kuhn von der Klinik aus einen „Schnuppertag" in der Tagesstätte macht und sich dann entscheidet. Er soll zum Besuch einer Selbsthilfegruppe angeregt werden. Es wird diskutiert, ob Herr Kuhn es schafft, die Wohnung mit Impulsgabe selbst sauber zu halten (BEW) oder ob das für ihn übernommen werden muss (Sozialstation). Frau Kuhn ist skeptisch. Die Sozialarbeiterin füllt die erforderlichen Formulare für die Hilfeplanung und das Sozialamt aus, der Betreuer und Herr Kuhn unterschreiben.

Vorgehen: Hauspflege zweimal wöchentlich zur Unterstützung bei der Selbstversorgung, insbesondere beim Einkaufen und der Reinigung der Wohnung; Besuch der Beschäftigungstagesstätte zunächst an fünf Tagen pro Woche mit dem Ziel, längerfristig dort in den Zuverdienst-Bereich zu wechseln.

Heranführung: Herr Kuhn absolviert erfolgreich einen Schnuppertag in der Tagesstätte und stellt sich in der Ambulanz vor. Die Kosten für die unterschiedlichen Leistungen werden beim Sozialamt beantragt. Herr Kuhn wird von der Sozialarbeiterin und dem juristischen Betreuer in der Hilfeplanungskonferenz vorgestellt; der Besuch der Tagesstätte wird genehmigt. Hauspflege (Hilfe zur Pflege) und Tagesstätte werden vom Sozialamt bewilligt. Die Sozialarbeiterin übergibt die Fallverantwortung an die zuständige Krankenschwester der PIA und an den gesetzlichen Betreuer, da sie seit der Entlassung aus der Klinik nicht mehr zuständig ist.

Überwachung: Beide Maßnahmen laufen gut und Herr Kuhn ist stabil. Dies berichtet er bei seinen Terminen in der PIA und beim gesetzlichen Betreuer, wenn er dort sein Geld abholt. Ab und zu ruft der Betreuer in der Institutsambulanz und in der Tagesstätte an. Er überweist der Sozialstation Geld für die Einkäufe.

Beurteilung: Nach Ablauf des Bewilligungszeitraums muss die Verlängerung der Maßnahmen beantragt werden, weshalb erneut eine Hilfekonferenz stattfindet. Herr Kuhn geht nur noch an zwei Tagen in die Tagesstätte; an den anderen Tagen arbeitet er im Zuverdienst. Er hat eine Freundin gefunden, die bei ihm eingezogen ist. Die Hauspflege wird beendet.

Beendigung: Herr Kuhn und seine Freundin sind gemeinsam rückfällig. Der Betreuer bringt ihn in die Klinik. Der Platz in der Tagesstätte wird vorübergehend freigehalten. Eine neue Hilfekonferenz ist geplant.

In diesem fiktiven Fallbeispiel sind einige typische Probleme dargestellt: Eine persönliche und verbindliche Fallverantwortung, wie sie das Case-Management vorsieht, ist in unserem gegliederten System nur schwer zu organisieren. Oft wechseln Zuständigkeiten und damit brechen Prozesse ab. Gesetzliche Betreuer, Fallmanagerinnen der Eingliederungshilfe oder Mitarbeiter Sozialpsychiatrischer Dienste können am ehesten persönliche Kontinuität gewährleisten; sie haben aber oft nicht die erforderlichen Kapazitäten. Viele Hilfeplanverfahren sehen „koordinierende Bezugspersonen" vor, deren Zeitaufwand bei Berechnung der Hilfebedarfsgruppe berücksichtigt wird. In diesem Fallbeispiel kommt die betreuende Bezugsperson in der Tagesstätte dafür in Frage. Doch auch hier wird es einen Wechsel geben, wenn diese Maßnahme beendet ist.

Zum Weiterlesen

Wendt WR (2008) Case Management im Sozial- und Gesundheitswesen: Eine Einführung. Freiburg: Lambertus.

5.2.4 Soziale Netzwerkarbeit

Die Soziale Psychiatrie beachtet und fördert vor allem die sozialen Beziehungen der psychisch erkrankten Menschen. Das Vulnerabilitäts-Stress-Modell hat diese Sichtweise wissenschaftlich untermauert: Aufgrund einer anlagebedingten oder erworbenen besonderen Verletzlichkeit kommt es bei manchen Menschen unter Einwirkung von Stress zu einer psychischen Krise; diese kann durch ein gutes Netzwerk, durch soziale Unterstützung und Strategien der Bewältigung aufgefangen oder zumindest abgemildert werden. Psychische Störungen führen häufig zum Verlust der Familie, des Arbeitsplatzes und der Freunde, sodass Klienten kein Netz mehr haben, das sie unterstützen könnte. Andererseits wirken soziale Kontakte nicht immer nur positiv. Sie können auch, wenn sie allzu belastend sind, zu Stressoren werden und eine erneute Krise auslösen. Bei der Netzwerkarbeit bewegt man sich daher in einem komplizierten Geflecht von Wechselwirkungen, manchmal in einem Teufelskreis: Die Erkrankung führt zum Abbruch aller Kontakte – bei erneuten Krisen existieren dann häufig keine Beziehungen mehr, die unterstützen könnten.

Theorie

Zum Thema soziale Netzwerke und soziale Unterstützung (social support) liegen zahlreiche Untersuchungen und Publikationen vor. In diesem Abschnitt werden jene Aspekte dargestellt, die für eine Soziale Psychiatrie besonders bedeutsam sind. Die Netzwerkforschung (Galuske 2003) hat ihren Ursprung in der Soziologie. John A. Barnes untersuchte in den 1950er Jahren die sozialen Kontakte auf einer norwegischen Insel. Ein Fischernetz diente ihm als Symbol für die unterschiedlichen Interaktionen. So unterscheidet die Netzwerkforschung bis heute zwischen den Knoten und den Kanten, also den Strecken zwischen den Knoten. Entscheidend für die Qualität eines sozialen Netzwerks ist demnach nicht die Anzahl der Knoten, sondern die Zahl der Kanten. Verschiedene Techniken dienen der Analyse des sozialen Netzwerks: Auf einer Netzwerkkarte wird die Struktur des Netzwerkes dargestellt. Es wurden in der Sozialpsychologie zahlreiche Instrumente entwickelt, um Netzwerke und soziale Unterstützung zu messen. Sie dienen vor allem dem evidenzbasierten Nachweis, wie sehr soziale Unterstützung das Wohlbefinden, die Gesundheit und die Rehabilitation fördert.

5.2 Persönliche Unterstützung zur Teilhabe

Untersucht wird auch die Qualität der Beziehungen; gefragt wird z. B. nach der Häufigkeit, der Dichte, der Dauer und der Wechselseitigkeit der Interaktionen. Erhält der Klient eher emotionale oder praktische Unterstützung oder vorrangig Informationen und kognitive Orientierung? Sind die Kontakte belastbar? Überdauern sie Krisen und vorübergehende Ablehnung? Ist die Kontaktperson eher ein Kontrolleur, ein Verführer oder ein altruistischer Helfer? Unterschieden wird natürlich auch zwischen Kontakten, die je nach Perspektive als negativ oder positiv eingestuft werden können. So wird ein Profi die Kontakte eines Jugendlichen zu seiner Peergroup von Drogenkonsumenten eher kritisch sehen, während der Klient selbst sie auf keinen Fall aufgeben möchte. Auf die Analyse des Netzwerks folgt die Intervention und abschließend die Evaluation. War die Intervention erfolgreich? Hat der Klient eine bessere soziale Unterstützung, und wie geht es ihm damit?

Netzwerkarbeit hat das Netzwerk einzelner Individuen oder ganzer Sozialräume im Blick. Viele Techniken widmen sich deshalb dem Aufbau von kommunikativen Strukturen, z. B. Stadtteil-Konferenzen, Quartier-Management, Straßenfesten oder Streetwork. Netzwerk-Konferenzen können nicht alle Teilnehmer eines klientenbezogenen Netzwerks an einen Tisch bringen, aber sie können Netzwerke in einem bestimmten Bereich fördern; ein Beispiel sind die Netzwerk-Konferenzen der gerontopsychiatrischen Verbünde mancher Städte oder das Gesunde-Städte-Netzwerk. Psychosoziale Arbeitsgemeinschaften sind in diesem Sinne sozialpsychiatrische Netzwerkkonferenzen.

Verschiedene Strategien, die bereits in den Leitgedanken dargestellt wurden, sind eng mit dem Begriff des sozialen Netzwerks verknüpft: Empowerment und Recovery, Inklusion und Sozialraumorientierung, Gemeinwesenarbeit und Community Care. Auch die bessere Vernetzung der sozialen Dienste durch Case-Management gehört hierher. In der Sozialen Psychiatrie werden die Begriffe „Netzwerkarbeit" und „Soziale Unterstützung" häufig synonym verwendet.

Personenbezogene Netzwerkarbeit

Neben einer Klärung der Fähigkeiten, Interessen und Beeinträchtigungen gehört zu einer umfassenden Ressourcenanalyse die Frage nach den Kontakten und den Formen der Unterstützung der Klientin in ihrem sozialen Umfeld; sie ist Bestandteil jeder Beratung und Hilfeplanung. Bewährt hat sich die graphische Darstellung auf verschiedenen Blättern oder in Form großer Kreise. Die verschiedenen Lebensbereiche – Familie, Arbeit, Freizeit – können so dargestellt und die Bezugspersonen eingetragen werden. Vielleicht kann die Klientin die Karte selbst zeichnen; sie wird dabei durch viele Fragen angeregt, beispielsweise: „Kennen Sie Ihre Nachbarn?" „Sprechen Sie mit ihnen?" „Wo würden Sie bei einem Problem klingeln?" „Wen können Sie anrufen, wenn es Ihnen ganz schlecht geht?" „Wer würde Ihnen bei einem Umzug helfen?" „Wen würden Sie zum Geburtstag einladen?"

Erfahrene Netzwerkarbeiter empfehlen zunächst die Erstellung des üblichen Genogramms, um die familiären Strukturen darzustellen; bereits hier ergeben sich wichtige Hinweise. Es folgt die graphische Darstellung des gesamten sozialen

Unterstützungssystems. Klient und Profi erstellen so gemeinsam eine Landkarte, die der Klient erhält. Im Laufe der gemeinsamen Netzwerkarbeit wird die Karte ergänzt und aktualisiert. Mit Farben oder Linien können die Kontakte bewertet werden: Wo haben sich Kontakte intensiviert? Wo sind Beziehungen schwächer geworden? Mit welcher Kollegin gab es neulich Streit? Welcher Onkel hat endlich mal wieder angerufen? Während sich in der Literatur viele Hinweise zur Theorie und Analyse von sozialen Netzwerken finden, bleiben konkrete Hinweise zur Verbesserung von Netzwerken in den spezifischen Arbeitsfeldern die Ausnahme. Mitarbeiterinnen der Sozialen Psychiatrie müssen also selbst kreativ werden und Ideen entwickeln. Hier einige Anregungen zu unterschiedlichen Zielgruppen:

Chronisch erkrankte Menschen haben außer zur Familie oft nur noch Kontakt zu professionellen Helfern und anderen Psychiatrieerfahrenen; viele Klienten sind zur Aufnahme und Pflege von sozialen Kontakten kaum mehr bereit oder in der Lage. Dem Umfeld ist häufig nicht klar, dass Provokationen und Fehlhandlungen im Rahmen akuter Krisen erfolgt sind und vor diesem Hintergrund interpretiert werden müssen. Stattdessen wird dem Klienten die Rolle des mutwilligen „Spielverderbers" zugeschrieben, er wird abgelehnt. Profis können durch Information und Psychoedukation einer solchen Stigmatisierung entgegenwirken. Wenn der Besuch eines Psychose-Seminars eine Überforderung darstellt, können z. B. Hinweise auf Artikel, Broschüren oder Fernsehfilme zur Reflexion anregen. Mit diesen Strategien können vorhandene Kontakte reaktiviert oder repariert werden. Parallel sollten Klienten ermutigt werden, auf andere Menschen zuzugehen. Profis können den ersten Besuch in eine Kontaktstelle begleiten, sie können spielerisch ein erstes Gespräch einüben oder in der Gruppe zu einem Rollenspiel animieren. Der Kontakt zur Ursprungsfamilie spielt oft – negativ oder positiv – eine zentrale Rolle. Häufig sind es die Mütter, die sich sehr verantwortlich fühlen und ihre eigenen Bedürfnisse zurückstellen. Hier könnte die Reflexion der Beziehungsentwicklung und die vorsichtige Öffnung der Dyade ein Ansatz sein. Manche raten zum gemeinsamen Besuch eines Psychose-Seminars, andere betonen, dass zunächst bei den bestehenden Interessen und Neigungen der jeweiligen Person angesetzt werden sollte.

Abhängigkeitskranke haben ein großes Kontaktbedürfnis und verfügen oft über ein dichtes Netzwerk, das häufig durch den gemeinsamen Konsum entsteht. Wer sich für ein Leben ohne Alkohol oder Drogen entscheidet, der muss in der Regel auch all seine Kontakte zur Szene und damit zu seinem Freundeskreis abbrechen; der Klient hat sich dann zwischen der Einsamkeit der Abstinenz und der Rückfallgefährdung bei Kontakt zu den Kumpels zu entscheiden. Hier eröffnet das abstinente Netzwerk mit seinem breiten Angebot von Selbsthilfegruppen und alkoholfreien Treffpunkten neue Optionen.

Klienten mit Beziehungsstörungen gelingt es zwar, immer wieder neue Kontakte zu knüpfen, sie können sie aber nicht halten oder fühlen sich rasch bedrängt. Auch für sie ist der verbindlich-unverbindliche Charakter einer Selbsthilfegruppe ein guter Zwischenweg. Diese Klienten profitieren, wie übrigens alle Menschen, von Umwegen: Gemeinsam etwas zu lernen, zu leisten oder anderen zu helfen macht Spaß, gibt dem Leben Sinn und vermittelt so ganz nebenbei auch Freundschaften. Ein politisches Engagement, eine ehrenamtliche Tätigkeit, eine

Sportgruppe oder eine Ausbildung weitab therapeutischer Angebote bietet gute Gelegenheiten für das Experimentieren mit Nähe und Distanz. Viele Klientinnen haben für sich das Internet entdeckt; in Chatrooms und Foren können sie über Zeitpunkt, Intensität und Dauer eines Kontakts selbst entscheiden.

Bei vielen Methoden der Sozialen Psychiatrie – so auch bei der sozialen Netzwerkarbeit – begibt man sich auf eine ethische Gratwanderung zwischen dem Recht des Klienten auf Selbstbestimmung und dem fachlichen Auftrag als professioneller Mitarbeiter:

- Manchmal weiß der Klient sehr genau, dass ihn soziale Kontakte überfordern. Er hat sich für ein Leben als „Einsiedler" – allein mit seinen Stimmen – entschieden. Haben wir das Recht, dem Klienten Kontakte aufzudrängen oder gefährden wir damit seine bewährte Strategie?
- Steht es uns wirklich zu, die unerwünschten Kontakte eines Klienten zu einer Drogen konsumierenden Clique abzuwerten oder gar zu verhindern?
- Wie gehen wir mit einer Fülle von intimen Informationen um, die wir im Zuge der Netzwerkanalyse erhalten?

Strukturelle Netzwerkarbeit

Viele Strategien zur Förderung von sozialen Netzwerken entstammen der Gemeinwesenarbeit. Mit der Sozialraumorientierung verfügen wir heute über ein Konzept, das die Finanzierung indirekter Hilfen vorsieht. Im Bereich der Jugendhilfe ist es bereits in diversen Regionen erprobt. Manche gemeindepsychiatrische Bausteine fördern soziale Netzwerke direkt oder indirekt, einige Projekte arbeiten bereits netzwerkorientiert. Sie pflegen öffentliche Grünanlagen, besuchen Pflegebedürftige oder führen im Rahmen eines beschützten Arbeitsplatzes Einkaufsläden in Regionen, in denen vor allem alte Menschen sonst keine Einkaufsmöglichkeit hätten (www.cap-markt.de). Dahinter steht der Gedanke, dass ein Netzwerk vor allem aus wechselseitigen Kontakten bestehen sollte: Menschen mit psychischen Erkrankungen sind nicht nur Empfänger von Zuwendung, sondern sie sind auch Akteure: Sie helfen und erzählen, hören zu oder räumen auf. Wechselseitige Kontakte sind nachweislich belastbarer und nachhaltiger.

Soziale Netzwerke und soziale Unterstützung sind abhängig von materiellen Ressourcen. Profis engagieren sich deshalb für eine angemessene Finanzierung auch nicht-psychiatrischer Angebote. Gerade psychisch Kranke scheitern häufig an den Kosten für das Fahrgeld, für den Eintritt oder die hohe Kursgebühr. Sowohl auf die einzelne Person bezogen (z. B. im Rahmen des Persönlichen Budgets) als auch gesellschaftlich sind diese Forderungen deutlich zu artikulieren. Hier sind die Klienten einer Sozialen Psychiatrie ausnahmsweise integriert – in eine Mehrheit von Empfängern von Grundsicherung. Viele Klienten bevorzugen unverbindliche und kostenlose Kontakte im öffentlichen Raum. Nicht nur die häufig zitierten Fußgängerzonen, sondern auch Bahnhöfe, Einkaufscenter, Waschsalons, Bibliotheken und Parkbänke sind beliebte Aufenthaltsorte. Die Unverbindlichkeit ist wechselseitig: Klienten und Bürger können sich gegenseitig kurz zur Kenntnis nehmen oder aus dem Weg gehen. Viele dieser Aufenthaltszonen gehen verloren; so sind die früher so beliebten Foyers von Kliniken inzwischen ebenso gestylt und von Security-Kräften bewacht wie gewisse Kaufhäuser und Arztpraxen. Der Ausgrenzung können Bürger und Profis entgegenwirken, in dem sie auf Räume der Begegnung achten.

Kwartiermaken

In vielen Ländern wurden Modelle für Community Care und sozialpsychiatrische Gemeinwesenarbeit entwickelt. Aus den Niederlanden stammt die Idee des „Quartier Machens" (Kal 2006). Wo Kontakte nicht automatisch entstehen, können sie vielleicht durch Programme gefördert werden. Patenschaften, Besuche von Psychiatrie-Erfahrenen in Schulprojekten und Filmfestivals haben sich auch bei uns bewährt. Die „Kwartiermakerin" sondiert das Terrain, spricht mit Bürgern und sucht nach speziellen Nischen für Klienten. Außerdem setzt man auf „Buddys", also Kumpel, die sich für jeweils einen halben Tag in der Woche verpflichten, sich um einen psychisch kranken Bürger der Gemeinde zu kümmern. In der Art von Psychose-Seminaren, unter Beteiligung weiterer professioneller Akteure, z. B. Polizisten oder Vermietern, werden Gespräche geführt. Die gemeinsamen Aktivitäten, so ist die Hoffnung, fördern Beziehungen unterschiedlichster Art und Intensität. Diese bilden allmählich ein Geflecht, ein Netz, das auffängt und stabilisiert.

Zum Weiterlesen

Kal D (2006) Gastfreundschaft. Das niederländische Konzept Kwartiermaken als Antwort auf die Ausgrenzung psychiatrieerfahrener Menschen. Neumünster: Paranus-Verlag.
Röhrle B, Sommer G, Nestmann F (Hrsg.) (1998) Netzwerkintervention. Tübingen: dgvt-Verlag.

5.3 Krisenintervention

Unter einer Krise versteht man den Verlust des seelischen Gleichgewichts, wenn ein Mensch mit Ereignissen und Lebensumständen konfrontiert wird, die er zurzeit nicht bewältigen kann, weil seine inneren und äußeren Ressourcen nicht ausreichen. Immer wieder wurde versucht, verschiedene Arten von Krisen zu benennen (Müller 2004). So unterscheiden manche zwischen traumatischen Krisen, verursacht durch plötzliche Ereignisse wie schwere Krankheiten oder Todesfälle, und Lebensveränderungskrisen, wie sie durch die Pubertät oder die Pensionierung ausgelöst werden. Während man sich auf Lebensveränderungskrisen eher vorbereiten kann, treten traumatische Krise unerwartet ein. Jeder Mensch mobilisiert in einer Krise innere oder äußere Ressourcen, um sie zu bewältigen; dieser Prozess wird „Coping" genannt. Manche Coping-Strategien sind funktional, also zur Krisenbewältigung geeignet, andere sind ungeeignet (dysfunktional) oder auf

Dauer sogar schädlich. Wer also seinen Liebeskummer (traumatische Krise) nicht nur vorübergehend in Alkohol ertränkt, läuft Gefahr, durch diese dysfunktionale Coping-Strategie (zusätzlich) alkoholabhängig zu werden. Dagegen wäre die Aktivierung äußerer Ressourcen, z.B. das nächtliche Telefonat mit der besten Freundin, eine funktionale Coping-Strategie.

Jede akute Krise ist verbunden mit dem Gefühl der Hilflosigkeit, was häufig dazu führt, dass Betroffene ausnahmsweise bereit sind, Hilfe anzunehmen und sich neu zu orientieren. Deshalb ist jede Krise auch eine Chance. Chronische Krisen oder Dauerkrisen treten vor allem bei Menschen mit Abhängigkeitserkrankungen oder Persönlichkeitsstörungen auf; sie alarmieren immer wieder das Hilfesystem, ohne sich wirklich auf Angebote einlassen zu können. Manche Menschen sind geradezu süchtig nach Notfallhilfe.

Krisenintervention

Angebote der Krisenintervention sprechen nicht nur Menschen in den beschriebenen psychosozialen Lebenskrisen an, sondern auch Klienten mit psychiatrischen Störungen. Deshalb ist es wichtig, zwischen der Krisenintervention und dem psychiatrischen Notfall zu unterscheiden. Die Krise erfordert die aktive Mitarbeit des Klienten und seines Umfelds; ein Teil der Verantwortung bleibt immer bei ihm. Beim psychiatrischen Notfall hingegen steht die akute Gefährdung im Vordergrund, es muss unverzüglich medizinisch-psychiatrisch reagiert werden. Eine Krise kann sich jederzeit zu einem psychiatrischen Notfall entwickeln und umgekehrt.

„Krise" ist ein breit akzeptierter Begriff für einen Zustand, der zunächst keine diagnostische Zuordnung durch einen Mediziner erfordert und der vor allem nicht stigmatisiert. Vielleicht wurde deshalb in den letzten Jahren der Krisenbegriff immer weiter ausgedehnt; denn nicht nur psychosoziale Störungen, sondern auch akute psychiatrische Erkrankungen werden immer häufiger als Krise bezeichnet, wobei die Entwicklung des Vulnerabilitäts-Stress-Coping-Modells hier sicher Vorschub geleistet hat. Parallel zu den Diagnosen und Einrichtungen der klassischen Psychiatrie hat sich in den letzten Jahrzehnten eine zweite, offene Struktur entwickelt, die das Feld der Sozialen Psychiatrie zeitweise tangiert, ergänzt, sich mit ihm überschneidet oder es sogar ersetzt.

Zusätzlich zu den psychiatrischen Stationen gibt es in vielen Kliniken eine Kriseninterventionsstation. In immer mehr Regionen entstehen in der Gemeindepsychiatrie Krisendienste. Sie ergänzen und koordinieren außerhalb der üblichen Bürozeiten die Angebote der niedergelassenen Psychiater, der Sozialpsychiatrischen Dienste und der psychosozialen Träger. Dabei handelt es sich nicht immer um zusätzliche und spezialisierte Angebote, sondern auch um Telefonbereitschaften oder personelle Vernetzungen durch Mitarbeiter aus dem Betreuten Wohnen. Als alternative Angebote entstehen Krisenzentren, Krisenwohnungen oder Krisenpensionen, in denen Menschen entweder in sozialen Notlagen, z.B. bei Obdachlosigkeit, oder in akuten psychiatrischen Krisen mehr oder weniger engmaschig begleitet werden.

Die Krise ist immer akut und von begrenzter Dauer; Krisenintervention muss deshalb unverzüglich erfolgen – sie duldet keinen Aufschub und muss in der Regel vor Ort angeboten werden und rund um die Uhr gut erreichbar sein. Der Begriff „Krise" ist immer mit Hoffnung verknüpft; auch psychisch Kranke akzeptieren ihn bei aktueller Symptomatik eher als eine psychiatrische Diagnose. Angeboten der Krisenintervention – von der Telefonseelsorge bis zum Frauenhaus – wird deshalb eine ungewöhnlich breite Akzeptanz entgegengebracht. Krisenberater sollten über Kompetenzen in vielen Bereichen verfügen; ideal sind multiprofessionelle und fachübergreifende Teams, in denen sich Kenntnisse und Erfahrungen ergänzen.

Sozialpsychiatrische Einrichtungen erarbeiten mit ihren Klienten präventive Strategien für die Zuspitzung in der Krise, z. B. einen Krisenpass: In stabilen Zeiten tragen Klient und Beraterin zusammen, welche Frühwarnzeichen (z. B. mangelnder Schlaf) eine psychotische Krise ankündigen und welche Maßnahmen (Rückzug, Bedarfsmedikation) sich bewährt haben. So kann in der Krise auf die gemeinsam erarbeiteten Maßnahmen zurückgegriffen werden.

Methodik

Das chinesische Schriftzeichen für „Krise" bedeutet gleichzeitig Gefahr und Chance. In der Krise besteht die große Gefahr, dass ein Klient sich selbst oder andere gefährdet oder dass sein Zustand chronisch wird. In der Krise besteht aber auch die Chance, dass der Klient Hilfe annimmt, eine neue Perspektive gewinnt und so einen Ausweg findet. Diese Chance hat der Klient nur, wenn er selbst am Lösungsprozess aktiv beteiligt ist und nicht vom Helfer in eine passive Rolle gedrängt wird. Ehekrisen führen zur Trennung oder zur Versöhnung – beides kann eine Chance oder ein Desaster sein. Krisen können zu Verletzungen, schlimmstenfalls sogar zum Tode führen, deshalb ist immer die Selbst- und Fremdgefährdung abzuklären. Die Krisenintervention stellt eine besonders große Herausforderung für alle Menschen dar, die im psychosozialen Bereich ehrenamtlich oder professionell tätig sind: Sie können zusammen mit dem Klienten scheitern oder sich weiterentwickeln.

In Abgrenzung zum psychiatrischen Notfall, der häufig eine stationäre Behandlung erfordert, sind in der Krise meist stützende Gespräche und ein geschützter Rahmen ausreichend. Krisenintervention wird ambulant, teilstationär und stationär angeboten. Das Ziel jeder Krisenintervention ist die Herstellung des inneren Gleichgewichts unter aktiver Beteiligung des Betroffenen. Für die ambulante Krisenintervention haben sich die folgenden Schritte bewährt:

1. Für eine ruhige, reizarme Gesprächssituation ohne Zeitdruck sorgen.
2. Den Klienten erzählen lassen und so emotionale Entlastung ermöglichen.
3. Durch klare, aber behutsame Fragen das Chaos vorsichtig ordnen und erste Prioritäten setzen.
4. Gezielt das Suizidrisiko und die Fremdgefährdung abklären: frühere Suizidversuche oder Gewaltdelikte, Drogen, Alkohol, somatische Erkrankungen, soziale Isolation?

5. Durch aktives Zuhören versuchen „wirklich dabei zu sein", kein Mitleid vortäuschen.
6. Die Verzweiflung ernst nehmen, nicht trösten, nicht beschwichtigen und keine Ratschläge geben.
7. Nach früheren Krisen und Problembewältigungen fragen und diese würdigen.
8. Direkt nach Suizidplänen fragen: warum, seit wann, wie genau? Gibt es Phantasien und Vorbereitungen?
9. Auf Stimmungsveränderungen während des Gesprächs achten. Höchste Vorsicht bei anhaltender Depression oder abgeklärter Gefasstheit!
10. Mit klaren Absprachen oder Entscheidungen (Krankenhaus?) das Gespräch beenden.

Für Krisendienste gibt es keine verbindliche Finanzierung; die Krankenkassen beteiligen sich nicht. Die meisten bestehenden Dienste müssen jährliche Zuwendungen bei der Kommune beantragen. Kriseninterventionsstationen und Krisenzentren (z. B. Krisenzentrum Atriumhaus München) hingegen werden von den Krankenkassen finanziert; außerdem Krisenhäuser je nach Zielgruppe über den § 67 SGB XII oder § 53 SGB XII (siehe auch psychisch kranke Wohnungslose). Die erste „trialogisch" arbeitende Krisenpension in Berlin konnte mit einigen Krankenkassen im Rahmen der „Integrierten Versorgung" einen Vertrag abschließen.

Zum Weiterlesen

Eichenbrenner I (2005) Die Sängerin oder: Kleine Krisen im Krisendienst. Neumünster: Paranus-Verlag.
Müller W, Scheuermann U (Hrsg.) (2004) Praxis Krisenintervention. Ein Handbuch für helfende Berufe: Psychologen, Ärzte, Sozialpädagogen, Pflege- und Rettungskräfte. Stuttgart: Kohlhammer.
Rupp M (2003) Notfall Seele. Methodik und Praxis der ambulanten psychiatrisch-psychotherapeutischen Notfall- und Krisenintervention. Stuttgart: Thieme.

5.4 Formen des Betreuten Wohnens

Beim Aufbau des Betreuten Wohnens in den 1970er Jahren gingen die Experten noch vom Konzept der stufenweisen Rehabilitation bzw. von einer therapeutischen Kette aus: Nach Entlassung aus der Klinik müsse der Klient im Übergangswohnheim unter geschützten Rahmenbedingungen vorbereitet werden, um ihn dann über das Betreute (Gruppen-)Wohnen in die eigene Wohnung entlassen zu können. Von dieser Vorstellung hat sich das sozialpsychiatrische Denken inzwischen verabschiedet; es hat sich gezeigt, dass (auch) seelisch behinderte Menschen sehr unterschiedliche Entwicklungen und Bedürfnisse haben. So muss nicht jeder Klient mit großem Hilfebedarf unbedingt in einem Heim oder in einer Wohngruppe leben; Gruppenfähigkeit kann und muss nicht von jedem erworben werden. Klienten mit Antriebsstörungen profitieren vielleicht von einer WG, während es für verhaltensauffällige oder extrem dünnhäutige Klienten sinnvoller ist, in der eigenen Wohnung betreut zu werden. Die Fähigkeit des Klienten, Kontakte auszuhalten, ohne sich kontrolliert und beeinträchtigt zu fühlen, ist entscheidend für die Auswahl der geeigneten Wohn- und Betreuungsform. Aber auch die Frage nach der notwendigen Anregung, Anleitung oder gar Beaufsichtigung spielt eine Rolle. Manchmal müssen verschiedene Wohnformen erst erlebt werden, bis die passende Lösung und die richtige Nische in der Gemeinde gefunden wird. Die gängigen Leistungstypen innerhalb des Betreuten Wohnens werden im Folgenden vorgestellt; die Aufzählung – auch der Finanzierungsmöglichkeiten – bleibt zwangsläufig unvollständig. Denn „Betreutes Wohnen" gibt es als komplette Rund-um-die-Uhr-Versorgung im 200-Betten-Heim oder auch als gelegentlichen Hausbesuch in der eigenen Wohnung. Im Rahmen der Föderalismusreform wurden 2006 wesentliche Gesetzgebungskompetenzen für das Heimrecht den Ländern übertragen. Einige Formen des Betreuten Wohnens sollen zukünftig in die Heimgesetze (Wohnteilhabegesetze) einbezogen werden. Selbstbestimmung, Teilhabe und Inklusion der Bewohner stehen im Vordergrund; die „Ambulantisierung" wird gefördert.

Betreutes Einzel- oder Paarwohnen (BEW)

Der Klient lebt alleine oder zu zweit in der eigenen Wohnung. Er hat entweder einen eigenen Mietvertrag als Hauptmieter oder als Untermieter für eine Wohnung des Trägers (Trägerwohnung). Es wird ein Betreuungsvertrag abgeschlossen. (Bei Trägerwohnungen sollte die Möglichkeit bestehen, dass der Klient nach Beendigung der Leistung Hauptmieter werden kann.) Der Klient wird von seiner Bezugsbetreuerin zuhause besucht oder die beiden treffen sich außerhalb. Wie im Hilfeplangespräch vereinbart, wird nun entweder gemeinsam eingekauft, sauber gemacht, die Benutzung eines öffentlichen Verkehrsmittels trainiert oder über einen Konflikt mit den Angehörigen gesprochen. Frequenz und Dauer der Kontakte orientieren sich in der Eingliederungshilfe in der Regel an der bewilligten Hilfebedarfsgruppe bzw. der Anzahl der Fachleistungsstunden; im Durchschnitt sind dies zwei ein- bis zweistündige Kontakte pro Woche. Bis zur Einführung der Hilfebedarfsgruppen orientierte sich der Umfang an einem Betreuungsschlüssel: In vielen Bundesländern betreute eine Mitarbeiterin durchschnittlich 12 Bewohner, insbesondere Stadtstaaten waren mit Schlüsseln von 1:8 und 1:4 besser ausgestattet. Viele Träger halten für Krisensituationen eine Rufbereitschaft vor, die abwechselnd von den Mitarbeitern abgedeckt wird.

Das Betreute Einzelwohnen bedeutet für Mitarbeiter eine besondere Herausforderung: Die „scheinbare Privatheit der Betreuung" (Schlichte 2007, S. 57) bietet enorme Chancen für die Beziehungsarbeit, aber auch Risiken und Belastungen. Besonders geeignet ist das BEW für Klienten auf dem Weg zur Selbstständigkeit. Aber auch schwer beeinträchtigte Menschen, die aufgrund ihrer Störung mit sozialen Kontakten rasch überfordert sind oder Mitbewohner überfordern, profitieren von dieser Wohnform. Oft konkurrieren unterschiedliche

Träger auf diesem Feld; einige halten Angebote für spezifische Zielgruppen bereit, z. B. für gerontopsychiatrische, suchtkranke oder junge Klienten.

Inhaltlich kaum abzugrenzen ist das Betreute Einzelwohnen, das für Menschen „zur Überwindung besonderer sozialer Notlagen", z. B. bei Wohnungslosigkeit oder nach der Haftentlassung im Rahmen des § 67 SGB XII angeboten wird. Auch die Angebote der Jugendhilfe, der Einzelfallhilfe, der Hilfe zur Pflege, die ambulante psychiatrische Pflege und die Soziotherapie überschneiden sich teilweise im Leistungsprofil, haben aber andere Antrags- und Finanzierungswege, die in den entsprechenden Abschnitten erläutert werden.

Finanzierung: Miete und Lebensunterhalt zahlt der Klient (bzw. das JobCenter oder Grundsicherungsamt). In fast allen Bundesländern wird der Leistungstyp BEW für seelisch Behinderte inzwischen (kommunal) über die örtliche Eingliederungshilfe nach § 53/54 SGB XII finanziert, für junge Menschen nach SGB VIII. BEW für Menschen in besonderen sozialen Notlagen ist nach § 67 SGB XII möglich.

Therapeutische Wohngemeinschaft (TWG)

Der Klient bewohnt ein Zimmer in einer Mehrraumwohnung des Trägers, Sanitärräume und Küche werden gemeinsam genutzt. In der Regel gibt es einen Gemeinschaftsraum, manchmal auch ein Büro für die Betreuer. Der Klient ist Untermieter und schließt einen Betreuungsvertrag ab. Beendet er die Betreuung, muss er in der Regel auch ausziehen; Betreuung und Wohnen sind also gekoppelt, wobei sich der Betreuungsumfang am Hilfeplan (HBG oder Fachleistungsstunden) orientiert.

Die Klienten treffen sich einzeln zu Terminen mit ihren Bezugsbetreuern, aber auch gemeinsam. „In den Wohngemeinschaften ist das WG-Gespräch fester Bestandteil, um das Zusammenleben zu regeln, aber auch Konflikte zwischen den Bewohnern anzugehen" (Kosmalla 2002, S. 101). Diese Gruppengespräche beschäftigen sich oft vordergründig wie in jeder anderen WG mit der Haushaltsführung: Wer muss putzen, wer bringt den Müll runter? Gleichzeitig ist die Gruppe ein Erprobungsfeld für soziale Kompetenzen. Die Bewohner üben sich darin, soziale Beziehungen konstruktiv zu gestalten, ihre Fähigkeit zur Rücksichtnahme, Frustrationstoleranz oder auch Durchsetzungsfähigkeit zu erhöhen. Besonders Menschen mit Abhängigkeitserkrankungen, aber auch junge Klienten mit einem hohen Bedarf an Nachreifung, profitieren von diesem Setting. Die Frage des Alkohol- oder Drogenkonsums ist ein immer wichtiger werdendes Problem und wird unterschiedlich geregelt: Manche Wohngemeinschaften fordern Abstinenz, häufig werden aber auch die Regeln – je nach Störung und aktueller Phase – individuell ausgehandelt.

Immer wieder neu diskutiert wird in der Sozialen Psychiatrie die Frage der Spezialisierung: Werden die Geschlechter, die Störungen, die Altersgruppen, die sexuellen Präferenzen gemischt? Es gibt TWGs für schwule Männer, für Mütter mit Kindern, für junge Menschen mit Doppeldiagnosen, mit Essstörungen usw. Die Homogenität bzw. Heterogenität hat strukturelle und therapeutische Vor- und Nachteile. Steht die Regionalisierung im Vordergrund, wird es gar nicht möglich sein, für jede einzelne Gruppe eine TWG in der Gemeinde anzubieten; spezialisierte Angebote sind häufig nur überregional vorzuhalten und haben deshalb die bekannten nachteiligen Effekte wohnortferner Versorgung. Seit kurzem wird allerdings ein spezialisiertes WG-Modell so stark nachgefragt, dass es flächendeckend angeboten wird: Demenz- und Pflege-Wohngemeinschaften etablieren sich vielerorts. Vermietung und Pflege sind hier getrennt: Die Bewohner mieten ein Zimmer und beziehen die ambulante Pflege von einem Anbieter, z. B. einer Sozialstation. Die Pflegeleistungen aller Bewohner ergeben kombiniert eine 24-Stunden-Betreuung.

Ein Sonderfall ist das Betreute Wohnen für Patienten des Maßregelvollzugs, die lediglich im Rahmen der Lockerung beurlaubt und mit Auflagen in reguläre oder hochspezialisierte Projekte verlegt werden. Kostenträger bleibt bis zur endgültigen Entlassung die Justiz.

Finanzierung: Es existieren sehr unterschiedliche Verfahren in den einzelnen Bundesländern. Miete und Lebensunterhalt zahlt überall der Klient (JobCenter, Grundsicherung). Die Betreuung wird bei Anspruchsberechtigung vom örtlichen oder überörtlichen Sozialhilfeträger als Leistung der Eingliederungshilfe nach § 53/54 SGB XII übernommen; in einigen Bundesländern teilen sich örtlicher und überörtlicher Sozialhilfeträger die Kosten, zum Teil werden die Betreuungskosten nicht nur als Einzelleistungsanspruch, sondern auch pauschal im Rahmen von Zuwendungen finanziert. Auch im Rahmen des § 67 SGB XII ist Betreutes Gruppenwohnen möglich. Die Pflegekosten in Demenz-WGs werden im Rahmen der Pflegeversicherung für jeden Bewohner getrennt (oft im Rahmen einer Pauschale) finanziert; in der Regel ist ein Eigenanteil erforderlich.

Übergangswohnheim (ÜWH)

Übergangswohnheime sind stationäre Einrichtungen des Betreuten Wohnens, also Heime mit durchschnittlich 20–30 Plätzen. Die Bewohner haben ein eigenes Zimmer oder Appartement und werden von einem multiprofessionellen Team betreut. Ziel der Betreuung ist die Rehabilitation, also die Fähigkeit, wieder selbständig wohnen und arbeiten zu können. Der Aufenthalt ist übergangsweise, also befristet, und die Bewohner müssen bestimmte Aufnahmebedingungen erfüllen. Wie alle hier aufgeführten Formen des Betreuten Wohnens haben auch ÜWHs Hausordnungen, Regeln und Ausschlusskriterien. Häufig ist der Konsum von Alkohol oder Drogen verboten, die Teilnahme am Arbeitstraining, an gemeinsamen Freizeitaktivitäten und am therapeutischen Programm verbindlich. Die Bewohner erhalten auch ihren Lebensunterhalt von der Einrichtung; in der Regel wird im Rahmen beschäftigungstherapeutischer Aktivitäten gemeinsam eingekauft und gekocht. Der Betreuungsumfang ist relativ hoch; in fast jedem ÜWH ist auch nachts ein Mitarbeiter ansprechbar.

Erwähnt sei an dieser Stelle auch das Wohnen in der Rehabilitationseinrichtung für psychisch Kranke (RPK), deren vorrangiges Ziel die medizinische und berufliche Wiedereingliederung der Klienten ist (siehe 4.7). RPKs werden von der Bundesanstalt für Arbeit, dem Rentenversicherungsträger und den Krankenkassen finanziert und belegt. RPKs haben mindestens 50 Plätze und sind ärztlich geleitet. Der Aufenthalt ist befristet.

Finanzierung: Im Rahmen der Eingliederungshilfe als stationäre Einrichtungen gemäß § 53/54 SGB XII auf der Basis von Vergütungsvereinbarungen. Der Lebensunterhalt des Bewohners ist abgedeckt, er erhält ein Taschengeld (Barbetrag). Einige ÜWH werden im Rahmen des § 43a SGB XI (Pflegeversicherung) finanziert.

Sozialpsychiatrisches Wohnheim

Traditionell entspricht wohl das Heim der gängigen Vorstellung von einer festen Betreuung im Wohnbereich. Über viele Jahrzehnte ergänzte es die Psychiatrischen Landeskrankenhäuser: Wer aus der alten Anstalt entlassen wurde, der ging in ein Heim, immerhin ein Schritt in die Gemeinde, aber oft unter der Prämisse sehr enger Verwahrung und Bevormundung. Man kennt Waisen- und Siechenhäuser, vielleicht sogar das eine oder andere Pflegeheim alten Stils. Viele halten die Heime für psychisch Kranke längst für ausgestorben, verdrängt von den attraktiveren Modellen des Einzel- und Gruppenwohnens. Aber die Zahlen sprechen eine andere Sprache: 2005 gab es in allen Bundesländern zusammen fast 50 000 Heimplätze, davon über 10 000 für Suchtkranke. Im klassischen Heim sind die verschiedenen Funktionsbereiche zusammengefasst: Der Klient wohnt und isst im Heim, er hat Kontakte, geht in die Arbeitstherapie und verbringt die Freizeit mit den anderen Bewohnern. Er wird unterstützt bei der Körperpflege und den „alltäglichen Verrichtungen". Man kümmert sich um ihn, er ist versorgt. Diese Vollversorgung gibt Sicherheit, schränkt aber auch ein.

Es gibt nur wenige Vorgaben für stationäre Einrichtungen bzw. Heime, die im Heimgesetz verankert sind und deren Einhaltung von den zuständigen Aufsichtsbehörden der Länder kontrolliert wird. So sind gewisse bauliche Standards vorgeschrieben, außerdem muss jedes Heim einen Heimbeirat berufen. Größe, Personalausstattung, Platzzahl und Ausgestaltung des Tagesablaufs und der Betreuung sind nicht festgelegt, auch Mehrbettzimmer sind noch üblich. Es gibt Heime, in denen ärztliche und pflegerische Leistungen angeboten werden. Manche bieten ein abwechslungsreiches Freizeitprogramm. Grundsätzlich erhalten die Bewohner eine Grundversorgung in Form von Betreuung, Kost und Logis; ausgezahlt wird lediglich der sogenannte „Barbetrag", das Taschengeld. In vielen Heimen gibt es inzwischen eine Art Binnendifferenzierung: Die Bewohner leben in familienähnlichen Wohngruppen und versorgen sich unter Anleitung selbst.

Trotz der starren Vorschriften des Heimgesetzes haben sich viele Heime in den letzten Jahren in erstaunlicher Weise verändert: Unter dem Stichwort „dezentrale Heimversorgung" (Konrad et al. 2006) wurden räumlich getrennte Außenwohngruppen aufgebaut, die weiterhin vom vertrauten Team betreut werden. Es ist sogar möglich, dass Klienten alleine in einer Wohnung betreut wohnen, organisatorisch und rechtlich aber weiterhin als Heimbewohner gelten. In einem wichtigen Punkt unterscheiden sich dezentralisierte Heime von den im Folgenden beschriebenen Wohnverbünden: Die Bewohner bleiben Taschengeldempfänger. Da Heime die intensivste Betreuung bieten, leben dort häufig auch besonders beeinträchtigte Menschen; so sind nach Auflösung der Langzeitbereiche und der großen Obdachlosenasyle viele chronisch mehrfach geschädigte Abhängigkeitskranke (CMA) in sozialtherapeutischen Heimen (oder Pflegeheimen) untergebracht, wo ihr Alkoholkonsum toleriert oder kontrolliert und durch Ausgangssperren sanktioniert wird.

Finanzierung: (Sozialpsychiatrische) Heime sind stationäre Einrichtungen im Sinne des Heimgesetzes; in vielen Bundesländern ist der überörtliche Sozialhilfeträger zuständig. Bei Vorliegen einer Pflegestufe beteiligen sich die Pflegekassen mit einem Pauschalbetrag. Solange Heime im Rahmen der Eingliederungshilfe finanziert werden, haben sie einen Rehabilitationsauftrag.

Pflegeheim

Leider kommt es immer noch vor, dass psychisch kranke Menschen in wohnortferne Pflegeheime regelrecht abgeschoben werden. Sie sind dort – man muss es so klar sagen – „fehlplatziert". In wissenschaftlichen Studien wird inzwischen rekonstruiert, wie und aus welchen Gründen Menschen mit psychischen Erkrankungen aus dem Netz der gemeindepsychiatrischen Versorgung fallen und in Pflegeheimen landen (Vock et al. 2007). Die Heime, egal ob nach SGB XI oder XII finanziert, unterstehen dem Heimgesetz bzw. den Wohnteilhabegesetzen der Länder; die hygienischen und räumlichen Standards sind vorgegeben und werden regelmäßig von der Heimaufsicht kontrolliert. Ein Heimbeirat als Interessenvertretung der Bewohner ist vorgeschrieben.

Das Pflegeheim, auch Altenheim oder Seniorenresidenz genannt, bietet als stationäre Einrichtung Wohnen, Ernährung, Pflege und medizinische Versorgung. Das Personal ist rund um die Uhr präsent, wobei immer häufiger eine Mangelsituation (Pflegenotstand) beklagt und auch öffentlich skandalisiert wird. Viele Heime bemühen sich um aktivierende Angebote wie Sitzgymnastik, Gedächtnistraining, gemeinsames Singen oder Ausflüge. Die Aufnahme in ein Pflegeheim setzt voraus, dass der Medizinische Dienst der Krankenkasse (MDK) eine Pflegestufe festlegt oder zumindest die stationäre Pflege für erforderlich hält. Die Leistungen der Pflegeversicherung reichen in der Regel nicht aus; eine Zuzahlung aus eigenen Mitteln oder über den Sozialhilfeträger ist erforderlich. Es gibt gegenwärtig ca. 9000 Pflegeheime in Deutschland, Tendenz steigend.

Finanzierung: Pflegeheime werden in der Regel über das SGB XI finanziert. Die Pflegekasse übernimmt lediglich die Kosten für die allgemeinen Pflegeleistungen (inkl. der medizinischen Behandlungspflege und der sozialen Betreuung) entsprechend der vom MDK anerkannten Pflegestufe. Die sogenannten Hotelkosten sowie die über die Höchstsätze der Pflegekassen hinausgehenden Kosten müssen die Bewohner selbst bzw. der Sozialhilfeträger übernehmen. Manche Pflegeheime nehmen auch Menschen mit der Pflegestufe 0 auf, wenn der MDK „vollstationäre Pflege" empfiehlt. Dies ist vor allem bei psychisch kranken Menschen, die ja häufig keinen Bedarf an körperlicher Pflege haben, der Fall. Die Kosten werden dann bei Anspruchsberechtigung vom Sozialhilfeträger übernommen. Das Pflegeweiterentwicklungsgesetz sieht im § 87b zusätzliche Betreuungsleistungen für

Menschen mit „eingeschränkter Alltagskompetenz" vor (1 Kraft auf 25 Bewohner).

Wohnverbund

Unter diesem Stichwort sind in den letzten Jahren unterschiedliche Mischformen entstanden: Verschiedene ambulante Wohnformen werden personell und organisatorisch verknüpft, verstreut gelegene Einzelwohnungen bilden ein Netz, verbunden durch Arbeits- und Freizeitangebote. Beim Appartementwohnen werden entweder alle oder nur ausgewählte Appartements eines Wohnhauses von einem Träger betreut; in einem Büro bzw. einem Pflegestützpunkt sind die Wohnbetreuer ansprechbar. Das Grundprinzip ähnelt dem des „dezentralen Heims"; hier ist das Grundmuster allerdings das Betreute Einzelwohnen, das beliebig variiert wird. So belegt ein Berliner Wohnverbund die Zimmer einer ehemaligen Heimeinrichtung und mietet für die Bewohner nach Bedarf Wohnungen in der Nähe dazu. Jeder Bewohner gestaltet den Tag in Absprache mit seiner Bezugsperson nach seinen Bedürfnissen und wählt z. B. entweder die Kochgruppe oder die Selbstversorgung. Fühlt er sich selbständig genug, so zieht er – alleine oder mit anderen – in eine eigene Wohnung, behält aber seine vertraute Bezugsperson. Alle diese Angebote verknüpfen die Vorteile der verschiedenen Wohnformen: Die Klienten können wählen zwischen Gemeinschaft und Rückzug und werden nicht zu Taschengeldempfängern. Wohnverbünde können stationäre und ambulante Wohnformen miteinander verbinden; vor allem in Regionen, in denen mit dem örtlichen und überörtlichen Sozialhilfeträger unterschiedliche Kostenträger zuständig sind, wird es kompliziert. Das flexible Modell „Wohnverbund" ist noch nicht ausgereizt; es vermeidet schädliche Beziehungsabbrüche, entspricht den unterschiedlichen Bedürfnissen psychisch kranker Menschen sowie den gesellschaftlichen Prozessen der Individualisierung.

Finanzierung: Für diesen Leistungstyp existiert bislang keine einheitliche Finanzierung. BEW wird als ambulante Betreuung im Rahmen des § 53/54 SGB XII vom örtlichen Sozialhilfeträger finanziert.

Gastfamilien, Familienpflege

Die älteste Form des Betreuten Wohnens ist die Familienpflege. Frühe Konzepte dieser Begleitung sind aus der belgischen Stadt Gheel bekannt, wo bereits im 13. Jahrhundert Menschen mit psychischen Auffälligkeiten gezielt in Familien betreut wurden. In Deutschland entstand die Psychiatrische Familienpflege im ausgehenden 19. Jahrhundert mit dem Ziel, die überbelegten Anstalten zu entlasten und jenen Menschen eine persönliche Wohn- und Lebensform zu bieten, die bei guter familiärer Betreuung ein Leben außerhalb der Anstaltsmauern führen konnten. Bereits damals wurde also nicht nur nach kostengünstigen, sondern auch nach menschenwürdigen Alternativen zur Unterbringung in der Anstalt gesucht. Psychisch Kranke lebten und arbeiteten in Handwerker- und Bauernfamilien; die Pflegefamilien erhielten einen Teil des Pflegesatzes und blieben unter der Aufsicht der Anstaltsärzte. Mit der Vernichtung der psychisch Kranken im

Nationalsozialismus verschwand die Familienpflege in Deutschland fast vollständig. In anderen Ländern (z.B. Frankreich, Belgien) blieb sie bestehen. Bei uns existiert sie im Rheinland und in Baden-Württemberg seit ca. 1980. Inzwischen entwickelt sich diese Form der Betreuung in einigen Regionen wieder zögerlich. (Schönberger u. Stolz 2003).

Ein Familienpflegeteam sucht äußerst sorgfältig nach geeigneten Gastfamilien und bringt sie in Kontakt mit Klienten, die nach der Entlassung aus der Klinik eine engmaschige Betreuung benötigen. Die Familie erhält Hilfe zum Lebensunterhalt für die Versorgung des Gastes und ein gesondertes Betreuungsgeld; das Familienpflegeteam berät, begleitet und unterstützt die Gastfamilie. Der Betreuungsschlüssel beträgt in fast allen Bundesländern 1:10. Die Psychiatrische Familienpflege hat sich vor allem bei chronisch Kranken bewährt; inzwischen wird aber auch berichtet, dass sich junge Abhängigkeitskranke oder psychisch kranke Mütter mit ihren Kindern in geeigneten Familien erstaunlich gut stabilisieren.

Finanzierung: Es gibt keine Regelfinanzierung. Besonders häufig erfolgt die Finanzierung eines regional vereinbarten Entgelts im Rahmen der Eingliederungshilfe. Gastfamilien erhalten zwischen ca. 360 € und 800 € Betreuungsgeld monatlich, außerdem die Hilfe zum Lebensunterhalt mit Wohnpauschale abzüglich des „Barbetrags" (zwischen 80 € und 155 €), den der Gast erhält. Das Familienpflegeteam wird häufig über Fachleistungsstunden finanziert. Auch das SGB XI sowie das Trägerübergreifende persönliche Budget bieten inzwischen interessante Möglichkeiten.

Zum Weiterlesen

Konrad M, Schock S, Jaeger J (2006) Dezentrale Heimversorgung in der Sozialpsychiatrie. Bonn: Psychiatrie-Verlag.
Rosemann M (1999) Zimmer mit Aussicht. Betreutes Wohnen bei psychischer Krankheit. Bonn: Psychiatrie-Verlag.
Schulze-Steinmann L, Heimler J, Claassen, J, Cordshagen, H (Hrsg.) (2003) Die Zukunft sozialpsychiatrischer Heime. Bonn: Psychiatrie-Verlag.

Zum Weiterschauen ein Dokumentarfilm

Schulz TM, Kempkens M, Schnier O (2004) Der Kobold in der Höhle. Ein bisschen anders als die Anderen. Bonn: Psychiatrie-Verlag.

5.5 Tagesgestaltung

Das Bedürfnis psychisch erkrankter Menschen nach einer sinnvollen Gestaltung des Tages, der Freizeit und nach sozialen Kontakten wird häufig in der Psychiatrie- und Hilfeplanung nur beiläufig erwähnt, oft ganz vernachlässigt. Dass auch in dieser Darstellung der Handlungsfelder die Kontakt- und Begegnungsstätten etwas zu kurz kommen, ist typisch für die schwierige Position, in der sich diese pauschal finanzierten Angebote in einer zunehmend ausdifferenzierten und personenbezogen finanzierten Versorgung befinden. Nicht nur die Finanzierung der Projekte, sondern auch die Wertschätzung der Teams, die oft schon seit vielen Jahren eine schwierige, aber höchst wirksame Arbeit leisten, lässt zu wünschen übrig. In komprimierter Form, aber umso nachdrücklicher sollen diese wichtigen Bausteine dargestellt werden.

Clubs, Treffpunkte, Tagesstätten

Mit den sogenannten Patientenclubs begann die Enthospitalisierung in den 1970er Jahren. Angehörige und Bürgerhelfer holten die Patienten einmal wöchentlich aus den Kliniken und entwickelten gemeinsame Aktivitäten. Diese Freundeskreise und Clubs wurden zu den Keimzellen des Betreuten Wohnens und der ersten Trägervereine. Lange erfolgte die Arbeit ehrenamtlich. Inzwischen sind aus diesen Freizeitclubs „Psychosoziale Kontakt- und Beratungsstellen" geworden; angeschlossen ist häufig eine Tagesstätte. Gemeinsam bilden diese Angebote das Tageszentrum oder im Verbund mit weiteren Angeboten das Sozialpsychiatrische Zentrum (SZ) bzw. das Gemeindepsychiatrische Zentrum (GPZ). Je nach Region existieren unterschiedliche Organisationsformen und Bezeichnungen; die Grenze zwischen Tagesstätte und Club bzw. Kontaktstelle ist manchmal fließend.

Clubs, Treffpunkte und Kontaktstellen sind fast täglich geöffnet, jeder kann unverbindlich kommen. Die meisten Besucher, die hier ihren Kaffee trinken, sind Menschen mit Psychiatrieerfahrung. Sie treffen Freunde und Bekannte, beteiligen sich an Gruppenangeboten oder wollen einfach nur in Ruhe sitzen, rauchen und sich nicht alleine fühlen. Ein preiswertes Frühstück oder eine gemeinsam zubereitete Mahlzeit lockt besonders viele Besucher in den Treffpunkt. Hier werden auch die wichtigsten Feste des Jahres sowie der eine oder andere Geburtstag gefeiert. An einem bestimmten Wochentag werden Ausflüge unternommen, über deren Ziel vorher gemeinsam diskutiert und abgestimmt wird. Besonders beliebt sind größere Urlaubsreisen, vor allem wenn sie finanziell unterstützt werden. Viele Treffpunkte bieten Gesprächs- und Kreativgruppen an; es wird getanzt, gespielt, gekocht, gekegelt und gemalt. Eine Fotogruppe unternimmt vielleicht Exkursionen und gestaltet eine Ausstellung oder einen Kalender. Spezielle Gruppen für Frauen sind wichtig, denn viele Clubs werden in jeder Hinsicht von männlichen Besuchern dominiert. Auch spezielle Angebote für junge Klienten, manchmal in separaten Räumen, haben sich bewährt. Häufig wird eine offene Beratung angeboten.

Im Idealfall gelingt es den Mitarbeitern, ein anregendes und tolerantes Milieu zu schaffen, in dem die Besucher unterschiedlichste Rollen und Aufgaben übernehmen. Sie animieren die Besucher zu Aktionen, Feiern, Spielen oder kreativen Aktivitäten, ohne dabei zu „Animatoren" zu werden. Ihre Rolle ist am ehesten mit der von Moderatoren zu vergleichen, die im Hintergrund bleiben und den Überblick behalten. Wenn es finanziell möglich ist, ergänzen Honorarkräfte mit speziellen künstlerischen Fähigkeiten das Spektrum. Nur selten kommt es zu

Konflikten, und die Mitarbeiter müssen schlichtend eingreifen oder ein Hausverbot aussprechen. Meistens lösen die Besucher auch größere Probleme unter sich. Ausgeprägte Krisen einzelner Besucher können in der Regel gemeinsam begleitet und „ausgehalten" werden. Leider gelingt es nur selten, z. B. über offene Kulturangebote und Aktivitäten im Stadtteil, auch nicht betroffene Bürger anzusprechen und so zur Integration oder gar Inklusion beizutragen. So bleiben häufig vor allem die chronisch psychisch Kranken mit den Mitarbeitern des multiprofessionellen Teams unter sich.

Clubs, Treffpunkte und Tagesstätten eignen sich in idealer Weise, Praktikanten und Berufsanfänger in den Umgang mit Klienten auf gleicher Augenhöhe einzuführen. Sie sind damit wichtige Orte der Partizipation und des Empowerments, aber auch der Ausbildung. Denn nirgendwo können sozialtherapeutische und gruppendynamische Kompetenzen am Vorbild der Kollegen und Besucher besser erlebt und erlernt werden.

Finanzierung: Für die hier beschriebenen Einrichtungen gibt es keine Regelfinanzierung; häufig müssen jährlich neu pauschale Zuwendungen beantragt werden. Die Besucher bleiben gegenüber dem Leistungsträger anonym. Dennoch müssen die Mitarbeiter die Kosten durch das Führen von Besucher- und Angebotsstatistiken legitimieren. Die Finanzierung dieser wichtigen Angebote ist zunehmend gefährdet.

Tagesstätten

Tagesstätten sind je nach Ausrichtung oder Hilfebedarf des Klienten entweder Angebote zur Teilhabe am Leben in der Gemeinschaft, zur Teilhabe am Arbeitsleben oder der Hilfe zur Pflege. Der Besuch ist verbindlicher als in den oben dargestellten Freizeitclubs, wobei dies in den einzelnen Bundesländern sehr unterschiedlich gehandhabt wird. Als Leistungstyp für die Zielgruppe der psychisch Kranken und Abhängigkeitserkrankten hat sich auch die Bezeichnung „Beschäftigungstagesstätte (BTS)" etabliert; demente oder pflegebedürftige Senioren besuchen gerontopsychiatrische oder geriatrische Tagesstätten oder Einrichtungen der Tagespflege. Für geistig oder körperlich behinderte Menschen wurden „Tagesförderstätten" aufgebaut. In geriatrischen oder gerontopsychiatrischen Tagesstätten werden die Besucher in der Regel von einem Fahrdienst gebracht; es wird gemeinsam gesungen, vorgelesen, gespielt und Gymnastik gemacht; es gibt Gelegenheit zum Ausruhen und Schlafen.

In den (Beschäftigungs-)Tagesstätten für psychisch Kranke und Abhängigkeitserkrankte stehen der Aufbau einer aktivierenden Tagesstruktur und die Förderung der Abstinenz im Vordergrund. Viele Klienten leiden unter Antriebsarmut und benötigen einen Grund, überhaupt aufzustehen und die Wohnung zu verlassen. Hauptaufgabe der Mitarbeiter ist die Impulsgabe und Verstärkung. Die Besucher beteiligen sich beim Einkauf und der Zubereitung der Mahlzeiten, essen gemeinsam und unterhalten sich. Häufig sind Tagesstätten und Zuverdienstbereiche eng verknüpft, sodass die Möglichkeit für einfache, stundenweise Beschäftigung besteht. Unterschiedlichste kreative, kommunikative und psychoedukative Gruppenaktivitäten werden angeboten; vor allem in Tagesstätten für Suchtkranke können auch Entspannungstechniken wie Yoga oder Autogenes Training erlernt werden. Tagesstätten sind in der Regel kleine Einrichtungen mit ca. 20–30 Plätzen; im Team arbeiten vor allem Ergotherapeutinnen, aber auch Sozialarbeiter, Pädagogen und Fachkräfte für Pflege oder Ernährung.

Finanzierung: Niedrigschwellig zugängliche Tagesstätten für erwachsene psychisch Kranke oder Suchtkranke werden pauschal finanziert; für die meisten Tagesstätten fallen jedoch recht hohe individuelle Betreuungskosten an, die bei Anspruch und Bedarf im Rahmen der Eingliederungshilfe (über Fachleistungsstunden, Tagessätze oder Hilfebedarfsgruppen) finanziert werden. Für die Verpflegung wird häufig die Grundsicherung gekürzt; der Besuch kann auf halbe Tage oder bestimmte Wochentage beschränkt werden. Strittig ist, ob AlgII-Bezieher überhaupt Tagesstätten (zur Teilhabe am Arbeitsleben) besuchen dürfen, da sie ja als erwerbsfähig gelten. Die Finanzierung geriatrischer und gerontopsychiatrischer Tagesstätten bzw. -pflege erfolgt als Hilfe zur Pflege über SGB XI bzw. SGB XII; sehr selten im Rahmen der Eingliederungshilfe.

Zum Weiterlesen (diesmal zwei Klassiker)

Engelmann I (1990) Schneckenhäuser. Alltagsbewältigung und Beziehungserfahrung in der Tagesstätte. Bonn: Psychiatrie-Verlag.
Luger H (1991) KommRum. Der andere Alltag mit Verrückten. Bonn. Psychiatrie-Verlag.

5.6 Gruppenangebote

Die sozialpsychiatrische Arbeit in und mit Gruppen durchdringt mehr oder weniger deutlich fast alle Handlungsfelder der Psychiatrie. Gruppenaktivitäten wirken in unterschiedlicher Weise sozialtherapeutisch: Sie informieren, motivieren, trainieren soziale Fähigkeiten, geben Feedback, helfen den Tag zu strukturieren oder machen einfach Spaß. Das gemeinsame Mittagessen in der Tagesklinik wird in der Gruppe zubereitet; zunächst muss man sich über den Speiseplan einigen und alles genau planen, dann gehen zwei Klienten einkaufen, die anderen putzen das Gemüse, kochen, decken den Tisch. Nach dem Essen werden die Mitglieder der Kochgruppe von allen Patienten gelobt oder kritisiert und sind zufrieden oder gekränkt; dann muss noch einmal geredet werden. Jede Gruppenarbeit bietet ein breites Spektrum: die „Morgenrunde" in der Klinik, die wöchentliche Organisationsgruppe in der therapeutischen Wohngemeinschaft, der Kegelausflug der Tagesstätte oder die Vollversammlung im Treffpunkt sind weitere Beispiele. Das hört sich alles leicht und spielerisch an, ist aber harte Arbeit und muss fast immer ohne spezielle Ausbildung bewältigt werden. Jede Gruppe unterliegt einer komplizierten Dynamik, erst recht wenn die Teilnehmer ganz unterschiedlich motiviert sind und unter den Symptomen einer psychischen Störung oder den Auswirkungen einer Medikation leiden.

Empfehlungen für die Moderation von Gruppen (vgl Dörner et al. 2002):

- Ziele klarstellen, eindeutige Informationen geben
- Initiative und Aktivität entfalten
- Eine hoffnungsvolle Atmosphäre herstellen
- Informationen, Meinungen, Gefühlsäußerungen zu Vorschlägen erfragen
- Koordinieren, Beziehungen aufzeigen, den Hier-und-Jetzt-Prozess fördern
- Ermutigen, loben, Verständnis zeigen, zustimmen
- Zurückbleibende nachholen, Vorausweilende bremsen, für „Schweiger" sorgen
- Fragen an die Gruppe zurückgeben
- Gruppennormen einführen, Regeln setzen
- Reaktionen beschreiben, Beobachtungen wiedergeben
- Gruppengefühle wiedergeben, den Gruppenprozess kommentieren
- Übereinstimmung prüfen, gemeinsame Entscheidungen ermöglichen
- Minderheiten berücksichtigen
- Spannungen vermindern, beruhigen, ausgleichen.

5.6.1 Gruppen mit Angehörigen

Eltern und Geschwister, Partner und Freunde sind meist die ersten, die bemerken, dass etwas nicht mehr stimmt. Der Sohn wird immer gereizter und zieht sich zurück. Nimmt er Drogen? Oder ist er so schwierig, weil alle in diesem Alter so schwierig sind? Die Ehefrau, die nicht mehr aufsteht, der Bruder, der sein Geld aus dem Fenster wirft, die Schwester, die immer dünner wird, der Vater, der es ohne einen „Flachmann" nicht mehr zur Arbeit schafft – sie alle lösen Ängste und Sorgen bei ihren Angehörigen aus. Bei Beratungsstellen erfahren sie, dass ohne Mitwirkung der Betroffenen und womöglich gegen ihren Willen kaum etwas getan werden kann. Enttäuscht und gekränkt ziehen sie sich zurück. Nachbarn und Verwandte munkeln, und häufig steht ein Schuldgefühl im Raum: „Irgendwoher muss es ja kommen...".

Mit seinem „Freispruch der Familie" brachte ein Team um den Sozialpsychiater Klaus Dörner eine neue Perspektive in die Sache (Dörner 2001). Nicht nur die Angehörigen als vermeintliche Verursacher psychischer Erkrankungen wurden darin freigesprochen, sondern auch die Gründung von Angehörigengruppen durch Professionelle angeregt. In der Folge gehörte es zum Standard jeder Klinik und vieler Sozialpsychiatrischen Dienste, eine Angehörigengruppe anzubieten. 1985 wurde der Bundesverband der Angehörigen psychisch Kranker (BApK) gegründet. Auf dem Weltkongress für Psychiatrie wurde schließlich 1994 der Trialog ausgerufen – das Gespräch zwischen Psychiatrieerfahrenen, Angehörigen und Profis. Psychoseseminare wurden aufgebaut, um durch die dreifache Perspektive voneinander zu lernen und die Wahrnehmung zu vervollständigen. Viele Angehörige suchen aber zunächst einmal eine Gruppe, in der sie ihre Erfahrungen und Perspektiven untereinander austauschen können. Gestärkt durch solche Prozesse haben sie inzwischen eigene Positionen entwickelt und vertreten diese selbstbewusst. Sie arbeiten in allen psychiatrischen Gremien mit; sie beraten andere Angehörige, formulieren ihre Interessen auf politischer Ebene, führen Tagungen durch und sind beteiligt an Beschwerdestellen, Forschungsprojekten und der Entwicklung neuer Versorgungsmodelle.

Die ersten Angehörigengruppen wurden also von Profis initiiert und geleitet; oft „emanzipieren" sich solche moderierten Gruppen nach einiger Zeit und werden selbstständig. Gegenwärtig gibt es ca. 500 reine Selbsthilfegruppen in Deutschland, die in der Regel von „erfahrenen" Angehörigen geleitet werden. Verzweifelte Angehörige machen dort zunächst die entscheidende Erfahrung, dass sie mit ihrem Schicksal nicht allein sind. Häufig sprechen sie das erste Mal offen über ihre Situation und erhalten verständnisvolle Rückmeldung. Die Berichte der anderen Angehörigen ermöglichen eine Veränderung des Blickwinkels. Sie werden umfassend über die Erkrankung informiert, wobei auch professionelle Referenten herangezogen werden.

Klaus Dörner hat in „Freispruch der Familie" den Prozess beschrieben, der für moderierte Angehörigengruppen besonders typisch ist, und gibt einige Empfehlungen:

1. Alle Gruppenmitglieder sind verwundert und erleichtert, dass andere dasselbe erleben. Trotzdem fällt es ihnen schwer zu akzeptieren, dass hier nicht das Wohl des Patienten, sondern das Wohl der Angehörigen im Vordergrund steht. Einige Gruppenmitglieder, die sich nur über ihre Rolle als aufopfernde Angehörige stabilisieren, drohen wegzubleiben. Dörner empfiehlt, die Aufopferung nicht anzusprechen, sondern abzuwarten, bis dies im Laufe des Gruppenprozesses die anderen Angehörigen übernehmen.
2. Aus dem Entlastungserleben heraus schimpfen die Angehörigen auf die Patienten und die Psychiatrie. Der Moderator beschränkt sich auf das Zuhören, ohne sich zu verteidigen (und lernt eine Menge).
3. Die Angehörigen haben das Gefühl, dass sie nun lange genug *gegen* die Patienten gewesen sind. Es breitet sich eine Stimmung der Resignation aus. Jetzt darf der Moderator nicht trösten, wohl aber als „Experte" Sachfragen beantworten. Oft vertieft sich zunächst einmal das Gefühl der Hoffnungslosigkeit.
4. Erst wenn die Angehörigen sich zu ihrer eigenen Hilflosigkeit bekannt haben, kann er sie dazu ermutigen, dies auch dem Patienten zu gestehen.
5. Die Angehörigen sind jetzt dazu in der Lage und werden vom Moderator dazu ermutigt, an sich selbst zu denken, ihr eigenes Leben wieder stärker zu leben. Durch diesen neuen Egoismus – und die Auseinandersetzung mit dem Patienten – werden die Rollen wieder klarer.
6. Jetzt kann entschieden werden, ob man sich trennen oder auf einer breiteren Basis wieder zusammenleben will. Ermöglicht die erworbene Distanz auch eine neue Nähe?

Auf dieser Grundlage haben sich die erwachsenen Kinder psychisch Kranker innerhalb des Bundesverbands in den letzten Jahren ein eigenständiges Profil mit vielen Informationsveranstaltungen und Selbsthilfegruppen erarbeitet. Sie waren lange Zeit eine vergessene Minderheit. Nun artikulieren sie umso deutlicher auch die Interessen derjenigen, die sich noch nicht äußern können: die Kinder psychisch kranker Mütter und Väter.

Die Beratungsstruktur für Angehörige von Menschen mit Abhängigkeitserkrankungen ist ebenfalls sehr gut aufgebaut; Angehörigengruppen der Anonymen Alkoholiker „AlAnon" für Erwachsene und „Alateen" für Kinder und Jugendliche existieren schon seit ca. 50 Jahren, inzwischen in 118 Ländern. Ein Gruppenbesuch ist in jeder deutschen Stadt möglich. Die Angehörigen von Drogenabhängigen haben sich ebenfalls zusammengeschlossen, so z. B. die „Erwachsenen Kinder von suchtkranken Eltern" (EKS). Moderierte Angehörigengruppen werden von fast allen Suchtberatungsstellen angeboten.

Für die Angehörigen von Demenzkranken gibt es zunehmend mehr Anlaufstellen; Kirchengemeinden und Sozialstationen bieten Gruppen für pflegende Angehörige an und organisieren parallel Betreuung. Die Alzheimer-Gesellschaft ist eine machtvolle Organisation mit Lobbyfunktion und einem differenzierten Hilfe- und Beratungsangebot. Wenig Angebote gibt es für die Angehörigen von Menschen mit Persönlichkeitsstörungen, Angst- und Zwangserkrankungen. Informationen über lokale Gruppen finden sich unter www.nakos.de.

Zum Weiterlesen

Bundesverband der Angehörigen psychisch Kranker (Hrsg.) (2008) Mit psychisch Kranken leben. Rat und Hilfe für Angehörige. Bonn: Psychiatrie-Verlag.
Dörner K, Egetmeyer A, Koenning K (2001) Freispruch der Familie. Bonn: Psychiatrie-Verlag.

5.6.2 Selbsthilfegruppen

Wohl in keinem Bereich hat das neue Medium „Internet" zu so gravierenden Veränderungen geführt wie in der Selbsthilfe. Über psychische Probleme wird im Netz erstaunlich offen diskutiert. Schon vor dem ersten Praktikum ermöglicht ein einfacher Mausklick in eines der vielen Foren Einblicke in die typischen Fragen und Probleme psychisch erkrankter bzw. seelisch behinderter Menschen. Die Diskussionen der Menschen mit einem Asperger-Syndrom finden fast ausschließlich im Internet statt, wo viele junge Betroffene eine ihrer Störung adäquate Kommunikationsform gefunden haben. Ähnlich intensiv nutzen Frauen mit einer Borderline-Störung oder mit selbstverletzendem Verhalten spezielle Chatrooms und Foren im Internet. Hier ist der anonyme Zugriff auf ein tröstendes Feedback beim Herannahen einer Krise garantiert.

Es gibt also Störungen, die besonders internetkompatibel sind; psychosekranke Nutzer meiden dieses Medium eher oder finden höchstens neue Nahrung für ihr wahnhaftes Erleben. In der akuten Psychose ist das Internet wenig hilfreich; das ändert sich erst in der Phase der Rehabilitation. Viele Kontaktstellen und Treffpunkte haben gute Erfahrungen mit der kostengünstigen Nutzung. Manchmal heizt das Internet aber auch Störungen regelrecht an und wirkt so enorm destruktiv. Berühmtheit erlangte ein Forum für anorektische junge Frauen, die sich mit immer extremeren Bildern gegenseitig in den Hungertod zu treiben scheinen. Auch die vielen Suizid-Foren sind in Verruf geraten. Doch viele Menschen in existenziellen Krisen scheinen sich gerade in diesen extremen Nischen verstanden und geborgen zu fühlen. Wer im Netz Hilfe sucht, sollte darauf achten, ob er sich in einem Selbsthilfe-Forum oder in einem Beratungs-Portal befindet – das ist oft gar nicht so einfach zu erkennen. Für die professionelle und kontrollierte Beratung im Internet haben sich viele Projekte unter www.das-beratungsnetz.de zusammengeschlossen (siehe auch 4.1).

Betroffene beraten inzwischen Betroffene, nicht nur in den entsprechenden Foren im Internet, sondern auch in Beratungsstellen, Kliniken und bei Verbänden. Für dieses „Peer-Councelling" können sich Interessierte in Kurzfortbildungen qualifizieren. Zusammen mit den Weiterbildungen in Ex-In (Experienced Involvement) gehört es zu dem immer wichtiger werdenden Segment des Expertentums aus eigener Erfahrung, das unter dem aktuellen Leitgedanken Recovery vorgestellt wurde (siehe 2.2). Hier wird die Wandlung der Selbsthilfe besonders deutlich: Vom billigen Notbehelf ist sie zu einer eigenständigen, hochwertigen Beratungskompetenz geworden. Wer einmal selbst Stimmen gehört hat, kann die subjektive Bedeutung des Phänomens „Stimmenhören" besser erfassen und glaubwürdig andere Stimmenhörer beraten.

Fast alle klassischen Selbsthilfegruppen und -organisationen bieten inzwischen auch Online-Beratung an – auch die älteste und bekannteste Selbsthilfeorganisation, die Anonymen Alkoholiker (AA), die bereits 1935 in den USA gegründet wurden und dort noch wesentlich mehr Einfluss haben als hierzulande. Im Grunde genommen ist das Angebot der AA das Vorbild für Chatrooms: Anonyme unverbindliche Offenbarung vor Gleichgesinnten. In den offenen AA-Meetings kann jeder kostenlos und anonym über sein Suchtproblem sprechen; die geschlossenen AA-Meetings arbeiten mit den 24 traditionellen Regeln und entwickeln sich darüber zu einer emotional bindenden Gemeinschaft. Die Effektivität dieser Gruppenarbeit ist wissenschaftlich gut belegt. Neben den AA gibt es zahlreiche weitere Gruppen von Abstinenzverbänden, z.B. Guttempler, Kreuzbund, Blaues Kreuz. Auf die Gruppen für Partner und Kinder wurde bereits im voranstehenden Abschnitt hingewiesen. Nach dem Vorbild der AA gibt es auch die NA (Narcotics Anonymous) für alle Probleme mit Abhängigkeit und EA (Emotions Anonymous) für emotionale Probleme.

NAKOS, die Nationale Kontaktstelle für Selbsthilfegruppen, schätzt, dass es zwischen 70 000 und 100 000 Selbsthilfegruppen in Deutschland gibt, wobei unklar ist, wie viele davon sich auf psychische Störungen oder psychosoziale Problemlagen beziehen. Seit 2000 ist die Förderung der Selbsthilfe im SGB V durch die Krankenkassen geregelt; dies machte den Aufbau einer Struktur zu Interessenwahrnehmung erforderlich. Es gibt Selbsthilfeorganisationen auf Landes- und auf Bundesebene, z.B. die Deutsche Arbeitsgemeinschaft Selbsthilfegruppen e. V. Interessanterweise gehören die Anonymen Alkoholiker im Rahmen ihres Gebots, völlig unabhängig zu bleiben, keiner dieser Organisationen an.

Die Bedeutung der Selbsthilfe für Menschen mit psychischen Störungen, aber auch für ihre Angehörigen ist nicht zu überschätzen. Es gibt mehrere typische Stadien: Bereits der Entschluss, Scham und Angst zu überwinden und eine Selbsthilfegruppe (z. B. für Stimmenhörer, für Alkoholabhängige, für Eltern essgestörter Jugendlicher usw.) aufzusuchen, hat eine entscheidende Wirkung im Sinne eines

Coming-Out. Es folgt das Erstaunen darüber, mit diesem Problem nicht allein zu sein und Verständnis zu finden. In der nächsten Phase folgt die Erfahrung, über das eigene Leid hinaus auch andere unterstützen zu können. Ein letzter Schritt ist der Wechsel in die Moderatorenrolle oder die politische Interessenvertretung; diese neue Aufgabe führt zu Erfolgserlebnissen in der Gruppe und damit zu einer neuen Identität. Selbsthilfegruppen gründen Vereine, geben Zeitungen heraus, werden selbst zu psychosozialen Trägern und beschäftigen Profis.

Manche Klienten brauchen einige Anläufe, bis sie die für sie passende Selbsthilfegruppe gefunden haben.

Besondere Aufmerksamkeit vonseiten der Sozialen Psychiatrie erfährt gegenwärtig die Tatsache, dass Pharmakonzerne gezielt auf die Selbsthilfe Einfluss zu nehmen versuchen, indem sie Patienten- und Angehörigengruppen heftig umwerben, d. h. deren Veranstaltungen, Tagungen und Fortbildungen offen oder verdeckt mit Geld unterstützen. Ein solches Sponsoring birgt die Gefahr, dass die betreffenden Gruppen ihre Unabhängigkeit verlieren und nicht mehr im Sinne einer Selbsthilfe agieren, sondern vor den Karren der kommerziellen Interessen gespannt werden.

Zum Weiterlesen

Deutsche Arbeitsgemeinschaft Selbsthilfegruppen (Hrsg.) (2008) Selbsthilfegruppenjahrbuch (Download unter: http://www.dag-shg.de/site/data/DAGSHG/SHGJahrbuch/DAGSHG-shgJB2008.pdf).
Utschakowski J, Sielaff G, Bock T (Hrsg.) (2009) Vom Erfahrenen zum Experten. Wie Peers die Psychiatrie verändern. Bonn: Psychiatrie-Verlag.

5.6.3 Psychoseseminare

Psychoseseminare sind regelmäßig stattfindende, auf Selbstbestimmung, Gleichberechtigung und gegenseitige Akzeptanz achtende Begegnungen von Psychiatrieerfahrenen, Angehörigen, Fachleuten, interessierten Bürgern und Studierenden. In diesen Gesprächsgruppen treffen die unterschiedlichen Perspektiven der Sozialen Psychiatrie aufeinander, und jeder Teilnehmer ist bezüglich des Erlebens, Erleidens und Bewältigens von psychischen Erkrankungen Experte in eigener Sache. Entscheidend für das Gelingen dieser neuen Gesprächsform in der Psychiatrie ist die Herstellung eines angstfreien Klimas. Dazu kann eine Moderatorin ernannt oder eine Moderationsgruppe beauftragt werden, die dafür Sorge trägt, dass unterschiedliche Themen, Blickwinkel, Lebensentwürfe, fachliche und persönliche Beiträge angesprochen werden können.

Das Zusammentreffen der unterschiedlichen Menschen und Gruppen ist mehr als nur ein strukturelles Merkmal der Psychoseseminare (die an manchen Orten auch „Psychoseforum" heißen). Es geht bei der Begegnung von Psychiatrieerfahrenen, Angehörigen, Professionellen und Interessierten darum, das Erleben einer psychischen Erkrankung als existenzielle Grenzerfahrung aus unterschiedlichen Perspektiven zu betrachten, nach angemessenen Begriffen, Bildern, Vorstellungen

5.6 Gruppenangebote

für das psychotische Geschehen zu suchen, ohne allgemeingültige Wahrheiten zu beanspruchen, sondern die subjektiven Sichtweisen zu achten und voneinander zu lernen.

Idee und Konzept der Psychoseseminare wurden von Thomas Bock und Dorothea Buck in Hamburg entwickelt. Ausgangspunkt war eine Begegnung in der Hamburger Uni-Psychiatrie, wo der Diplompsychologe Thomas Bock ein Seminar für Fachleute und Studierende anbot und die Psychiatrie-Erfahrene Dorothea Buck zu einem Treffen im Sommersemester 1989 einlud. Die Beteilung von Dorothea Buck an dem Seminar sollte sich anders gestalten als das sonst übliche „Heranziehen" von Patienten oder ehemaligen Patienten zu Lehr- und Fortbildungszwecken. Hier sollte es um ein Gespräch „auf gleicher Augenhöhe" gehen. Schon im folgenden Wintersemester wandelte sich dieses universitäre Seminar von einer akademischen Lehrveranstaltung zu einem Erfahrungsaustausch mit eingeladenen Mitgliedern von Selbsthilfe- und Angehörigengruppen. Besonders eindrucksvoll und förderlich war, dass Erfahrene, Angehörige und Professionelle bzw. Studierende in gleicher Zahl und mit gleicher Ernsthaftigkeit in das Seminar kamen.

Psychoseseminare gibt es heute in sehr vielen Städten und Kreisen. Sie lassen sich grundsätzlich an jedem Ort gründen, an dem sozialpsychiatrische Impulse auf eine ausreichend breite Resonanz stoßen. Die Initiative dazu kann von Psychiatrieerfahrenen, Angehörigen, Studierenden in psychosozialen Ausbildungen, Kontakt- und Beratungsstellen, Förderkreisen und anderen Einrichtungsträgern, Sozialpsychiatrischen Diensten oder von Kliniken ausgehen. Meist gelingt es, für das Seminar einen einigermaßen neutralen Ort (Universität, Volkshochschule, Gesundheitshaus, Beratungsstelle) zu finden, der nicht zu einseitig den Geist eines einzelnen Trägers atmet. Auch die Klärung der Frage, wer die Moderation des Seminars übernimmt, ist bedeutsam. Für die Herstellung einer wertschätzenden Gesprächsatmosphäre ist es meist entscheidend, dass die Moderation keine eigenen Interessen und Perspektiven in den Vordergrund stellt, auch keine therapeutischen, lehrenden oder forschenden Ambitionen damit verbindet. Die Gesprächsteilnehmer – egal aus welcher Gruppe – spüren sehr schnell, ob ihnen wirklich Achtung, Interesse und Anerkennung ihrer Erfahrungen entgegengebracht wird oder ob am Ende doch Fremdbestimmung, Belehrung und hierarchische Beziehungsgestaltung das Seminar bestimmen. Als förderlich hat sich an vielen Orten eine trialogische Besetzung erwiesen, also die gemeinsame oder abwechselnde Moderation durch Psychiatrieerfahrene, Angehörige und Professionelle. Wo dies nicht angebracht ist oder nicht gelingt, sollte zumindest die Vorbereitungsgruppe durch Teilnehmer aus den unterschiedlichen Gruppen besetzt sein. Diese Vorbereitungsgruppe kümmert sich um die Auswahl der Themen, den Raum, die Zeitstruktur sowie die Versorgung (Mineralwasser sollte ausreichend vorhanden sein, Rauch- bzw. Entspannungspausen werden meist zur Halbzeit eines Seminarabends gewünscht).

Keiner – außer den dafür vorgesehenen Moderatoren – muss verbindlich zu jedem Seminar erscheinen. Manche schnuppern nur einmal rein, manche besuchen einige ausgewählte Abende, weil ihnen etwas an dem jeweiligen Thema liegt. Andere sind häufig oder ganz regelmäßig dabei und haben den Eindruck, dass jedes Seminar zu einem Puzzleteil eines kompletten Bildes gehört. Die kontinuierliche Teilnahme macht es leichter, Vertrauen zu fassen, sich auf die Ebenen des Gesprächs einzulassen und voneinander zu lernen. Denn der Austausch von Erfahrungen und die Öffnung in das psychotische Erleben verhelfen zu neuen Einsichten und können daher auch zu einer Änderung bzw. Verbesserung im Umgang mit der Erkrankung führen. Doch keiner sollte sich gezwungen fühlen, etwas von sich preiszugeben, was er eigentlich für sich behalten möchte. So freiwillig wie die Teilnahme am Seminar ist auch die aktive Teilnahme am Austausch. Es ist durchaus möglich, nur anonym dabei zu sein, nur zuzuhören. Keiner muss reden, keiner muss sich persönlich vorstellen oder gar seine Lebensgeschichten preisgeben. Wenn man sich aber öffnen und die Gesprächsrunde nutzen will, um anderen Einblicke in das Erleben der Krise oder Krankheit zu geben oder die persönlichen Strategien der Bewältigung zu erläutern, erhält man im Psychoseseminar dafür die notwendige Aufmerksamkeit.

Das Seminar dient nicht dazu, „Fälle" durchzusprechen; auch „Diagnosen" haben hier nicht die entscheidende Bedeutung und keiner muss das Gefühl der psychiatrischen Taxierung oder Sanktionierung bekommen. Wirkliches Gewicht hat im Psychoseseminar vielmehr die Eröffnung der individuellen, lebensgeschichtlichen Erfahrung. Dabei wird das Leid (oder auch die Beglückung) der Psychose sowie die mögliche Hilfsbedürftigkeit des Erkrankten genauso wenig geleugnet oder beschönigt wie die Sorge oder Verzweiflung der Angehörigen. Auch die Hoffnungen und Enttäuschungen der Professionellen oder die offenen Fragen der Studierenden haben hier ihren Platz. Das macht – auf neue Weise – sensibel für die Belange des anderen und bringt manche Erkenntnis, die man im Alltag prüfen und vielleicht übernehmen bzw. anwenden kann.

Ein Ziel der Psychoseseminare ist nicht nur das Herstellen von Gesprächssituationen für die beteiligten Gruppen, sondern auch das Bemühen, den Dialog oder Trialog in den psychiatrischen Alltag und in die Psychiatriepolitik zu transportieren. So zeigt sich seit Beginn der Psychoseseminare und besonders seit dem Weltkongress für Soziale Psychiatrie im Jahr 1994 in Hamburg, dass die Beteiligung von Psychiatrieerfahrenen und Angehörigen an Kongressen immer selbstverständlicher wird.

Zum Weiterlesen

Bock T, Deranders JE, Esterer I (Hrsg.) (1994) Im Strom der Ideen. Bonn: Psychiatrie-Verlag.
Bombosch J, Hansen H, Blume J (Hrsg.) (2004) Trialog praktisch. Neumünster: Paranus Verlag.

5.6.4 Psychoedukative Gruppen

Lange Zeit hielt die Psychiatrie ihre Theorien der Erkrankung, ihre Prognosen des Verlaufs und ihre Maßnahmen der Behandlung bedeckt und war selten bereit, diese offen zu erläutern. So konnten Patienten und Angehörige kein Vertrauen entwickeln, es blieben Gefühle der Entmündigung und Ohnmacht zurück. In den letzten 30 Jahren hat sich hier eine spürbare Wandlung vollzogen. Aufklärung, Schulung und Beratung sind Teil der Behandlung geworden. Vielleicht musste sich erst die Erkenntnis durchsetzen, dass nicht der Arzt, nicht die Klinik und auch nicht das ausgewählte Medikament den Patienten heilt, sondern dass eine Bewältigung der Erkrankung nur durch eine aktive Beteiligung des Erkrankten selbst gelingen kann.

Um die notwendigen Informationen über das jeweilige Störungsbild zu vermitteln, den Erfahrungsaustausch zu fördern und das Selbsthilfepotential zu stärken, wurde das Konzept der psychoedukativen Gruppen entwickelt, das heute einen wichtigen Baustein der psychiatrischen Behandlung und Unterstützung darstellt. Zunächst speziell für Menschen mit schizophrenen Psychosen konzipiert, sind psychoedukative Gruppen nun für diverse psychiatrische Störungen (z. B. Depressionen, Angststörungen, Persönlichkeitsstörungen, Abhängigkeitserkrankungen) denkbar. Auch im Rahmen der Behandlung psychosomatischer Erkrankungen hat sich die Idee der Psychoedukation durchgesetzt. Den Hintergrund bilden Konzepte der Verhaltenstherapie, die die Wahrnehmung der eigenen emotionalen Kompetenzen in den Mittelpunkt stellen. Psychoedukative Gruppen sollen dazu dienen,

- mit den Klienten/Patienten über die Symptome der Erkrankung ins Gespräch zu kommen, mögliche Ursachen zu erläutern und Konzepte der Behandlung vorzustellen;
- ein vertieftes Verständnis von der Krankheit zu gewinnen und die Frühwarnzeichen eines erneuten Krankheitsschubs besser zu erkennen;
- sich vor neuen Krisensituationen zu wappnen und zu besprechen, welche Schritte und Maßnahmen in Belastungssituationen unternommen werden können;
- die medikamentöse und/oder psychotherapeutische Behandlung transparent zu gestalten und so die Zusammenarbeit zwischen Klienten/Patienten und dem Behandlungsteam zu fördern (Stichworte: Compliance, Adherence);
- emotionale Belastungen und Schuldgefühle abzubauen, den Erfahrungsaustausch mit anderen Betroffenen zu stärken und Hilfen zur Selbsthilfe zu entwickeln.

Die Leitung von psychoedukativen Gruppen kann von Psychologen und Ärzten, Pädagogen und Pflegekräften wahrgenommen werden. Es wurden differenzierte Manuale entwickelt, anhand derer die einzelnen Treffen gestaltet werden können. Sie bestehen aus systematischen Informationen, Vorträgen, Gruppendiskussionen und gegebenenfalls Familiengesprächen (wenn es möglich ist, die Angehörigen in die psychoedukative Arbeit einzubeziehen). Zu Beginn sind die Vorstellungen der Gruppenmitglieder über die Hintergründe ihrer Erkrankung zu klären, individuelle Krankheitsmodelle zu erfragen, das Vulnerabilitäts-Stress-Modell zu erläutern und ein allgemeines Krankheitsverständnis zu erarbeiten. Oft zeigt sich, dass eine differenzierte Besprechung des Krankheitsbildes die Chance bietet, die Diagnose einer psychischen Störung besser zu akzeptieren. So tragen psychoedukative Gruppen auch zur Entstigmatisierung psychischer Störungen bei.

Im weiteren Verlauf der einzelnen Gruppentreffen werden die spezifischen Symptome der Erkrankung erkundet, die medikamentösen, psychotherapeutischen und soziotherapeutischen Formen der Behandlung besprochen sowie der Aufbau von Fertigkeiten zur Bewältigung von Stress und Belastungen trainiert. Gerade der Blick auf die Frühwarnzeichen der Erkrankung (z. B. innere Unruhe, Schlafstörungen, Suchtdruck) kann dazu dienen, eine Gefährdung rechtzeitig zu erkennen und einem erneuten Krankheitsschub durch geeignete Maßnahmen vorzubeugen. Denn wer seine eigene Krankheit besser versteht, wer sich neben seiner eigenen Erfahrung auch fachliches Wissen über die Erkrankung und ihre Behandlung angeeignet hat, der wird besser in der Lage sein, mögliche Rückfälle zu vermeiden und selbst langfristig zur eigenen Gesundheit beizutragen.

Bis hierhin sind sich vermutlich alle einig, dass psychoedukative Gruppen einen echten Gewinn der psychiatrischen Behandlung und Unterstützung darstellen. Aber zu klären ist jeweils im Einzelfall, welche Klienten/Patienten in welchem Stadium ihrer Erkrankung an den Gruppen teilnehmen können. Treten zu starke psychotische Symptome oder Konzentrationsstörungen auf, können Informationsvermittlung und Erfahrungsaustausch kaum gelingen. Auch Menschen in akuten Krisensituationen, mit Suizidgefährdungen oder Anzeichen von selbstverletzendem Verhalten werden die Gruppensituation kaum bewältigen.

Ähnliches kann für Patienten gelten, die unter einem hohen Suchtdruck stehen. Überhaupt ist nicht immer gewiss, ob die kognitiven Anteile (mehr Wissen über die Krankheit) wirklich in einem sinnvollen und heilsamen Verhältnis zu den affektiven Anteilen (z. B. Unsicherheiten und Ängste bezüglich der Prognose) stehen.

Ein weiteres Problemfeld stellen Schweigepflicht und Datenschutz dar. Gerade in Gruppen, an denen Eltern, Geschwister, Partner oder Freunde teilnehmen, weil sie das soziale Netz des Klienten bilden und von der Erkrankung direkt oder indirekt betroffen sind, ist die Weitergabe von Informationen über die erkrankte Person, ihren Krankheitsverlauf, mögliche Auslöser und Ursachen höchst problematisch. Hier werden die sachlichen Informationen über die Störung und ihre Behandlung im Vordergrund stehen. Das wiederum kann aber dazu führen, dass psychoedukative Gruppen mehr und mehr zu Lehrveranstaltungen der Behandler und weniger zu Orten des Austausches von persönlichen Erfahrungen werden.

Bei manchen Konzepten und Protagonisten der Psychoedukation kann man sich nicht des Eindrucks erwehren, dass es kaum darum geht, die Patienten in ihrem eigenen Expertentum zu stärken. Vielmehr scheint der Fokus allein darauf gerichtet zu sein, eine bessere Compliance herzustellen und so die medikamentöse Behandlung zu sichern. Damit restauriert man am Ende das alte Machtgefüge vom „wissenden" professionellen Experten und dem „unwissenden" Patienten, das man eigentlich zu ändern vorgibt. Vor diesem Hintergrund sind aktuelle Initiativen zu verstehen, die darauf abzielen, psychoedukative Gruppen paritätisch sowohl mit therapeutischen Fachkräften als auch mit Psychiatrie-Erfahrenen zu besetzen.

Das Angebot an psychoedukative Gruppen ist nicht auf den stationären Rahmen beschränkt; es sind verschiedene Settings mit unterschiedlicher Ausrichtung denkbar. So gibt es in den psychiatrischen Kliniken und Abteilungen vor allem psychoedukative Gruppen mit jungen, oftmals ersterkrankten Patienten, bei denen die Aufklärung über die Erkrankung und der Umgang mit der Diagnose und mit den Symptomen der Störung im Vordergrund stehen. Dies kann ebenso in Institutsambulanzen geschehen. Hier treffen in anders ausgerichteten psychoedukativen Gruppen auch die Angehörigen psychisch Kranker zusammen, um die Krankheit besser zu verstehen und die Interaktionen, Einstellungen und Verhaltensweisen im Umgang mit dem erkrankten Familienmitglied zu reflektieren. Sogar spezielle psychoedukative Sitzungen in den Familien sind denkbar. Schließlich hat die Psychoedukation auch in Rehabilitationseinrichtungen und in der gemeindepsychiatrischen Unterstützung Einzug gehalten. Abrechnungsmöglichkeiten für psychoedukative Gruppen und für die Schulung der Angehörigen durch niedergelassene Nervenärzte existieren bis heute allerdings nicht.

Zum Weiterlesen

Behrendt B, Schaub A (2005) Handbuch Psychoedukation und Selbstmanagement. Tübingen: dgvt-Verlag.
D'Amelio R, Behrendt, B, Wobrock T (2006) Psychoedukation bei Schizophrenie und Sucht. Manual zur Leitung von Patienten- und Angehörigengruppen. München: Elsevier.

5.6.5 Trainingsgruppen

Training sozialer Fertigkeiten, Selbstkompetenztraining

Viele Klienten mit psychischen Störungen scheitern in sozialen Situationen und ziehen sich deshalb zurück. Manche leiden im Rahmen ihrer Störung an Ängsten, haben ein schlechtes Selbstwertgefühl, können nicht Nein sagen oder trauen sich nicht, jemanden anzusprechen. Klienten mit Persönlichkeitsstörungen haben dagegen oft Schwierigkeiten, ihre heftigen Gefühle zu unterdrücken. Sie alle üben und lernen im angstfreien Raum des Rollenspiels selbstsicherer aufzutreten oder ihre Affekte zu steuern. Beim Rollentausch kann in die Rolle des anderen geschlüpft werden. Diese „erlebte" Erfahrung ist immer eindrucksvoller als lange theoretische Erklärungen. Pädagogisches Rollenspiel wird in sehr vielen pädagogischen Bereichen eingesetzt, es hat sich auch in der Sozialen Psychiatrie seit vielen Jahren bewährt.

Menschen mit schizophrenen Psychosen fällt es schwer, Gesichter, Mimik und Gestik selektiv zu erfassen, richtig zu deuten und adäquat zu reagieren. Beim Training sozialer Fertigkeiten für diese Patienten wird nicht nur die Kognition, sondern systematisch die Fähigkeit, sich sozial angemessen zu verhalten, gefördert. Auch dafür gibt es spezielle Programme mit sehr guten einführenden Manualen.

Stressbewältigung

In Bethel wurde ein spezielles Programm für Klientinnen entwickelt, das sich am Konzept der dialektisch-behavioralen Therapie (DBT) orientiert: Gefördert werden vor allem Achtsamkeit, Genussfähigkeit und emotionale Kompetenzen. Als Zielgruppe kommen grundsätzlich alle Menschen mit psychiatrischen Diagnosen in Frage. Wie bei der DBT können die Mitglieder in der Gruppe und im Einzeltraining lernen, Stress zu ertragen, ihn produktiv zu verarbeiten und Spannungen abzubauen, um so Krisen besser bewältigen zu können. Das Programm enthält viele meditative und kreative Elemente; jede Stunde beginnt mit einer Übung zur Achtsamkeit und endet mit dem Empfang einer „Trostkarte", die den Teilnehmer bis zur nächsten Sitzung begleitet. Das Programm wurde im stationären Bereich entwickelt, hat sich aber auch in der ambulanten Arbeit bewährt. Es ist ausdrücklich von allen Berufsgruppen anzuwenden, die psychiatrische Erfahrung mitbringen, und wird auch Selbsthilfegruppen empfohlen. Mit dem sehr anschaulichen Manual dürfte es in allen Arbeitsfeldern der Sozialen Psychiatrie Anklang finden (Boden u. Rolke 2008).

Kognitives Training

Vor allem im Rahmen schizophrener Psychosen ist die Aufnahme und Verarbeitung von Informationen gestört; die Betroffenen sind durch Nebenreize leicht ablenkbar. Welche Information ist wichtig, welcher Reiz kann oder muss ignoriert werden? Gut belegt ist, dass sich selektive Wahrnehmung, Konzentration und Merkfähigkeit verbessern lassen. Bewährt hat sich vor allem in der Rehabilitation das Training kognitiver Fertigkeiten als ergotherapeutische Einzelbehandlung am PC; es gibt aber auch sehr gut ausgearbeitete Manuale für die Arbeit mit Gruppen.

Gehirnjogging

Die vermutlich am weitesten verbreitete Übungsart dient dem Training der Merkfähigkeit und des Denkens, also den kognitiven Fähigkeiten. Gejoggt wird im Seniorenclub, in der Gedächtnissprechstunde des gerontopsychiatrischen Zentrums, im Wohnheim und im Kindergarten. Das älteste bei uns angewandte Konzept zum Training kognitiver Fähigkeiten ist vermutlich Schach; das im frühesten Alter eingesetzte Material sind die Kärtchen des Memory-Spiels. Neu auf dem Markt sind Sudoku und Kakuro und Spezial-Programme für den Taschencomputer. Vor allem Senioren hoffen, mit entsprechenden Techniken eine drohende Demenz aufhalten zu können.

Zunehmend etablieren sich Einzel- und Gruppenangebote auf der Basis der kognitiven Verhaltenstherapie, bei denen der Trainingsaspekt im Vordergrund steht. Hier bewegen wir uns auf der Schnittstelle zur Psychotherapie, die (abrechnungstechnisch) den Psychologen und Medizinern vorbehalten ist. Vor allem das „Integrierte psychologische Therapieprogramm für schizophrene Patienten" (IPT) ist hier zu nennen. Es gibt Programme zur Förderung der Compliance, zur besseren Bewältigung halluzinatorischen Erlebens sowie zur Förderung der sozialen Kompetenzen in Arbeit und Freizeit.

Zum Weiterlesen

Christ J, Hoffmann-Richter U (1997) Therapie in der Gemeinschaft. Gruppenarbeit, Gruppentherapie und Gruppenpsychotherapie im psychiatrischen Alltag. Bonn: Psychiatrie-Verlag.
Hinsch R, Pfingsten U (2007) Gruppentraining sozialer Kompetenzen. Weinheim: Psychologie Verlags Union.
Knuf A, Seibert U (Hrsg.) (2001) Selbstbefähigung fördern. Bonn: Psychiatrie-Verlag.

5.7 Teilhabe am Arbeitsleben

Muss ein Mensch, der psychisch erkrankt oder behindert ist, unbedingt arbeiten? Gibt es aktuell angemessene Arbeitsplätze, die seinen Möglichkeiten und Vorstellungen entsprechen? Oder spitzt sich die Arbeitslosigkeit für alle weiter zu? Wozu dann die unbedingte „Teilhabe am Arbeitsleben" für seelisch Behinderte?

Zahlreiche Studien haben die sinnstiftende und gesundheitsfördernde Wirkung von Arbeit nachgewiesen. Der Sozialpsychiater Klaus Dörner fasst den Begriff Arbeit sehr weit, wenn er meint: „Jeder Mensch will Bedeutung für andere haben." Es geht also nicht nur um den Lebensunterhalt, das Geldverdienen, die Grundsicherung. Bedeutung, Wert, Identität, Kontakt, Erfolgserlebnisse und vieles mehr bekommt man vor allem durch Ausbildung, Beruf und Beschäftigung, durch das Tätigsein.

In diesem Abschnitt werden Leistungstypen der beruflichen Rehabilitation vorgestellt. Grundsätzlich gibt es verschiedene Wege: Aufgrund seiner Erkrankung ist der Klient arbeitsunfähig; er wird therapiert und trainiert, bis er wieder eine reguläre Arbeit aufnehmen kann. Der zweite Weg ist der Aufbau besonderer, geschützter Arbeitsplätze auf dem zweiten Arbeitsmarkt oder die Suche nach speziellen Nischen; viele sprechen inzwischen von einer Subkultur für behinderte Menschen. In den USA wurde ein dritter Weg entwickelt: Ein Profi sucht für den Klienten einen Job auf dem ersten Arbeitsmarkt und trainiert ihn allein oder in der Gruppe direkt vor Ort, macht also „training on the job". Diese sogenannte unterstützte Beschäftigung hat nun auch hierzulande ihre gesetzliche Grundlage.

Wichtigste Anlaufstelle in allen Fragen der beruflichen Rehabilitation sind die Rehabilitationsberater bei der Agentur für Arbeit, die gemeinsamen Servicestellen der verschiedenen Kostenträger bzw. die Integrationsfachdienste. In einem ersten Schritt sind in der Regel die Arbeitsagenturen zuständig. Manche Maßnahmen sind nur für Erwerbsfähige vorgesehen, andere wiederum nur für Klienten, die als Schwerbehinderte anerkannt sind. Doch nicht jeder psychisch Kranke fühlt sich krank oder behindert; manchmal hat der Behindertenstatus auch Nachteile. Wir befinden uns also in einem schwierigen Feld, das viele als Stiefkind der Psychiatrierreform bezeichnen; kein Bereich ist so wenig entwickelt, kein Bereich erfordert so komplizierte und langwierige Antragsverfahren. Eine Vielzahl von Leistungen verwirrt nicht nur die Klienten und ihre Angehörigen. Viele Mitarbeiter sind frustriert und haben es aufgegeben, ihre Klienten zu motivieren. Untersuchungen zeigen aber, dass Motivation und Zuversicht die wichtigsten Erfolgsindikatoren für eine erfolgreiche Rehabilitation sind. In den letzten Jahren wurden im gemeindepsychiatrischen Verbund neue unkonventionelle Angebote entwickelt.

Beschäftigungsorientiertes Fallmanagement und Maßnahmen nach SGB II (der ARGE)

Psychisch erkrankte Arbeitssuchende fallen in die Zuständigkeit des SGB II, denn sie gelten grundsätzlich als erwerbsfähig, auch wenn sie vorübergehend krankgeschrieben sind. Zuständige Träger der Grundsicherung für Erwerbsfähige nach SGB II sind die Arbeitsgemeinschaften (JobCenter), in geteilter Trägerschaft mit den Kommunen. Arbeitslosengeld II (Alg II) wird gewährt nach dem Prinzip des Förderns und Forderns. Hilfebedürftige werden oft noch am Tag der Antragstellung in eine Arbeit, eine Ausbildung oder eine Maßnahme vermittelt (§ 15a SGB II Sofortangebot); bei Verweigerung erfolgt eine sofortige Sanktion der Grundsicherung nach § 31 Abs. 1 SGB II. Mangelnde Arbeitsbereitschaft wird bei allen Klienten sanktioniert. Bei fehlender Mitwirkung (durch Nichteinreichung notwendiger Unterlagen und Nachweise) kann die Sozialleistung gem. §§ 60 ff. SGB I ganz oder teilweise versagt werden.

Für die Integration in Arbeit sind zunächst die „persönlichen Ansprechpartner" (pAp) zuständig; häufig werden psychisch erkrankte Arbeitssuchende jedoch wie alle anderen Klienten mit „multiplen Vermittlungshemmnissen" an Fallmanagerinnen weiterverwiesen. Vermittlungshemmnisse sind z.B. eine lange Zeit der Arbeitslosigkeit, Schulden, aber auch Abhängigkeitserkrankungen und psychische Störungen. Die persönliche Ansprechpartnerin/Fallmanagerin schließt im Rahmen des Integrationsplans eine Eingliederungsvereinbarung mit dem Klienten ab. Damit wird dokumentiert, dass der Klient zwar unterstützt wird, seine Bemühungen aber auch kontrolliert und sanktioniert werden. Der Kontrakt gilt für jeweils sechs Monate, wird regelmäßig überprüft und angepasst. Die ARGEN verfügen über verschiedene Möglichkeiten der Beschäftigungs- und Integrationsförderung, die hier nur angerissen werden (siehe §§ 16, 16a SGB II).

- *Trainingsmaßnahmen* bei einem Maßnahmeträger oder in einem Betrieb, 2–8 Wochen, insgesamt aber nicht länger als 12 Wochen im Jahr;
- *Beschäftigungsförderung* durch Bezuschussung des Arbeitsentgelts;
- *Förderung der beruflichen Weiterbildung* durch spezielle Maßnahmen, z.B. Lehrgänge, Nachholen eines Berufsabschlusses etc.;
- *Arbeitsgelegenheiten* mit Mehraufwandsentschädigung, also die sogenannten MAE-Tätigkeiten oder „1-Euro-Jobs", nicht sozialversicherungspflichtige Tätigkeiten bei Maßnahmeträgern;
- *Arbeitsgelegenheiten* in der Entgeltvariante;

- *Eingliederungszuschüsse:* Zahlung an den Arbeitgeber bei sozialversicherungspflichtigen Tätigkeiten, besonders auch bei Schwerbehinderten;
- *ABM* – Arbeitsbeschaffungsmaßnahmen;
- *Einstiegsgeld* zur Förderung einer selbständigen Tätigkeit gem. § 29 SGB II.

Unterstützte Beschäftigung – Supported Employment

Das Prinzip der beruflichen Wiedereingliederung lautet: erst trainieren, dann platzieren. Vor allem in den USA hat sich ein Ansatz bewährt, der dieses Prinzip auf den Kopf stellt: erst platzieren, dann trainieren. Es wird zunächst mithilfe eines sogenannten Job Coachs ein Arbeitsplatz auf dem allgemeinen Arbeitsmarkt gesucht. Der Klient wird dann am Arbeitsplatz in regelmäßigen Abständen und bei Bedarf von seinem Job Coach aufgesucht und beraten und vor allem bei Konflikten unterstützt. Die Idee ist einleuchtend, scheitert aber hierzulande vor allem an der angespannten Arbeitsmarktsituation. Natürlich muss auch für dieses Integrationsverfahren ein Kostenträger gesucht werden: Der Job Coach muss finanziert werden, und Klient oder Arbeitgeber benötigen einen Lohnkostenzuschuss, wenn der Klient nicht 100 % Leistung erbringen kann.

Seit 2008 gibt es in Deutschland im Rahmen des § 33 SGB IX eine gesetzliche Grundlage für die „Unterstützte Beschäftigung", mit der nun flächendeckend ein Instrument eingesetzt werden kann, das sich in ersten Pilotprojekten bereits bewährt hatte. Zielgruppe sind Menschen mit psychischen Erkrankungen und Behinderungen, die zwar zu Beginn der Maßnahme (z. B. nach Schulabschluss) einen erheblichen Unterstützungsbedarf haben, bei denen aber bereits abzusehen ist, dass sie nach einer Einarbeitung auch ohne weitere Hilfen arbeiten können. Ziel ist der Abschluss eines Arbeitsvertrags und die langfristige sozialversicherungspflichtige Beschäftigung auf dem regulären Arbeitsmarkt. Die betriebliche Qualifizierung kann bis zu zwei Jahren dauern; sie wird als Rehabilitationsmaßnahme von der Bundesagentur für Arbeit oder den Trägern der Rentenversicherung finanziert. Bei Bedarf erfolgt im Anschluss eine Betreuung und Begleitung am Arbeitsplatz über das Integrationsamt. Die „Unterstützte Beschäftigung" kann aber nicht von den Sozialhilfeträgern als Alternative zur herkömmlichen WfbM finanziert werden. Gleichwohl wurden mit der „virtuellen Werkstatt" hier vergleichbare Konzepte entwickelt. Viele weitere Modelle der unterstützten Beschäftigung sind denkbar, die Möglichkeiten des trägerübergreifenden persönlichen Budgets sind hier noch zu erkunden und einzuklagen. Zahlreiche Untersuchungen belegen die Überlegenheit dieses Rehabilitationsmodells.

Berufliche Rehabilitation (Phase II)

Wenn ein Mensch psychisch erkrankt, dann wird er in Phase I der Rehabilitation zunächst in der Klinik oder ambulant behandelt. Im Anschluss folgt die Wiederherstellung der Arbeitsfähigkeit, zunächst durch Angebote der Phase II, und zuletzt in der berufsvorbereitenden Phase III. Dies ist der idealtypische Ablauf einer medizinisch-beruflichen Rehabilitation, wie er im wirklichen Leben nur höchst selten vorkommt. Die Angebote der Phase I (Therapie) werden in Kapitel 8 und 9 vorgestellt. In diesem Kapitel werden die Leistungen der Phase II und III dargelegt. Auskünfte erteilen die gemeinsamen Servicestellen der Rehabilitationsträger und die Integrationsfachdienste.

Rehabilitationseinrichtung für psychisch kranke und behinderte Menschen (RPK)

Seit gut 20 Jahren gibt es in einigen Bundesländern diesen Leistungstyp an der Schnittstelle zwischen medizinischer Behandlung und Vorbereitung auf die Berufstätigkeit, insgesamt ca. 800 Plätze. Es sind also Leistungen der medizinischen und beruflichen Rehabilitation, die nur gewährt werden, wenn „Rehabilitationsbedürftigkeit und -fähigkeit und Erfolgswahrscheinlichkeit" per Gutachten bestätigt sind. RPKs sind in der Regel stationäre, ärztlich geleitete Einrichtungen mit einem multiprofessionellen Team, wobei die Klienten von einem Bezugstherapeuten durch alle Phasen der maximal zweijährigen Maßnahme begleitet werden. Behandelt werden vor allem Menschen mit Psychosen oder Persönlichkeitsstörungen. Grundsätzlich können die einzelnen Leistungen einer RPK auch ambulant und kommunal angeboten werden; entsprechende Konzepte wurden entwickelt und realisiert. Kostenträger sind Kranken- und Rentenversicherungen und die Bundesagentur für Arbeit. Sie haben in einer gemeinsamen Empfehlungsvereinbarung die Zuständigkeit geregelt, die im Einzelfall natürlich zu klären ist. Vor allem in Nordrhein-Westfalen sind einige Übergangseinrichtungen ohne ärztliche Leitung als RPKs anerkannt, allerdings nur von der Rentenversicherung.

Berufsbildungswerke, Berufsförderungswerke, Berufstrainingszentren (BTZ) (Phase III)

Im Berufsbildungswerk (BBW) können vor allem junge Behinderte ihre erste Berufsausbildung absolvieren. Es ist auf ganz bestimmte Behinderungsarten und Störungen ausgerichtet und beschäftigt spezialisiertes Fachpersonal: Ärzte und Psychologinnen, Sonderpädagoginnen und Sozialarbeiter, Lehrerinnen und Handwerksmeister. Zum Teil wird in den Einrichtungen auch gewohnt. Der Abschluss der Ausbildung (z. B. in den Bereichen Gartenbau, Hauswirtschaft, Lackieren) nach dem Berufsausbildungsgesetz soll eine Beschäftigung auf dem allgemeinen Arbeitsmarkt ermöglichen. Für psychisch Kranke und seelisch Behinderte gibt es in der Bundesrepublik spezialisierte Berufsbildungswerke.

Das Berufsförderungswerk (BFW) ist eine überregionale Einrichtung zur beruflichen Rehabilitation von psychisch Kranken, die bereits berufstätig waren. Hier werden besonders Umschulungsmaßnahmen angeboten, die kürzer (ca. 2 Jahre) als reguläre Berufsausbildungen sind. BFWs sind meist nicht auf die Erfordernisse bestimmter Behinderungsarten ausgerichtet.

Das Berufstrainingszentrum (BTZ) ist für psychisch Kranke zuständig, die eine Ausbildung absolviert haben und berufstätig waren, aber aufgrund wiederholter psychischer Erkrankungen eine Trainingsmaßnahme benötigen, um sich auf ihre

5.7 Teilhabe am Arbeitsleben

Arbeitsstelle vorzubereiten. An eine dreimonatige Orientierungsphase schließt sich die zwölfmonatige Qualifizierungs- und Wiedereingliederungsphase an, die teilweise im Rahmen von Praktika außerhalb des BTZ stattfindet. Versucht wird, stufenweise an möglichst realistische Arbeitsbedingungen heranzuführen. Im BTZ wird in der Regel – in Unterscheidung zum RPK – nicht gewohnt; nur selten gibt es allerdings einige angegliederte Wohnheimplätze. In BTZs versuchen die multiprofessionellen Teams nicht nur die berufsfachlichen Kompetenzen, sondern auch die sozio-emotionalen Fähigkeiten zu fördern. Die Fördermaßnahmen dauern 1–2 Jahre. Ansprechpartner für die hier vorgestellten Maßnahmen sind die Arbeitsagenturen.

Werkstätten für behinderte Menschen (WfbM)

„Aufnahme finden Menschen mit Behinderung, die wegen Art und Schwere der Behinderung nicht, noch nicht oder noch nicht wieder auf dem allgemeinen Arbeitsmarkt beschäftigt werden können" (§ 136f. SGB IX). Die Werkstatt für behinderte Menschen (WfbM) ist eine Einrichtung des „besonderen Arbeitsmarktes" mit Versorgungsverpflichtung für ein bestimmtes Einzugsgebiet. Sie ist traditionell auf die Förderung und Beschäftigung geistig und körperlich Behinderter ausgerichtet. Viele WfbMs haben jedoch inzwischen spezielle Abteilungen für Menschen mit psychischen Behinderungen eingerichtet; auch psychosoziale Träger haben innovative Projekte aufgebaut, die als WfbM anerkannt wurden.

Die Finanzierung der WfbM ist in SGB IX geregelt. Werkstätten für behinderte Menschen sind in ihrem bis zu zweijährigen Eingangs- und Trainingsbereich Rehabilitationseinrichtungen; der Arbeitsbereich dagegen gilt als Maßnahme zur Wiedereingliederung Behinderter nach § 56 SGB XII. Der Zugang erfolgt über einen Antrag bei der Bundesagentur für Arbeit, seltener beim Rentenversicherungsträger.

Zunächst wird im Eingangsverfahren festgestellt, ob die WfbM die geeignete Maßnahme für den Klienten ist. Dieses Eingangsverfahren dauert maximal drei Monate. Ein Eingliederungsplan wird erstellt. Es folgt der Berufsbildungsbereich, in dem der Klient so weit gefördert wird, dass er im besten Falle auf dem allgemeinen Arbeitsmarkt vermittelt werden kann. Doch dies ist eher die Ausnahme. Zeigt der Klient in dieser Phase, dass er trotz seiner Behinderung in der Lage ist, ein „Mindestmaß an wirtschaftlich verwertbarer Arbeitsleistung" zu erbringen, ist die Übernahme in den Arbeitsbereich der WfbM möglich. Schwerst- und mehrfach behinderte Menschen, die eine besonders intensive Betreuung und Pflege benötigen, sind in sogenannten Fördergruppen mit einem hohen Betreuungsschlüssel zusammengefasst.

Die klassische WfbM verfügt über unterschiedliche Produktionsbereiche, in denen die behinderten Mitarbeiter vor allem Montage- und Verpackungsaufträge für Unternehmen der freien Wirtschaft erledigen. Aber auch handwerkliche Bereiche, Arbeit in der Haus- oder Landwirtschaft sind üblich, zusätzlich gibt es häufig ausgelagerte Arbeitsplätze in Betrieben der Region.

Für seelisch Behinderte, also Menschen mit sehr wechselhafter Belastbarkeit, ist die herkömmliche WfbM wenig geeignet, weil sie ein relativ kontinuierliches ganztätiges Leistungsvermögen voraussetzt. Teilzeitarbeit und lange Fehlzeiten sind nicht vorgesehen. Die Zusammenarbeit mit geistig Behinderten und die gemeinsame Perspektive, nun dauerhaft „beschützt" arbeiten zu müssen, wird von vielen psychisch Kranken als Stigmatisierung empfunden. Der Anteil psychisch kranker Mitarbeiter liegt derzeit bei 17,5 Prozent. Doch in den letzten Jahren ist auch hier, wie im gesamten Arbeitsbereich, eine interessante Entwicklung in Gang gekommen: Gerade für psychisch Kranke werden zunehmend kleine und neuartige Werkstätten konzipiert. So bietet ein Träger in Saarbrücken eine „virtuelle Werkstatt" an; insgesamt 60 unterschiedliche Einzelarbeitsplätze beim Stadtverband Saarbrücken sind organisatorisch zusammengefasst. Anerkannte Werkstätten führen Kantinen, Party-Services und Restaurants, sie spielen Theater oder produzieren hochwertige Designerwaren.

Die Werkstättenverordnung empfiehlt im Trainingsbereich einen Personalschlüssel von 1:4 und im Arbeitsbereich von 1:12. Für je 120 Behinderte steht im begleitenden Dienst eine Sozialarbeiterin für koordinierende Aufgaben zur Verfügung. In der Regel sind Sport- und Kreativgruppen sowie weitere Freizeitangebote und der Integrationsfachdienst angeschlossen.

Finanzierung: Das Arbeitsentgelt in der WfbM ist sehr unterschiedlich und hängt von der Leistungsfähigkeit ab; es wird durch ein Arbeitsförderungsgeld aufgestockt – siehe auch § 43 SGB IX. Durchschnittlich beträgt es ca. 160 €. Allerdings erlangen die Beschäftigten Anwartschaften in der gesetzlichen Rentenversicherung, die sich auf ein fiktives – höheres – Gehalt beziehen. Auf Erwerbsminderungsrenten wird das Arbeitsentgelt nicht angerechnet. Die erheblichen Betreuungskosten werden für die Eingangs- und Trainingsbereiche nach § 56 AFG (Arbeitsförderungsgesetz) von der Bundesanstalt für Arbeit geklärt und meist auch übernommen. Im Arbeitsbereich und in den Fördergruppen erfolgt die Übernahme der Kosten durch den Sozialhilfeträger im Rahmen des § 56 SGB XII.

Die vielen Möglichkeiten, die das Persönliche Budget im Bereich der „Teilhabe zur Arbeit" bietet, müssen noch ausgelotet und erstritten werden.

Integrationsfirmen, Selbsthilfefirmen

Integrationsfirmen bieten Arbeitsplätze, die denen des ersten Arbeitsmarktes recht nahe kommen; sie müssen sich auch der Konkurrenz des Marktes stellen. Klienten mit einer anerkannten Schwerbehinderung arbeiten in Voll- oder Teilzeit, gemeinsam mit ihren nicht-behinderten Kollegen, die Bezahlung orientiert sich an den üblichen Tarifen. Die Bedürfnisse und Defizite der behinderten Mitarbeiter werden berücksichtigt; Integrationsfirmen erhalten von den Integrationsämtern (früher Hauptfürsorgestellen genannt) einen zeitlich befristeten Lohnzuschuss. Auch in regulären Unternehmen gibt es Integrationsabteilungen oder Integrationsarbeitsplätze für einzelne behinderte Klienten, die von den Integrationsämtern gefördert werden. Die Integrationsfachdienste begleiten und betreuen die behinderten Arbeitnehmer.

Zuverdienst

Viele Träger psychosozialer Angebote halten inzwischen einen Zuverdienst-Bereich vor oder haben eigenständige Zweckbetriebe aufgebaut. Sie betreiben z. B. Krankenhaus-Kantinen, Restaurants, Wäschereien, Gärtnereien oder Secondhand-Läden. Hier können sich psychisch Kranke ein „Zubrot" zu ihrem häufig sehr geringen Einkommen dazuverdienen; wichtiger sind meist der Kontakt und das Gefühl, etwas Sinnvolles zu tun. Der Zuverdienst steht oft am Anfang einer Phase der Rehabilitation, noch häufiger aber am Ende. Er ergänzt die Rente oder die Grundsicherung. Der Zuverdienst ist flexibel in Bezug auf die Arbeitszeit, in Bezug auf Geschwindigkeit und Produktivität. Die Dauer ist im Gegensatz zu anderen Rehabilitationsmaßnahmen nicht befristet, sie erfordert kein kompliziertes Antragsverfahren und vermeidet den negativen Reha-Druck. Im Gegensatz zur Beschäftigungstherapie werden wirtschaftlich verwertbare Produkte und Dienstleistungen erbracht. Die psychisch kranken Mitarbeiter müssen zumindest einen relevanten Teil ihrer eigenen Entlohnung erwirtschaften; ihre Entlohnung ist gekoppelt an ihre tatsächliche Arbeitsleistung. Zuverdienst ist theoretisch stundenweise, tageweise und auch ganz spontan möglich; Zuverdienst-Plätze sind aber begehrt, und so haben zuverlässige und belastbare Mitarbeiter natürlich die besten Chancen.

Zuverdienst-Projekte benötigen immer eine zusätzliche Finanzierung, weil auch die professionellen Mitarbeiter, also die Sozialarbeiterinnen, Pädagogen und Ergotherapeutinnen, die die Arbeit organisieren und die Beschäftigten betreuen, entlohnt werden müssen. Die zusätzlichen Finanzmittel erfolgen über Spenden, jährliche Zuwendungen oder Mittel, die der Träger in anderen Bereichen erwirtschaftet. Die geringe Entlohnung für die psychisch kranken Beschäftigten wird erwirtschaftet oder erfolgt über andere Finanzierungsquellen, insbesondere die Arbeitsagenturen bzw. JobCenter (MAE-Maßnahmen). Wie viel zu AlgII, Grundsicherung oder Rente anrechnungsfrei hinzuverdient werden darf, sollte im Einzelfall und aktuell recherchiert werden.

Integrationsfachdienste

Integrationsfachdienste informieren und beraten psychisch erkrankte und behinderte Arbeitnehmer, ihre Kollegen und Vorgesetzten in Bezug auf den Arbeitsplatz. Sie helfen Menschen, die als schwerbehindert gelten (oder diesen gleichgestellt sind), bei der Suche nach einem geeigneten Ausbildungs- oder Arbeitsplatz. Durch Orientierungsphasen und Praktika werden mögliche Tätigkeiten gesucht; im Einzelfall kann ein Job Coach im Rahmen der Unterstützten Beschäftigung organisiert werden, der den Klienten begleitet. Integrationsfachdienste sind in unterschiedlichen Trägerschaften organisiert, bisweilen den Werkstätten für behinderte Menschen angeschlossen und für ein definiertes Einzugsgebiet zuständig; sie können von den Rehabilitationsträgern im konkreten Einzelfall beauftragt werden.

Zum Weiterlesen

Aktion psychisch Kranke (2002) Arbeit und Beschäftigung für Menschen mit psychischen Beeinträchtigungen. Bonn: Psychiatrie-Verlag.

Grampp G, Triebel A (2006) Lernen und arbeiten in der Werkstatt für behinderte Menschen. Berufliche Bildung, Arbeit und Mitwirkung bei psychischer Erkrankung. Bonn: Psychiatrie-Verlag.

Storck J (Hrsg.) (2008) Handbuch berufliche Integration und Rehabilitation. Wie psychisch kranke Menschen in Arbeit kommen und bleiben. Bonn: Psychiatrie-Verlag.

Weber P (Hrsg.) (2005) Tätig sein – jenseits der Erwerbsarbeit. Bonn: Psychiatrie-Verlag.

6 Beschreibung und Einordnung psychischer Störungen

In diesem Buch wird häufig der Ausdruck „psychische Störung", manchmal auch „seelische Erkrankung" oder „psychiatrische Krankheit", verendet. Es wird Zeit, die Verwendung dieser Begriffe zu reflektieren und sich zu fragen: Was genau erkrankt: die Seele? Der Körper? Das Gehirn? Welche Symptome gehören zu welchen psychiatrischen Krankheitsbildern? Lassen sich die einzelnen Störungen überhaupt präzise voneinander abgrenzen? Lässt sich eine klare Grenze zwischen Normalität und Krankheit ziehen? Diese Fragen lassen sich nicht mit der gewünschten Eindeutigkeit beantworten. Es ist jedoch wichtig, sie zu stellen und zu wissen, dass jede psychiatrische Tätigkeit, jedes Gespräch zwischen Betroffenen, Angehörigen und Professionellen vom Krankheitsverständnis der handelnden Personen geprägt ist. Es lohnt sich, darüber den Austausch zu suchen und sich um ein gemeinsames Verständnis zu bemühen. In diesem Kapitel werden also Aspekte des Krankheitsverständnisses, der Diagnostik und Klassifikation erläutert und es wird skizziert, auf welche Weise die Psychiatrie zu ihrer Einteilung der psychischen Störungen gelangt.

6.1 Krankheitskonzepte und Erklärungsversuche

Unter „Psychiatrie" versteht man die Lehre von den seelischen Erkrankungen, ihre Behandlung und Rehabilitation. Die Skizzen zur Psychiatriegeschichte haben gezeigt, dass es zu allen Zeiten Menschen gab, deren seelische Verfassung als quälend, leidvoll oder besorgniserregend empfunden wurde. In früheren Jahrhunderten haben zunächst andere Disziplinen (wie die Theologie, die Philosophie und die Pädagogik) die Begleitung von Menschen in seelischen Krisen übernommen, das Leid der Erkrankten und ihrer Angehörigen gelindert. Vielfache Bestrebungen nach humanen Formen der Versorgung (care) standen neben drastischen Maßnahmen der Verwahrung und Disziplinierung. Erst mit der Etablierung der Psychiatrie als medizinischer Disziplin entstand der Anspruch, eine Heilung (cure) psychischer Beeinträchtigungen bewirken zu können. Dazu mussten die verwirrenden Symptome der Erkrankungen begrifflich erfasst werden, wie die Vorschläge von Kahlbaum (1863) und Hecker (1871), von Kraepelin (1899) und Bleuler (1911), von Schneider (1950), Huber (1974) und anderen zeigen. Ihre Versuche der Benennung und Einteilung psychischer Krankheiten stellen die Vorläufer der heute gültigen Klassifikationssysteme dar. Manche dieser früheren Konzepte spiegeln Ideen und Erklärungen wider, die man heute als empirisch wenig gesichert bezeichnen müsste und wohl gar nicht publizieren dürfte – und die dennoch eine ungeheure Wirkung entfaltet haben. Dazu ein Beispiel:

Im Mittelpunkt des psychiatrischen Interesses stand über viele Jahrzehnte die schizophrene Psychose, die von Emil Kraepelin als „Dementia praecox" bezeichnet wurde. Diese Krankheit verlief nach Kraepelin in Form eines kontinuierlichen Prozesses, der – nach seinen Worten – in „vorzeitiger Verblödung" endete. Schizophren erkrankte bzw. an Dementia praecox leidende Menschen konnten nach diesem Verständnis also nicht wieder gesund werden. Falls es doch Patienten gab, deren Krankheit einen günstigen Verlauf nahm, dann musste es sich um ein anderes Krankheitsbild (z. B. um eine Zyklothymie) gehandelt haben. Eugen Bleuler lehnte Kraepelins Idee von der zwangsweisen Verblödung ab und bemerkte, dass diese Erkrankung nicht nur unterschiedliche Verläufe, sondern auch unterschiedliche Formen und Schweregrade aufweisen konnte. Damit befreite er gewissermaßen die Dementia-praecox-Patienten von dem Stigma der Unheilbarkeit. Indem er den Namen „Schizophrenie" einführte, verlagerte er den Blickwinkel auf eine Idee, die sich heute jedoch als stigmatisierend erweist: Schizophrenie wird meist mit „Spaltungsirresein" übersetzt und suggeriert eine tiefe Spaltung des Bewusstseins. Menschen, bei denen eine Schizophrenie bzw. eine schizophrene Psychose diagnostiziert wird, zeigen jedoch keineswegs eine gespaltene Persönlichkeit (und auch keine multiple Persönlichkeit). Sie zeigen in akuten Phasen ihrer Erkrankung Veränderungen im Denken, Fühlen, Wahrnehmen und in der Gestaltung sozialer Beziehungen. Sie verlieren oft auch den Kontakt zur Realität, leiden unter Halluzinationen, entwickeln Wahnideen oder ziehen sich völlig in sich zurück. Diese Symptome können anhaltend sein, sie können jedoch auch wieder gänzlich abklingen, der Begriff „Spaltungsirresein" ist jedoch nach unserer heutigen Auffassung nicht passend.

In den 1970er Jahren wurden drei Studien über den Krankheitsverlauf der Schizophrenie veröffentlicht (1972 eine Arbeit von Manfred Bleuler aus Zürich, 1976 eine Studie von Ciompi und Müller aus Lausanne und 1979 eine Untersuchung von Huber, Gross und Schüttler aus Bonn), die mit dem Stigma der Unheilbarkeit aufräumten und die düsteren Krankheitsvorstellungen und -konzepte früherer Zeiten korrigierten. Die genannten Studien kamen in unerwarteter Übereinstimmung zu dem Ergebnis, dass zahlreiche Patienten nur eine einmalige Episode erlebten, bei manchen Erkrankten auch im höheren Lebensalter noch deutliche Verbesserungen ihres psychischen Zustandes eintraten und nur in 30 % der Fälle die schizophrene Psychose einen chronischen Verlauf nahm (Schweitzer 2008).

Daran wird deutlich, dass es sich bei allen Klassifikationssystemen um sehr vorläufige Ordnungsversuche handelt, die jeweils an Ideen und Konzepten, am Stand des Wissens, an bestimmten Strömungen in der Forschung orientiert sind. Der Stand des Wissens ändert sich, genauso die Vorliebe für gewisse Forschungsrichtungen – keine Erkenntnis ohne Interesse, keine Forschung ohne Geldgeber, kein wissenschaftlicher Fortschritt ohne Bezug zum wirtschaftlichen und gesellschaftlichen Kontext. Schon bald werden neuere Versionen der psychiatrischen Klassifikation auf den Markt kommen und die Diskussion beherrschen. An den Systemen ICD-11 und DSM-V wird jedenfalls fieberhaft gearbeitet. Und auch wenn die bisherigen und zukünftigen Klassifikationen den Anspruch erheben, international und allgemeingültig zu sein, so ist das Verständnis psychischer Störungen doch immer tief in der jeweiligen Kultur verankert.

Drei Entwicklungslinien haben unser Verständnis von psychischen Störungen geprägt:

1. Die Suche nach den organischen Hintergründen seelischer Störungen: Der berühmte Satz *„Geisteskrankheiten sind Gehirnkrankheiten"* von Griesinger brachte diese Richtung erstmals zum Ausdruck. Heute geht die Forschung meist von der Hypothese aus, dass die stoffliche Basis seelischer Krankheiten in Störungen des hirneigenen Transmittersystems zu finden ist. Viele Hoffnungen werden daran geknüpft, auf biomedizinischem Weg die genaue Bedeutung der Neurotransmitter zu ergründen und die Wirksamkeit von Neuroleptika darauf abzustimmen. Trotz des täglich wachsenden Detailwissens über die betroffenen Hirnregionen und die Botenstoffe sind noch keine gültigen Theorien und keine überzeugenden Antworten auf die Frage anzusehen, wie es überhaupt zu solchen Dysregulationsvorgängen kommt.
2. Die Suche nach den psychischen Hintergründen seelischer Störungen: Verschiedene Strömungen – besonders in der französischen Psychiatrie – führten am Ende des 19. Jahrhunderts zu der Erkenntnis, dass der Mensch nicht immer Herr im eigenen Hause ist. Mit der Erkundung des Unbewussten durch Bernheim und Charcot, durch Breuer und Freud (und seine Nachfolger) sowie durch Jung und Adler entwickelten die psychoanalytischen und tiefenpsychologischen Richtungen neue Theorien der Entstehung und neue Techniken der Behandlung psychischer Erkrankungen. Die Bedeutung von Konflikten, von Unterdrückungen und Abwehrmechanismen, die Arbeit an Träumen und Assoziationen, die Vorgänge der Übertragung und Gegenübertragung erweiterten das Spektrum psychiatrischer Erkenntnis und therapeutischer Handlungsmöglichkeiten.
3. Die Suche nach den sozialen Hintergründen seelischer Störungen: Die Erkenntnis, dass günstige Milieufaktoren die Entstehung, den Verlauf und den Heilungsprozess psychischer Störungen positiv beeinflussen können, setzte vielfache Impulse zur Verbesserung der Lebens- und Behandlungsbedingungen in der Psychiatrie frei. Die Ideen einer Sozialen Psychiatrie entstanden aus der Erfahrung, dass die Unterbringung seelisch erkrankter Menschen in den großen Anstalten des 19. und 20. Jahrhunderts oft katastrophal war und dass einige auftretende Symptome nicht der Krankheit, sondern der menschenunwürdigen Verwahrung geschuldet sind.

Insgesamt lässt sich sagen, dass einfache, monokausale Denkmuster untauglich sind, die Entstehungsbedingungen psychischer Störungen zu ergründen. Erkrankungen der Psyche haben nicht nur eine einzige Ursache, sie sind multifaktoriell bedingt. Die Dynamik zwischen Körper und Seele ist eingebettet in einen ständigen Prozess des Austausches mit der Umwelt, die den Menschen prägt und die von ihm geprägt wird. In einem bio-psycho-sozialen Modell lässt sich das nach Ansicht vieler Fachleute heute am besten beschreiben, wobei es bislang kaum möglich erscheint, das Ineinandergreifen dieser drei Faktoren (das Biologische, das Psychologische und das Soziologische bzw. Soziale) exakt zu bestimmen. Für Menschen in unterschiedlichen Kulturen gelten unterschiedliche Merkmale, und für jeden von uns gibt es weniger ein Entweder-Oder als vielmehr ein Nebeneinander gesunder und kranker Anteile. „Gesund" oder „krank" – das ist gerade in diesem Bereich immer auch eine Frage nach dem eigenen Erleben und Verhalten, das durch keine noch so differenzierte Liste von Symptomen ersetzt werden kann. Wann helle Freude in Manie oder momentane Niedergeschlagenheit in Depression übergeht, wann aus dem Konsum eine Suchtmittels eine Abhängigkeit wird oder wann eine Person lediglich als „schrill" und wann sie als „gestört" angesehen wird, ist zu einem gewissen Grad von subjektiven Faktoren abhängig. Dennoch gibt es Auffälligkeiten, die wir als psychische Störungen, als Erkrankungen verstehen müssen. Die Zweiteilung in gesund und krank muss unser Menschenbild nicht prägen, sie ist aber für unser medizinisches System maßgeblich, denn damit sind Leistungen der Behandlung, der Unterstützung oder der Berentung verbunden. Mediziner schreiben krank und wieder gesund, fertigen Gutachten für Krankenversicherungen, Strafverfolgungsbehörden und Sozialhilfeträger an. Arbeitgeber möchten wissen, ob eine Krankmeldung (im medizinischen Sinn) vorliegt. Von der Feststellung einer psychiatrischen Störung sind schließlich alle jene medizinischen, pflegerischen, begleitenden, soziotherapeutischen und psychotherapeutischen Maßnahmen abhängig, deren Darstellung im Zentrum dieses Buches steht.

Die Tatsache, dass wir entsprechend der Klassifikation ICD-10 von psychischen *Störungen* und weniger von *Krankheiten* sprechen, hängt vor allem mit dieser aktuellen Klassifikation zusammen, die in der Übersetzung die internationale Begrifflichkeit übernommen hat und von Disorder (= Störung) und nicht von Disease (= Krankheit) spricht. Auch wenn der Begriff der „Störung" Aspekte wie Abweichung, Unnormalität oder Defizit assoziiert, so meint dieses Wort im psychiatrischen Kontext eher Belastungen auf der individuellen und auf der sozialen Ebene. Psychische Störungen lassen sich daher als Reaktionen auf innere oder äußere Bedingungen oder als misslungene Strategien der Anpassung an Probleme des Lebens begreifen. Der Begriff Krankheit lenkt in diesem Sinne von der Einsicht ab, dass die Phänomene, die man Krankheiten nennt, eigentlich Anpassungsversuche auf Verletzungen, Enttäuschungen, Gefühle der Ohnmacht und des Versagens sind. Psychische Krankheiten sind in sehr vielen Fällen nicht bewältigte Krisen und damit im weitesten Sinne natürliche psychische Reaktionen auf die Verletzbarkeit des Menschen.

Zum Weiterlesen

Rothenhäusler H-D, Täschner K-L (2007) Kompendium Praktische Psychiatrie. Wien: Springer.
Stieglitz R-D (2008) Diagnostik und Klassifikation in der Psychiatrie. Stuttgart: Kohlhammer.

6.2 Diagnostik und Klassifikation psychischer Störungen

Das Wort „Diagnosis" kommt aus dem Griechischen und heißt „Unterscheidung" bzw. „Entscheidung". Um Krankheiten erkennen und voneinander unterscheiden zu können, führt die Untersucherin mit einem Patienten Gespräche zur Erhebung der Vorgeschichte, beobachtet sein Auftreten und Verhalten, ermittelt durch besondere Untersuchungsformen mögliche Symptome und erhebt schließlich den Befund. Ähnliche Krankheitszeichen werden dabei in Klassen zusammengefasst und Erkrankungsgrade (leicht, mittelgradig, schwer) differenziert. Die Systematik der Diagnosen ist in jeder medizinischen Disziplin abhängig vom aktuellen Stand der Wissenschaft und von den zur Verfügung stehenden diagnostischen Methoden. Diagnosen haben in der Regel einen vorläufigen Charakter, sie sind hypothetische Konstrukte, die immer wieder überprüft und gesichert werden müssen. Zur Diagnose psychischer Störungen gehören:

- *Erhebungen des psychopathologischen Befundes:* Neben der kritischen Betrachtung der allgemeinen Verfassung wird besonders geprüft: Bewusstsein, formales und inhaltliches Denken, Orientierung, Aufmerksamkeit, Gedächtnis, Affekte und Befürchtungen, Ängste und Zwänge, Einstellungen und Erlebnisweisen sowie psychovegetativen Vorgänge
- *somatische Abklärungen,* also körperliche Untersuchungen ebenso wie Labor- und gegebenenfalls radiologische Untersuchungen
- *Leistungsuntersuchungen* und neuropsychologische Testverfahren
- *Selbstbeurteilungsbögen* (z. B. Befindlichkeitsskala; Depressivitätsskala u. a.)
- *Fremdbeurteilungsskalen* (z. B. Mini Mental Scale zur Abschätzung des Demenzgrades; Angst-Status-Inventar zur Fremdbeurteilung eines aktuellen Angstsyndroms u. a.).

Diagnosen lösen ganz unterschiedliche Reaktionen bei Betroffenen und Angehörigen aus: Bei manchen überwiegt die Erleichterung, weil sich nun eine gewisse Klarheit über die zuvor als verwirrend und diffus erlebte Situation einstellen kann. Betroffene können ihr Fühlen, Denken und Verhalten besser einordnen, sie können mithilfe der Diagnose besseren Zugang zu fachlichen Informationen erhalten und schließlich wichtige Türen zu den medizinischen und rehabilitativen Hilfen öffnen. Die Diagnose beschreibt die seelische Auffälligkeit, nimmt zu den beobachteten Veränderungen Stellung und erleichtert die Verständigung und Zusammenarbeit aller Beteiligten. Bei anderen überwiegt die Angst vor möglichen Konsequenzen. Vielen Menschen, den Betroffenen genauso wie den Angehörigen oder Freunden, fällt es schwer, der Tatsache ins Auge zu sehen, dass eine psychische Störung vorliegt. Der Betroffene selbst ist möglicherweise aufgrund der Störung sehr irritiert, verunsichert, verängstigt und zu einer realistischen Einschätzung kaum in der Lage. Oder er hat den Eindruck, nun allein auf die Krankheit reduziert zu sein. Daher wird er mit Ablehnung, Verdrängung und Verleugnung reagieren. Mancher fühlt sich durch eine psychiatrische Diagnose auch so stigmatisiert und ausgeschlossen aus dem, was als Normalität gilt, dass er sie vom eigenen Erleben und vom Lebenszusammenhang abspaltet: So wird die Diagnose zu etwas Äußerlichem, die nichts mehr mit ihm zu tun hat. Schließlich hängt die Furcht vor einer psychiatrischen Diagnose eng mit der Furcht vor der Prognose zusammen. Die meisten Menschen verknüpfen mit einer seelischen Erkrankung einen ungünstig fortschreitenden, unumkehrbaren, chronischen Krankheitsverlauf. Mit der Nennung einer konkreten Diagnose ist oft ein Gefühl des Ausgeliefertseins und der Ohnmacht verbunden gegenüber dem, der die Diagnose stellt und damit die Definitionsmacht über einen anderen gewinnt.

Eine solche Machtposition des Diagnostikers ist auch mit Hilfe der aktuellen Klassifikationen, die den Anspruch erheben, nur zu beschreiben und nicht zu bewerten oder gar den Verlauf zu prognostizieren, nicht zu vermeiden. Immerhin ist durch sie ein höheres Maß an Operationalisierbarkeit gegeben. Für die Diagnose psychischer Störungen liegen gegenwärtig zwei Klassifikationssysteme vor, die sich teilweise ergänzen, auf einigen Ebenen aber auch in Konkurrenz zueinander stehen: ICD-10 und DSM-IV. Die „International Classification of Diseases" (ICD) wurde für die Weltgesundheitsorganisation (WHO) entwickelt und existiert seit 1991 in der 10. Fassung (mit regelmäßigen Überarbeitungen, die 11. Fassung wird gerade intensiv vorbereitet). Das „Diagnostic an Statistical Manual" (DSM) stammt von der Amerikanischen Gesellschaft für Psychiatrie; Volume IV, das ebenfalls nur einen Zwischenstand darstellt und weiterentwickelt wird, gibt es seit 1994.

Die beiden psychiatrischen Klassifikationssysteme ICD-10 und DSM-IV haben in den letzten Jahren den klinischen Bereich der Psychiatrie entscheidend geprägt und erheblichen Einfluss auf die ambulante Landschaft genommen. Viele sehen in ihnen einen wesentlichen Fortschritt, da sie die Begrifflichkeiten der Psychiatrie vereinheitlicht und damit zur besseren Verständigung über die Grenzen der Fachdisziplinen, der Länder und Kulturen hinweg beigetragen haben. Beide stellen ein Instrument dar, von dem zahlreiche Impulse für die Aus-, Fort- und Weiterbildung der unterschiedlichen psychiatrischen Berufsgruppen ausgehen. Die Tatsache, dass es sich nicht um „fertige" Systeme handelt, sondern sie regelmäßig überprüft und überarbeitet werden, regt die Psychiatrie als Wissenschaft zu zahlreichen Studien an, die wiederum bei den Überarbeitungen Berücksichtigung finden. Man kann es begrüßen, dass laufend Aktualisierungen bzw. ganz neue Entwürfe notwendig sind, weil sich so die Psychiatrie als lebendige und wandelbare Wissenschaft zeigt. Man kann darin aber auch empirische und theoretische Unsicherheiten ausmachen, die durch immer neue Klassifikationen nicht unbedingt klarer und eindeutiger werden.

Sowohl im ICD-10 als auch im DSM-IV finden sich eine Reihe von Kriterien, die den einzelnen Störungen zugeordnet sind. Vergeblich sucht man aber nach Angaben über die Ursachen einzelner Krankheiten oder Störungsbilder. Eine theoretische Fundierung und eine Festlegung auf Entstehungsbedingungen, Hintergründe und Verläufe erfolgt nicht. Die Klassifikationen beschränken sich auf das direkt Beobachtbare, also die Symptomebene, und beschreiben Wege, wie man anhand von bestimmten Symptomkonstellationen zu einer konkreten Diagnose kommt. Sie befassen sich nicht mit Deutungen und Bedeutungen. Wer also stärker an der Dynamik einzelner Störungsbilder interessiert ist, wer wissen möchte, welchen Einfluss genetische Faktoren bei einer Depression oder traumatische Erlebnisse bei einer Borderline-Störung haben könnten, muss Lehrbücher zu Rate ziehen, in denen das theoretische Fundament formuliert ist. Gerade für die Arbeit im psychotherapeutischen und soziotherapeutischen Bereich erscheint die rein beschreibende Psychopathologie von ICD-10 und DSM-IV als nicht ausreichend. Ihr fehlt ein erklärender Ansatz, der den psychischen Störungen auch psychosoziale oder psychodynamische Ursachen zuordnet. Dafür leisten sie gute Dienste bei der Erkennung, Beschreibung und Analyse von Anzeichen einer psychischen Störung.

Konkrete psychiatrische Diagnose

Eine psychiatrische Diagnose beginnt in der Regel mit der Exploration, also dem psychiatrischen Untersuchungsgespräch. Es sollte in einem möglichst ungestörten Rahmen erfolgen und verlangt vom Untersucher eine taktvolle und freundliche Begegnung mit dem Patienten sowie ein Bemühen, gut zuzuhören, zu beobachten und zu verstehen, was der Patient erlebt und fühlt. Voreilige diagnostische Bewertungen wären unangebracht und ungünstig für den Verlauf des Gesprächs. Das Ziel besteht vielmehr darin, einen umfassenden Eindruck vom Patienten zu gewinnen, das subjektive Krankheitserleben zu verstehen, die Konfliktsituation, in der sich der Patient möglicherweise befindet, zu erfassen und die biographischen und sozialen Aspekte zu berücksichtigen. Dazu dient vor allem die Anamnese, bei der die lebensgeschichtliche Entwicklung sowie der bisherigen Krankheits- bzw. Behandlungsverlauf, die aktuelle Familiensituation, der Beruf, die Freizeitgestaltung u. Ä. erfragt werden. Informationen aus dem sozialen Umfeld des Patienten (Fremdanamnese) durch Angehörige, Freunde, Bezugspersonen, Betreuer oder behandelnde Ärzte vertiefen oder modifizieren den gewonnenen Eindruck.

Es sollten in gleicher Weise die körperlichen, seelischen und psychosozialen Aspekte berücksichtigt werden, um die individuelle Erkrankung einer Person zu verstehen. Schwierigkeiten kann die Tatsache bereiten, dass verschiedene psychische Störungen in Bezug auf die beschriebenen Auffälligkeiten und Verhaltensweisen nahe zusammen liegen, sich beeinflussen oder nebeneinander auftreten können. Auch im ICD-10 und DSM-IV ist der Versuch der Abgrenzung der einzelnen Störungsbilder nicht immer überzeugend gelöst. Überschneidungen und Übergangsformen sind häufiger als wirklich reine, typische Formen. So braucht man eine gewisse Erfahrung, um für jede Diagnose die betreffenden Einschlusskriterien festzustellen und zu erkennen, dass nicht nur die Symptome selbst zu betrachten sind, sondern auch der Zeitfaktor, also das Andauern der Symptome oder die Plötzlichkeit ihres Auftretens.

Das bedeutet, dass psychiatrische Diagnosen recht unterschiedliche Elemente bzw. Ebenen umfassen. Ihre Reduktion auf einen Symptom- oder Syndrombereich, auf eine Achse oder Dimension, wäre eine starke Vereinfachung, die das zugrunde liegende Störungsmuster nur unzureichend erfassen würde. Mit Hilfe sogenannter multiaxialer Klassifikationssysteme versucht man daher, diesem Mangel zu begegnen. So ist DSM-IV als multiaxiales Klassifikationsschema weiterentwickelt worden. Es stützt sich auf fünf Achsen:

1. Klinische Störungen
2. Persönlichkeitsstörungen; geistige Behinderung
3. Medizinische Krankheitsfaktoren
4. Psychosoziale oder umgebungsbedingte Probleme
5. Globale Beurteilung des Funktionsniveaus.

Diese Differenzierung unterschiedlicher Ebenen bzw. Achsen macht deutlich, dass eine rein medizinische Diagnostik bei psychiatrischen Erkrankungen zu kurz greifen würde. Es müssen auch die funktionellen Einschränkungen, die Auswirkungen der Störung auf die Umgebung des Patienten, auf seine Familie, seine Ausbildung bzw. seine Arbeit, seine Teilhabe am sozialen und kulturellen Leben berücksichtigt werden. Somatische Erkrankungen führen in erster Linie zu körperlichen Einschränkungen; bei psychischen Erkrankungen überwiegen die sozialen Einbußen. Mit anderen Worten: Das Leid des Menschen, der psychisch erkrankt, ist nicht nur ein gesundheitliches, sondern in erster Linie ein soziales. Insofern ist das Ziel aller rehabilitativen Maßnahmen in der Psychiatrie nicht nur die Wiederherstellung der Gesundheit, sondern die soziale Integration und die Erhaltung der Lebensqualität trotz weiter bestehender gesundheitlicher Einschränkungen. In der Sozialen Psychiatrie stehen nicht die Symptome der Krankheit im Vordergrund, sondern die Fähigkeiten und Fertigkeiten, aber auch die sozialen Einschränkungen und möglichen Behinderungen.

Die psychiatrische Diagnostik liefert die Grundlage für eine angemessene Therapie, die Rehabilitationsdiagnostik (functional assessment) bietet darüber hinaus die Voraussetzung für sinnvolle und zielgerichtete Maßnahmen der Eingliederung und Teilhabe (Reker 2004). Um diesem Auftrag gerecht zu werden, sollte die Rehabilitationsdiagnostik die unterschiedlichen Lebensbereiche bzw. die individuelle Lebenssituation des betroffenen Menschen ermitteln. Der Blick sollte dabei eher ressourcenorientiert als defizitorientiert sein und sich richten auf:

- Die Fähigkeiten beim Umgang mit der Erkrankung, die Behandlungsbereitschaft und Kompetenz zur Zusammenarbeit (Compliance) sowie die Inanspruchnahme von Hilfen
- Die Fähigkeit zur Selbstversorgung und Alltagsbewältigung, wozu auch die Nutzung der Angebote im Sozialraum, die Körperpflege, der Umgang mit Geld, die räumliche und zeitliche Orientierung, die Pflege der Wohnung und natürlich die Ernährung gehört
- Die Fähigkeit zur Aufnahme und Gestaltung sozialer und persönlicher Beziehungen, und zwar im engeren Bereich der Partnerschaft, der Familie, der Nachbarschaft, der Arbeit sowie in Bezug auf offene soziale Situationen
- Fähigkeiten zur Teilnahme am sozialen Leben und an kulturellen Aktivitäten
- Arbeitsbezogene Grundfähigkeiten wie Pünktlichkeit, Verlässlichkeit, Konstanz der Leistungsfähigkeit, mögliche berufliche Ausbildungen und Qualifikationen.

Diese Aspekte wurden vor einigen Jahren von der Aktion Psychisch Kranke (APK) in Form eines Manuals zu den personenzentrierten Hilfen ausgearbeitet und leisten weiterhin gute Dienste bei der Einschätzung des Rehabilitationsbedarfs. Zukünftig wird allerdings noch differenzierter mit dem ICF gearbeitet werden, das an dieser Stelle nur in seinen Grundzügen vorgestellt werden kann.

Die Internationale Klassifikation der Funktionsfähigkeit, Behinderung und Gesundheit (ICF)

Die Internationale Klassifikation der Funktionsfähigkeit, Behinderung und Gesundheit ICF (International Classification of Functioning, Disability and Health) dient der Beschreibung des funktionalen Gesundheitszustandes, der Behinderung und der Umgebungsfaktoren einer Person. Sie wurde im Auftrag der Weltgesundheitsorganisation (WHO) entwickelt. Die deutsche Version wurde vom Deutschen Institut für Medizinische Dokumentation und Information (DIMDI) herausgegeben und ist unter www.dimdi.de einzusehen.

ICF ist keine Alternative zu ICD-10 und DSM-IV, sondern ergänzt sie auf besondere Weise. Denn die Kommunikation mit Hilfe von ICD-10 oder DSM-IV findet dort ihre Grenzen, wo nicht über die Symptomatik, sondern über die Auswirkungen einer Krankheit, einer Funktionseinschränkung oder einer Behinderung auf eine konkrete Person nachgedacht wird. Als funktionale Einschränkungen bezeichnet man Beeinträchtigungen in der Mobilität, der Kommunikation, der Selbstversorgung, dem häuslichen Leben, dem Erwerbsleben und in der Interaktion mit anderen Menschen. Die Notwendigkeit, nicht nur für Krankheiten, sondern auch für funktionale Probleme eine international anerkannte und einheitliche Sprache zu verwenden, die von allen Leistungserbringern im Gesundheits- und Sozialsystem, den verschiedenen wissenschaftlichen Disziplinen, den unterschiedlichen Berufsgruppen und den Betroffenen verstanden wird, ergibt sich sowohl aus der zunehmenden Bedeutung funktionaler Einschränkungen bei Menschen in alternden Gesellschaften als auch aus der Begutachtung, der Bedarfsermittlung, dem Management und der Intervention durch die verschiedenen professionellen Gruppen. Je präziser diese Beeinträchtigungen diagnostiziert und nach einheitlichen Standards dokumentiert werden desto bedarfsgerechter und passgenauer können diese durch Prävention oder Intervention angegangen werden. Und schließlich erleichtert und erweitert die ICF das Verständnis des Entstehungsprozesses funktionaler Probleme durch Einbeziehung des gesamten Lebenshintergrundes der betroffenen Person.

Immer stärker setzt sich die Nutzung der Internationalen Klassifikation ICF durch – und wird von Seiten der Sozialversicherer bzw. der Leistungsträger gefordert. Ihr Einsatz ist jedoch nicht auf den Bereich der Rehabilitation beschränkt. Darüber hinaus ermöglicht sie eine komplexe Einschätzung der wesentlichen Komponenten von Gesundheit und Krankheit und enthält Aussagen zu Funktionen, Einschränkungen und Behinderungen sowie zu den Ressourcen des Patienten. Anders als in ICD-10 und DSM-IV, wo die Symptomebene eher isoliert bertachtet wird, wird im ICF auch der persönliche Kontext des Patienten berücksichtigt. Vor allem werden die Auswirkungen der Erkrankung in den Blick genommen, sodass eine individuelle Behandlungs- oder Hilfeplanung erfolgen kann. ICF befindet sich in Deutschland in der Erprobungs- bzw. Implementierungsphase. In das SGB IX (Rehabilitation und Teilhabe behinderter Menschen) wurden wesentliche Aspekte der ICF aufgenommen. Spezielle Schulungen zur Einführung und Umsetzung der ICF in den Einrichtungen werden von der Bundesarbeitsgemeinschaft für Rehabilitation empfohlen.

Zum Weiterlesen

Hunold P, Rahn E (2000) Selbstbewusster Umgang mit psychiatrischen Diagnosen. Bonn: Psychiatrie-Verlag.
Reker T (2004) Rehabilitationsdiagnostik. In: Rössler W (Hrsg.) Psychiatrische Rehabilitation. Berlin,. Heidelberg: Springer, S. 55–63.
Schuntermann MF (2007) Einführung in die ICF. 2. Aufl. Landsberg: Ecomed Medizin-Verlag.

6.3 Störungen psychischer Elementarfunktionen

Während Entscheidungen hinsichtlich Diagnostik und Klassifikation psychischer Störungen in ärztlicher Hand liegen, werden alle psychiatrischen Mitarbeiterinnen unabhängig von ihrer Berufsgruppe mit Fragen sichtbarer, spürbarer oder nur zu vermutender psychischer Veränderungen ihrer Patienten bzw. Klienten konfrontiert. Auch Angehörige, Freunde, Kollegen und Nachbarn kennen diese Momente, in denen ihr Gegenüber seelische Spannungszustände zeigt, bei denen man ahnt, welche Kräfte mit welcher Intensität in krisenhaft zugespitzten Augenblicken im Inneren einer Person arbeiten. Für den Austausch mit dem Betroffenen selbst, für das Gespräch mit Angehörigen, für Fallkonferenzen und Supervisionen ist es wichtig und notwendig, differenzierte Kriterien für die Beobachtung des jeweiligen psychischen Zustands, des veränderten Denkens, Fühlens und Handelns zur Verfügung zu haben.

Störungen der Aufmerksamkeit, Konzentration und Auffassung

Psychisch erkrankte Menschen haben bisweilen Mühe, ihr Denken, Wahrnehmen und Erleben auf ein konkretes Gegenüber (eine Person, einen Gegenstand, eine Tätigkeit) zu richten. Es fällt ihnen schwer, bei der Sache zu bleiben, ihre Aufmerksamkeit und Konzentration zu fokussieren – was jeder von sich selbst kennt, wenn er übermüdet ist. Die Aufmerksamkeit eines psychisch erkrankten Menschen bleibt jedoch auch in wachen Phasen oft an einem Gegenstand haften, kann sich nur schwer davon lösen. Bei Störungen der Auffassung wiederum ist die Fähigkeit eingeschränkt, Wahrnehmungserlebnisse in ihrer Bedeutung zu begreifen, sie sinnvoll miteinander zu verbinden und mit früheren Erfahrungen zu verknüpfen.

Störungen des Bewusstseins

Bewusstsein soll hier verstanden werden zum einen als Grad der Aufnahmefähigkeit und Wachheit (Vigilanz), zum anderen als Grad des aktuellen Reflexionsvermögens. So kann die Vigilanz z. B. durch Alkoholmissbrauch so eingeschränkt sein, dass ein Patient schläfrig wirkt, immer wieder einnickt oder gar nicht ansprechbar ist. Benommenheit ist der leichteste Grad der Vigilanzstörung; Somnolenz meint die deutliche Schläfrigkeit, d. h. auch Phasen des Weckens und der kurzfristigen Aufmerksamkeit können später nicht erinnert werden. Im Koma reagiert der Patient gar nicht mehr, auch die Reflexe fehlen, es ist ein Zustand tiefster, nicht zu unterbrechender Bewusstseinsstörung. Bei vielen psychischen Erkrankungen treten weniger quantitative als vielmehr qualitative Bewusstseinsstörungen auf. Formen der Eintrübung oder Einengung des Bewusstseins stellen sich ein, das Reflexionsvermögen ist eingeschränkt bzw. nur noch auf sich selbst bezogen. Die Person reagiert auf Außenreize kaum noch, ihre Aufmerksamkeit ist ganz nach innen gerichtet. Das Gegenteil davon sind Verschiebungen oder Erweiterungen des Bewusstseins: ungewöhnliche Wachheit, verkürzte Reaktionszeit, ein Gefühl der Intensitäts- und Helligkeitssteigerung.

Störungen der Wahrnehmung

Als Wahrnehmung wird das Erfassen von Objekten mit den unterschiedlichen Sinnen und darüber hinaus die Integration der Sinneserfahrungen zu einem umfassenden Eindruck bezeichnet. Voraussetzung dafür ist eine ausreichende Funktionsfähigkeit der einzelnen Sinne bzw. die Kompensationsmöglichkeit für weniger gut ausgeprägte Organe. Bei psychischen Erkrankungen kann die Wahrnehmungsintensität gesteigert oder vermindert bzw. die räumliche Wahrnehmung verzerrt sein. So können Gestalten z. B. vergrößert oder verkleinert wahrgenommen werden. Am deutlichsten kommen diese Störungen der Wahrnehmung in Form von Illusionen und Halluzinationen zum Ausdruck. Bei Illusionen ist der Wahrnehmungsgegenstand zwar tatsächlich vorhanden, ihm wird aber eine andere Bedeutung beigemessen (z. B. Verkennung einer Person im Zustand des Delirs). Im Falle von Halluzinationen existiert der wahrgenommene Gegenstand oder Sinnesreiz nicht. Derartige Trugwahrnehmungen können das Hören (akustische Halluzinationen), Sehen (optische Halluzinationen), Riechen und Schmecken (olfaktorische und Geschmackshalluzinationen), den Tastsinn (haptische oder taktile Halluzinationen) oder das Körpergefühl (Leibhalluzinationen) betreffen.

Störungen des Denkens

Das Denken gilt als die zentrale Ich-Funktion des Menschen und setzt das Verfügen über Wahrnehmungen und Gedächtnisinhalte voraus. Bei formalen Denkstörungen fällt eine Hemmung, Verlangsamung oder Zerfahrenheit des Denkens auf. Ein zunächst flüssiger Gedankengang bricht – manchmal mitten im Satz – plötzlich ab; oder es geht die Flexibilität im Denken verloren, eine Umstellung auf neue Aspekte ist kaum möglich. Im Extremfall kann das Denken auch völlig bruchstückhaft und zusammenhanglos werden. Schließlich kommt es zu Begriffsverschiebungen und zum Begriffszerfall, sodass exakte Bedeutungen gemäß herkömmlicher Konventionen gar nicht mehr erfasst werden. Zu den inhaltlichen Störungen des Denkens zählen auch Zwangsgedanken und unterschiedliche Formen des Wahns.

Störungen des Gedächtnisses

Bei den Störungen des Gedächtnisses ist die Fähigkeit herabgesetzt oder verloren gegangen, sich neue Eindrücke über eine kurze Zeitspanne zu merken und ins Gedächtnis einzuprägen. Erlebtes und Erlerntes kann nicht mehr adäquat erinnert werden. Dies kann sich im Extremfall in Form einer Amnesie zeigen, die entweder total ist oder sich als Erinnerungslosigkeit vor einem bestimmten Ereignis (retrograde Amnesie) oder direkt nach einem bestimmten Ereignis (anterograde Amnesie) zeigt. Merkfähigkeitsstörungen und Störungen des Kurzzeitgedächtnisses zeigen sich darin, dass neue Inhalte nach wenigen Sekunden oder Minuten wieder vergessen werden. Bei Störungen des Langzeitgedächtnisses können Ereignisse, die einige Monate bis Jahre zurückliegen, nicht mehr erinnert werden. Von einer Zeitgitterstörung spricht man, wenn biographische Ereignisse nicht mehr stimmig zugeordnet werden können. Oft bemerken die Betroffenen ihre Gedächtnislücken und versuchen diese zu überspielen, z. B. durch spontane Einfälle und Erzählungen ohne Realitätsgehalt (Konfabulationen). Grundsätzlich lassen sich sowohl Einschränkungen der Gedächtnisfähigkeit (Hypomnesie) als auch überdurchschnittliche Gedächtnisleistungen (Hypermnesie) beobachten, letzteres z. B. bei Menschen mit autistischen Störungen.

Störungen der Orientierung

Es ist die Fähigkeit abhanden gekommen, die gegenwärtige Situation und die zeitlichen, räumlichen und persönlichen Gegebenheiten einordnen zu können. Das Zeiterleben ist insofern verändert, als es nicht mehr gelingt, Zeit in den Kategorien von Vergangenheit, Gegenwart und Zukunft zu strukturieren. Damit ändert sich auch die Fähigkeit, die Dauer von Ereignissen wahrzunehmen. Der Grad der Störung kann sehr unterschiedlich sein, meist ist zuerst und am stärksten die Orientierung in Bezug auf die Zeit, dann den Ort, die Situation und schließlich die eigene Person betroffen.

Störungen der Affektivität

Bei Störungen in diesem Bereich ist das Gefühlsleben aus der Balance geraten und die Stimmung extremen Schwankungen unterworfen. Es treten Gefühle der grandiosen Überlegenheit oder der völligen Unfähigkeit bzw. Insuffizienz auf. Bei den Emotionen Liebe, Zuneigung, Scham, Wut oder Verzweiflung ist diese Schwankungsbreite besonders groß. Die Lebensfreude kann extrem übersteigert oder das Erschöpfungsgefühl völlig bestimmend sein. Ebenso kann der Affekt eines psychisch erkrankten Menschen sehr gereizt und misstrauisch, traurig und gespannt, heiter und albern sein, auch wenn in der äußeren Situation keine Anlässe oder Gründe dafür erkennbar sind.

Störungen des Antriebs

Unter Antrieb versteht man die Grundaktivität eines Menschen, die sich in seiner Initiative, seiner Tatkraft und Lebendigkeit zeigt. Antriebsverminderung äußert sich in mangelnder Vitalität, eingeschränktem verbalen Ausdruck und reduzierter Initiative. Einige psychisch erkrankte Menschen sind in ihrem Antrieb gebremst, blockiert, zeigen eine deutliche Antriebshemmung. Andere fallen durch eine Antriebssteigerung auf, die in vermehrter Aktivität, Lebhaftigkeit, raschem Redefluss, zahlreichen Plänen bis hin zur Umtriebigkeit und Erregung zum Ausdruck kommt. In besonderen Fällen führt ein unbestimmter Drang zu großer innerer Erregung und ungerichteten Impulshandlungen; bei manchen psychisch erkrankten Menschen besteht bei gesteigertem Antrieb auch ein erhöhtes Suizidrisiko.

Störungen der Psychomotorik

Die Befindlichkeit eines Menschen zeigt sich häufig auf psychomotorischer Ebene, d. h. psychische Veränderungen gehen oft mit veränderten Bewegungsmustern einher. Zum einen kann sich dies in einer Verlangsamung ausdrücken: Der Patient bewegt sich nur noch sehr wenig, die Abläufe selbst sind verlangsamt, Gestik und Mimik sind eingeschränkt oder wirken wie eingefroren. Extremfälle sind Katalepsie (Erstarrung in einer einmal eingenommenen, meist unnatürlichen Körperhaltung) und Stupor (relative Bewegungslosigkeit mit Einschränkung der Reizaufnahme und Reaktion). Den Gegensatz dazu bilden Agitiertheit, anhaltende Bewegungsunruhe, Stereotypien, Echopraxie und Manierismen. Das Wiederholen von gleichartigen Bewegungen wird Stereotypie genannt; bei der Echopraxie werden Bewegungen anderer Personen imitiert; als Manierismen bezeichnet man das Ausführen gekünstelt wirkender Bewegungen. Agitiertheit tritt häufig bei affektiven Erkrankungen auf: Manische Personen sind agitiert, weil sie ihre Getriebenheit nicht unter Kontrolle bringen können; doch auch depressive Menschen können manchmal unter Agitiertheit infolge innerer Angst und Unruhe leiden.

Zum Weiterlesen

Rahn E, Mahnkopf A (2005) Lehrbuch Psychiatrie für Studium und Beruf. Bonn: Psychiatrie-Verlag.
Tölle R, Windgassen K (2008) Psychiatrie. 15. Aufl. Berlin, Heidelberg: Springer.

7 Einzelne Störungsbilder

In diesem Kapitel werden psychiatrische Krankheits- bzw. Störungsbilder vorgestellt, die Strukturierung erfolgt entlang der ICD-10-Klassifikation. In nur wenigen Aspekten werden ergänzende Hinweise aus dem DSM-IV gegeben. Auf eine Besonderheit sei hingewiesen: Für die „Organischen psychischen Störungen" im ersten Abschnitt werden die Ziffern 7.0 verwendet, denn dieses Unterkapitel entspricht in der ICD-10 der Rubrik F0; ebenso folgen die anschließenden Beschreibungen (7.1 = F1: Psychische und Verhaltensstörungen durch psychotrope Substanzen; 7.2 = F2: Schizophrenie, schizotype und wahnhafte Störungen; 7.3 = F3: Affektive Störungen usw.) eng der ICD-10-Einteilung. Allerdings kann nicht jede Unterkategorie dieser diagnostischen Leitlinien referiert werden, da dies den Rahmen des Buchs sprengen würde. In der psychiatrischen Arbeit wird die Benutzung von ICD-10, DSM-IV und zunehmend auch ICF unvermeidlich sein.

7.0 Organische psychische Störungen

Entsprechend der ICD-10-Klassifizierung beginnt die Übersicht über die psychiatrischen Störungsbilder mit den organischen psychischen Störungen. Das Gemeinsame dieser Erkrankungen ist die ihnen zugrunde liegende Hirnschädigung oder Hirnfunktionsstörung. Sie kann zum Krankheitsbild der Demenz, aber auch zu anderen organisch bedingten Störungen nach Verletzungen, Entzündungen, Tumorerkrankungen oder Schädel-Hirn-Traumen führen. Hirnschädigungen durch Vergiftungen oder durch Leber- bzw. Niereninsuffizienz gehören ebenfalls in diese Rubrik, wenn kognitive Störungen (in Bezug auf das Gedächtnis, die Aufmerksamkeit und das Bewusstsein), affektive Störungen (Ängste, depressive oder gehobene Stimmungen) bzw. Wahrnehmungsstörungen damit verbunden sind. Die Verläufe dieser Erkrankungen können sehr unterschiedlich sein; aus den Symptomen lässt sich nicht immer direkt auf die spezifische Form der organischen Schädigung schließen; gewisse Krankheitsanzeichen z. B. einer Schwermetallvergiftung können denen einer Hirnhautentzündung ähneln; ein Patient kann nach einer Operation in einen Zustand der Desorientiertheit geraten und sich ähnlich verhalten wie ein Demenzerkrankter – trotz ganz anderer Ursachen und völlig unterschiedlicher Prognosen.

Die Aufnahmestationen psychiatrischer Kliniken haben es – oft in den Nachtstunden – mit Patienten zu tun, die kaum wissen, wo sie sich befinden, wie sie dort hingelangt sind oder welcher Tag gerade zu Ende geht. Diese Menschen haben die Orientierung in ihrer sozialen Umgebung und manchmal auch zu sich selbst verloren. Nicht in jedem Fall haben Alkohol, Drogen oder Medikamente die Verwirrung ausgelöst. Ratlos und abwesend sitzen sie da, manche ängstlich, andere abweisend oder zornig. Medizinisch ist zu klären, ob ein akutes Psychosyndrom vorliegt, z.B. ein Delir. Beim Delir handelt es sich um einen Zustand der Verwirrtheit mit Eintrübung des Bewusstseins und herabgesetzter Aufnahmefähigkeit für Außenreize. Die zeitliche, örtliche und situative Orientierung sind beeinträchtigt, ebenso das Kurzzeitgedächtnis. Verstärkte Schreckreaktionen, veränderte Schlaf-Wach-Rhythmen und Alpträume, die nach dem Erwachen als Halluzinationen weiter bestehen, kommen hinzu. Häufig sind auch vermehrtes Schwitzen, Zittern, erhöhte Pulsfrequenz und Blutdruckabfall zu beobachten. Bewegungs- und Sprachstörungen, Gleichgewichtsstörungen und andere psychomotorische Auffälligkeiten können auftreten, bei manchen Patienten können sie aber auch fehlen (stilles Delir). Delirzustände treten im Zusammenhang mit chirurgischen Operationen, Infektionen, Fieberkrämpfen, Epilepsie, Tumorerkrankungen, Hitzeschlägen bzw. Elektrolytstörungen auf. Sie sind zu unterscheiden von einem durch Alkohol oder andere psychotrope Substanzen hervorgerufenen Delir (siehe 7.1).

Als amnestisches Syndrom wird eine psychiatrische Störung mit verminderter Merkfähigkeit bzw. Gedächtnisverlust bezeichnet. Neue Informationen können nicht aufgenommen oder Gedächtnisinhalte vor einem auslösenden Ereignis (z.B. einem Unfall) nicht mehr erinnert werden. Die Störungen des Gedächtnisses sind bisweilen mit Konfabulationen verbunden, die vom Betroffenen erzählt werden, um die Gedächtnislücken nicht allzu deutlich werden zu lassen. Die Einsichtsfähigkeit in diese Art der Störung kann eingeschränkt sein. Zu diesem Störungsbild zählt auch das Korsakow-Syndrom, bei dem eine Desorientiertheit räumlicher und vor allem zeitlicher Art bestehen kann. Die Orientierung über die eigene Person ist – anders als bei einer Demenz im fortgeschrittenen Stadium – noch erhalten, Wahrnehmung und kognitive Funktionen wirken zunächst nicht sehr beeinträchtigt. Es liegen jedoch eine schwere Merkfähigkeitsstörung sowie eine deutliche Konzentrationsschwäche vor, bisweilen sind auch Störungen der Augen- (Nystagmus) und der Beinmuskulatur zu beobachten.

Krankheitsbild Demenz

Demenz ist der Oberbegriff für Erkrankungen, die sich im Verlust geistiger Funktionen ausdrücken und dazu führen, dass alltägliche Handlungen nicht mehr eigenständig vollzogen werden können. Zu dieser Krankheitsgruppe zählen die Alzheimer-Demenz (F00), die vaskuläre Demenz (F01), Morbus Pick (F02.0) und weitere Demenzformen, die bei der Creutzfeldt-Jakob-Krankheit (F02.1), der Huntington-Krankheit (F02.2), der Parkinson-Krankheit (F02.3) oder bei HIV-Infektion (F02.4) auftreten können. Die ICD-10 benennt mit Demenz ein Syndrom, das als Folge einer meist chronischen oder fortschreitenden Krankheit des Gehirns auftritt und mit Störungen des Gedächtnisses, des Denkens, der Orientierung, der Auffassung und des Urteilsvermögens verbunden ist. Die kognitiven

Beeinträchtigungen werden gewöhnlich von Veränderungen der emotionalen Kontrolle, des Sozialverhaltens oder der Motivation begleitet, gelegentlich treten diese auch zeitlich früher auf. Zu den Beeinträchtigungen gehören außerdem:

- *Sprachstörungen* (Aphasie): meist in Bezug auf Wortfindung und Sprachverständnis
- *Motorische Störungen* (Apraxie): Die Fähigkeit, motorische Aktivitäten zielgerichtet auszuführen, z. B. einen Pullover richtig anzuziehen, ist beeinträchtigt
- *Wahrnehmungsstörungen* (Agnosie): Die Fähigkeit, Gegenstände in ihrer Funktion zu erkennen oder Geräusche zu identifizieren, ist beeinträchtigt
- *Störung der Exekutivfunktionen*: Planen, Organisieren, Einhalten einer Reihenfolge (z. B. beim Kaffee kochen) sind beeinträchtigt.

Als besonders betreuungsbedürftig gelten dementiell erkrankte Menschen wegen der Verhaltensstörungen, die sich im Verlauf der Erkrankung zunehmend einstellen. Dazu zählen nicht nur Schlafstörungen, Antriebsstörungen und depressive Verstimmungen, sondern vor allem Angst- und Unruhezustände sowie Weglauftendenzen bzw. zielloses Umherirren am Tag und in der Nacht. Auch paranoide Ideen und Verkennungen treten auf, außerdem impulsives, enthemmtes und manchmal zerstörerisches Verhalten. Eine Angehörige schildert das so:

> „Durch die Krankheit hat mein Mann sich sehr verändert; er ist aggressiv geworden, das war er vorher nie. (...) Und er fing an, die Lichtschalter und die Steckdosen aus der Wand zu reißen. Er hat die Wohnung regelrecht demontiert. Ich konnte ihn keine Minute mehr allein lassen. Ich nahm ihn sogar mit, wenn ich die Wäsche in die Maschine stecken oder rausholen musste. Und wenn er dann manchmal doch vorging, es waren wirklich nur Minuten, die er vor mir im Wohnzimmer war, dann kam ich rein und dann lagen die Läufer alle durcheinander. Da hatte er in dieser kurzen Zeit alle Tischdecken hochgerissen, unter alle Teppiche geguckt! Es könnte ja jemand drunter sein. Selbst hinter dem Lichtschalter und in der Steckdose, so hat der Arzt mir erklärt, da vermutet er noch einen Menschen" (Tönnies 2004, S. 86).

Der Verlauf einer Demenz lässt sich in drei Stadien einteilen:

- Das frühe Stadium ist gekennzeichnet durch Gedächtnis- und Orientierungsstörungen. Der Betroffene ist in seinem Alltag leicht beeinträchtigt, er vergisst z. B. Termine. Geldgeschäfte werden nicht mehr überschaut, die Bewältigung schwieriger Anforderungen ist eingeschränkt, es zeigen sich Orientierungsstörungen in neuer Umgebung. Verändert ist auch die emotionale Gestimmtheit, eine zunehmende Passivität ist zu beobachten.
- Im mittleren Stadium nimmt die zeitliche, örtliche, situative und persönliche Orientierung weiter ab, Verhaltens- und Sprachstörungen können auftreten. Das Zeitgefühl geht verloren, es kann nicht mehr zwischen Vergangenheit und Gegenwart unterschieden werden. Die Vergesslichkeit nimmt dramatisch zu, sodass selbst die Namen vertrauter Personen nicht mehr erinnert werden. Bei alltäglichen Verrichtungen (Ankleiden, Bad und Toilette, Mahlzeiten) treten Schwierigkeiten auf.
- Im schweren Stadium ist die Sprache auf wenige Wörter reduziert, neue Informationen können nicht mehr integriert werden. Selbst vertraute Personen wer-

den oft nicht mehr erkannt. Es gibt zunehmend Probleme bei der Nahrungsaufnahme; die Blase und der Darm können nicht mehr kontrolliert werden. Der Gang wird oft kleinschrittig, schleppend und gebeugt, wobei auch die Gabe von Neuroleptika eine Rolle spielen kann. In vielen Fällen lässt sich erkennen, dass der Einsatz von Neuroleptika bei Demenzpatienten deutliche Nachteile und kaum Vorteile zeigt.

Demenz vom Alzheimer Typ

Die häufigste Form der Demenzerkrankungen ist die Alzheimer-Krankheit, sie macht rund 60 % der Demenzen aus. Die Bezeichnung geht auf den Neurologen und Psychiater Alois Alzheimer (1864–1915) zurück, der 1906 die Symptome der Demenz und die Veränderungen im Gehirn beschrieb. Charakteristisch für die Demenz vom Alzheimer Typ ist ihr schleichender Beginn. Ihr Verlauf von den ersten Anzeichen bis zum Tod liegt durchschnittlich bei 6–8 Jahren. Die Krankheit ist gekennzeichnet durch den fortschreitenden Untergang von Nervenzellen und Nervenzell-Kontakten. Als Risikofaktoren gelten:

- *Erhöhtes Alter:* Das Alter gilt als der sicherste Risikofaktor. Die Wahrscheinlichkeit, an einer Demenz zu erkranken, steigt mit zunehmendem Alter.
- *Positive Familienanamnese:* Das Risiko zu erkranken erhöht sich mindestens um das Dreifache, wenn es in der direkten Verwandtschaft Erkrankungen gibt.
- *Genetische Faktoren:* Es konnten Genmutationen auf den Chromosomen 1, 14, 19 und ermittelt werden, in deren Folge es zu einer Alzheimer-Erkrankung kommt. Experten schätzen, dass mehrere Gene aufeinander einwirken, die schließlich zur Alzheimer-Krankheit führen können. Menschen mit Down-Syndrom tragen ein hohes Risiko, an der Demenz vom Alzheimer-Typ zu erkranken.
- *Entzündungsfaktoren:* Als weiterer möglicher Risikofaktor gelten Entzündungsprozesse. Man nimmt an, dass dauerhafte oder auch wiederholte Infektionen eine chronische Infektion des Gehirngewebes auslösen und wichtige Funktionen der Gehirnzellen zerstören.

Vaskuläre Demenz

Die Ursache der vaskulären Demenz liegt in Durchblutungsstörungen und Infarkten, die zu einer Schädigung bestimmter Gefäßbezirke führen. Oft können mehrere, auch unbemerkte Infarkte zu einem zunächst undramatischen Krankheitsverlauf führen. Die Beschwerden äußern sich dann vor allem in Schlafstörungen (Müdigkeit und häufiges Einnicken am Tag, Schlaflosigkeit in der Nacht), Kopfschmerzen und Schwindelgefühlen. In der Folge treten Verwirrtheitszustände, Planlosigkeit in den Handlungen, motorische Unruhe sowie örtliche und zeitliche Desorientiertheit auf; auch depressive oder psychotische Symptome können hinzukommen. Der Krankheitsverlauf lässt sich nicht so eindeutig in Phasen einteilen wie bei der Alzheimer-Demenz. Um die vaskuläre Demenz von einer Alzheimer-

Demenz zu unterscheiden, werden bildgebende Verfahren der Diagnostik eingesetzt.

Weitere Demenz-Erkrankungen

Formen der Demenz mit einer ähnlichen Symptomatik wie der eben beschriebenen können als Folge verschiedener organischer Erkrankungen und Hirnschädigungen auftreten, so z. B. bei der Creutzfeldt-Jakob-Krankheit, der Huntington-Krankheit, der Parkinson-Krankheit oder nach einer HIV-Infektion. Bei diesen Erkrankungen treten neben den Symptomen der Verwirrtheit, der Angst und Unruhe auch spezifische Störungen der Bewegung (Tremor, unwillkürliche Bewegungen im Gesicht, an den Händen, im Gangbild, fortschreitende spastische Lähmungen) und Veränderungen der Persönlichkeit (Angst, Depression, paranoides Erleben) auf.

Zum Weiterlesen

Kastner U, Löbach R (2007) Handbuch Demenz. München: Elsevier.
Kitwood T (2005) Demenz. Der personzentrierte Ansatz im Umgang mit verwirrten Menschen. 4. Aufl. Bern: Huber.
Schäufele M (2008) Demenzkranke in der stationären Altenhilfe. Stuttgart: Kohlhammer.

7.1 Störungen durch psychotrope Substanzen

Eine Reihe unterschiedlicher Störungen werden durch den Konsum von Substanzen ausgelöst, die unsere Psyche beeinflussen, also psychotrop wirken. Die Bezeichnung *psychotrope Substanzen* ist auch im psychiatrischen Alltag unüblich; eher wird von den tatsächlich konsumierten Substanzen, also Alkohol, Drogen oder Medikamenten gesprochen. Gemeint sind hier also die stoffgebundenen Süchte – in Abgrenzung zum süchtigen Verhalten (wie z. B. bei der Magersucht, der Spielsucht oder der Internet-Sucht). Im Folgenden werden die Begriffe Sucht bzw. Missbrauch möglichst vermeiden und eher von Abhängigkeit bzw. schädlichem Gebrauch gesprochen, wie es die Weltgesundheitsorganisation WHO empfiehlt. In der ICD-10 sind systematisch die einzelnen Substanzen, Stadien und Formen der Abhängigkeit aufgelistet; die folgende Darstellung orientiert sich grob an diesem Schema, es ist jedoch zu bedenken, dass jeder Verlauf, jede Erkrankung und jeder abhängige Mensch einzigartig und in kein Schema zu pressen ist.

Viele Menschen mit einer Abhängigkeitsproblematik konsumieren mehrere Substanzen, betreiben also multiplen Substanzmissbrauch bzw. leiden an einer Polytoxikomanie. (Der in der ICD-10 aufgeführten Konsum von Tabak und das unter den Stimulanzien abgehandelte Koffein bleiben an dieser Stelle unerwähnt, obwohl gerade Nikotin und Kaffee in der Psychiatrie eine nicht unbeträchtliche

Rolle spielen). Beim *schädlichen Gebrauch* wird die Substanz in einer Weise eingenommen, die zu einer Schädigung der Gesundheit führt. Die Einnahme hat eine (berauschende, beruhigende, aufputschende) erwünschte Wirkung; dieser Zustand stellt eine *Intoxikation* dar. Der Mensch ist nicht mehr nüchtern oder clean, sondern intoxikiert.

Von *Abhängigkeit* spricht man, wenn während der letzten 12 Monate drei oder mehr der folgenden Kriterien erfüllt waren:

- Ein starker Wunsch bzw. ein Zwang, die betreffende Substanz zu erlangen und zu konsumieren
- Eine verminderte Kontrollfähigkeit bezüglich des Beginns, der Beendigung und der Menge des Konsums
- Ein anhaltender Substanzkonsum trotz des Wissens um seine schädlichen Folgen (in körperlicher, sozialer und psychischer Hinsicht)
- Ein körperliches Entzugssyndrom bei Unterbrechung, Reduktion oder Beendigung des Konsums
- Eine Toleranzentwicklung: Die ursprünglich durch niedrigere Dosierungen hervorgerufene Wirkung erfordert zunehmend höhere Dosierungen
- Eine fortschreitende Vernachlässigung anderer Interessen zugunsten des Substanzkonsums, meist verbunden mit einem höheren Zeitaufwand, um die Substanz zu beschaffen, zu konsumieren bzw. sich von den Folgen des Konsums zu erholen.

Unterschieden wird zwischen psychischer und körperlicher Abhängigkeit. Eine psychische Abhängigkeit zeigt sich in einem starken Verlangen nach dem wiederholten Konsum der suchterzeugenden Substanz, um einen psychischen Zustand zu erreichen, der als positiv bzw. als notwendig erlebt wird. Eine körperliche Abhängigkeit äußert sich beim Absetzen der Substanz in ausgeprägten Entzugserscheinungen und stellt einen Zusammenhang zwischen Stoffwechselvorgängen im Körper und der Einnahme der Substanz dar. Dazu ein Beispiel:

„Warum gehe ich nicht in die Küche und hol mir endlich eine Flasche? Vor dem ersten Schluck habe ich immer Angst. Ich weiß ja, ich kann nicht wieder aufhören. Zwei Tage komm' ich schon mal ohne Schnaps aus. Aber am dritten Tag morgens das leise Zittern in meinen Händen, für andere fast unsichtbar. Ich stütze den Arm auf den Ellenbogen. Mein ganzer Körper ist elektrisch geladen. Es kribbelt in den Schläfen, in den Händen, in den Füßen. Ich weiß nicht wohin mit mir. Aufstehen geht nicht, die Knie zittern. Sitzen bleiben geht nicht, die Hämorrhoiden tun weh. Meine Augen gehen weg. Der graue Wolkenbelag, Millionen Punkte, Pupillen, Blicke. Diese Scheißblicke. Ich fühle mich verfolgt, ich fall' rein in diese Blicke, ja, ich bin den vielen Pupillen. Ich kreis' rasend schnell. Ich denk', ich kipp' gleich um. Ich klammer' die Füße um das Tischbein. Ich rutsch weg. Meine Kopfhaut weitet sich, zieht sich zusammen. Jetzt einen Underberg. Einen nur, damit mein Körper sich nicht ganz verliert. Aber ich hab keinen Underberg im Haus. Ich will nicht trinken. Madeira ist da zum Soßenabschmecken. Aber den trink ich nicht, dann wäre ich endgültig eine Alkoholikerin. Ich geh runter und kauf mir einen Underberg, einen nur" (Schroeder 1982, S. 48 f.).

7.1.1 Störungen durch Alkohol

Der zunehmende Alkoholkonsum und seine Folgen sind eines der großen sozialmedizinischen Probleme der Gegenwart. Die durchschnittliche Trinkmenge pro Kopf ist in Deutschland auf 10,5 Liter reinen Alkohol im Jahr gestiegen; damit nehmen wir im internationalen Vergleich eine Spitzenposition ein. Allerdings sind lediglich 8 % der Erwachsenen für die Hälfte des Gesamtverbrauchs verantwortlich. Etwa 4–7 % der Gesamtbevölkerung konsumieren täglich mehr als 80 g Alkohol, sind also alkoholkrank. Männer sind deutlich häufiger betroffen als Frauen, wobei festzustellen ist, dass der Alkoholkonsum bei Frauen, bei Jugendlichen („Koma-Saufen", „Flatrate-Partys") und oft auch schon bei Kindern unter 14 Jahren deutlich zunimmt.

Jeder war vermutlich schon einmal betrunken oder hat diesen Zustand bei anderen beobachtet: Zunächst ist die Stimmung gehoben, Ängste und Hemmungen werden abgebaut, der Antrieb und die Motorik sind verändert. Bei zunehmendem Alkoholkonsum kommt es zum Rausch, also zur *akuten Intoxikation* mit Enthemmung und Selbstüberschätzung. Die Sprache wird verwaschen, die Koordination, die Wahrnehmung und die Aufmerksamkeit sind gestört, die Urteilsfähigkeit ist herabgesetzt. Manche Konsumenten werden eher sentimental, andere aggressiv oder euphorisch. Bei weiterem Konsum folgt (bei etwa 2–3 Promille) das Stadium der Betäubung mit Ermüdung und Benommenheit bis hin zu Koma, Atemstillstand und Tod (3–5 Promille).

Schädlicher Gebrauch ist durch ein unbezwingbares Verlangen nach Alkohol gekennzeichnet. In der Folge besteht ein regelmäßiger Konsum, der zu Gesundheitsschäden führt und trotzdem fortgesetzt wird, weil auf die Wirkung des Suchtmittels nicht mehr verzichtet werden kann: Der Konsum vermindert Ängste und Stress, fördert aktuell das Wohlbefinden. Es kommt zu Schädigungen der Gesundheit (Leberschäden, Magen-Darm-Beschwerden, Depressionen), Erinnerungslücken treten auf (der sogenannte Filmriss), die Leistungsfähigkeit sinkt und die Probleme in der Familie und am Arbeitsplatz nehmen zu.

Als *Alkoholabhängigkeit* (früher: chronischer Alkoholismus) bezeichnet man eine psychische Erkrankung mit folgenden Merkmalen:

- Unbeherrschbares Verlangen und dauerhafter schädlicher Gebrauch
- Kontrollverlust während des Konsums: Es wird häufiger und in größeren Mengen getrunken als beabsichtigt
- Toleranzentwicklung: Es werden immer größere Mengen Alkohol erforderlich, um in die gewünschte Stimmungslage zu gelangen
- Entzugssymptome wie Angst, Zittern, Unruhe, Delir usw. bei Beendigung des Trinkens, Fortsetzung des Alkoholkonsums zur Vermeidung der Entzugserscheinungen
- Psychische Symptome: Ängste und Depressionen
- Körperliche Symptome: z.B. Reduzierung des Allgemeinzustandes, Hauterscheinungen, vegetative Störungen, Potenzstörungen.

Häufig zitiert – in der Fachwelt jedoch weitgehend aufgegeben – wird die Einteilung in fünf Untergruppen von Alkoholkranken nach Jellinek. Da sie gelegentlich noch im psychiatrischen Alltag auftaucht, sei sie hier kurz erwähnt:

- *Alpha-Trinker:* Er (oder sie) trinkt aus psychischen Gründen, vor allem um Angst und Stress abzubauen und sich insgesamt besser zu fühlen; die betreffende Person gilt (noch) nicht als abhängig.
- *Beta-Trinker:* Er trinkt vor allem in Gesellschaft, in der Freizeit (Stammtisch) oder im Beruf (Gastronomie) und gilt ebenfalls (noch) nicht als abhängig.
- *Gamma-Trinker:* Er trinkt bis zum Kontrollverlust, kann aber immer wieder abstinent sein; gesundheitliche und soziale Folgen sind bereits aufgetreten.
- *Delta-Trinker:* Der Spiegeltrinker trinkt zwar nicht bis zum Kontrollverlust, muss aber immer einen gewissen Alkoholpegel halten, um Entzugserscheinungen zu vermeiden. Er ist körperlich abhängig.
- *Epsilon-Trinker:* Der „Quartalstrinker" trinkt einige Stunden oder Tage exzessiv; zwischen diesen Trinkphasen trinkt er über Wochen oder Monate wenig oder ist abstinent.

Verlauf der Abhängigkeit

Die Abhängigkeit von Alkohol und Drogen beginnt schleichend. Je früher Jugendliche und junge Menschen mit dem Konsum beginnen, desto schlechter ist ihre Prognose. Jungen, die später abhängig werden, machen in unserer Gesellschaft ihre ersten Erfahrungen mit Alkohol mit 15, Mädchen mit 17 Jahren. Die Abhängigkeit entsteht unspektakulär – und auf ähnliche Weise endet sie manchmal auch wieder. Vielen Menschen gelingt es, nach einer exzessiven Phase ohne professionelle Hilfe abstinent zu werden oder nach einer Krise nur noch moderat zu trinken. Manche Menschen schaffen es sogar, dauerhaft mäßig zu trinken; das aus den USA stammende Konzept des „Kontrollierten Trinkens" hat in der Fachwelt heftige Debatten ausgelöst. Inzwischen bieten viele Suchtberatungsstellen neben klassischen Selbsthilfegruppen mit Abstinenzgebot auch Einführungen in das „Kontrollierte Trinken" an.

Es gibt also keinen wirklich typischen Verlauf und auch keine typischen Merkmale der Persönlichkeit von Menschen mit einer Abhängigkeitsproblematik. Im Kontext der Sozialen Psychiatrie sind zwei Beobachtungen wichtig: Jeder Verlauf einer Alkoholerkrankung ist anders, und in jeder Phase ist ein Ausstieg aus der „Karriere eines Trinkers" möglich. Noch wichtiger: Soziale Faktoren spielen für den Verlauf eine entscheidende Rolle. In den USA wurden die Verlaufsgeschichten von alkoholabhängigen Männern über 40 Jahre hinweg untersucht. Keine große Rolle spielen offensichtlich die Interventionen der Fachleute; sehr viel wichtiger sind persönliche Krisen, einschneidende Ereignisse, Verluste und die soziale Situation. Folgende Faktoren wirkten sich in der Rückschau als besonders belastend aus: Suchterkrankung in der Familie, früher Beginn des abhängigen Trinkens, Krankheitsdauer von zehn Jahren und mehr, chronifizierte Folgeerkrankungen, Polytoxikomanie, zusätzliche psychische Erkrankungen, eine fatalistische Grundeinstellung, die Rückkehr in das Trinkermilieu, soziale Isolation, Arbeitslosigkeit,

Wohnungslosigkeit. Die Forscher stellten fest, dass nach dem 40. Lebensjahr der Anteil der Abhängigen wieder sinkt. Im Alter von 60 Jahren hatten 32 % ganz aufgehört zu trinken, 31 % waren verstorben (Schwoon 2004).

Alkoholentzug: Hören Alkoholabhängige gewollt oder ungewollt mit dem Trinken auf, entwickeln sie in der Regel charakteristische Entzugssyndrome. Dazu zählen Übelkeit, Brechreiz, Durchfall, Kreislaufstörungen (hoher Blutdruck, erhöhte Pulsfrequenz), kurze Episoden von Wahrnehmungsstörungen, Schweißausbrüche, innere Unruhe, Schreckhaftigkeit, Zittern (*Tremor*) und Schlafstörungen. Beim schwersten Entzugssyndrom, dem *Delirium tremens*, kommt es zusätzlich zur vegetativen Symptomatik zu weiteren Auffälligkeiten: Die Betroffenen sind nicht mehr orientiert und halluzinieren häufig. Besonders typisch ist die Trugwahrnehmung von „weißen Mäusen", Insekten, Tieren, Fäden und Fusseln; die Betroffenen reagieren entsprechend: sie verscheuchen oder „nesteln". Menschen im Delir sind sehr „suggestibel": Legt man ihnen ein leeres Blatt vor, so lesen sie einen (nicht vorhandenen) Text. Die Patienten geraten in Panik und begehen manchmal Fehlhandlungen. Häufig beginnt ein Delir mit einem zerebralen Krampf. Unbehandelt verläuft ein alkoholbedingtes Delir in 15–30 % der Fälle tödlich, auch bei intensivmedizinischer Behandlung ist ein tödlicher Verlauf nicht auszuschließen. Daher ist jedes Delir ein psychiatrischer Notfall und eine Indikation für eine umgehende stationäre Behandlung.

Folgeerkrankungen: Jedes Organsystem kann direkt oder indirekt durch den fortwährenden Alkoholkonsum geschädigt werden. Erwähnt seien hier die häufig bösartigen Veränderungen des Verdauungstraktes sowie die Leberzirrhose, unter der jeder fünfte Alkoholabhängige leidet. Auch die Persönlichkeit verändert sich, insbesondere Stimmungsschwankungen, Niedergeschlagenheit, Reizbarkeit und ein Verlust der Interessen sind zu beobachten. Eine schwere psychiatrische Störung ist die *Alkoholhalluzinose*, die kaum von einer schizophrenen Psychose zu unterscheiden ist. Die Betroffenen halluzinieren, sind aber wach und orientiert. Die typischen vegetativen Symptome (Schwitzen, Zittern) des Delirs fehlen. Eine weitere häufige Folgeerkrankung bei langjähriger Alkoholabhängigkeit ist das „*Korsakow-Syndrom*", eine Form der Demenz mit gravierenden Störungen des Gedächtnisses und der Orientierung. Die Betroffenen überspielen durch *Konfabulation* ihre Erinnerungslücken. Fast 40 % aller Alkoholabhängigen entwickeln eine *Polyneuropathie*; diese Gangstörung ist verbunden mit schmerzhaften Missempfindungen und Gefühlen der Taubheit.

7.1.2 Medikamentenabhängigkeit

Substanzen, die ursprünglich aus therapeutischen Gründen vom Arzt verordnet werden und zu einer Abhängigkeitserkrankung führen können, sind in der ICD-10 nicht gesondert aufgeführt. Störungen durch Schmerzmittel (Opioide), Beruhigungsmittel (Sedativa) und Schlafmittel (Hypnotika) finden sich in unterschiedlichen Rubriken. Aufputschende Medikamente (Amphetamine) sind in der ICD-10 unter den Stimulanzien erfasst. Abhängig machen vor allem Substanzen, die Stimmung und Gefühl verändern und Suchtpotential besitzen. Im Kapitel 9 wird bei der Darstellung der somatischen Behandlung auf die unter diesem Gesichtspunkt problematischen Psychopharmaka hingewiesen. Dazu gehören vor allem Tranquilizer wie Benzodiazepine (meist als Schlaf- und/oder Beruhigungsmittel verordnet), Barbiturate (ebenfalls Schlaf- und Beruhigungsmittel), Opiate (als Schmerzmittel, als codeinhaltige Hustenmittel oder als Ersatzdroge für Opiatabhängige verordnet) und Psychostimulantien (als Appetitzügler oder zur Behandlung von ADHS verordnet). Psychotrope Medikamente sind in der Regel rezeptpflichtig und müssen ärztlich verordnet werden. Viele dieser Medikamente (z. B. Valium® und Rohypnol®) werden in der Drogenszene gehandelt. Die Einnahme dieser Medikamente muss nicht in jedem Fall zu einer Abhängigkeitserkrankung führen, allerdings kommt es bei vielen Konsumenten schon nach wenigen Wochen der Medikamenteneinnahme zunächst zu einer psychischen und dann zu einer körperlichen Abhängigkeit. Besonders häufig betroffen sind Frauen; der schädliche Gebrauch oder die Abhängigkeit beginnt oft in fortgeschrittenem Lebensalter. Die Verordnung z. B. von Barbituraten als Schlafmittel oder von Benzodiazepinen als Beruhigungsmittel bei Angst- und Panikstörungen muss gut abgewogen werden, denn sie lassen sich nicht problemlos wieder absetzen; oft treten verstärkt genau die Beschwerden auf, die zur Verordnung geführt hatten. Die immer wieder zu beobachtende Abhängigkeit bei Klienten in der Gemeindepsychiatrie von „Benzos" und Lorazepam (Tavor®) ist so zu erklären. Besonders der Entzug von Benzodiazepinen und Medikamenten zur Substitution von Drogenabhängigen (Methadon®) ist langwierig und kompliziert und muss stationär erfolgen.

7.1.3 Drogenabhängigkeit

Vor allem folgende psychotrope Substanzen zählen zu den Drogen:
- Opiate (Heroin, Crack, Morphine)
- Cannabinoide (Haschisch, Marihuana)
- Halluzinogene (LSD)
- Kokain und andere Stimulantien (Amphetamine, „Speed", Ecstasy)
- Lösungsmittel, die geschnüffelt werden.

Im Alltag wird zwischen harten und weichen Drogen unterschieden. Weiche Drogen wie Cannabis und Ecstasy führen vor allem zu einer psychischen Abhängigkeit. Heroin, Crack und Kokain sind „harte Drogen" und führen rasch zur psychischen und körperlichen Abhängigkeit mit Entzugssymptomatik, ebenso das Schnüffeln von Lösungsmitteln, z. B. in Klebstoffen. Alle hier aufgeführten Substanzen, mit Ausnahme der Lösungsmittel, unterliegen dem Betäubungsmittelgesetz. Vor allem Heroinabhängige sind nicht nur durch die Wirkung der Droge selbst beeinträchtigt, sondern noch viel stärker durch die Konsequenzen der Illegalität der Droge. Kriminalität, Prostitution, Stigmatisierung und die stets drohende Infektion mit dem HIV-Virus prägen den Alltag der „Junkies". Die anfangs umstrittene, inzwischen aber gut eingeführte Substitution mit Ersatzstoffen (Methadon®, Subutex®) ist für viele ein Ausweg aus dem Teufelskreis der Abhängigkeit. Doch auch der Konsum „leichter Drogen" (Cannabinoide, Amphetamine, Designer-Drogen u.ä.) kann neben der gewünschten Wirkung der Substanz schwere psychische Probleme zur Folge haben. Die halluzinogene Potenz der Substanzen kann zu schizophrenieähnlichen, depressiven und manischen Zuständen führen, die sich im positiven Fall spontan zurückbilden, nicht selten jedoch auch einer psychiatrischen Behandlung bedürfen, mitunter sogar tatsächlich in eine Schizophrenie oder eine andere schwere psychische Krankheit münden. Da alle hier beschriebenen Substanzen auch zur Selbstmedikation eingesetzt werden, stellt sich die Frage nach der Kausalität. Diese Frage und die Zielgruppe der Menschen mit einer Doppeldiagnose „Sucht und Psychose" wird im Abschnitt 4.1 behandelt.

Zum Weiterlesen

Kruse G, Körkel J, Schmalz U (2002) Alkoholabhängigkeit erkennen und behandeln. Bonn: Psychiatrie-Verlag.
Schwoon DR (2004) Basiswissen: Umgang mit alkoholabhängigen Patienten. Bonn: Psychiatrie-Verlag.
Tretter F (2008) Suchtmedizin kompakt. Suchtkrankheiten in Klinik und Praxis. Stuttgart: Schattauer.

7.2 Schizophrene und wahnhafte Störungen

Keine andere psychische Erkrankung gilt als so gravierend, irritierend und auch faszinierend wie die Schizophrenie. Keine andere Störung löst gleichzeitig so viel Verunsicherung und Verständnislosigkeit aus. Schwer zu begreifen und schwer zu erfassen ist die Schizophrenie in jedem Fall. Allein schon der Begriff ist irreführend: Als Eugen Bleuler vor einhundert Jahren den Ausdruck „Schizophrenie" einführte (und damit Emil Kraepelins Vorstellung von der „Dementia praecox" als unumkehrbarer Erkrankung des Verstandes korrigierte), sollte die Verwendung der griechischen Wörter „schizo" (= abgespalten) und „phren" (= Seele) darauf hinweisen, dass es im Prozess der Erkrankung zu Abspaltungen psychischer Funktionen (des Denkens, Fühlens und Wahrnehmens) kommt. Keineswegs wollte Bleuler damit gespaltene Personen wie etwa die Figur Dr. Jekyll/ Mr. Hyde charakterisieren, die man eher als multiple Persönlichkeiten bezeichnet.

Heute kommt erschwerend hinzu, dass „schizophren" in Zusammenhängen benutzt wird, die nichts mit den spezifischen seelischen Zuständen zu tun haben. Ob Jugendsprache, politische Debatte oder journalistischer Kommentar, oft ist von „Schizophrenie", „schizophren" oder „schizo" die Rede, wenn alle möglichen Formen von Widersprüchlichkeit oder Unsinnigkeit gemeint sind. So haftet dem Krankheitsbild der Schizophrenie das Attribut der Unvernunft, der Unkontrollierbarkeit und schließlich der Unzurechnungsfähigkeit an. Damit ist aus einem mit Bedacht gewählten Begriff inzwischen ein Stigma geworden, das die eigentliche psychische Erkrankung nicht mehr angemessen beschrieben, sondern eher verzerrt. Daher schlagen viele Betroffene und Fachleute vor, sich von dem Begriff Schizophrenie zu trennen und ausschließlich von Psychosen zu sprechen. Auch wir werden das weitgehend tun (manchmal mit dem Hinweis: „Psychosen aus dem schizophrenen Formenkreis") und warten auf neue Vorschläge in der Klassifikation (gegenwärtig wird an den Nachfolgeversionen von ICD-10 und DSM-IV gearbeitet). Möglicherweise wird der Ausdruck Schizophrenie dann auch offiziell seinen bisherigen Stellenwert verlieren.

Symptomatik

Zentraler Aspekt der Psychosen aus dem schizophrenen Formenkreis ist der Verlust der Realitätsprüfung: Es geht die Fähigkeit verloren, zwischen Eindrücken der äußeren Welt und inneren Erfahrungen zu differenzieren. Die Ich-Grenzen verschwimmen, Dinge und Ereignisse in der Umgebung werden umgedeutet, als enthielten sie verschlüsselte Hinweise. Jemand empfindet z. B. die Worte des Nachrichtensprechers als persönliche Botschaften, die nur an ihn gerichtet sind; oder er fühlt sich gleichzeitig als er selbst und als der Sprecher, den er gerade im Fernsehen sieht. Ein anderer leidet unter der Empfindung, dass seine Handlungen von Geheimdiensten gesteuert werden und er wie eine Marionette an unsichtbaren Fäden gelenkt wird. Oder er starrt stundenlang auf ein Objekt, z. B. eine Teekanne, nimmt diese ganz entgeistert wahr, weil er ihre Funktion einfach nicht mehr erfassen kann. Damit sind zunächst nur einige Aspekte der Erkrankung angedeutet. Die Störung ist sehr vielfältig, jede Psychose hat eine individuelle Ausprägung, und die psychischen Veränderungen beziehen sich auf unterschiedliche Bereiche:

- *Denken:* Es kann eine Lockerung des Denkzusammenhangs entstehen, sodass die Logik der Gedankengänge von außen kaum mehr nachvollziehbar erscheint. Das drückt sich in Begriffsverschiebungen und Bedeutungsveränderungen aus: So kann aus dem Wort „Abendbrot" über die Assoziation „Gnadenbrot" und „Gnadentod" die Vorstellung entstehen, es würde die letzte „Todesmahlzeit" gereicht. Zerfahrenheit oder gänzliche Sperrung des Denkens kommt darin zum Ausdruck, dass die Gedanken abreißen, nicht mehr zu Ende gedacht werden können. Manche Betroffene meinen auch, dass sie eigentlich nicht mehr ihre eigenen Gedanken denken, sondern fremde, die man ihnen von außen eingegeben hat. Andere haben den Eindruck, dass ihnen ständig ihre Gedanken genommen würden oder dass sich ihre Gedanken so ausbreiten, dass alle Menschen um sie herum nun die Gedanken denken, die ihnen selbst gerade durch den Kopf gehen.
- *Fühlen:* Es lässt sich ein Verlust der affektiven Schwingungsfähigkeit beobachten, d. h. die Gefühle sind reduziert, verarmt, steif oder unangemessen. Wo Trauer zu erwarten wäre, wird eigentümlich gelächelt, wo Freude entstehen könnte, ist Leere und Ratlosigkeit zu beobachten. Die Stimmungslage ist instabil, was eben noch heiter schien, kann rasch in Ärger umschlagen – und umgekehrt.

- *Wollen, Handeln und Ich-Erleben:* Es fällt eine große Ambivalenz auf, d.h. jemand fühlt sich zwischen unterschiedlichen Impulsen so hin und her gerissen, dass er sich zu nichts mehr entschließen kann. Jede Entscheidung wäre mit dem Gefühl der Schuld oder des Verlustes verbunden, und so leidet der Betroffene darunter, sich selbst und seine Entwicklung zu blockieren.
- *Soziale Bezüge:* Im Zuge der Reizüberflutung und der Unmöglichkeit, alle Gedanken, Gefühle und Assoziationen zu verarbeiten, suchen Menschen in akuten psychotischen Krisen darin Schutz, sich aus sozialen Kontakten zurückzuziehen. Sie verstummen, kapseln sich ab und vermeiden alles, was ihren inneren Erlebnissturm noch weiter verstärken könnte.

Gerade die zuletzt erwähnten Symptome sind im Kontext der Sozialen Psychiatrie von großer Bedeutung: Oft zieht sich ein gefährdeter Mensch schon Monate vor dem Ausbruch einer psychotischen Erkrankung von seinen Angehörigen und Freunden zurück. Seine Initiative ist nur noch bezogen auf seltsam anmutende Verhaltensweisen. Die Konzentrationsfähigkeit scheint nachzulassen, die Sprache wird umständlich, die kognitiven und motorischen Aktivitäten sind eingeschränkt, der Betroffene wird grüblerisch und misstrauisch oder gleitet in einen Zustand der Ziellosigkeit und Hoffnungslosigkeit ab. Diese so genannte Negativsymptomatik kann im Krankheitsverlauf immer wieder auftreten, gekennzeichnet durch innere Leere, Verarmung der sozialen Kontakte und eine deutliche Veränderung des Gefühlslebens. Ganz eingenommen vom inneren Aufruhr ist der Erkrankte unsicher, niedergeschlagen und antriebsarm. Was als Isolation und Beziehungsabbruch erscheint, ist aber oft nur die mühsame Herstellung eines Schutzraums, den der Erkrankte braucht, um die Turbulenzen überhaupt ertragen zu können. Insofern können die nur schwer nachvollziehbaren Symptome auch als Lösungsversuche einer existenziellen Krise verstanden werden.

Bei Ausbruch einer akuten Phase zeigt der Erkrankte auch produktive Symptome (Positivsymptome) wie Nervosität, Erregung, Anspannung und motorische Unruhe. Besonders auffällig ist die Wahnstimmung oder Wahnidee, häufig verbunden mit akustischen Halluzinationen: Kommentierende oder befehlende Stimmen lassen den Betroffenen nicht zur Ruhe kommen. Sein Denken und Fühlen wandelt sich, er selbst fühlt sich verändert (Depersonalisation) oder erlebt die Umwelt als verändert (Derealisation). Neutrale Ereignisse scheint es nicht mehr zu geben, alles auf der Welt hat offenbar mit ihm zu tun.

Da Wahnideen und Halluzinationen meist als erste Signale der schizophrenen Psychose wahrgenommen werden, halten viele sie für die zentralen Symptome. Es gilt jedoch zu bedenken, dass auch andere psychische Erkrankungen (Demenzerkrankungen, Abhängigkeitserkrankungen, Delirzustände) mit Formen des Wahns und der Halluzination einhergehen. Daher ist es angebracht, sie nicht als Grundsymptome, sondern eher als Begleitsymptome der Psychosen zu verstehen. Schließlich berichten manche Menschen auch davon, dass sie Stimmen hören oder andere Formen der Halluzination erleben, sich aber ansonsten der Realität verbunden und keineswegs psychisch krank fühlen.

Halluzinationen

Von Halluzinationen spricht man, wenn es sich um Wahrnehmungen handelt, die nicht durch äußere Reize hervorgerufen werden. Der Betroffene hört Stimmen, sieht grausame Gestalten, riecht gefährliche Gase, schmeckt Gift im Essen, fühlt Schlangen unter seiner Haut. Manche dieser Halluzinationen werden äußeren Einflüssen zugeschrieben („Ich werde magnetisch gesteuert."), andere scheinen von innen heraus zu kommen („Ich löse mich auf!"). Mitunter ist sich der erkrankte Mensch ganz sicher bezüglich seiner Wahrnehmung („Der Geheimdienst ist hinter mir her, jetzt sendet er tödliche Strahlen in mein Zimmer."); manchmal zweifelt er, ob er seinen Sinnen trauen kann („Hat Jesus mich eben vom Kreuz herab angelächelt?").

Grundsätzlich müssen Halluzinationen von Verkennungen unterschieden werden, die auch bei gesunden Menschen auftreten können und ihre Wahrnehmung verändern. Bezeichnenderweise treten Verkennungen vor allem bei Übermüdung oder sozialer Isolation auf (Clausen 2008) und klingen rasch wieder ab, ohne das Denken nachhaltig zu prägen. Halluzinationen sind hingegen massiver, eindringlicher und anhaltender; manchmal bestimmen sie das Erleben des erkrankten Menschen über Monate und Jahre und werden als quälend empfunden. In einigen Fällen gelingt es den Betroffenen allerdings auch, sich mit kommentierenden Stimmen zu arrangieren und sie nicht als bedrohlich, sondern als begleitend und hilfreich zu erleben.

Wahn

Als Wahn bezeichnet man die lebensbestimmende, meist unkorrigierbare Überzeugung eines Menschen von sich selbst und der Welt. Es verändert sich das Bedeutungserleben hin zu einer Privatwirklichkeit, die als gewiss empfunden wird. Wahnhaftes Denken und Handeln beeindruckt dadurch, dass die Betroffenen alle Erfahrungen abwehren, die ihr Gegenüber einbringt, die ihre Annahmen gegenstandslos machen könnten. Die Fähigkeit zur kritischen Reflexion der eigenen Wahrnehmung geht verloren, die wahnhafte Überzeugung bedarf keiner Begründung und keines Beweises, die eindeutigsten Argumente können den Wahn nicht entkräften. Auch aus professioneller Sicht lässt sich dann kaum ein rationaler Zugang finden:

> „Ich erinnere mich noch sehr genau an meinen ersten Patienten. Er lebte in einem ausgeprägten Wahnsystem, das darin bestand, dass er Kontakt zu außerirdischen Mächten habe, die ihm dazu verhelfen würden, zum Herrscher der Sonne und der gesamten Welt aufzusteigen. Dieser Wahn war ihm nicht zu nehmen. Selbst astronomisch dosierte Medikationsversuche waren gescheitert. Mit überlegenem Lächeln nahm er Tabletten, Tropfen oder Spritzen und harrte weiter der Landung der Außerirdischen, die in Kürze seine Weltmacht begründen würden. Sein Wahn war einfach der Realität überlegen. Was hatte ich dem entgegen zu setzen? Da saß ein künftiger Weltherrscher vor mir, und ich wollte ihm einreden, dass er an einer Krankheit leide. Das war geradezu lächerlich" (Thomashoff 1999, S. 152).

Im Kontext psychotischer Störungen zeigen sich häufig Formen des *Größenwahns* oder des Berufungswahns, die durch Selbstüberschätzung und Selbsterhöhung gekennzeichnet sind und ihren Ausdruck in Vorstellungen von ungeheurer Macht und politischem Einfluss, von Weltverbesserung und Weltbeherrschung, von großer Bedeutsamkeit aufgrund königlicher Abstammung oder umwälzender Erfindungen finden. Sehr ähnlich ist der religiöse Wahn, der sich auf einzelne biblische Gestalten (die Jungfrau Maria, der heilige Petrus, der auferstandene Jesus) oder auf die religiöse Herrschaft an sich (Phantasie der Göttlichkeit, die Gestirne des Himmels als Teil des eigenen Selbst) bezieht. Der religiöse Wahn kann auch als *Schuldwahn* auftreten: Der Erkrankte ist davon überzeugt, gegen das Wort Gottes oder gegen andere sittliche Gesetze verstoßen zu haben. Ältere Patienten zeigen häufiger diese Form des Wahns und glauben, ihre letzten Jahre in tiefer Schuld zubringen zu müssen – auch wenn sie zuvor durch große Mitmenschlichkeit und Fürsorge aufgefallen sind. Sind keine anderen schizophrenen Symptome zu beobachten, so kann man von einer ausschließlich wahnhaften Störung sprechen. Bei manchen geht der Schuld-, Versündigungs- oder Armutswahn mit einer depressiven Erkrankung einher.

Als (sensitiver) *Beziehungswahn* wird jenes veränderte Bedeutungsbewusstsein bezeichnet, bei dem der Erkrankte die Aussagen und Ereignisse der Umgebung ganz auf sich bezieht, als geschehe alles nur seinetwegen: Worte, die gesprochen oder Blicke, die getauscht werden, Unglücke oder Naturkatastrophen, die sich ereignen – alles scheint eine tiefere Bedeutung zu haben, die in direktem Bezug zur betroffenen Person steht. Bei Menschen mit geringem Selbstwertgefühl zeigt sich ein solcher Wahn nicht selten nach Situationen der Enttäuschung und Kränkung. *Liebeswahn* und auch *Eifersuchtswahn* gehören, wenn sie pathologische Formen annehmen, ebenfalls zu jenen Wahnformen, die entweder als Begleitsymptom in Zusammenhang mit einer psychotischen Erkrankung auftreten oder als reine Wahnform vorkommen. Beim *Beeinträchtigungswahn* entwickelt der Erkrankte die Überzeugung, dass die Menschen in seiner Umgebung entschlossen seien, ihn zu schädigen, wo immer es geht: der Lärm aus der Nachbarwohnung, die Luft im Hausflur, der Abfall in der Mülltonne, der Schmutz auf der Straße und das Essen im Seniorenheim, alles scheint nur dazu zu dienen, die Gesundheit und das Alltagsleben des Betroffenen zu schädigen bis hin zu dem Gefühl, wirklich vergiftet bzw. vernichtet zu werden.

Der *Verfolgungswahn* gilt als die häufigste Wahnform, bei der einzelne Personen oder ganze Organisationen als Verfolger wahrgenommen werden. Sie scheinen auf unterschiedlichen Wegen in das Leben des Betroffenen zu drängen: durch direkte Verfolgung auf der Straße, durch Telefon, Internet, Satelliten oder Strahlen, durch geheime Zeichen, Nummernfolgen, Botschaften und Signale; im Grunde kann sich – so erlebt es der Erkrankte – in jedem Menschen und jedem Ding ein Verfolger verbergen.

Schizoaffektive Störungen

Schizoaffektive Störungen sind einerseits schwer zu diagnostizieren, andererseits bei Klienten der Sozialen Psychiatrie durchaus häufig zu finden. Sie bezeichnen das weitgehend gleichzeitige Auftreten von schizophrenen Symptomen und affektiven Anteilen, wie sie im folgenden Abschnitt beschrieben werden. Einige Patienten oder Klienten zeigen also während einer Krankheitsepisode eine manische oder depressive Phase und gleichzeitig ein schizophrenes Krankheitsbild. Die affektiven Symptome rücken dabei oft in den Vordergrund und überlagern die schizophrene Erkrankung, sodass nicht selten die Diagnosestellung Probleme bereitet. Von einer schizoaffektiven Störung sollte daher erst dann gesprochen werden, wenn sowohl eindeutige schizophrene als auch eindeutig affektive Symptome gleichzeitig oder höchstens um wenige Tage versetzt während derselben Krankheitsepisode auftreten.

Zum Weiterlesen

Alanen Y (2001) Schizophrenie. Stuttgart: Klett-Cotta.
Finzen A (2001) Schizophrenie. Die Krankheit verstehen. Bonn: Psychiatrie-Verlag.
Häfner H (2005) Das Rätsel Schizophrenie. München: Beck.
Kipp J, Unger H-P, Wehmeier PM (2006) Beziehung und Psychose. Gießen: Psychosozial-Verlag.
Lütjen R (2007) Psychosen verstehen. Bonn: Psychiatrie-Verlag.

7.3 Affektive Störungen

Psychische Erkrankungen treten nicht nur als Wahnideen oder Verzerrungen der Realität auf, sondern zeigen sich auch in deutlichen Veränderungen des Gefühls und des Antriebs. Affektive Störungen, affektive Psychosen, manisch-depressive Erkrankungen, bipolare Störungen, Manien, Melancholien, Depressionen, Zyklothymien, Dysthymien – bei genauerem Hinsehen bemerkt man: Die Begriffsvielfalt bringt zum Ausdruck, dass diese Störungen des Antriebs und des Gefühls in vielfältigen Formen in Erscheinung treten und recht unterschiedliche Verläufe nehmen können. Um sich in der Begriffsvielfalt nicht zu verlieren, sollen zunächst einmal die zwei unterschiedlichen Seiten (oder Pole) dieses Störungsbildes genauer betrachtet werden: die Depression auf der einen und die Manie auf der anderen Seite.

Unter einer *Depression* wird ein eingetretener oder drohender innerpsychischer Stillstand, ein Zustand der Niedergeschlagenheit und der Lähmung der vitalen Kräfte verstanden. Menschen in depressiven Krisen können sich zu nichts mehr aufraffen, fühlen sich leer und ausgebrannt, müde und schwer. Ihr Energiehaushalt ist eingefroren, ihre Initiative blockiert, ihr Selbstwertgefühl auf den Nullpunkt gesunken. Sie empfinden sich als minderwertig, nutzlos, schlecht und sie glauben, dass alle Verantwortung, Unfähigkeit und Schuld in ihnen vereint sei. Im Zustand der Depression schwindet jedes Zeitgefühl, alle Zeit reduziert sich auf die unerträgliche Gegenwart, und die scheint ewig zu währen.

Auf ihre Umwelt wirken depressiv erkrankte Menschen angespannt, unberührbar, fast versteinert. Ihr Gesichtsausdruck verbietet jede Ermunterung und jeden

Scherz. Freude, Begeisterung oder Mitleid können sie kaum empfinden, sie fühlen sich unendlich allein, weit entfernt vom wirklichen Leben. Jegliches Streben auf Zukunft hin ist ihnen verloren gegangen, ihr Dasein erscheint ihnen sinn- und perspektivlos. Nur das Gefühl der Gefühllosigkeit und der eigenen Leblosigkeit nehmen sie deutlich wahr. In ihrer Einsamkeit und Verlorenheit ist jedoch die Sehnsucht nach Kontakt, nach Rückkehr in die Welt der Beziehungen spürbar.

Seit langer Zeit ist klar, dass die psychische Dynamik der Depression eine andere ist als die der Trauer. In beiden Fällen können Verlusterlebnisse (reale oder empfundene) eine Rolle spielen. Bei der Trauer kommt es aber durch einen seelischen Prozess (Trauerarbeit) schrittweise zu einer Verabschiedung von dem entschwundenen Objekt (das kann ein Mensch sein, den man verloren hat, aber auch ein Gegenstand oder der Arbeitsplatz, die Heimat usw.), sodass Raum entsteht für die Besetzung neuer Objekte. Bei der Depression hingegen gelingt die Ersetzung des verlorenen Objekts nicht. Das, was als verloren empfunden wird, rückt in weite Ferne, als hätte es jegliche Kontur eingebüßt. Am Ende verschwimmt die Vorstellung davon, was eigentlich so schmerzhaft vermisst wird. Während sich im Fall der Trauerarbeit das Subjekt allmählich aus der Blockierung löst und wieder frei und ungehemmt bewegt, wendet sich bei der Depression das Gefühl der Trauer gegen das eigene Selbst und verwandelt die Klage über das, was entbehrt wird, in eine bittere Selbstanklage.

Nun wird in heutiger Zeit oft vorschnell von Depressionen gesprochen, wenn es sich um vorübergehende Momente der Verstimmung, der Kränkung, der Verlassenheit handelt. Vielleicht werden Menschen heute auch leichter depressiv, weil sie in der Erwartung leben, dass ihnen viele Türen offen stehen müssten. Dann scheitern sie doch an der Realisierung der vermeintlichen Möglichkeiten. Nach Ansicht des Soziologen Alain Ehrenberg verkörpert die Krankheit der Depression nichts anderes als *„die Spannung zwischen dem Bestreben, nur man selbst zu sein, und der Schwierigkeit, dieses Projekt zu verwirklichen"*. Der Hinweis auf die angeblich so unbegrenzten Möglichkeiten fordere dazu auf, sich einerseits als eigener Souverän und andererseits als integrierter Massenmensch zu präsentieren. Die Konsequenz dieser Norm sei, so Ehrenberg, eine ungeheure Verantwortlichkeit für gelingendes Leben: *„Der Depressive ist nicht voll auf der Höhe, er ist erschöpft von der Anstrengung, er selbst werden zu müssen"* (Ehrenberg 2004, S. 4).

Die Depression ist nicht nur eine Phase der Hilflosigkeit und Hoffnungslosigkeit, sondern auch ein Zustand ungeheurer innerer Anspannung. Im depressiv erkrankten Menschen tut sich ein Abgrund auf zwischen dem Wunsch nach Entfaltung und den als unüberwindbar empfundenen Hindernissen des Alltags: Der hohe Anspruch, wie man sich eigentlich geben möchte und was man eigentlich leisten müsste, lässt sich nicht in Einklang bringen mit dem ständigen Erleben, dass kaum eine Handlung wirklich gelingt – was wiederum heftige Selbstentwertungen zur Folge hat. William Styron beschreibt das so:

> „Von den vielen schlimmen Symptomen der Krankheit, körperlichen wie psychischen, ist das Gefühl des Selbsthasses oder, um es weniger kategorisch auszudrücken, der Mangel an Selbstachtung eines der am häufigsten erfahrenen Symptome. Mit dem Fortschreiten

der Krankheit litt ich mehr und mehr unter dem Gefühl der eigenen Wertlosigkeit" (Styron 1991, S. 12).

Mitunter erinnert das depressive Erleben auch an frühe Gefährdungen und Kränkungen, die der depressive Mensch in seinen Beziehungen erfahren musste. Vielleicht konnten Nähe und Geborgenheit von wichtigen Bindungspersonen nicht zugelassen werden, möglicherweise wurden Wünsche nach Entfaltung eigener Interessen zurückgewiesen, oder es wurde das Bedürfnis nach eigener Kompetenz und Wirksamkeit unterdrückt. Da aber Affekte wie Enttäuschung und Wut gerade jene Bindungen und Bindungssicherheiten gefährden, die der Mensch in der depressiven Krise braucht oder erhofft, bleibt ihm nichts als das Gefühl der Gefühllosigkeit.

Ganz anders sieht es bei der *Manie* aus: Man erlebt Menschen im seelischen Höhenflug. Auf Außenstehende wirken sie oft schrill, unangemessen und anstrengend, für die Betroffenen aber enthält dieser Zustand Momente der Euphorie, der Tatkraft, des gestärkten Selbstgefühls. Für eine gewisse Zeit scheint ihnen alles zu gelingen. Sie strotzen vor Energie und Selbstvertrauen, jede Menge Ideen schießen ihnen durch den Kopf, alle haben die gleiche Wichtigkeit, alle sind von fundamentaler Bedeutung. Die Wahrnehmung der Umgebung wird intensiver, Ziele werden immer weiter gesteckt, die eigenen Potentiale scheinen unbegrenzt zu sein. Bedenken und Warnungen werden belächelt und weggewischt, und wenn sich jemand traut, Einwände geltend zu machen, erntet er nur Verachtung angesichts seines Zauderns.

Die Gedankengänge sind leicht ablenkbar, ein Nach-Denken – im wahrsten Sinne des Wortes – ist kaum möglich. Das Tempo der Einfälle ist atemberaubend, bisweilen können die Größenideen und Selbstüberschätzungen sogar wahnhaften Charakter annehmen. Auf körperliche Signale nimmt der manische Mensch wenig Rücksicht: Schmerz scheint er nicht zu kennen, Schlaf kaum noch zu brauchen, auch Hunger und Durst lassen sich offenbar lange zurückstellen gegenüber all jenen wichtigen Anliegen, die ihn eigentlich beschäftigen.

Die Stimmung in der Manie ist oft gehoben und heiter, witzig und mitreißend, bisweilen aber auch – besonders, wenn im Umfeld Widerstand signalisiert wird – gereizt und zornig. Die Frustrationstoleranz ist meist gering, sodass es zu sozialen Konflikten kommen kann. Dabei treten Schuldgefühle so gut wie gar nicht auf, was wiederum zu unkontrollierten Handlungen führt, die später, nach Abklingen der Manie, schamhaft empfunden werden (z.B. extreme Geldausgaben, Abschluss von Kaufverträgen, Firmengründungen, Liebesanträge, Heiratsversprechungen, flüchtige sexuelle Beziehungen).

Damit wird deutlich, dass die Manie in direktem Gegensatz zur Depression steht: Während der depressiv bedrückte Mensch zu wenig Gefühl, Antrieb und Impuls zeigt und durch äußeren und inneren Rückzug, motorische Hemmung sowie eine spürbare Leere und Hoffnungslosigkeit auffällt, ist der manisch überdrehte Mensch von seinem Ideenreichtum, seiner Hinwendung zu allem und jedem und seiner subjektiven Gewissheit der eigenen Bedeutung völlig eingenommen. Nicht immer wird dieser Zustand als beglückend erlebt, mancher spürt die unechten, persönlichkeitsfremden, qualvollen Anteile und ist spätestens in der

Endphase einer manischen Episode erschöpft und erschüttert von all der Getriebenheit.

Bezüglich der Verlaufsformen dieser Störungen ist zu beobachten, dass es sich bei etwa 65 % um rein depressive Phasen (unipolare depressive Störungen), zu etwa 30 % um bipolare Verläufe mit depressiven und manischen Episoden (bipolare affektive Störungen) und zu etwa 5 % um ausschließlich manische Phasen handelt. Im Diagnosesystem ICD-10 wird noch weiter unterschieden in depressive Episoden in den Abstufungen: leicht, mittelgradig und schwer. Sie treten phasenweise auf, d. h. sie beginnen zu einem bestimmten Zeitpunkt und bilden sich nach Wochen oder Monaten zurück. Rezidivierende depressive Störungen (mit oder ohne somatische Begleiterscheinungen bzw. mit/ohne psychotische Symptomatik) treten trotz medikamentöser und psychotherapeutischer Behandlung immer wieder auf und engen das Denken vollständig auf subjektive Überzeugungen von der eigenen Schuld und Wertlosigkeit ein. Die Zyklothymie hingegen beschreibt einen Zustand der instabilen Stimmung, die zwischen Euphorie und Niedergeschlagenheit pendelt; sie ist zum Persönlichkeitsmerkmal ohne schwerwiegende Folgen für die Person oder ihre Umgebung geworden. Die Dysthymie, die den Begriff der neurotischen Depression ersetzt hat, wird verstanden als chronisch depressive Verstimmung, die nicht vergeht, sondern ein durchgehend beeinträchtigtes Lebensgefühl hervorruft.

Zum Weiterlesen

Bock T (2009) Achterbahn der Gefühle. Bonn: Balance.
Ehrenberg A (2004) Das erschöpfte Selbst. Frankfurt a. M., New York: Campus.
Mentzos, Stavros (1995) Depression und Manie. Göttingen: Vandenhoeck & Ruprecht.
Styron W (1991) Sturz in die Nacht. Die Geschichte einer Depression. Köln: Kiepenheuer & Witsch.
Will H (2008) Depression. Psychodynamik und Therapie. Stuttgart: Kohlhammer.

7.4 Neurotische, belastungs- und somatoforme Störungen

In diesem Abschnitt werden Störungsbilder vorgestellt, die in gewisser Weise einen Gegenpol zu den eben beschriebenen schizophrenen und affektiven Psychosen darstellen. Es handelt sich um die so genannten neurotischen Störungen, die lange Zeit einfach als Neurosen bezeichnet wurden und nun mit den Belastungsstörungen und den somatoformen Störungen in einer ICD-10-Rubrik geführt werden. Traditionell ist der Begriff der Neurose eng mit dem psychoanalytischen Krankheitsverständnis verknüpft, das sich mit unbewussten Konflikten und den Formen ihrer Abwehr befasst. Nach dieser Auffassung stellen neurotische Störungen eigentlich Lösungsversuche oder Kompromissbildungen von unbewussten Vorgängen dar. Lassen sich Konflikte nicht lösen, so müssen sie – und die damit verbundenen Ängste – verdrängt oder in anderer Form abgewehrt werden. Im Bereich des Unbewussten arbeiten sie jedoch weiter und prägen das Erleben und Handeln der betreffenden Person nachhaltig. Es empfiehlt sich, die einzelnen Störungen genauer anzuschauen und dabei zu berücksichtigen, dass sie heute nicht nur Gegenstand psychotherapeutischer Bemühungen sind; auch die Soziale Psychiatrie hat zunehmend mit Menschen zu tun, die unter den hier zu beschreibenden seelischen Problemen leiden. Oft treten sie – im Sinne einer Komorbidität – im Verbund mit anderen psychischen Auffälligkeiten auf.

7.4.1 Angststörungen

Angststörungen zählen zu den häufigsten psychischen Erkrankungen. Sie zeigen sich in Form von Phobien, Panikstörungen und generalisierten Angststörungen. Während früher allein psychodynamische Faktoren für die Entstehung von Angststörungen verantwortlich gemacht wurden, geht man heute von einer multifaktoriellen Verursachung aus. Zunächst einmal sollte man bedenken, dass Angst an sich kein psychopathologisches Phänomen ist. Die Entwicklung von Angst dient der Antizipation von Gefahren und kennzeichnet das Empfinden bei realen oder eingebildeten Zuständen existentieller Bedrohung. Angst ist also eine Reaktionsform, die zur biologischen Ausstattung des Menschen gehört und das Überleben sichert. Angst tritt in Form einer gerichteten Emotion oder eines diffusen Affekts in Erscheinung und teilt sich seelisch und auch körperlich mit: Das Gesicht wird blass, die Pupillen weiten sich, Schweiß bricht aus, die Hände zittern, Puls und Herzschlag sind beschleunigt, die Brust engt sich ein, Übelkeit tritt auf, die Blase wird schwach. Zur Angst kann auch das Empfinden des Unheimlichen und Bedrohlichen gehören, dem man sich hilflos ausgeliefert fühlt. Von regelrechten Angststörungen wird gesprochen, wenn die Angst in besonderem Maße auftritt und die Umstände den Grad der Angst nicht erklären können, wenn Dauer und Häufigkeit der Angstzustände mit der Zeit zunehmen und die Fähigkeit abhanden kommt, die Angst aus eigener Kraft zu überwinden.

Phobien

Diese Form der Angststörung entsteht meist in der Kindheit oder im frühen Erwachsenenalter und ist gekennzeichnet durch eine spürbare, rational nur schwer erklärbare Furcht vor bestimmten Objekten oder Situationen. Sie kann nach den Maßstäben der Vernunft nicht erklärt, auch nicht durch die reine Willenskraft bewältigt werden und ist häufig durch eine Vermeidungshaltung geprägt, die zu Einschränkungen im täglichen Leben führt. Die folgende Darstellung beschränkt sich auf spezielle Gruppen:

- Angst vor Tieren (besonders vor Spinnen, Schlangen, Hunden oder Ratten)
- Höhenangst, Flugangst, Angst vor Dunkelheit, vor Gewitter, vor Feuer und anderen Naturerscheinungen
- Angst vor Arztbesuchen, vor Spritzen, Blut und Ansteckungsgefahren

- Angst vor dem Aufenthalt auf großen Plätzen, Straßen oder in Menschenansammlungen. Diese Form wird als Agoraphobie bezeichnet, wobei zu dem Spektrum an Bedeutungen heute alle Situationen gehören, die mit der Angst behaftet sind, sich aus ihnen nicht zurückziehen zu können. Körperliche und psychische Symptome treten gleichzeitig auf, der Betroffene fühlt sich durch die Anwesenheit einer Begleitperson meist entlastet. In besonderer Weise sind diese phobischen Ängste mit Fahrstühlen und Tunneln verknüpft und wurden früher als Klaustrophobie bezeichnet.
- Soziale Phobie: Hier steht die Angst vor der prüfenden Betrachtung durch andere im Vordergrund. Die Betroffene befürchtet, sich lächerlich zu machen, beschämt dazustehen, zum Gespött zu werden; schon der Gedanke an eine solche Situation (und die Annahme einer Blamage) löst Angstschweiß, Erröten, Zittern und Übelkeit aus.

Panikattacken

Diese Angstform tritt anfallartig auf und dauert meist nur einige Minuten, die allerdings geprägt sind von heftigen körperlichen Reaktionen: Brustschmerz, Atemnot, deutlich spürbarer Herzschlag, Schwindel- und/oder Erstickungsgefühle, bisweilen verbunden mit dem Empfinden der Depersonalisation oder Derealisation. In diesen Momenten werden die Symptome als Bedrohung sowohl der physischen als auch der psychischen Integrität erlebt. Die Betroffenen geben später an, Todesangst oder Angst vor dem Verrücktwerden durchlebt zu haben. Sie befürchten, nun ständig daran denken zu müssen, dass die Attacke wiederkommen könnte; sie entwickeln also eine Angst vor der Angst. Junge Erwachsene im Alter von 20–30 Jahren sind am häufigsten betroffen. Oft werden organische Ursachen vermutet (z. B. Herzrhythmusstörungen), die trotz intensiver Diagnostik jedoch nicht bestätigt werden können.

Generalisierte Angststörungen

Hier bestimmen anhaltende, diffuse Ängste das Erleben, ohne dass bestimmte Objekte oder Situationen eine Rolle spielen. Zwar werden die Vorgänge in der Umwelt, die psychischen Vorstellungen und die Wahrnehmungen von Prozessen im eigenen Körper genau beobachtet, doch lassen sich keine konkreten Auslöser für die Angst erkennen. Bedrückende und quälende Sorgen um sich selbst, um die Familie, um die Zukunft der Welt oder Erwartungen einer nahen Katastrophe lassen sich nicht abschütteln. Solche generalisierten Angststörungen treten häufig erst nach dem 40. Lebensjahr auf, sind gelegentlich auch mit depressiven Symptomen verknüpft und stehen mit lang andauernden Belastungen in Zusammenhang. Mitunter bilden auch unbewusste Trennungsängste oder ungelöste aggressive Konflikte den Hintergrund.

7.4.2 Zwangsstörungen

Neben alltäglichen Kontrollzwängen (Ist das Auto abgeschlossen und das Bügeleisen wirklich ausgeschaltet?) können auch rigide Ordnungsbedürfnisse, selbstvergessene Zählzwänge oder sonderbare Sammel- und Aufbewahrleidenschaften auftreten. Von einer Zwangsstörung im psychiatrischen Sinne spricht man jedoch erst, wenn über einen längeren Zeitraum hinweg Zwangsgedanken oder Zwangshandlungen (oder beides zusammen) nachweisbar sind. Solche Zwangsgedanken und -handlungen ziehen oft starke Selbstzweifel, Selbstanklagen, Scham- und Schuldgefühle nach sich; sie können auch zu tiefer Niedergeschlagenheit bis hin zur Suizidalität führen.

Zwangsstörungen (engl. *obsessive disorder*) zeigen sich in ständig wiederkehrenden Gedanken, Impulsen oder Handlungen, die als mühsam, quälend und meist auch als sinnlos erlebt werden, von der betroffenen Person aber nicht abgestellt bzw. abgewehrt werden können, da sich sonst unerträgliche Angst oder Unbehagen einstellt. Zwangsstörungen beginnen meist in der Jugend oder im frühen Erwachsenenalter, allerdings mit einer großen Schwankungsbreite: Auch Kinder können durch ausgeprägte Zwangssymptome auffallen; ebenso können sich bei älteren Menschen Zwangsgedanken und Zwangshandlungen einstellen. Entgegen früheren Annahmen muss die Erkrankung durchaus nicht chronisch verlaufen, wenn die Betroffenen lernen, die hinter den Zwängen liegenden Ängste zu erkennen und sie nach und nach abzubauen – wozu es in der Regel gezielter therapeutischer Hilfen bedarf. Einige Symptome der Zwangsstörung treten häufig kombiniert mit anderen psychischen Erkrankungen wie Depressionen, Phobien oder Essstörungen auf. Auch lernbehinderte und autistische Menschen zeigen oft Zwangsgedanken, Zwangsimpulse und Zwangshandlungen.

Unter *Zwangsgedanken* versteht man Vorstellungen, die mit der Angst verbunden sind, sich zu beschmutzen, sich anzustecken, gewalttätige oder obszöne Impulse nicht kontrollieren zu können. Diese Gedanken sind mit heftigen Gefühlen des Unbehagens verbunden, die nach außen hin völlig übertrieben erscheinen, für den Betroffenen selbst aber nur logisch und konsequent sind. Zu den häufigsten Zwangsgedanken bzw. Zwangsvorstellungen gehören: aggressive Zwangsgedanken (z.B. einen Diebstahl zu begehen, einen Brand zu legen, das eigene Kind zu verletzen, obszöne Gedanken oder Beleidigungen laut von sich zu geben), Verschmutzungszwangsgedanken (z.B. extreme Sorgen über Schmutz, Keime und Gefahren der Ansteckung), körperbezogene Zwangsgedanken (Sorgen hinsichtlich des Aussehens, z.B. Ohren zu groß, Nase zu lang, Haare zu dünn), religiöse und moralische Zwangsgedanken (z.B. Befürchtung, eine Gotteslästerung zu begehen), Zwangsgedanken bezüglich der Symmetrie und Genauigkeit (etwas könnte schief stehen, schräg hängen, unordentlich aussehen), zwanghafte Katastrophenängste („Meinem Verwandten/Bekannten ist bestimmt etwas schreckliches passiert!").

Zwangshandlungen sind meist solche Tätigkeiten, die auf die Herstellung von Reinheit (z.B. Händewaschen) und perfekte Ordnung ausgerichtet sind. Auch wiederholte Kontrollvorgänge (Herd, Kühlschrank, Autotür) zählen hierzu. Die Handlungen bzw. Rituale sind eigentlich symbolische, auf Dauer wirkungslose

Versuche, phantasierte Gefahrensituationen zu verhindern. Die rituellen Handlungen müssen, auch wenn sie dem Betroffenen selbst und seiner sozialen Umwelt im Grunde sinnlos und uneffektiv erscheinen, immer und immer wieder vorgenommen werden; bei dem Versuch, sie zu unterlassen, treten rasch hohe Anspannung und Angstgefühle auf. Zu den häufigsten Zwangshandlungen zählen Waschzwänge, technische Kontrollzwänge (Schlösser, Türen, Wasserhahn, Elektrogeräte, Herd usw.), psychosoziale Kontrollzwänge (ob man keinen Fehler gemacht hat, nichts Schreckliches passiert ist, man niemanden verletzt hat usw.), Wiederholungszwänge (endloses Kämmen, Hände abtrocknen oder Schuhe abputzen; wiederholtes Aufstehen und Setzen nach einem bestimmten Ritual, mehrmaliges durch die Tür gehen usw.), Zählzwänge (zuerst einfach, z. B. beim Treppensteigen, dann immer komplizierter und zermürbender), Ordnungszwänge (Kleider, Wäsche, Bücher, Werkzeug usw.), Sammel- und Aufbewahrungszwänge. Wie Zwangsdanken und Zwangshandlungen miteinander verknüpft sind und das ganze Familiensystem belasten können, zeigt der folgende Bericht eines Gymnasiasten:

> „Ich hatte vor zwei Jahren einen Job als Zeitschriftenausträger. Je öfter ich meine Tour absolvierte, desto peinlicher fand ich die Zeitschriften, die ich verteilte, und auch die Leute, die sie bekamen. Irgendwann beschlich mich das ekelhafte Gefühl, dass ich durch den Kontakt mit diesen Leuten selbst schmutzig und niedrig werden könnte. Also begann ich, mir gründlich die Hände zu waschen. Doch bald reichte auch 30-maliges Händewaschen nicht mehr, ich musste duschen und die komplette Kleidung wechseln. Aber immer noch blieb die Befürchtung, dass ich allmählich immer dreckiger, schleimiger, triebhafter und dümmer werden könnte. Ich hatte natürlich längst den Job aufgegeben, doch nun konnte ich auch die Stadtteile, in denen solche Menschen wohnten, nicht mehr betreten, ohne mich verseucht zu fühlen. Im Bus zur Schule ging es mir genauso. Daher musste mich meine Mutter nun immer mit dem Auto bringen, und sie musste die ‚ordinären' Stadtteile meiden. Ich weiß, das war eine echte Zumutung und brachte sie zur Verzweiflung, aber es ging nicht anders."

Die Mutter schildert den weiteren Verlauf der Zwangserkrankung ihres Sohnes so:

> „Die Fahrten zur Schule und zurück waren schon sehr mühselig, aber zu Hause wurde es von Tag zu Tag noch schlimmer. Ich musste all seine Wäsche, die mit ‚unreinen' Menschen in Berührung gekommen sein könnte, sofort waschen. Manchmal glaubte er nicht, dass ein einziger Waschgang reichte, und so verlangte er von mir, dass ich die saubere und gebügelte Wäsche noch einmal komplett waschen müsste. Oft saß er auch stundenlang auf einem Stuhl und rührte sich kaum noch. Wenn einer von uns durch eine Tür gegangen war, erklärte er diese für verseucht und weigerte sich, selbst hindurch zu gehen. Ließ sich nicht mehr vermeiden, dann ging er ganz ängstlich gebückt durch die Tür und verlangte von uns, genau darauf zu achten, dass er an keiner Stelle den Türrahmen berührte. Bald konnte er auch keine Bücher oder Zeitungen mehr lesen, weil er meinte, darin könnten verseuchte Menschen vorkommen. Seine Schulleistungen wurden immer schlechter, ein regelmäßiger Schulbesuch schließlich ganz unmöglich" (Schulte-Markwort et al. 1998, S. 67).

Zum Weiterlesen

Fricke S (2007) Umgang mit zwangserkrankten Menschen. Bonn: Psychiatrie-Verlag.
Leps F (2007) Zange am Hirn. Geschichte einer Zwangserkrankung. Bonn: Balance.

7.4.3 Posttraumatische Belastungsstörungen

Posttraumatische Belastungsstörungen (PTBS; engl.: posttraumatic stress disorder, PTSD) sind Reaktionen auf traumatische Ereignisse. Sie führen entweder zu anhaltenden, häufig wiederkehrenden oder verzögert auftretenden Erinnerungen an das Trauma: Es können folgende Symptome auftreten:

- *Intrusionen:* Es kommt zu wiederholtem Erleben der traumatischen Situation; Fetzen der Erinnerung (Flashbacks) greifen massiv in die Alltagswahrnehmung ein und können zu plötzlichen, irritierenden Handlungen führen, als würde das Trauma wiederkehren. Durch Geräusche, Gerüche, Begegnungen, die an den Täter oder den Tatort erinnern, werden heftige Affekte ausgelöst.
- *Vermeidungsverhalten:* Der Verlust der Kontrolle über die eigenen Gefühle wird als beschämend und verunsichernd erlebt. Die Betroffenen ziehen sich daher von ihrer Umwelt zurück und vermeiden alles, was an das Trauma erinnern könnte. Sie wirken teilnahmslos und leer – und schützen sich doch nur gegen das Aufflackern der traumatischen Erfahrung. Manche beschreiben auch ein Gefühl der Losgelöstheit, der Unverbundenheit und der Fremdheit sich selbst gegenüber.
- *Hyperarousal:* Es stellt sich – unter der Oberfläche der Unverbundenheit und Betäubtheit – eine vegetative Übererregtheit ein, die zu Konzentrationsstörungen sowie zu Ein- und Durchschlafstörungen führt. Massive Schreckensreaktionen – auch bei eigentlich unbedeutenden Auslösern – sowie eine übermäßige Wachsamkeit (Hypervigilität) lassen den Betroffenen nicht zur Ruhe kommen. Dies hat wiederum eine gesteigerte Reizbarkeit bis hin zu unvermittelten Wutausbrüchen zur Folge.

Bisweilen wird vorgeschlagen, von posttraumatischen Belastungsreaktionen und nicht von -störungen zu sprechen und damit deutlich zu machen: Was hier als Störung bezeichnet wird, stellt im Grunde eine verständliche Reaktion auf eine schwere Traumatisierung dar. Weil die Folgen aber ungeheuer leidvoll und behandlungsbedürftig sind, hat sich der Begriff der Störung (disorder) in diesem Bereich durchgesetzt. Was aber ist ein Trauma? Oft werden Unfälle, Misshandlungen, sexuelle Übergriffe, Naturkatastrophen oder Verluste wichtiger Bindungspersonen als Trauma bezeichnet. Zu einem Trauma wird eine solche Erfahrung jedoch erst, wenn eine existenziell gefährdende Diskrepanz zwischen der bedrohlichen Situation und den individuellen Möglichkeiten der Bewältigung erlebt wird. In Todesnähe, bei sexuellem Missbrauch, bei Folter, Geiselhaft, schweren Unfällen oder anderen ernsthaften Verletzungen der körperlichen Unversehrtheit kann das Erleben geprägt sein von Ohnmacht, Kontrollverlust, Entsetzen und Todesangst. Strategien des Selbstschutzes (wie Flucht oder Widerstand) sind nicht möglich, gleichzeitig geraten die somatischen und psychischen Funktionen, die sonst zur inneren Stabilität beitragen, außer Kontrolle. Als besonders gravierend gelten frühe, anhaltende, im sozialen Nahraum (also in der Familie oder in der Nachbarschaft) stattfindende Traumatisierungen. Bei solchen Erlebnissen in der frühen Kindheit wird das Bedürfnis nach Schutz und Geborgenheit schon zu Beginn der psychischen Reifung destabilisiert. In der Folge kann keine sichere Bindung aufgebaut werden, das Kind wird daher misstrauisch und in seinem Bindungsverhalten unsicher bis desorganisiert, was sich oft in einem ablehnenden Verhältnis zum eigenen Körper und in einem mangelnden Gefühl für Grenzen ausdrückt.

Posttraumatische Belastungsstörungen sind nicht immer leicht zu diagnostizieren, da sie überlagert sein können von anderen Störungsbildern (Angststörungen/ Phobien, Depressionen, somatoformen Störungen, Suchterkrankungen, dissoziativen Störungen oder Borderline-Störungen). Manche halten die PTBS nicht für ein eigenständiges Störungsbild, sondern fassen ihre Symptome als „ganz normale Reaktion" auf eine „ganz unnormale Situation" auf und konzentrieren sich in der Behandlung stärker auf die Folgeerkrankungen und weniger auf die traumaspezifischen Symptome, denn traumatische Situationen können unterschiedlichste Formen der Verarbeitung, Bewältigung, Abwehr oder Verstörung nach sich ziehen. Insofern ist es nicht immer ratsam, gleich auf eine Konfrontation mit der belastenden Situation im Rahmen einer psychotherapeutischen Krisenintervention zu drängen. Bei einer zu frühen und zu intensiven Bearbeitung des Traumas bleibt unberücksichtigt, dass die Psyche und der Körper der betroffenen Person auch über eigene Kräfte verfügen, um wieder zu einer inneren Stabilität zu gelangen.

Wichtiger ist es, in der therapeutischen und sozialpsychiatrischen Begleitung eine sichere Umgebung herzustellen, die Schutz vor der weiteren Einwirkung des belastenden Geschehens bietet. Da posttraumatische Belastungsstörungen in der Regel zu deutlichen Einschränkungen beruflicher und sozialer Funktionen führen, ist der Aufbau eines psychosozialen Hilfesystems sinnvoll. Es bietet soziale Unterstützung, bezieht die Angehörigen mit ein und eröffnet Möglichkeiten der medizinischen und beruflichen Rehabilitation. Hilfreich sind auch psychoedukative Gruppengespräche, die Erkenntnisse und Unterstützungsformen in Hinblick auf die Symptome und Verläufe einer PTBS vermitteln.

Zum Weiterlesen

Fischer G, Riedesser P (2003) Lehrbuch der Psychotraumatologie. Stuttgart: UTB-Reinhardt.
Friedmann A (Hrsg.) (2004) Psychotrauma. Die posttraumatische Belastungsstörung. Wien: Springer.
Reddemann L, Dehner-Rau C (2007) Trauma. Stuttgart: Trias.
Rosner R, Steil R (2008) Posttraumatische Belastungsstörung. Göttingen, Bern: Hogrefe.

7.4.4 Dissoziative Störungen

Dissoziative Störungen lassen sich beschreiben als Empfindungen von Umdämmerung, Unwirklichkeit oder Verlorenheit. Sie sind dadurch gekennzeichnet, dass die sonst integrierten Funktionen der Wahrnehmung, des Gedächtnisses und des Selbsterlebens unterbrochen sind. Solche Labilisierungen des inneren Zusammenhangs vollziehen sich oft schleichend, kaum wahrnehmbar: Dinge geraten auseinander und verlieren ihre Verbindung zueinander. Doch sie zerstören sich nicht und werden nicht zerstört. Daher trifft auch der Begriff Fragmentation zu: Das Denken, Fühlen oder Handeln einer Person verselbstständigt sich, löst sich ab von der zuvor festen Beziehung zur übrigen Persönlichkeit und tritt eigenständig in Erscheinung. Daraus resultieren Einschränkungen kognitiver Fähigkeiten, der Verlust von Affekten, die isolierte Wahrnehmung einzelner Körperteile, das Auftreten traumaspezifischer Erinnerungen. Schließlich kann es zu einer umfassenden Depersonalisation kommen, die nicht weit entfernt ist vom psychotischen Erleben.

Leichte dissoziative Phänomene des Alltags – Gedankenversunkenheit, tranceartige Zustände beim Joggen, der Verlust des Zeitgefühls am Computer – sind mehr oder weniger jedem vertraut. Im psychiatrischen Sinn sollte man erst dann von Dissoziationen sprechen, wenn sie länger anhaltend sind und mit deutlichen Auffälligkeiten wie Erlebnissen der Depersonalisation bzw. der Derealisation oder Zuständen der Amnesie einher gehen. Zu den Dissoziationen, die psychische Störungen darstellen, weil sie normale Phänomene des Alltags überschreiten, gehören (laut DSM-IV):

- *Dissoziative Amnesie:* Sie zeigt sich in der Unfähigkeit, sich an Ereignisse zu erinnern, die belastender Natur sind; das Ausmaß der Störung ist zu umfassend, um durch gewöhnliche Vergesslichkeit erklärt zu werden
- *Dissoziative Fugue:* Sie ist gekennzeichnet durch plötzliches Weggehen von zu Hause oder vom Arbeitsplatz, verbunden mit einer Verwirrung der Identität bzw. mit der Annahme einer neuen Identität
- *Dissoziative Identitätsstörung* (früher: multiple Persönlichkeitsstörung) Sie ist charakterisiert durch das Vorhandensein von mehreren Identitäten oder Persönlichkeitszuständen, die die Kontrolle über das Verhalten der Person übernehmen
- *Depersonalisationsstörung:* Es kommt zu einem ständigen oder wiederholt auftretenden Gefühl des Losgelöstseins von den eigenen geistigen Prozessen oder vom Körper. Die Realitätskontrolle bleibt jedoch erhalten.

Das ICD-10 rechnet – anders als DSM-IV – zu den dissoziativen Störungen auch solche Symptome, die bislang als Konversion oder als Hysterie bezeichnet wurden. Konkret sind dies:

- *Dissoziative Bewegungsstörungen:* Sie sind gekennzeichnet durch den vollständigen oder teilweisen Verlust der Bewegungsfähigkeit eines oder mehrerer Körperglieder. Die Lähmung kann partiell, mit schwachen oder langsamen Bewegungen oder vollständig sein. Unterschiedliche Formen und verschiedene Grade

mangelnder Koordination treten besonders in den Beinen auf, sodass ein bizarres Gangbild resultieren kann. Ferner tritt ein starkes Zittern oder Schütteln der Extremitäten bzw. des ganzen Körpers auf.
- *Dissoziative Empfindungsstörungen*: Darunter werden unterschiedliche Verluste verschiedener sensorischer Modalitäten verstanden. Zumeist wird von einer beängstigenden Gefühllosigkeit der Haut, von nicht endenden Kribbelgefühlen oder von visuellen Störungen berichtet, die zum „Tunnel-Sehen" oder zum zeitweiligen Verlust der Sehfähigkeit führen.
- *Dissoziativer Stupor:* Dieser wird bei beträchtlichen Verringerungen bzw. beim Ausbleiben willkürlicher Bewegungen auf äußere Reize wie Licht, Geräusche oder Berührung diagnostiziert. Der Patient liegt oder sitzt lange Zeit bewegungslos da. Trotz Hinweisen auf eine Bewusstseinsstörung verraten Muskeltonus, Haltung, Atmung, Blinzeln und koordinierte Augenbewegungen, dass er weder schläft noch bewusstlos ist.

Es ist zu beachten, dass die beschriebenen dissoziativen Phänomene nicht immer als eigenständige Krankheitsbilder, sondern häufig als Begleitsymptome bei zahlreichen anderen psychischen Störungen auftreten können, so vor allem bei affektiven oder schizophrenen Psychosen (z. B. als Stupor), posttraumatischen Belastungsstörungen (z. B. als Amnesie), bei Borderline- (z. B. als Identitätsdiffusion oder als Empfindungsstörung) oder auch bei Abhängigkeitsstörungen (z. B. im Rahmen von Entzugssyndromen).

Zum Weiterlesen

Eckardt-Henn A, Hoffmann S (2004) Dissoziative Bewusstseinsstörungen. Stuttgart: Schattauer.
Fiedler P (2001) Dissoziative Störungen und Konversion. Weinheim: Beltz.

7.4.5 Somatoforme Störungen

Menschen mit psychosomatischen oder somatoformen Störungen stehen nicht im Fokus der Sozialen Psychiatrie. In Kapitel 8.3 wird auf Psychosomatische Kliniken hingewiesen und deren Behandlungsauftrag von der psychiatrischen Versorgung abgegrenzt. An dieser Stelle soll ein grundsätzlicher Hinweis auf die psychosomatische Medizin und eine knappe Darstellung somatoformer Störungen erfolgen, denn körperliche Beschwerden, die eher psychisch als somatisch bedingt sind, spielen auch im Kontext der Sozialen Psychiatrie eine Rolle. Schließlich sind Krankheiten multifaktorielle Geschehen, die sich nicht auf eine organische Seite reduzieren lassen, sondern bei denen psychische und soziale Faktoren an der Entstehung und dem Verlauf auf vielfältige Weise beteiligt sind.

Eine erste Einteilung der wichtigsten Krankheitsbilder der Psychosomatik erfolgt in der Regel nach den Organsystemen oder Fachgebieten; man unterscheidet Störungen des Verdauungstraktes, des Respirationstraktes, des Herz-Kreislauf-Systems, des zentralen Nervensystems, des Urogenitalsystems, des endokrinen Systems, des Hautsystems, des Bewegungsapparates und des Essverhaltens (Hoffmann u. Hochapfel 2008). Weiter werden die Krankheitsbilder differenziert in: *Konversionsstörungen* (ICD-10 unter F44: dazu gehören Sensibilitätsstörungen, plötzliche Lähmungserscheinungen, psychogene Taubheit oder Blindheit), *somatoforme autonome Funktionsstörungen*, bisweilen auch „funktionelle Syndrome" oder „psychovegetative Störungen" genannt (ICD-10 unter F45: vielgestaltige Dysfunktionen ohne organischen Befund, z. B. im Bereich des Magen-Darm-Traktes, des urogenitalen Systems oder Herz-Rhythmus-Störungen, Schmerzzustände) und *Krankheiten mit psychosozialer Komponente und organischem Befund* (im ICD-10 unter F54: dazu gehören internistischer Störungen wie das Magengeschwür, die Colitis ulcerosa u. a.).

An dieser Stelle werden ausschließlich die somatoformen Störungen erwähnt. Vermutlich kennt jeder – privat oder beruflich – Menschen, die unter körperlichen Symptomen wie diffusen Schmerzzuständen, Magen-Darm-Störungen oder Herzbeschwerden leiden und mit großer Beharrlichkeit nach einer rein körperlichen Ursache suchen. Sie sind davon überzeugt, dass sie eine somatische Erkrankung haben, die bislang einfach nicht präzise diagnostiziert wurde. Die Zusicherung, dass keine organische Erkrankung vorliegt, beruhigt die Betroffenen überhaupt nicht, sondern führt zu hartnäckigen Forderungen nach weiteren diagnostischen Abklärungen und medizinischen Behandlungen. Der Hinweis, dass vielleicht belastende Lebensereignisse, Schwierigkeiten in privaten Beziehungen oder Konflikte am Arbeitsplatz den Symptomen zugrunde liegen könnten, wird heftig abgewehrt. Klagen über körperliche Beschwerden gehen mit einer auffälligen Störung in der Gestaltung von zwischenmenschlichen Beziehungen einher. Auch im Umgang mit Ärzten oder anderen Personen der psychosozialen Unterstützung entwickelt sich oft eine schwierige Dynamik: Es werden Beschwerden geäußert, umfangreiche diagnostische Maßnahmen in Gang gesetzt, erfolglose Behandlungen initiiert, Enttäuschungen produziert und schließlich zahlreiche Arztwechsel vorgenommen, bis der Zirkel aus Hoffnungen und Enttäuschungen zum Abbruch jedes Arbeitsbündnisses führt. Chronifizierungen und anhaltende Störungen in den sozialen Beziehungen können die Folge sein, wenn es nicht gelingt, sehr vorsichtig die Zusammenhänge von Kränkung und Erkrankung zu erkennen und reflexionsfähig zu machen.

Zum Weiterlesen

Hoffmann SO, Hochapfel G (2008) Neurotische Störungen und Psychosomatische Medizin. Stuttgart: Schattauer.
Morschitzky H (2007) Somatoforme Störungen. Wien: Springer.
Strauß B (Hrsg.) (2008) Bindung und Psychopathologie. Stuttgart: Klett-Cotta.

7.5 Verhaltensauffälligkeiten mit körperlichen Störungen

Im Abschnitt „Verhaltensauffälligkeiten in Verbindung mit körperlichen Störungen und Faktoren" der ICD-10-Klassifikation finden sich eine Reihe unterschiedlicher Störungsbilder, von denen im Folgenden die Essstörungen ausführlicher vorgestellt und die nicht-organischen Schlafstörungen kurz angesprochen werden. Magersucht (Anorexia nervosa) und Bulimie (Bulimia nervosa) kommen in der Sozialen Psychiatrie häufig als Komorbiditäten in Verbindung mit Persönlichkeitsstörungen, aber auch mit Psychosen, Depressionen und Zwangsstörungen zum Tragen.

Essstörungen

Störungen im Essverhalten treten verstärkt bei Jugendlichen und jungen Erwachsenen auf, die Verteilung von Mädchen/Frauen zu Jungen/Männern beträgt etwa 10:1. Von den Eltern, Geschwistern, Freundinnen oder auch von Lehrerinnen, Trainern, Jugendgruppenleiterinnen als erstes bemerkt, werden die Symptome einer Essstörung in den Praxen der Hausärzte oder Kinderärzte wahrgenommen, von diesen oder von Kinder- und Jugendpsychiatern genauer diagnostiziert. Oft vergehen leider viele Monate oder auch Jahre, bis die Erkrankung wirklich erkannt bzw. eine Bereitschaft zur Behandlung gegeben ist. Therapeutische Angebote finden Menschen mit Essstörungen sowohl im ambulanten als auch im stationären Bereich. Häufig müssen die meist jungen Patientinnen bei dramatischem Gewichtsverlust zunächst stationär behandelt werden, um ein Mindestmaß an Krankheitseinsicht und später ein Krankheitsverständnis zu entwickeln. Für die ambulante Weiterbehandlung ist in der Regel ein Mindestgewicht notwendig. Gruppentherapeutische Angebote, auch in Form von Selbsthilfegruppen, spielen eine zunehmend wichtige Rolle im Gesamtverlauf der Therapie.

Fragen nach der Bedeutung und Bewertung von erheblichen Gewichtsschwankungen im Jugendalter sind nicht leicht zu beantworten. Einerseits sollte nicht gleich in jedem Fall eine episodische Reduzierung der Nahrungsaufnahme als psychiatrisches Krankheitsbild betrachtet werden. Junge Menschen, die phasenweise ihre Nahrung einschränken oder sich gelegentlich über alle Maßen vollstopfen, können diese Tendenzen auch wieder ablegen. Nach Diäten, körperlichen Anstrengungen oder psychischen Belastungen kann es zu Heißhungerattacken, aber auch zu anorektischen Reaktionen kommen, die nicht immer eine psychiatrische bzw. psychosomatische Begleitung notwendig machen. Andererseits sollte man deutliche Veränderungen im Essverhalten nicht bagatellisieren, sondern sie durchaus als Alarmsignal bzw. als Hinweis auf eine möglicherweise behandlungsbedürftige Essstörung begreifen und die notwendigen Schritte zur Abklärung unternehmen – auch wenn das bei den Betroffenen auf wenig Gegenliebe stößt. Da die Entwicklung der Störung oft mit einer Tendenz zu sozialem Rückzug verbunden ist, spüren Eltern, Geschwister und Freundinnen oft schon früh, wann hier Grund zu erheblicher Sorge besteht, können jedoch die Betroffene nur schwer zur Mitarbeit gewinnen.

Anorexia nervosa

Der Begriff Anorexia nervosa (Magersucht) steht für eine psychische Erkrankung, die in unterschiedlichen Phasen und Intensitäten auftritt. Es kommen leichte Reaktionen ohne Nachwirkung vor, ebenso wiederkehrende Episoden mit deutlicher Gewichtsabnahme und schließlich schwere, chronische und nicht selten sogar tödlich verlaufende Krankheitsformen. Der Ausdruck „Anorexia" bedeutet eigentlich Appetitlosigkeit, doch das ist irreführend; der Appetit ist bei magersüchtigen Menschen zumindest zu Beginn der Erkrankung durchaus vorhanden. Alle Anstrengungen werden jedoch darauf gerichtet, den Hunger zu beherrschen und sich selbst so zu kontrollieren, dass eine stetige Gewichtsreduktion bis zu extremem Untergewicht erfolgt. Aus dieser Dynamik kommen viele Betroffene nur schwer wieder heraus. Insofern beschreibt der Begriff „Magersucht" diesen Prozess zutreffend.

Einige Patientinnen nehmen ausschließlich durch konsequente Verweigerung der Nahrung ab. Andere unterstützen den Vorgang der Nahrungsreduktion durch spontanes oder induziertes Erbrechen oder durch die Einnahme von Abführ- oder Entwässerungsmitteln. Motorische Überaktivitäten sind häufig: ausdauerndes Schwimmen, Wandern, Joggen, alles mit dem Ziel des intensiven Kalorienverbrauchs; selbst geschwächte Patientinnen unterziehen sich anstrengenden Trainingsprogrammen. Angestrebt wird die Erlangung von Unabhängigkeit in allen körperlichen Belangen. Auch wenn die Gedanken anhaltend um die Themen Nahrung und Essenszubereitungen kreisen, wird der Hunger verleugnet und die perfekte Kontrolle über das Essen als Triumph empfunden. Dabei wird das eigene Körpervolumen extrem überschätzt, auch bei dramatisch magerem Zustand werden immer noch „Fettpolster" entdeckt; die schwächsten Rundungen werden als eklig und abstoßend empfunden:

> „Ich habe irgendwo gewusst, dass ich zu dünn bin, nicht nur nicht zu dick, sondern tatsächlich untergewichtig. Ich habe auch gewusst, dass ich daran sterben kann. Aber gefühlt habe ich es niemals. Gefühlt waren überdimensionierte Mengen. Gefühlt waren Übergewicht, Schwere, Hässlichkeit, Fettpolster am Po, am Bauch, an den Beinen. Stellen, an denen tatsächlich nur noch Knochen waren und ein paar Muskeln versuchten, weiter ihren Dienst zu leisten. Und bestimmt wollte ich Aufmerksamkeit, wollte, dass jemand sich um mich kümmert. Und auf der anderen Seite wollte ich am Ende nur noch meine Ruhe. Wollte allein gelassen werden in meiner tödlich berauschenden Welt" (Lena S. 2006, S. 76 f.).

Zu den Diagnosekriterien einer Anorexia nervosa gehört laut ICD-10 der Gewichtsverlust, der durch Vermeidung kalorienreicher Nahrung, durch die erwähnten übertriebenen körperlichen Aktivitäten, durch selbst induziertes Erbrechen bzw. Abführen oder durch den Gebrauch von Appetitzüglern herbeigeführt wird; ein Körpergewicht von mindestens 15 % unter dem erwarteten Normalgewicht (beginnend bei einem Body-Mass-Index (BMI) von 17,5 oder weniger) gilt als kritisch. Die bereits angesprochene Körperschemastörung tritt hinzu und bleibt auch bei extremem Untergewicht erhalten. Somatisch sind meist folgende Komplikationen zu beobachten: Ausbleiben der Monatsblutung, verringertes Größenwachstum, trockene und schuppige Haut, feine, flaumige Körperbehaarung, Obstipation und Herz-Rhythmus-Störungen. In der aktuellen Diskussion um mögliche Auslöser und Hintergründe einer Magersucht werden meist folgende Aspekte genannt:

- *Soziokulturelle Faktoren:* Hier stellen sich Fragen nach dem aktuellen Schönheitsideal in unserer Gesellschaft, nach Aspekten der Konkurrenz, der angestrebten Perfektion, der Verwendung von Diätprodukten, Appetitzüglern usw. Kritisch zu beleuchten ist der werbewirksame Einsatz von Models, Popstars und Schauspielerinnen, besonders von jenen, deren extrem schlanke, leicht anorektische Inszenierung Vorbildcharakter für viele junge Frauen hat.
- *Entwicklungspsychologische Faktoren:* Lange Zeit wurde die Magersucht als Abwehr von Weiblichkeit und Sexualität verstanden. Dieses Moment spielt gegenwärtig nicht mehr die vorherrschende Rolle in der Betrachtung von Essstörungen. In vielen Fällen geht es – gerade in der Phase der Abgrenzung vom Elternhaus – den jungen Patientinnen allerdings um Selbstbestimmung und Autonomie. Die perfekte Kontrolle über das Essen bzw. über alle körperlichen Triebregungen gibt ihnen das Gefühl, zumindest den eigenen Körper souverän zu beherrschen.
- *Familiendynamische Faktoren:* Patientinnen mit Magersucht sind oft Mitglieder bzw. Symptomträger eines rigiden Familiensystems; die Bindungen sind extrem eng, eigenständige Erkundungen, Entwicklungen und Entscheidungen werden kaum zugelassen, d. h. jede Individualisierung und Ablösung wird als Bedrohung des Familiengefüges erlebt. Es herrscht ein strenges Leistungs- und Wertesystem, das von jedem Anpassung an gesellschaftliche Normen und Konventionen verlangt. Hinzu kommt ein starkes Harmoniestreben, das Konflikte meidet bzw. wenig Fähigkeit zur Konfliktbewältigung an die Hand gibt.
- *Traumatische Faktoren:* Gerade bei Menschen, deren Magersucht als Teil einer umfassenden krisenhaften psychischen Entwicklung zu sehen ist, stehen häufig traumatische Erlebnisse im Hintergrund. Körperliche oder emotionale Misshandlungen, sexuelle Grenzüberschreitungen, aber auch Kränkungen bei ersten sexuellen Erlebnissen können den Wunsch hervorrufen, sich zu verschließen, sich unberührbar, ja unsichtbar zu machen. Viele der Betroffenen zeigen zusätzliche Symptome einer Angst- oder Zwangsstörung.
- *Suchtfaktoren:* Wer anhaltend mit der Reduktion des Körpergewichts beschäftigt ist, dessen Gedanken drehen sich immer mehr und bald ausschließlich um die Kontrolle der Nahrung. Ehrgeizig wird der Kampf um jedes Gramm aufgenommen, jeder Erfolg wird als Triumph gewertet und dient als Anreiz, noch konsequenter und unabhängiger zu werden. Möglicherweise führt die vermehrte Produktion körpereigener Opiate zu rauschhaften Erlebnissen; Patientinnen schildern dies als befriedigende Leichtigkeit bzw. Schwerelosigkeit, die sie um keinen Preis mehr aufgeben möchten.

Bulimie

Diese Essstörung ist im Kontext der Sozialen Psychiatrie ebenfalls nicht selten, da sie in Kombination mit Persönlichkeitsstörungen oder Abhängigkeitserkrankungen, aber auch als eigenständiges Störungsbild auftreten kann. Hier liegt der Anteil an männlichen Patienten nicht mehr – wie bei der Anorexia nervosa – nur bei 5 % bis 10 %, sondern eher bei 20 %. Die Erkrankung beginnt meist im Alter von 18 bis 26 Jahren, also etwa acht Jahre später als die Magersucht. Die Bulimie (vom Griechischen „bulimos", was mit „Hunger auf einen Ochsen" übersetzt werden kann) ist gekennzeichnet durch die andauernde Beschäftigung mit dem Thema Essen, durch eine unwiderstehliche Gier nach Nahrungsmitteln und durch episodisch auftretende Essattacken, bei denen sehr große Mengen an Nahrung (manchmal bis zu 15 000 Kilokalorien) in sehr kurzer Zeit konsumiert werden. Solche Heißhungeranfälle kommen durchschnittlich ca. zweimal wöchentlich vor. Während des Anfalls ist die Wahrnehmung der Umgebung eingeschränkt, in Gegenwart anderer Menschen werden dann wieder unauffällige Formen des Essens an den Tag gelegt. Die heimlichen und hastigen Essattacken sind mit Scham- und Schuldgefühlen verbunden, es besteht also – anders als bei magersüchtigen Patientinnen – eine deutliche Einsicht in die Störung. Angestrebt wird eigentlich die Erreichung bzw. Einhaltung des Idealgewichts, doch bald nach der letzten Essattacke treten erneut Gefühle der Anspannung und Frustrationen sowie depressive Momente, Ängste oder auch Wutausbrüche auf, die wieder Heißhunger auslösen können. Exzessive körperliche Anstrengungen und selbstinduziertes Erbrechen bald nach der Nahrungsaufnahme verschaffen nur kurzfristig Erleichterung. Die dauernde Beschäftigung mit dem Essen, die Einnahme von Abführmitteln, das Erbrechen und die krankhafte Furcht, dick zu werden, führen zu einer tiefen Selbstwertproblematik, die auch Suizidgedanken einschließen kann. Da auch bei Menschen mit Bulimie zeitweilige Hunger- und Fastenperioden auftreten, ist die Abgrenzung zur Magersucht mitunter schwierig. Nicht selten kann sich aus einer Bulimie eine Anorexie entwickeln; umgekehrt treten im Verlauf einer halbwegs erfolgreichen Behandlung der Magersucht dann doch wieder Störungen mit bulimischem Charakter auf.

Binge-Eating-Störung

Seit einigen Jahren wird die Binge-Eating-Störung als eigenes Krankheitsbild diskutiert, auch wenn sie noch nicht in der ICD-10-Klassifikation, dafür aber bereits im DSM-IV (als Binge Eating Disorder) verzeichnet ist. Gemeint ist damit das wiederholte Auftreten von Essanfällen, die einen ähnlichen Charakter und ein ähnliches Ausmaß wie bei der Bulimie haben, allerdings nicht von Erbrechen oder anderen kompensatorischen Maßnahmen begleitet werden. Bei diesem Störungsbild kommt es also zu einem deutlichen Anstieg des Körpergewichts. Nicht in die ICD-10-Klassifikation aufgenommen wurde die Adipositas, die eine außergewöhnliche Ausprägung des Fettgewebes durch übermäßige Nahrungsaufnahme bezeichnet (und früher Fettsucht genannt wurde). Auf die besondere Problematik des verminderten Sättigungsgefühls bei Menschen, die Neuroleptika (vor allem Clozapin und Olanzapin) einnehmen müssen, wird in Kapitel 9.1 eingegangen.

Weitere Essstörungen

Zu den weiteren Essstörungen zählt neben der Fütterstörung im frühen Kindesalter auch die Essstörung „Pica": Sie bezeichnet den Verzehr von nicht essbaren Substanzen und tritt oft in Zusammenhang mit Formen der Intelligenzminderung, mit schweren autistischen Störungen und Persönlichkeitsstörungen auf. Unter den Langzeitpatienten der alten psychiatrischen Anstalten, bei denen nicht immer eine psychiatrische Erkrankung, sondern eher eine Verhaltensauffälligkeit – häufig in Verbindung mit einer Intelligenzminderung – im Vordergrund stand, hatten nicht wenige eine Pica-Störung; fast jeder Praktikant oder neue Mitarbeiter musste beim ersten Spaziergang über das Gelände die Erfahrung machen, dass manche Patienten nicht davor zurückschreckten, ungenießbare Substanzen (darunter gern auch Zigarettenkippen) vom Gehweg aufzulesen und sie sich blitzschnell in den Mund zu stecken.

Nicht-organische Schlafstörungen

Als Insomnie bezeichnet man eine häufig auftretende und über einen längeren Zeitraum bestehende ungenügende Dauer oder Qualität des Schlafs, bei der die betroffenen Personen sehr unter der mangelnden Schlafqualität und -quantität leiden und damit in ihrer sozialen und beruflichen Leistungsfähigkeit deutlich eingeschränkt sind. Unter Hypersomnie versteht man Schlafanfälle und Schlafneigungen während des Tages, die nicht durch neurologische oder internistische Erkrankungen verursacht sind und täglich oder in wiederkehrenden Perioden die betroffene Person beeinträchtigen. Pavor nocturnus ist die Bezeichnung für das plötzliche Erwachen mit heftigen Körperbewegungen, Übererregbarkeit und Angst, die sich oft in einem Schrei beim Aufwachen zeigt. Typischerweise tritt diese Schlafstörung im Alter von 3 bis 12 Jahren auf und führt zu einem Zustand äußerster Furcht und Panik. Die Kinder sind für einige Minuten kaum ansprechbar und zu beruhigen und können sich am Morgen nur bruchstückhaft an die nächtliche Episode erinnern.

Zum Weiterlesen

Gerlinghoff M, Backmund H (2006) Ess-Störungen. Weinheim, Basel: Beltz.
Meermann R, Borgart EJ (2006) Essstörung. Anorexie und Bulimie. Stuttgart: Kohlhammer.
Reich G (2003) Familientherapie bei Essstörungen. Göttingen: Hogrefe.

7.6 Persönlichkeitsstörungen

In diesem Abschnitt werden psychische Störungen beschrieben, die oft nur schwer zu erkennen sind, die jedoch Handlungen und Interaktionsmuster hervorrufen, die ungünstige Reaktionen in der Umwelt der Betroffenen auslösen. Die besonderen Formen des Denkens, Fühlens und Wahrnehmens der Patienten und die leidvollen Erfahrungen, die sich hinter den Symptomen verbergen, erschließen sich nicht auf den ersten Blick. Vielen Betroffenen fällt es schwer, soziale Beziehungen angst- und stressfrei zu gestalten. Einige leben isoliert und haben Mühe, eine angemessene Balance von Nähe und Distanz herzustellen. Andere sind froh, wenn sie in Ruhe gelassen werden und keine engen Beziehungen eingehen müssen. Wiederum andere können Einsamkeit kaum ertragen, gestalten ihre Beziehungen jedoch so konfliktreich, dass es immer wieder zu Krisen und Abbrüchen kommt. Auf welche Weise diese Persönlichkeitsstörungen sich auch zeigen, die Diagnose sollte erst nach ausgiebiger Beobachtung gestellt werden, wenn deutlich ist, dass eine wirklich anhaltende Problematik vorliegt. Einig ist man sich weitgehend auch darin, die Diagnose nicht vor dem 14. Lebensjahr zu stellen. Zwar lässt sich schon im Kindes- oder Jugendalter bisweilen eine Entwicklungsstörung erkennen, die auf eine problematische Persönlichkeitsstruktur hindeutet; doch die Adoleszenz bietet auch Potential für strukturelle Veränderungen und positive Reifungsvorgänge.

Mit dem Begriff der Persönlichkeitsstörung (personal disorder) bezeichnet die Psychiatrie ein überdauerndes Muster des Erlebens und Verhaltens eines Menschen, das sich im frühen Erwachsenenalter manifestiert, merklich von den Erwartungen der sozialen und kulturellen Umgebung abweicht, tiefgreifend und unflexibel ist, sich in verschiedenen Situationen manifestiert und zu Beeinträchtigungen in zwischenmenschlichen, sozialen oder beruflichen Bereichen führt. Im Folgenden wurden einige Persönlichkeitsstörungen ausgewählt, die im Kontext der Sozialen Psychiatrie von Bedeutung sind. Manche von ihnen, z. B. die Borderline-Persönlichkeitsstörung, haben in den letzten Jahren in der Sozialen Psychiatrie – wie auch in der öffentlichen Wahrnehmung – viel Aufmerksamkeit erfahren, andere sind auf den ersten Blick unscheinbarer, oft jedoch genauso tiefgreifend und leidvoll. Auch hier gibt es vielfältige Verknüpfungen mit anderen Störungen im Sinne der Komorbidität; so kann beispielsweise die Borderline-Persönlichkeit in Verbindung mit einer Essstörung oder die histrionische Persönlichkeit mit einer somatoformen Störung in Erscheinung treten.

Paranoide Persönlichkeitsstörung

Leitsymptom der paranoiden Persönlichkeitsstörung ist das ausgeprägte Misstrauen anderen Menschen gegenüber. Die Handlungen von Nachbarn, Arbeitskollegen und selbst von nahen Verwandten und Bekannten werden als bedrohlich und zurückweisend erlebt. Im Teufelskreis von empfundener Benachteiligung und beharrlichem Insistieren auf eigene Rechte lassen sich soziale Beziehungen kaum konstruktiv gestalten, sie werden erheblich beeinträchtigt durch eifersüchtige

Phantasien und Projektionen. Denn paranoid erlebende Menschen sind leicht kränkbar, sie können nur schwer ihre Sicht der Dinge relativieren bzw. korrigieren. In der Folge kommt es häufig zu sozialer Isolierung, sodass sich ihre misstrauische Grundhaltung am Ende auch noch zu bestätigen scheint.

Schizoide Persönlichkeitsstörung

Dieses Störungsbild muss von der schizophrenen Erkrankung klar abgegrenzt werden, denn es handelt sich hier nicht um ein psychotisches Geschehen, sondern um eine eingeschränkte emotionale Erlebnis- und Ausdrucksfähigkeit. Menschen mit einer schizoiden Persönlichkeit fallen oft durch einen Mangel an vertrauensvollen Beziehungen und durch ihre emotionale Gleichgültigkeit bzw. Verschlossenheit auf. Bekundungen von Sympathie oder Antipathie scheinen sie kaum zu berühren, Freude bringen sie nur schwer zum Ausdruck, meist ziehen sie sich in sich selbst zurück und bleiben betont einzelgängerisch. Nähe und liebevolle Zuwendung ertragen sie nur schwer, möglicherweise aus Sorge, in einer engeren Beziehung ihre Autonomie zu verlieren.

Dissoziale Persönlichkeitsstörung

Leitsymptom der dissozialen (antisozialen) Persönlichkeit ist die dauerhafte Neigung zu regelübertretendem (deviantem) und gesetzeswidrigem (delinquentem) Verhalten. Soziale Verpflichtungen werden nicht ernst genommen, manchmal geradezu lustvoll und spöttisch übertreten. Die eigenen Handlungen und Empfindungen sind einer selbstkritischen Reflexion kaum zugänglich, die auffallende Unzuverlässigkeit und Rücksichtslosigkeit wird meist damit abgewehrt, dass andere verantwortlich gemacht und hohe Ansprüche an die soziale Umwelt gestellt werden. Eine auffallende emotionale Gleichgültigkeit, ein Mangel an Empathie (so kann z.B. das Erleben des Opfers einer Tat kaum nachempfunden werden) und eine gefühlskalte Abwehr von Schuldgefühlen sind prognostisch besonders ungünstig.

Histrionische Persönlichkeitsstörung

Die Bezeichnung „histrionische Persönlichkeitsstörung" hat den alten Begriff der Hysterie abgelöst und meint eine besonders ausgeprägte Suche nach Bestätigung und Anerkennung sowie ein in den Mittelpunkt der Aufmerksamkeit drängendes Verhalten. Menschen mit einer histrionischen Struktur gestalten ihre zwischenmenschlichen Beziehungen stark emotional, sie neigen zu Dramatisierungen (lat. histrio = Schauspieler) und zu Gefühlsausbrüchen. Stillstand und Langeweile ertragen sie nur schwer, sie haben ein Bedürfnis nach Aufregung, Spannung und Veränderung. (Andere, eher körperbezogen Aspekte des früheren Störungsbildes der Hysterie finden sich unter dem Abschnitt „Konversionsstörungen". Ob diese Einteilungen und Begrifflichkeiten in Zukunft Bestand haben werden, ist zweifelhaft.)

Anankastische (zwanghafte) Persönlichkeitsstörung

Bei der anankastischen Persönlichkeitsstörung sind zwanghafte Anteile des Erlebens und Verhaltens – anders als bei der neurotischen Zwangsstörung – in die Struktur der Persönlichkeit integriert, sie werden nicht als nervenaufreibend und belastend empfunden. Menschen mit anankastischen Zügen wirken wenig flexibel, sie zeigen ein hohes Maß an Gewissenhaftigkeit und Perfektionismus. Im Umgang mit sich selbst und mit anderen fällt ihre Strenge, ihre Rigidität und ihre Enge in den Denkvorgängen auf. Manche leiden auch unter einer gewissen Entschlussunfähigkeit bzw. unter der Schwäche, Wesentliches von Unwesentlichem unterscheiden zu können.

Abhängige Persönlichkeitsstörung

Menschen mit einer abhängigen („asthenischen" im ICD-10; „dependenten" im DSM-IV) Persönlichkeitsstörung sehen sich nicht in der Lage, ihr Leben eigenständig zu gestalten. Sie tendieren dazu, sich hilflos und schwach zu fühlen und auch so darzustellen. Eigene Kompetenzen und Ressourcen werden nicht ausreichend mobilisiert, Ansprüche an das Gegenüber nicht formuliert. In der Gestaltung von Beziehungen passen sie sich schnell an, delegieren die Verantwortung an den Partner bzw. die Partnerin und leiden deutlich unter Trennungsängsten. Bei einem realen Beziehungsabbruch fühlen sie sich hilflos und innerlich zerstört.

Narzisstische Persönlichkeitsstörung

Menschen mit einer narzisstischen Persönlichkeit gestalten ihr Leben und ihre Beziehungen ganz überwiegend unter dem Aspekt des eigenen Selbstwertes. Sie haben Angst vor einer negativen Einschätzung durch andere, zeigen oft einen Mangel an Empathie und können sich kaum in die Welt eines anderen hineinversetzen, weil sie dauernd mit der Prüfung ihres eigenen Wertes beschäftigt sind. Das kann sich in Form eines selbstverliebten Auftretens zeigen (wie im Mythos des schönen Knaben Narziss, der sich in sein eigenes Spiegelbild verliebte), aber auch in ausgeprägter Selbstunsicherheit und emotionaler Distanz zu den nächsten Mitmenschen seinen Ausdruck finden. Im Hintergrund dieses Störungsbildes steht meist eine tiefe Verunsicherung des Selbstgefühls und der Identität: Phantasien der eigenen Großartigkeit sind begleitet von einer hohen Kränkbarkeit und Empfindlichkeit; dabei stellt sich ein Gefühl von Leere und Bedeutungslosigkeit ein, das wieder durch selbstbezogene Aktivitäten kompensiert werden muss.

Borderline-Persönlichkeitsstörung

Über die Borderline-Symptomatik ist in den letzten Jahren viel geschrieben und gestritten worden. Sie soll hier umfangreicher vorgestellt werden, denn dieses Störungsbild beschäftigt nicht nur die klinische Psychiatrie und Psychologie, sondern auch die Soziale Psychiatrie in zunehmendem Maße. Leicht ist es offenbar nicht, die Borderline-Störung präzise und emotionsfrei zu definieren und die

Grenzlinie zwischen Neurose und Psychose eindeutig zu ziehen. Manche Kritiker halten Borderline für einen inflationär verwendeten Begriff und fragen sich, ob damit nur ein Etikett für ein unklares Störungsbild, das man sonst nicht richtig einordnen konnte, gefunden wurde. Oder sie bemängeln, dass Menschen, die vielleicht anstrengender als andere, aber nicht unbedingt psychisch krank sind, damit psychiatrisiert werden. Viele Patienten fühlen sich durch die Diagnose abgewertet oder vermuten, dass Professionelle in der Psychiatrie sie grundsätzlich für ungenießbar und in ihrer Persönlichkeitsstruktur für unveränderbar halten.

Während die Berechtigung und Exaktheit dieser Diagnose im Alltag also häufig in Zweifel gezogen wird, zählen aktuelle Klassifikationssysteme und psychiatrische Lehrbücher die Borderline-Störung bzw. die emotional instabile Persönlichkeit zu den psychiatrischen Erkrankungen. Danach handelt es sich bei Borderline-Patienten um Menschen, die große Schwierigkeiten bei der Ausbildung ihres Selbstgefühls und bei der Gestaltung von Beziehungen zu anderen Menschen haben. Frühe Trennungen, Vernachlässigungen, emotionale Mangelerlebnisse, Störungen des Bedürfnisses nach sicherer Bindung bilden meist den Hintergrund dieser Problematik. Oft haben Traumatisierungen, Gewalt- und Missbrauchserfahrungen die Entwicklung der Persönlichkeitsstruktur nachhaltig geprägt.

Im Erleben zwischenmenschlicher Beziehungen und im Bewältigen von Krisen zeigen Menschen mit einer Borderline-Störung eine gewisse „Ich-Durchlässigkeit". Sie können seelische Belastungen, Enttäuschungen oder Kränkungen nicht ausreichend verarbeiten. Rasch fühlen sie sich verunsichert, neigen zu tiefen Zweifeln am eigenen Selbst, greifen verstärkt zu Suchtmitteln und können sich vor Selbstverletzungen bzw. suizidalen Impulsen kaum schützen. Nicht selten setzen sie den Mechanismus der Spaltung ein, um destruktive Impulse abzuwehren. Nur so können sie ihre innere Welt und die dauernde Anspannung darin ertragen. Durch den (unbewussten) Vorgang der Spaltung lässt sich Widersprüchliches strukturieren und danach einordnen, wie sich einzelne Erlebnisse und Beziehungserfahrungen jeweils anfühlen. Denn wer ambivalente Gefühle („Mal lieb ich dich, mal hass ich dich!") nicht ertragen kann, der muss die Welt strikt in „gut" und „böse" trennen.

Das führt im Kontext sozialpsychiatrischer Begegnungen oft zu Verunsicherungen – auch auf therapeutischer Seite. Manche fragen sich, ob die Handlungen der Borderline-Patienten ein Abbild der Verzweiflungen sind, die ihr Seelenleben beherrschen, oder ob das provozierende Verhalten zielstrebig zur Durchsetzung von Aufmerksamkeit eingesetzt wird. Fehlen für die (oft schon in früher Kindheit) erlittenen Erfahrungen die Worte oder handelt es sich eher um Erpressungsversuche? Zeigt sich in den irritierenden Handlungen eine existenzielle Angst, die als Verlust der Identität bzw. als Gefahr der Selbstauflösung verstanden werden muss? Drücken die Symptome eine innere Not aus, die zum Agieren zwingt? Oder steckt reine Feindseligkeit dahinter? Ist kontinuierliche Zuwendung oder strukturierte Grenzsetzung sinnvoll? Es ist tatsächlich so, dass Menschen mit einer Borderline-Struktur sich selbst oft nicht spüren und über wenig konstruktive Möglichkeiten verfügen, tiefe seelische Belastungen zu ertragen. In krisenhaften Momenten können die Gefühle der Angst, der Ohnmacht und des drohenden Selbstverlustes so beherrschend sein, dass nur noch der Einsatz besonderer

Abwehrmechanismen (z. B. Spaltung, Isolierung, Verleugnung) oder das Ausagieren der inneren Spannung den endgültigen Zusammenbruch verhindert. Eine Patientin schildert das so:

„Ich lebe mit einer ständigen Verlustangst und habe dabei Angst vor Nähe. Gleichzeitig suche ich mit größter Verzweiflung immer wieder Geborgenheit und Sicherheit. Leider ist das Einzige, was in meinem Leben sicher ist, dass nichts sicher ist. „Stabile Instabilität" nennen „meine" Profis das. Für mich ist es eine Beschreibung des Chaos in meinem Inneren, das mich immer begleitet. Oft bin ich verzweifelt über meine Stimmungswechsel. Innerhalb von Stunden kann ich von totaler Euphorie in absolute Hoffnungslosigkeit stürzen. Solche Zustände können sich im Laufe eines Tages mehrfach wiederholen und kosten unendlich viel Kraft. Wenn ich mich in einem Gefühlszustand befinde, habe ich keinerlei Zugriff auf anderes Erleben. Wenn ich verzweifelt bin, spüre ich nur die Verzweiflung und habe vergessen, dass es jemals wieder anders sein könnte. Geht es mir gut, kann ich mir nicht vorstellen, dass es mir irgendwann wieder schlecht gehen könnte. Wenn ich ins Nichts, in die Hoffnungslosigkeit stürze, kann ich meinen Körper nicht mehr spüren. Mein innerer Schmerz ist überwältigend und ich habe das Gefühl, innerlich auszubluten. Es ist fast unmöglich, diesem Gefühl etwas entgegenzusetzen. Um wieder eine Vorstellung von den Grenzen meines Körpers zu bekommen, schneide ich mir mit Rasierklingen die Arme und manchmal den ganzen Körper auf. In der Klinik habe ich oft den Kopf gegen die Wand geschlagen und erst damit aufgehört, wenn mir das Blut über das Gesicht lief. Erst wenn ich den Schmerz spüre, gewinne ich langsam wieder Boden unter den Füßen" (Knuf 2002, S. 16).

Während im ICD-10 nur sehr knappe Angaben zur „emotional instabilen Persönlichkeit" bzw. zum „Borderline-Typus" zu finden sind, gibt DSM-IV folgende Kriterien an:

- Ein Muster von instabilen, aber intensiven zwischenmenschlichen Beziehungen, das sich durch einen Wechsel zwischen den beiden Extremen der Überidealisierung und Abwertung auszeichnet
- Impulsivität bei mindestens zwei potentiell selbstschädigenden Aktivitäten, z. B. durch Substanzmissbrauch, Promiskuität, Bulimie oder durch Selbstverletzung des eigenen Körpers (häufig in Form des „Schnippelns")
- Instabilität im affektiven Bereich, z. B. ausgeprägte Stimmungsänderungen von der Grundstimmung zu Depression, Reizbarkeit oder Angst, wobei diese Zustände gewöhnlich einige Stunden oder, in seltenen Fällen, länger als einige Tage andauern
- Selbstmorddrohungen, -andeutungen oder -versuche und suizidale Handlungen (mindestens 10 % der Menschen mit einer Borderline-Diagnose verwirklichen ihre Drohung und begehen Suizid);
- Ausgeprägte und andauernde Identitätsstörung, die sich in Form von Unsicherheit in mindestens zwei der folgenden Lebensbereiche manifestiert: dem Selbstbild, der sexuellen Orientierung, den langfristigen Zielen oder Berufswünschen, in der Art der Freunde oder Partner oder in den persönlichen Wertvorstellungen
- Chronisches Gefühl der Leere oder Langeweile

- Panische Angst vor Verlassenwerden und verzweifeltes Bemühen, ein reales oder imaginäres Alleinsein zu verhindern.

Menschen mit einer Borderline-Struktur können die Vorstellung von anderen Menschen, die von ihnen getrennt sind, schwer aufrechterhalten. Ihre Abwesenheit ruft Verzweiflung, Hilflosigkeit und feindselige Gefühle hervor. Das Gefühl der Sicherheit bleibt für sie daran gebunden, dass andere Menschen konkret anwesend sind. Beziehungen haben also in erster Linie schützende und stützende Funktionen. Die Anwesenheit eines Gegenübers schützt vor dem Absturz ins Nichts, vor dem Auftreten von Panik, Hoffnungslosigkeit und Haltlosigkeit. Bei realen oder drohenden Trennungen tritt sehr rasch eine Identitätsdiffusion ein, d. h. das Wissen und das Gefühl dafür, wer man ist, geht verloren. So können Menschen mit einer solchen Persönlichkeit ihre inneren Spannungen nicht gut steuern oder reduzieren.

Durch die geringe Integration von Gegensätzen entwickelt sich im Selbstgefühl keine anhaltende Grundstabilität. Unterschiedlichste emotionale oder auch körperlich-vegetative Zustände stehen unverbunden nebeneinander; sie können nicht zu einem kohärenten Selbstgefühl zusammengefügt werden. Bisweilen fühlen sich diese Menschen in ihrem eigenen Körper so fremd, dass sie sich selbst verletzen und dies so empfinden, als beschädigten sie einen fremden Körper. Sie versuchen, damit auf „einschneidende" Weise einen Kontakt zu sich selbst herzustellen.

Menschen mit einer Borderline-Störung zeigen oft noch weitere psychische Auffälligkeiten: Sie geraten in diffuse Angstzustände oder entwickeln Phobien; andere greifen zu Suchtmitteln oder entwickeln Essstörungen. Auch Zwangssymptome sind häufig zu beobachten; so wird der Mangel an innerer Struktur durch starre äußere Strukturen ersetzt. Außerdem treten dissoziative Reaktionen oder Konversionen auf. Unter „Konversion" wird das unbewusste Umsetzen von seelischen Konflikten in körperliche Symptome verstanden. Solche Konversionssymptome (z. B. plötzlich einsetzende Lähmungserscheinungen ohne organischen Befund) haben oft einen bizarren Charakter und wirken wie eingebildete Krankheiten, sind aber der bewussten Steuerung entzogen. Die dissoziativen Reaktionen hingegen erscheinen wie Trancezustände. Durch sie kann die Außenwelt aus dem momentanen Erleben eliminiert werden; oder es treten psychische Erinnerungsverluste auf, die häufig mit traumatischen Erlebnissen zusammenhängen. Dissoziative Reaktionen können so weit gehen, dass der Betroffene in verschiedenen Ich-Zuständen – als multiple Persönlichkeit – lebt.

Zum Weiterlesen

Bohus M (2002) Die Borderline-Persönlichkeitsstörung. Göttingen: Hogrefe.
Knuf A (2002) Leben auf der Grenze. Erfahrungen mit Borderline. Bonn: Psychiatrie-Verlag.
Nissen G (2001) Persönlichkeitsstörungen. Stuttgart: Kohlhammer.
Rahn E (2007) Umgang mit Borderline-Patienten. Bonn: Balance.
Ritz-Schulte G (2004) Problembearbeitung und Beziehungsgestaltung bei Persönlichkeitsstörungen. Göttingen: Hogrefe.
Rohde-Dachser C (2004) Das Borderline-Syndrom. Bern: Huber.

7.7 Intelligenzminderung

Warum werden Intelligenzminderungen im Spektrum psychischer Störungen geführt? Menschen mit Intelligenzminderung bzw. mit Lernschwierigkeiten sind nicht psychisch krank. Einige von ihnen mögen neben ihrer Beeinträchtigung auch Symptome einer psychischen Störung zeigen – aber gewiss nicht als zwingender Bestandteil der Behinderung. Eher sind es Folgeprobleme, die in der persönlichen Entwicklung oder im sozialen Umfeld liegen und sich weniger aus der Behinderung selbst als aus ihrer mangelnden Bewältigung ergeben. Doch die psychiatrischen Klassifikationen verzichten bislang nicht darauf, die Intelligenzminderung als gesonderten Punkt zu führen. Wir plädieren dafür, diese Menschen nicht zu psychiatrisieren, sondern ihre gesellschaftliche Teilhabe zu sichern und ihre Ressourcen zu stärken – auch wenn im Einzelfall eine spezifische psychiatrische Behandlung notwendig sein kann.

In der deutschsprachigen Fachwelt und in der deutschen Sozialgesetzgebung wird meist von „geistiger Behinderung" gesprochen; in der ICD-10 ist von „Intelligenzminderung" die Rede. Begriffe wie „Oligophrenie", „Schwachsinn" und „Idiotie" sind veraltet; man wundert sich, dass einige Gesetzestexte (z. B. StGB § 20 und § 21) sie noch verwenden. Diesen Begriffen haftete ein sehr statisches Verständnis in der Wahrnehmung der Behinderung an, als sei bei diesen Menschen keine Entwicklung zu erwarten. Heute zeigen sich vielerlei Bemühungen, solche Stigmatisierungen und Ausgrenzungen zu vermeiden und eher zu einer interaktionalen und funktionalen Betrachtungsweise zu gelangen, wie dies in der aktuellen Fassung des ICF geschieht.

Intelligenzminderung im Sinne der psychiatrischen Klassifikationssysteme bezeichnet leichte bis schwere Rückstände in der Entwicklung, die sich meist in Bezug auf die kognitiven Fähigkeiten, die Sprache, die motorischen und sozialen Fertigkeiten zeigen. Bisweilen sind einzelne Fähigkeiten jedoch auch besonders gut entwickelt; bei einigen Menschen mit einer Intelligenzminderung sind gewisse Sinneseindrücke und Gedächtnisinhalte sehr präzise, bei anderen ist die Rechenfähigkeit oder die Musikalität gut ausgeprägt. Häufig jedoch ist mit einer Intelligenzminderung auch ein Risiko für die Entwicklung von Verhaltensstörungen, Antriebs- und Affektstörungen, Stereotypien, autistischen Zügen oder autoaggressiven Verhaltensweisen verbunden, besonders dann, wenn es sich um mittlere bis schwerste Formen der Behinderung handelt.

In den gebräuchlichen Klassifikationssystemen ICD-10 und DSM-IV werden in der Regel vier Schweregrade der Intelligenzminderung unterschieden:

- Von einer leichten Intelligenzminderung spricht man bei einem IQ von 50–69; meist entwickeln sich die kommunikativen und sozialen Fertigkeiten etwas verzögert, Einschränkungen im Bereich der Motorik und der Wahrnehmung lassen sich beobachten.
- Von einer mittleren Intelligenzminderung spricht man bei einem IQ von 35–49; hier werden nur begrenzte sprachliche bzw. kommunikative Fertigkeiten erreicht, die sozialen Kompetenzen bleiben deutlich begrenzt, es wird in

vielen Bereichen des alltäglichen Lebens eine gewisse Betreuung und Aufsicht benötigt.
- Als schwere Intelligenzminderung gilt ein IQ von 20–34; begleitet wird diese Form oft von Epilepsien, ausgeprägten Kommunikationseinschränkungen, motorischer Unruhe und körperlichen Behinderungen, die einen erhöhten Pflegebedarf notwendig machen.
- Schwerste Intelligenzminderungen liegen bei einem IQ unter 20 vor; die Sprache ist so eingeschränkt, dass eine Verständigung sehr erschwert ist. Auch in der Mobilität sind diese Menschen oft deutlich eingeschränkt und auch meist sehr pflegebedürftig.

Nach den Merkmalen in der ICD-10 definiert die WHO in einem weiteren System, der Internationalen Klassifikation der Funktionsfähigkeit, Behinderung und Gesundheit (ICF), die Auswirkungen der Intelligenzminderung auf die funktionelle Gesundheit. Hier wird unterschieden zwischen:

- Schädigung (impairment) als Beeinträchtigung einer Körperfunktion oder Körperstruktur, Verlust oder Abweichung von einer statistischen Norm, z.B. aufgrund einer Lähmung, Amputation oder Hirnschädigung;
- Behinderung (disability) als Beeinträchtigung durch die Schädigung in Aktivität und Teilhabe/Partizipation, z.B. in Form einer Mobilitätseinschränkung;
- Benachteiligung (handicap) als die erlebte Zurücksetzung eines behinderten Menschen durch seine Umwelt, z.B. durch rechtliche Benachteiligung, Diskriminierung oder Stigmatisierung.

Die American Association on Mental Retardation (AAMR) nennt bei der Beschreibung von Intelligenzminderung folgende Aspekte, die es zu berücksichtigen gilt:

- Einschränkungen der Funktionsfähigkeit müssen im Kontext des individuellen gesellschaftlichen Umfeldes betrachtet werden.
- Eine gültige Einordnung berücksichtigt einerseits kulturelle und sprachliche Vielfalt, andererseits die Unterschiede in der Kommunikation sowie in sensorischen, motorischen und Verhaltensaspekten.
- Bei einem Individuum liegen Einschränkungen oft verbunden mit besonderen Fähigkeiten vor.
- Wesentlicher Zweck, die Einschränkungen zu beschreiben, ist es, den Hilfebedarf festzustellen.
- Mit einer angemessenen individuellen Förderung verbessern sich die Bewältigungs- und Anpassungsfähigkeiten von Menschen mit Intelligenzminderung.

Man sieht: In den letzten Jahren haben sich die diagnostischen Manuale weiter differenziert, auch die Technik spielt eine immer größere Rolle. So fällt auf, dass einige Menschen, die man zuvor für intelligenzgemindert hielt, durch Formen der „Unterstützten Kommunikation" unerwartete Kompetenzen zeigen. Durch gezielte Biographiearbeit lassen sich Aspekte der persönlichen Entwicklung ermitteln, die – im Sinne des ressourcenorientierten Ansatzes – zu neuen Möglichkeiten der Lebensgestaltung führen. Aktuelle Konzepte des Wohnens und Arbeitens orientieren sich an den Grundhaltungen von Inklusion, Empowerment und Selbstbestimmung.

Zum Weiterlesen

Neuhäuser G, Steinhausen HC (2003) Geistige Behinderung. Grundlagen, klinische Syndrome, Behandlung und Rehabilitation. 3. Aufl. Stuttgart: Kohlhammer.
Schanze C (2007) Psychiatrische Diagnostik und Therapie bei Menschen mit Intelligenzminderung. Stuttgart: Schattauer.

7.8 Entwicklungsstörungen

In der Kinder- und Jugendpsychiatrie ist jede Einteilung der Störungsbilder von intensiven Überlegungen begleitet, nach welchen Kriterien und Aspekten eine Klassifikation erstellt werden kann und soll. Ist es überhaupt angemessen, hier von Störungen oder Krankheiten zu sprechen? Handelt es sich eher um – mehr oder minder starke – Normabweichungen? Was aber ist „normal"? Normal ist bei Säuglingen das Einnässen. Bei Kindern im Vorschulalter kommt es gelegentlich vor. Ab wann ist das Einnässen eine behandlungsbedürftige Störung? Gilt es bei einem 12-jährigen Kind als eigenes Störungsbild, als emotionale Störung im Kindesalter oder als Begleitsymptom einer Angststörung? Ein anderes Beispiel: Soll man das feindselige, aufsässige, provokative Verhalten eines Jugendlichen als adoleszenztypische Störung des Sozialverhaltens bezeichnen, oder werden darin erste Anzeichen einer dissozialen Persönlichkeitsstörung sichtbar? Wann sind die Zwänge eines Jugendlichen ein vorübergehendes Phänomen? Wann sind sie ein Indiz für eine beginnende neurotische Fehlentwicklung? Oder müssen sie als Teil einer autistischen Störung verstanden werden?

Dies sind nur einige jener Fragen, die mit keiner Systematik überzeugend zu beantworten bzw. zu lösen sind. Ob die zukünftigen Klassifikationen bessere Kriterien als die gegenwärtigen bieten, bleibt abzuwarten. Immerhin liegen bereits jetzt neuere Konzeptionen vor (Blanz et al. 2006), die den Entwicklungs- und Verlaufsaspekt psychischer Störungen im Kindes- und Jugendalter stärker berücksichtigen und die ICD-10-Kategorien durch sechs neue Gruppierungen ablösen:

- Entwicklungsvarianten und Belastungsreaktionen
- Früh beginnende Störungen mit überdauernder Entwicklungsbeeinträchtigung
- Reifungsabhängige (passagere) Störungen
- Altersspezifisch beginnende Störungen
- Entwicklungsabhängige Interaktionsstörungen
- Früh beginnende erwachsenentypische Störungen.

Ob dieser neuen Systematik eine überzeugende Logik zugrunde liegt und die vorgeschlagene Gruppierung eine bessere Trennschärfe besitzt, wird sich zeigen müssen. Einig sind sich jedenfalls fast alle darin, dass die ICD-10-Einteilung nicht das bestmögliche Klassifikationssystem darstellt. Dennoch liegt sie auch diesem Kapitel zugrunde, denn sie bildet derzeit die Basis des diagnostischen und therapeutischen Vorgehens in der Kinder- und Jugendpsychiatrie.

Umschriebene Entwicklungsstörungen des Sprechens und der Sprache

Es wird differenziert zwischen Störungen der Sprachentwicklung und Störungsformen der bereits angelegten Sprache. Beim *Stottern* kommt es zur Unterbrechung des Redeflusses durch häufige Wiederholungen (klonisches Stottern) oder durch Dehnung von Lauten, Silben oder Wörter (tonisches Stottern). Dem Kind bereitet es große Mühe, die Blockierung zu überwinden. Das *Poltern* ist eine Einschränkung der Verständlichkeit durch hohe Redegeschwindigkeit und Verstümmelung von Lauten. Typischerweise tritt das Poltern nicht beim Lesen, sondern nur in der Spontansprache auf. Der Ausfall von Lauten bzw. die fehlerhafte Lautbildung bei normalen sprachlichen Fähigkeiten wird als *Dyslalie* oder *Artikulationsstörung* bezeichnet. Davon abzugrenzen sind *expressive Sprachstörungen*, d.h. Störungen in der verbalen Ausdrucksfähigkeit. Es besteht eine Diskrepanz zwischen dem normalen Intelligenzniveau des Kindes und seiner Fähigkeit, sich sprachlich adäquat auszudrücken. Von einer *rezeptiven Sprachstörung* spricht man, wenn eine deutliche Einschränkung im Sprachverständnis vorliegt, die dem kognitiven Niveau des Kindes ansonsten nicht entspricht.

Umschriebene Entwicklungsstörungen schulischer Fertigkeiten

Bei einer Lese-Rechtschreib-Störung (LRS, Dyslexie) liegen schwerwiegende, kaum zu korrigierende Fehler beim Lesen und Schreiben bei normaler Intelligenz vor. Erkennbar ist die LRS spätestens bis zum fünften Schuljahr. Meist nimmt die Ausprägung der Funktionsbeeinträchtigung mit dem Älterwerden des Kindes ab, allerdings bleiben bei vielen Betroffenen einige der Schwierigkeiten auch im Erwachsenenalter bestehen. Zu den Merkmalen der LRS gehören: Vertauschen von Wörtern im Satz oder von Buchstaben in der Lautfolge beim Lesen, Auslassen, Ersetzen oder Verdrehen von Wörtern oder Wortteilen und ein deutlich verlangsamtes Lesetempo; beim Schreiben fällt vor allem eine Verdrehung von Buchstaben im Wortbild auf (z.B. b–d), das Auslassen von Buchstaben oder Wortteilen, Dehnungsfehler und Fehler in der Groß- und Kleinschreibung.

Als Rechenstörung (Dyskalkulie) wird eine unterdurchschnittliche Rechenleistung bei normaler Intelligenz bezeichnet. Die Symptomatik der Rechenstörung zeigt sich in Schwierigkeiten im Bereich der Zahlensystematik, des Umgangs mit Zahlen, Textaufgaben, Rechenprozeduren und Kodierungen. Eine Rechenstörung wird in der Regel im zweiten oder dritten Grundschuljahr erkennbar.

Umschriebene Entwicklungsstörungen der motorischen Funktionen

Gemeint sind deutliche Beeinträchtigungen der motorischen Koordination, die im Bereich der Grobmotorik und der Feinmotorik liegen können und nicht altersentsprechend sind. Bereits im Kleinkindalter können Schwierigkeiten beim Erlernen des Sitzens, Krabbelns, Laufens oder Treppensteigens sichtbar werden. Später fällt das Schleifebinden, das Auf- und Zuknöpfen der Kleidung, der Gebrauch von Reißverschlüssen oder auch das Ballwerfen und Ballfangen schwer. Die Kinder stoßen oft an und fallen häufig hin. Bei Untersuchungen können sich minimale neurologische Auffälligkeiten zeigen.

Tiefgreifende Entwicklungsstörungen

Als tiefgreifende Entwicklungsstörungen werden Auffälligkeiten im Kindesalter bezeichnet, die durch zwei Merkmale gekennzeichnet sind: Beeinträchtigungen der Interaktion sowie eingeschränkte, stereotype, sich wiederholende Handlungen und Interessen. Dazu zählen unterschiedliche Formen des Autismus, die im ICD-10 unterteilt werden in: frühkindlicher Autismus, atypischer Autismus, Rett-Syndrom und Asperger-Autismus. Charakteristisch für tiefgreifende autistische Störungen ist, dass sie sich schon im frühen Kindesalter manifestieren und im Erwachsenenalter nicht zurückbilden. Sie können zwar durch therapeutische bzw. heilpädagogische Begleitung gebessert, aber nicht geheilt werden.

Mit dem Begriff „Autismus" bezeichnete ursprünglich der Psychiater Eugen Bleuler im Jahre 1911 ein besonderes Rückzugsverhalten von psychisch erkrankten Menschen, die den Kontakt zur Außenwelt immer mehr einschränkten, sich von ihrer Umgebung fast gänzlich ab- und nur noch ihrem Innenleben zuwendeten. Besonders schizophren erkrankte Menschen zeigten – nach seinem Eindruck – diese Auffälligkeit. Etwa 30 Jahre später beschrieben in den USA der Kinderpsychiater Leo Kanner und in Österreich der Kinderarzt Hans Asperger zwei Formen des Autismus, die später nach ihnen benannt wurden: frühkindlicher Autismus (Kanner-Syndrom) und autistische Persönlichkeitsstörung (Asperger-Syndrom).

Frühkindlicher Autismus (Kanner-Syndrom)

Zu den Merkmalen des frühkindlichen Autismus zählen Störungen in der sozialen Interaktion: Die Zeichen der normalen kindlichen Kontaktaufnahme fehlen, es wird kein Blickkontakt aufgenommen, es gibt kein soziales Lächeln, kein Imitationsverhalten. Die Betroffenen scheinen die Gefühle ihres Gegenübers nicht zu erkennen und können offenbar nur wenig oder gar keine Empathie entwickeln. Ärger und Wut, Enttäuschung und Trauer, Freude und Begeisterung werden nicht geteilt, oft gar nicht wahrgenommen. Das zeigt sich in einer eingeschränkten Kommunikation: Die Sprache wird, auch wenn sie eigentlich gut entwickelt ist, nur wenig gebraucht, der Ausdruck ist einförmig und wenig als flexibel. Kinder mit frühkindlichem Autismus scheinen oft gar nicht zuzuhören, sie wirken wie taub oder zeigen sehr eigentümliche Sprechweisen. Ihre Wortneuschöpfungen sind kaum zu verstehen, ihre „Privatsprache" wirkt künstlich, ihre Echolalie löst Befremden und Genervtheit aus – dabei ist sie durchaus als Versuch gemeint, in Beziehung zu treten, kommunikativ zu reagieren; das Gegenüber kann jedoch mit den Wort- oder Satzwiederholungen in der Regel wenig anfangen.

Zusätzlich fallen ihre starren und einförmigen Spiel- und Beschäftigungsmuster auf. Anstelle des Betrachtens tasten, riechen oder lecken sie ausgiebig an allen möglichen Objekten. Sie bestehen auf Gleichförmigkeit in der Anordnung ihrer Umgebung, halten an Gewohnheiten fest und geraten in Angst- und Panikzustände, wenn jemand um sie herum Veränderungen vornimmt. Ihre zwanghaften Verhaltensweisen erleben sie nicht als leidvoll, sie dienen eher der Spannungsabfuhr und sind besonders in Stresssituationen zu beobachten. Manche sagen: Autisten leiden nicht am Autismus, Autisten leben im Autismus. Nur die Familie leidet. Und gerade der Familie wurde in früheren Zeiten nicht selten die Schuld an der Entwicklung einer autistischen Störung des Kindes gegeben. Besonders den Müttern wurde vorgeworfen, sie würden die Kontaktunfähigkeit ihres autistischen Kindes verursachen oder verstärken. Heute weiß man, dass das keineswegs der Fall ist – im Gegenteil, die Eltern autistischer Kinder sind oft verzweifelt, wenn ihr Kind durch sie hindurchblickt, ihre Ansprache und ihre Zuneigung nicht erwidert.

Asperger-Syndrom

Traditionell wird dieses Störungsbild auch als „autistische Psychopathie" bezeichnet; da der Begriff „Psychopathie" jedoch wenig aussagekräftig ist (denn er bedeutet nichts anderes als „Seelenkrankheit"), dafür aber äußerst stigmatisierend wirken kann (besonders im Gebrauch des Wortes „Psychopath"), wird er in diesem Buch nicht verwendet – stattdessen wird von „Autismus vom Typ Asperger" oder von Menschen mit einem Asperger-Syndrom gesprochen.

Dieses Syndrom ist gekennzeichnet durch ein fehlendes oder stark verzögertes intuitives Verständnis für soziale Situationen, durch ungewöhnlich intensiv betriebene Interessen, durch einen Hang zu sich wiederholenden, gleich bleibenden Abläufen und Ritualen. Im Gegensatz zum frühkindlichen Autismus bewegt sich das stereotype Verhalten jedoch auf einem höheren Niveau, d. h. die Verhaltensmuster sind nicht so eng an Teilobjekte oder an nicht-funktionale Elemente von Spielmaterial gebunden. Menschen mit Asperger-Syndrom sind intellektuell weniger eingeschränkt als Kinder mit einem frühkindlichen Autismus. Sie fallen vielleicht sogar durch „Inselbegabungen", also durch die Herausbildung ganz besonderer Fähigkeiten (z. B. das Auswendiglernen des DB-Kursbuches) auf.

Unter dem bisweilen verwendeten Begriff des „autistischen Spektrums" fallen bis zu 0,5 % der Gesamtbevölkerung, Jungen/Männer sind deutlich häufiger betroffen als Mädchen/Frauen (ca. 5:1). Im Alter von fünf bis sieben Jahren ist oft der Höhepunkt der Auffälligkeit in Bezug auf stereotype Handlungsmuster erreicht, während der Schulzeit und besonders in der Pubertät treten dann die Einschränkungen in den sozialen Kompetenzen besonders hervor. Stereotypien dienen übrigens auch dazu, Stress abzubauen oder eine Leere zu füllen. Daher sollten sie nicht „wegtrainiert" werden, wenn nichts Neues an ihre Stelle tritt, denn sonst nehmen Stress und Anspannung wieder zu. Gegenwärtig wird die Diagnose „Autismus vom Typ Asperger" zunehmend häufiger gestellt, wobei nicht klar ist, ob die Zahl der Menschen mit diesem Störungsbild tatsächlich ansteigt, ob die Diagnostik präziser oder fokussierter geworden ist oder ob diese

Diagnose einen besseren Zugang zum therapeutischen Leistungsspektrum eröffnet.

Zum Weiterlesen

Enders A, Noterdaeme M (2009) Autismus-Spektrum-Störungen. Stuttgart: Kohlhammer.
Poustka F, Bölte S, Feineis-Matthews S et al. (2008) Autistische Störungen. 2. Aufl. Göttingen: Hogrefe.
Steinhausen HC (2001) Entwicklungsstörungen im Kindes- und Jugendalter. Stuttgart: Kohlhammer.

7.9 Störungen mit Beginn in der Kindheit

Zum Abschluss des Überblicks über wichtige psychiatrische Störungsbilder werden die Verhaltens- und emotionalen Störungen mit Beginn in der Kindheit und Jugend kurz dargestellt. Sie stehen nicht im Mittelpunkt des sozialpsychiatrischen Handelns, berühren aber die Frage, welche emotionalen und sozialen Bedingungen für die Entwicklung sicherer Bindungen und stabiler Konstitutionen als förderlich angesehen werden und welche Faktoren eine gesunde psychische Entwicklung eher behindern. Die genannten Aspekte können jedoch in dieser Einführung in die Soziale Psychiatrie nicht umfassend behandelt werden, an dieser Stelle werden nur die hyperkinetischen Störungen, die emotionalen Störungen sowie die Störungen des Sozialverhaltens bzw. die Bindungsstörungen knapp vorgestellt.

Hyperkinetische Störungen – im pädagogisch-therapeutischen Kontext heute meist als Aufmerksamkeitsdefizitsyndrom (ADS) bezeichnet – sind erkennbar an einem Mangel an Ausdauer bei Beschäftigungen, die kognitiven Einsatz verlangen. Es besteht die Tendenz, rasch von einer Tätigkeit zu einer anderen zu wechseln, ohne etwas zu Ende zu bringen. Nicht in jedem Fall muss die Aufmerksamkeitsstörung mit einer Hyperaktivität verbunden sein. Oft fällt allerdings eine Verzögerung der sprachlichen und motorischen Entwicklung sowie eine hohe Impulsivität bzw. eine gewisse Distanzlosigkeit auf; die medikamentöse Behandlung mit Methylphenidat (besser bekannt als Ritalin®) hat zu heftigen Kontroversen im kinder- und jugendpsychiatrischen Bereich geführt. Unstrittig ist, dass die Einnahme dieses Amphetamins, das dem Betäubungsmittelgesetz unterliegt und viel häufiger verordnet wird, als das Störungsbild nach strengen diagnostischen Kriterien eigentlich zulässt, einen erheblichen Eingriff in die physischen und psychischen Entwicklungsprozesse des Kindes darstellt; die Spätfolgen sind noch gar nicht abzusehen.

Zu den *emotionalen Störungen* im Kindesalter zählen unterschiedliche Ängste, vor allem die phobischen und die Trennungsängste. Manche Kinder entwickeln schon früh die anhaltende Befürchtung, den Eltern könne etwas zustoßen und sie würden von ihnen getrennt. Diese Angst kann sich in Alpträumen und in somatischen Symptomen (Bauchschmerzen, Übelkeit, Erbrechen, Kopfschmerzen) ausdrücken oder auch in der Weigerung, den Kindergarten oder die Schule zu besuchen. Bei der Erwartung, dass eine tatsächliche Trennung von der Bezugsperson bevorsteht, befinden sich die Kinder unter einer enormen Anspannung und mobilisieren in ihrer Not besondere Verhaltensweisen des Anklammerns und Schreiens. Oft spielen auch depressive Anteile eine Rolle, die allerdings im Kindesalter nur selten klar als solche erkannt und behandelt werden.

Die phobischen Störungen drücken sich in starken Ängsten vor bestimmten Objekten und Situationen aus. Vegetative Symptome wie Zittern und Herzklopfen, Atembeschwerden und Schwitzen, Beklemmungs- und Schwindelgefühle begleiten die Phobien. Besondere Geräusche werden aufmerksam wahrgenommen und mit schlimmsten Gefahren assoziiert, Dunkelheit und Gewitter können kaum ertragen werden, Phantasiegestalten und bedrohliche Märchenfiguren, Gespenster und Tiere lösen den heftigen Wunsch nach Schutz und Sicherheit aus. Bei der sozialen Ängstlichkeit zeigen die Kinder eine ausgeprägte Verlegenheit und Befangenheit, können Kontakte zu fremden Personen (selbst wenn dies gleichaltrige Kinder sind) kaum gestalten und neigen zum sozialen Rückzug, was die erneute Begegnung mit fremden Menschen weiter erschwert. Bei den kombinierten Störungen des Sozialverhaltens und der Emotionen kann ein aggressives Verhalten mit einer gleichzeitig depressiven Symptomatik verbunden sein. Perspektivlosigkeit, Lustlosigkeit und Hoffnungslosigkeit können die soziale Isolation verstärken oder beispielsweise zu einer suchtartigen Beschäftigung mit Computerspielen führen. Der Interessensverlust und der Mangel an vergnüglichen Beschäftigungen können mit Zwangsgedanken und Zwangshandlungen verbunden sein, die unbewusst eingesetzt werden, um soziale Ängste zu verdecken.

Störungen des Sozialverhaltens gehören heute zu den häufigsten Diagnosen in der kinder- und jugendpsychiatrischen Klinik oder Praxis. Laut ICD-10 umfassen sie ein Muster an dissozialen, aggressiven und aufsässigen Verhaltensweisen, wobei heftige Wutausbrüche ebenso dazu zählen wie die Neigung zu Destruktivität gegenüber Eigentum, Zündeln, Stehlen, häufiges Lügen, Schuleschwänzen und Grausamkeit gegenüber Personen und Dingen. Die Erfahrungen dieser Kinder können durch Vernachlässigung, körperliche Misshandlung oder sexuellen Missbrauch geprägt sein. An dieser Stelle wird deutlich, dass psychische Auffälligkeiten im Kindes- und Jugendalter nicht primär als psychiatrische Krankheiten, sondern eher als Folge unzureichender bzw. deprivierender Verhältnisse verstanden werden müssen. So spricht man auch von reaktiven *Bindungsstörungen* und deutet damit an, dass die Hintergründe für auffälliges bzw. abweichendes Verhalten mit aktuellen sozialen und emotionalen Lebensbedingungen des Kindes, meist auch mit sehr frühen Beziehungserfahrungen verknüpft sind.

Bindungsstörungen, wie sie heute im heilpädagogischen und auch im psychotherapeutischen Kontext auf vielen Ebenen diskutiert werden, haben noch keinen systematischen Eingang in die psychiatrische Klassifikation gefunden. Sie werden nur an einigen Stellen – so auch im ICD-10-Abschnitt 7.9 – knapp erwähnt. Die Bindungstheorie (nach John Bowlby) geht davon aus, dass ein primäres Bedürfnis nach Nähe, Schutz und Sicherheit zu einer Bindungsfigur besteht und dass dieses Bindungsbedürfnis von (über-)lebenswichtiger Bedeutung ist. Die Art, wie elementare Bedürfnisse des Kindes feinfühlig wahrgenommen und in angemessener Weise beantwortet werden, wirkt sich grundlegend auf die Gestaltung späterer Beziehungen und Verhaltensweisen aus, denn die frühen Erfahrungen mit den Bindungspersonen werden zu einem inneren Modell von Bindung verarbeitet. Bei einer guten primären Bindung besitzt das Kind ein solides Fundament an emotionaler Sicherheit und kann auf dieser Basis die Welt erkunden. Ein Mangel an Schutz und Geborgenheit kann zu unsicheren oder desorganisierten Bindungsmustern führen. Der Mensch hat dann nicht nur als Kind, sondern auch als Erwachsener Schwierigkeiten, Vertrauen in sich selbst und in seine nähere Umgebung zu entwickeln. Er kann Beziehungen nicht entspannt und konstruktiv gestalten und schreckt vor fremden Situationen zurück. In diesem Sinn hat die Qualität der Bindung im frühen Kindesalter zweifellos auch Auswirkungen auf das Erleben von Nähe und Verlust, von Intimität und Verbundenheit: Wer die Erfahrung gemacht hat, in Zeiten starker Belastung einen sicheren Hafen ansteuern zu können, der wird mit Stressfaktoren anders umgehen können als jemand, der sich eher schutzlos und ausgeliefert fühlt. Und diese unterschiedlichen inneren Erlebnisweisen wirken sich auf die seelische Stabilität bzw. Vulnerabilität aus.

Zum Weiterlesen

Blanz B, Remschmidt H (2006) Psychische Störungen im Kindes- und Jugendalter. Stuttgart: Schattauer.
Brisch KH (2009) Bindungsstörungen. Von der Bindungstheorie zur Therapie. Stuttgart: Klett-Cotta.
Knölker U, Mattejat F, Schulte-Markwort M (2007) Kinder- und Jugendpsychiatrie und -psychotherapie. Bremen: Uni-Med-Verlag.

8 Klinische Behandlung

Bis zur Psychiatrie-Reform in den 1970er Jahren war der Begriff „Psychiatrie" fast gleichbedeutend mit der stationärer Behandlung bzw. Verwahrung in großen Kliniken oder Heimen. Niedergelassene Nervenärzte gab es wenige, ein Netz aus ambulanten Diensten existierte nicht. Nicht nur die akute Versorgung, sondern auch die Langzeitbehandlung war Aufgabe der psychiatrischen Krankenhäuser. Doch diese Rolle haben die Kliniken inzwischen verloren; im Rahmen einer Phase, die als Enthospitalisierung oder Deinstitutionalisierung bezeichnet wird, wurden in den letzten Jahrzehnten die Langzeitbereiche aufgelöst, die meisten Großkrankenhäuser drastisch verkleinert (bzw. ihre Bettenzahl verringert; so z.B. im ehemaligen „Landeskrankenhaus" in Münster von 1400 auf 320), wenige Kliniken wurden ganz geschlossen. Die Verweildauer, also die Zeit des Aufenthalts in der Klinik ging stark zurück. Während zu Beginn des 20. Jahrhunderts Patienten nicht selten bis zu ihrem Lebensende stationär untergebracht waren, beträgt die durchschnittliche Zeit des stationären Aufenthalts heute nur noch wenige Wochen. Es ist noch nicht allzu lange her, dass die stationäre Behandlung im Mittelpunkt stand und nur durch wenige komplementäre Angebote des Wohnens und der Tagesstruktur ergänzt wurde. Mittlerweile hat sich das Verhältnis umgekehrt: Der Schwerpunkt der Behandlung und der Betreuung wird „extramural", also außerhalb der Klinik in der Gemeindepsychiatrie erbracht; die „intramurale" Behandlung in der vollstationären Klinik ergänzt dieses Spektrum nur für die wenigen Tage oder Wochen, in denen der Klient die Akutbehandlung in einem geschützten Rahmen benötigt, meist im Sinne einer stationären Krisenintervention.

8.1 Psychiatrische Kliniken und Abteilungen

Wie der Name schon sagt, waren die Landeskrankenhäuser als Fachkliniken für alle psychisch Kranken eines Landes oder Bezirks zuständig; in landschaftlich schöner Umgebung wurden die Anstalten mit ihren Backsteinhäusern oder Pavillons in großen Parks angelegt und von einer hohen Mauer umgeben. Viele dieser riesigen Gebäudekomplexe stehen heute noch, und eines der Probleme der Enthospitalisierung besteht darin, für diese Immobilien andere Verwendungszwecke zu finden. Erst im Zuge der Psychiatriereform begann man, in den Allgemeinkrankenhäusern auch psychisch Kranke zu behandeln. Körperlich Kranke und psychisch Kranke betraten nun erstmals durch eine Tür dasselbe Krankenhaus. Dies waren wichtige Schritte zur Reduzierung der Stigmatisierung psychisch kranker Menschen und zur Entwicklung der Gemeindepsychiatrie.

Generell profitieren von der Zusammenarbeit der somatischen Medizin und der Psychiatrie viele Menschen, bei denen „Leib und Seele" in komplizierten Wechselwirkungen betroffen sind. Patienten mit einem Alkoholentzugsdelir benötigen sowohl internistische als auch psychiatrische Kompetenz, ebenso Patienten, die in suizidaler Absicht eine Überdosis Tabletten eingenommen haben. Berät ein Psychiater seine Kollegen auf der internistischen Station, oder wird ein Internist in der Psychiatrie um Rat gebeten, spricht man von einem Konsil, d.h. der Arzt der jeweils anderen Fachrichtung wird als Konsiliararzt tätig. 2007 gab es in Deutschland 217 spezielle Fachkliniken und ebenfalls 217 psychiatrische Abteilungen an Allgemeinkrankenhäusern. Fachabteilungen verfügen in der Regel über weniger Betten; immerhin haben 13 Psychiatrische Kliniken noch mehr als 400 Betten und ein Einzugsgebiet von bis zu einer Million Bürgerinnen und Bürger. Insgesamt gibt es 54271 psychiatrische Betten in Deutschland, davon 65 % in Fachkliniken (Arbeitsgruppe Psychiatrie 2007). Aus der Anzahl der Betten, die für eine bestimmte Anzahl von Einwohnern zur Verfügung steht, ergibt sich die sogenannte Bettenmessziffer. Auch sie sinkt. Inzwischen scheint der Bettenabbau an einem Punkt angekommen zu sein, wo manche Kliniken sich kaum noch in der Lage sehen, ihren Pflichtversorgungsauftrag zu erfüllen. Im Folgenden werden die gemeinsamen Strukturen der Psychiatrischen Klinik und der psychiatrischen Fachabteilung an Allgemeinkrankenhäusern beschrieben.

Aufnahme

In der Allgemeinpsychiatrie werden Menschen mit Psychosen und affektiven Störungen behandelt, außerdem Menschen mit Persönlichkeits- und hirnorganischen Störungen sowie Suchtkranke in der Akutphase. (Behandlungsangebote für spezielle Zielgruppen werden in den folgenden Abschnitten beschrieben.) Der Patient wird von einem niedergelassenen Psychiater oder Notarzt eingewiesen oder meldet sich in der akuten Krise selbst zur Aufnahme. Häufig werden auch Klienten von ihren Angehörigen oder notfallmäßig von Polizei und Krankentransport, direkt oder über den Sozialpsychiatrischen Dienst, gebracht. Die Aufnahmeärztin (AvD) entscheidet, ob die Behandlung im Krankenhaus wirklich erforderlich ist. Extrem unterschiedlich in Europa und in Deutschland ist die Zahl derjenigen Menschen, die sich nicht freiwillig in Behandlung begeben, sondern über das Unterbringungsgesetz (PsychKG) des Landes oder die gesetzliche Betreuung (BGB) eingewiesen werden. Durchschnittlich sind es ca. 175 Patienten bezogen auf 100000 Einwohner. Die Unterbringungsquote (d.h. der Anteil an Zwangseinweisungen) in psychiatrischen Kliniken beträgt 14,5 % (Dreßing u. Salize 2004). Fast jede psychiatrische Klinik hat eine Aufnahmeverpflichtung für alle Patienten eines genau definierten Einzugsgebiets, unabhängig von der Diagnose.

Nachdem die Aufnahmeärztin entschieden hat, ob und auf welcher Station der Patient aufgenommen werden kann, wird er von einem Mitarbeiter dieser Station abgeholt. Zur Aufnahme gehört die Frage nach mitgebrachten oder einzunehmenden Medikamenten, nach Drogen oder gefährlichen Gegenständen. Psychiatrieerfahrene berichten, dass es für sie sehr wichtig ist, alle Abläufe und Regeln genau erklärt zu bekommen. Von ihnen weiß man, dass auch Patienten, die sehr konfus oder wahnhaft wirken, höchst sensibel alle Einzelheiten der Aufnahmeprozedur wahrnehmen. Ein erfahrener Mitarbeiter wird also diese erste Begegnung für die Beziehungsaufnahme nutzen, wird Fragen stellen und beantworten, beruhigen und erklären.

Bei durchschnittlich 2 % aller Aufnahmen in der Akutpsychiatrie kommt es zu körperlichen Aggressionen zwischen Patient und Team (Steinert 2008); alle Mitarbeiter werden deshalb immer wieder geschult, um mit speziellen Strategien Gewalt zu verhindern und Situationen zu deeskalieren. Patienten, die dennoch sich selbst oder andere gefährden, werden entweder isoliert oder fixiert, also mit Gurten am Verlassen des Bettes gehindert, und auch gegen ihren Willen, meist mittels einer Injektion, medikamentös behandelt. Fixierungen müssen dokumentiert werden; fixierte Patienten müssen von einer Pflegekraft („Sitzwache") beaufsichtigt werden. Grundsätzlich ist die Behandlung von Patienten, die gegen ihren Willen eingewiesen wurden, nur eingeschränkt zulässig; Gleiches gilt für Patienten, die durch ihren gesetzlichen Betreuer in der Klinik untergebracht wurden. Auch für eine Zwangsmedikation gelten enge juristische Grenzen.

Stationsalltag

Die Atmosphäre in der alten Anstaltspsychiatrie war vor allem geprägt durch den fehlenden Kontakt zur Außenwelt, den Verlust der Privatsphäre, durch Zwang und Monotonie. Vieles hat sich in der Zwischenzeit geändert, doch noch immer klagen Patienten über die Langeweile in der Psychiatrie, vor allem am Wochenende. Sie fühlen sich ja nicht unbedingt krank und leiden unter der Untätigkeit. Also warten sie auf die Mahlzeiten, die in einer Großküche zubereitet und in Containern, häufig bereits portioniert, geliefert werden. Frühstück, Abendbrot und Nachmittagskaffee werden in der Stationsküche vorbereitet, und Kuchenbacken ist eine beliebte Aktivität im Rahmen der Ergotherapie. Viele psychisch kranke Patienten konsumieren fast exzessiv Zigaretten und Kaffee. Inzwischen sind die verrauchten Tagesräume, die das Bild psychiatrischer Stationen lange prägten, mit den Rauchverboten der Länder verschwunden. Viele Männer und Frauen, darunter auch viele Mitarbeiterinnen und Mitarbeiter, stehen nun rauchend vor der Tür.

Alle Patienten werden aufgefordert, morgens aufzustehen, sich zu waschen und mit den anderen zu frühstücken. Medikamente müssen eingenommen werden. Der Rückzug ins Bett ist beliebt, therapeutisch aber nicht erwünscht. Eine „Morgenrunde" findet statt, an der möglichst alle teilnehmen sollen. An bestimmten Wochentagen führt der Oberarzt eine Visite durch, der Stationsarzt in der Regel täglich: Der Stationsarzt spricht – gemeinsam mit der Pflegekraft und möglichst auch mit der Sozialarbeiterin – mit jedem Patienten, erkundigt sich nach dessen Befinden, beantwortet Fragen und macht Vorschläge zur weiteren Behandlung. Üblich sind Angebote der Ergotherapie, der Musik- und Tanztherapie sowie sportliche und kulturelle Aktivitäten oder Gesprächsgruppen. Zu bestimmten

Terminen finden Einzelgespräche mit dem Arzt oder der Psychologin statt; die Mitarbeiter des Sozialdienstes stehen für Fragen zur Verfügung und kommen auch auf die Station, um Probleme mit der Miete, dem Lebensunterhalt oder der Wohnung zu besprechen. Kleine Gruppen gehen gemeinsam spazieren, untergebrachte Patienten müssen begleitet werden. Am Abend wird nach dem Essen natürlich ferngesehen; spätestens um 22.00 Uhr ist Nachtruhe. Dann ist häufig nur noch eine Mitarbeiterin des Pflegedienstes präsent; jede Stunde schaut sie nach bestimmten Patienten; bei Bedarf führt sie ein Gespräch oder verteilt eine Zusatzmedikation.

Berufsgruppen in der Allgemeinpsychiatrie

1991 ist die Personalverordnung für Psychiatrie (genannt PsychPV) in Kraft getreten. Sie regelt den Personalbedarf in den einzelnen Behandlungsphasen und Bereichen in der Psychiatrie und legt die Aufgaben der Berufsgruppen fest. Innerhalb von 5 Jahren brachte sie fast 7000 neue Stellen. Leider wird die PsychPV nur noch unzureichend umgesetzt. Teilweise sind die Zeitangaben auch überholt, weil die Patienten nur noch sehr kurz, dafür aber umso intensiver behandelt werden. Trotzdem wird bei der Darstellung der Berufsgruppen auf die PsychPV Bezug genommen. Das Behandlungsziel in der Allgemeinpsychiatrie ist laut PsychPV das „Erkennen und Heilen", die psychische und soziale Stabilisierung, die Risikoabschätzung und die Krisenintervention. Als Behandlungsmittel gelten: Diagnostik, Pharmakotherapie, Psychotherapie, Soziotherapie, Ergotherapie und Notfallbehandlung.

Die zahlenmäßig größte Berufsgruppe sind die Mitarbeiterinnen im *Pflegedienst*. Sie sind für die allgemeine und die psychiatrische Pflege zuständig. Sie halten den Stationsalltag aufrecht, wecken die Patienten, helfen bei der Körperpflege, messen den Blutdruck und betreuen Schwerstkranke. Sie helfen bei der Blutentnahme, setzen Injektionen, versorgen Wunden und verteilen die Medikamente. Sie beobachten die Patienten und reagieren bei Krisen, sie sprechen mit Angehörigen und begleiten zu Untersuchungen oder beim Ausgang. Sie führen die „Morgenrunde" durch und begleiten die Therapieangebote der anderen Berufsgruppen. Sie prägen ganz entscheidend das therapeutische Milieu einer Station.

Auch die *Sozialarbeiterinnen und Sozialpädagogen* wirken bei der Befunderhebung mit; ihr Schwerpunkt sind die Sozialanamnese und die psychosoziale Diagnostik. Sie sprechen mit Partnern, Angehörigen und Arbeitgebern, kümmern sich um die Finanzen und die häusliche Situation. Sie arbeiten mit den Patienten an deren sozialen Kompetenzen, einzeln und in der Gruppe. Sie helfen bei der Wiedereingliederung in den Arbeitsbereich und vermitteln Maßnahmen der Teilhabe, z. B. im Betreuten Wohnen oder in der Tagesstätte. Die *Ergotherapeutin* erhält und fördert die vorhandenen sozialen und motorischen Fähigkeiten durch Einzeltraining und Aktivitäten in der Gruppe. Nonverbale Angebote (Kunst, Musik, Tanz und Bewegung) dienen der emotionalen Entlastung und ermöglichen den Patienten, sich mit Körper und Seele auszudrücken.

Aufgabe der *Ärzte* im Stationsdienst ist insbesondere die Exploration mit der Erhebung des Befundes, die Diagnosestellung, die Veranlassung von Konsiliaruntersuchungen, die Festlegung des Therapieplans und die Dokumentation. Sie führen Visiten durch, kontrollieren den Verlauf der Behandlung und ordnen die Medikation an. Sie schreiben die Arztbriefe und sind zuständig für alle Fragen der Unterbringung und der gutachterlichen Stellungnahmen. Sowohl Ärzte als auch Psychologen führen Einzel- und Familiengespräche sowie therapeutische Gespräche in der Gruppe. *Psychologen* wirken bei der Anamnese- und Befunderhebung mit, insbesondere durch Testdiagnostik, und führen spezielle Trainingsprogramme durch. Von der Zusammenarbeit der Berufsgruppen hängt es ab, ob es gelingt, im Sinne eines „therapeutischen Teams" ein förderndes Milieu auf der Station zu etablieren. Gemeinsame Supervisionen sind hilfreich und üblich. Hier wirkt sich nachteilig aus, dass die Stationsärzte sehr häufig wechseln; schuld daran sind die Strukturen der Facharztausbildung und die Tatsache, dass nur noch kurze Zeitverträge abgeschlossen werden.

Fast jedes Krankenhaus hat einen *Patientenfürsprecher* oder Ombudsmann. Er ist in regelmäßigen Sprechstunden oder per Telefon vor allem für Beschwerden ansprechbar und vermittelt bei Konflikten. Noch viel zu wenig werden in deutschen Kliniken die Kompetenzen der Psychiatrieerfahrenen genutzt. In vielen Ländern sind sie nicht nur Anlaufstelle für Beschwerden, sondern arbeiten als bezahlte Experten in allen Teams, ambulant und stationär. Spezielle Programme („experienced involvement") qualifizieren für diese Tätigkeit. In den Psychiatrieplänen mancher Länder sind externe Besuchskommissionen vorgeschrieben, die eigenständig die Stationen aufsuchen und Patienten befragen.

Tagesklinische Behandlung

Die teilstationäre Behandlung beschränkt sich in der Regel auf die Werktage. Die Patienten kommen morgens, verbringen den Tag in einem gut strukturierten Programm und fahren nach dem Nachmittagskaffee wieder in ihre gewohnte Umgebung. In der Regel befindet sich die Tagesklinik in einer Etage oder einem Gebäude einer psychiatrischen Klinik, manchmal auch ausgelagert in einem Stadtteil. Häufig erfolgt die tagesklinische Behandlung unmittelbar im Anschluss an einen vollstationären Aufenthalt. Viele Patienten werden auch direkt in der Tagesklinik aufgenommen, vor allem wenn diese sich auf eine bestimmte Problemlage spezialisiert hat. So werden besonders häufig Menschen mit depressiven Störungen und Angsterkrankungen tagesklinisch behandelt. Für sie ist der Wechsel von Anspannung und Entlastung, von Kontakt und Rückzug, von Therapie und Lebensfeld besonders wichtig. Die Anzahl von Plätzen in Tageskliniken steigt, besonders in den Städten.

Zum Weiterlesen

Becker T, Hoffmann H, Puschner B, Weinmann S (2008) Versorgungsmodelle in Psychiatrie und Psychotherapie. Stuttgart: Kohlhammer.
Eikelmann B, Reker T (Hrsg.) (2004) Psychiatrie und Psychotherapie in der Tagesklinik. Stuttgart: Kohlhammer-Verlag.
Rössler W (2007) Basiswissen: Psychologen in der psychiatrischen Klinik. Bonn: Psychiatrie-Verlag.

8.2 Kliniken für Abhängigkeitserkrankte

Die Zielgruppe der Menschen, die von Alkohol, Medikamenten oder Drogen abhängig sind, wurde in Kapitel 5.2 vorgestellt. An dieser Stelle werden die verschiedenen Formen stationärer Behandlung, wie sie für die erste Phase der Entgiftung und die darauf folgende Phase der Entwöhnung vorgehalten werden, dargestellt.

Entgiftungsstationen

Menschen mit Abhängigkeitserkrankungen durchleben bei Absetzen des Suchtstoffs zunächst den körperlichen Entzug. Typische vegetative Entzugssymptome sind starke Unruhe, Zittern (Tremor) und Schwitzen. Die Behandlung des Entzugssyndroms, die sogenannte Entgiftung, erfolgt in der Regel im Krankenhaus und erfordert vor allem in den ersten Tagen eine kontinuierliche Überwachung. Aber nicht jeder Suchtkranke, der darum bittet, wird auch aufgenommen. Es gibt chronisch Abhängige, die Dutzende von Entgiftungen und Behandlungsabbrüchen hinter sich haben und die, wenn sie ohne ärztliche Einweisung und Kostenübernahmebestätigung der Krankenkasse erscheinen, wieder weggeschickt werden. Trotzdem betreffen 30–50 % aller Aufnahmen in psychiatrischen Kliniken Menschen mit einer Abhängigkeitserkrankung. Manche setzen zuhause abrupt den Suchtstoff ab oder dosieren langsam herunter. Beides kann riskant sein, denn es können Krampfanfälle, Halluzinationen (z. B. die berühmten weißen Mäuse) und Erregungszustände auftreten. Nicht selten kommt es zu einem Delir, d. h. zu einer Bewusstseinseintrübung, zu Halluzinationen und vegetativen Symptomen wie Herzrasen, Zittern, Schweißausbrüchen. Diese bekannteste und schwerste Komplikation überlebte noch vor wenigen Jahrzehnten nur jeder zweite Patient. Entgiftungen können in psychiatrischen Kliniken oder in Allgemeinkrankenhäusern erfolgen; letzteres ist sinnvoll, wenn zusätzliche Erkrankungen behandelt werden müssen. Für die körperliche Entgiftung bewilligen die Krankenkassen in der Regel nur einen 7–14-tägigen Aufenthalt, selten mehr. Bei Medikamentenabhängigkeit dauert die Entgiftung ca. 14 Tage. Der körperliche Entzug von illegalen Drogen – meist mit medikamentöser Unterstützung, sog. „warmer Entzug" (im Gegensatz zum „kalten Entzug" ohne begleitende Medikation) – erfolgt ebenfalls in der psychiatrischen Klinik.

Auf psychiatrischen Stationen wird häufig die „qualifizierte Alkoholentzugsbehandlung" (AEB) angeboten. Nachdem die schwersten Symptome mit oder ohne Medikation abgeklungen sind, werden die Patienten über Ursache, Verlauf und Therapie von Abhängigkeitserkrankungen informiert; Einzel- und Gruppengespräche werden angeboten, verschiedene Selbsthilfegruppen stellen sich vor, sodass bereits in der Klinik die Nachsorge eingeleitet wird. Die Sozialarbeiterin klärt existenzielle Probleme, z. B. Mietrückstände und den Lebensunterhalt. Belastungsurlaube und Angehörigengespräche finden statt. Ziel ist die Motivierung der Patienten zur Abstinenz oder für weitere therapeutische Angebote, im günstigsten Fall eine ambulante oder stationäre Entwöhnungsbehandlung im

Anschluss. Nur über den Aufbau einer positiven Beziehung und bedingungsloser Wertschätzung kann es gelingen, die Mauer zu durchbrechen, die suchtkranke Menschen errichten, weil sie ihre Schuld- und Schamgefühle abwehren müssen oder sich (noch) nicht bereit oder in der Lage sehen, auf das Suchtmittel zu verzichten. Auch um diese Bereitschaft zu wecken und zu fördern, ist eine positive Beziehung und Wertschätzung wichtig. An der Gestaltung dieses akzeptierenden Milieus sind alle Berufsgruppen beteiligt. Die qualifizierte Entzugsbehandlung dauert ca. 3 Wochen; eine Regelfinanzierung gibt es nicht – sie muss in jedem Einzelfall mit den Krankenkassen ausgehandelt werden. Suchtkranke Patienten mit zusätzlichen Störungen, z.B. Doppeldiagnosen (Sucht und Psychose) werden auch länger in der Psychiatrie behandelt.

Entzugsbehandlungen werden inzwischen auch ambulant durchgeführt. Nach dem Entzug wird gelegentlich eine medikamentöse Behandlung mit einer „Anti-Craving-Substanz" empfohlen; diese relativ neuen Medikamente (z.B. Campral®) sollen den sogenannten Suchtdruck mildern und müssen ca. ein Jahr lang genommen werden. Rückfälle sollen seltener werden.

Stationäre Entwöhnungsbehandlung

Die medizinische Rehabilitation für Abhängigkeitskranke findet vorrangig in Fachkliniken, häufig in ländlicher Umgebung statt. Die Entgiftung wird vorausgesetzt. Die Therapie der psychischen Abhängigkeit und die Wiederherstellung der Erwerbsfähigkeit stehen im Vordergrund. Finanziert werden Therapien von ca. vier Wochen bis sechs Monaten Dauer, bei Drogenabhängigen von ca. vier Monaten Dauer. Es erfolgt zunächst eine umfassende medizinische und psychologische Diagnostik. Der individuelle Behandlungsplan wird aufgestellt. Verschiedene verhaltenstherapeutische und tiefenpsychologische Verfahren, Einzelgespräche und Gruppenpsychotherapie werden ergänzt durch kreative und aktivierende Gruppen: Sport- und Bewegungstherapie, Rollenspiel, Entspannungstherapie, Arbeitserprobung. Auch in der Fachklinik stellen sich die regionalen Selbsthilfegruppen vor. Manche Fachkliniken bieten bei Rückfallgefährdung eine mehrwöchige Auffangtherapie an. Nahezu alle therapeutischen Angebote werden auch ganztägig ambulant, also tagesklinisch angeboten. Ambulante Nachsorge (Reha Sucht) ist möglich. Für Alkoholabhängige gibt es z. Zt. in Deutschland 190 Einrichtungen mit 10 400 Plätzen, ca. 42 Einrichtungen befinden sich in psychiatrischen Kliniken. Die Lage vieler Fachkliniken „auf der grünen Wiese", abseits der Lebensrealität der suchtkranken Menschen, wird oft kritisiert. Sie steht im Widerspruch zum Gedanken einer gemeindepsychiatrischen Versorgung.

Viele sozial nicht mehr integrierte Suchtkranke sind mit dem Antragsverfahren und der Organisation der hier beschriebenen medizinischen Rehabilitation überfordert. Ihnen bleiben die Angebote der Wohnungslosenhilfe, sozialtherapeutische Einrichtungen, die vom Sozialhilfeträger finanziert werden, und die Drehtür zwischen Entgiftung und Rückfall.

Speziell für jüngere Abhängige von illegalen Drogen findet die Entwöhnungsbehandlung in ärztlich geleiteten therapeutischen Gemeinschaften freier Träger statt, die mit ca. 30 Plätzen wesentlich kleiner und von Anfang an für längere

Aufenthalte von mehreren Monaten ausgerichtet sind. Das Programm der therapeutischen Gemeinschaften ist intensiv, die Regeln sind streng, die Distanzierung der Drogenabhängigen von ihrer bisherigen Subkultur wird besonders beachtet. Wie auch in den Fachkliniken werden Rückfälle sanktioniert und führen im Wiederholungsfall zum Abbruch der Maßnahme. Vor allem bei Drogenabhängigen ist eine zwei- bis viermonatige Adaptionsphase möglich, die der Überleitung in den Arbeitsalltag dient.

Die Rentenversicherungsträger finanzieren etwa 50 000 stationäre Entwöhnungsbehandlungen jährlich: 70 % davon wegen Alkoholabhängigkeit, 20 % wegen Drogenabhängigkeit, weniger als 1 % wegen Medikamentenabhängigkeit; d. h. die medizinische Rehabilitation für Abhängigkeitskranke wird vorrangig finanziert vom Rentenversicherungsträger, seltener von der Krankenkasse; die Finanzierung durch den Sozialhilfeträger hat Nachrang. Aktuelle Informationen gibt die „Deutsche Hauptstelle für Suchtfragen" (www.dhs.de). In der Beratung sollte rechtzeitig der zuständige Kostenträger geklärt und kontaktiert werden, da Antragsverfahren, Maßnahme und Einrichtung mit ihm abzustimmen sind.

Perspektiven

Wie in allen Bereichen der medizinischen Rehabilitation entwickeln sich auch hier zunehmend bessere Übergänge zwischen dem ambulanten und stationären Bereich; es entstehen flexible Zwischenformen, Kombinationen und innovative Modelle, z. B. die ambulante Langzeit-Intensivtherapie ALITA (www.alita-olita.de). Und nicht nur die medizinische Rehabilitation wird flexibler, auch die sozialtherapeutischen Heime und die stationären und komplementären Leistungen des Betreuten Wohnens öffnen sich zunehmend Menschen mit einer primären oder sekundären Abhängigkeit. Lange Zeit war Abstinenz eine Bedingung für die Aufnahme, der Substanzmissbrauch Anlass für die umgehende disziplinarische Entlassung. Mit Zunahme der Klienten, die im Rahmen einer Komorbidität neben der psychischen Erkrankung Alkohol oder Cannabis konsumieren, werden die starren Regeln und Konzepte verändert. Auch hier wird inzwischen personenbezogen gearbeitet: Mit jedem einzelnen Klienten wird verhandelt (Lenninger 2003). Das „betreute Saufen" ist zwar weiterhin obsolet, es wird aber nicht mehr jeder Preis für die Trockenheit gezahlt.

Zum Weiterlesen

Arbeitshilfe für die Rehabilitation und Teilhabe von Menschen mit Abhängigkeitserkrankungen der Bundesarbeitsgemeinschaft Rehabilitation (BAR) (im Internet unter: www.bar-frankfurt.de).
Deutsche Hauptstelle für Suchtfragen (www.dhs.de).
Kruse G, Körkel J, Schmalz U (2000) Alkoholabhängigkeit erkennen und behandeln. Bonn: Psychiatrie Verlag.

8.3 Psychosomatische Kliniken

An dieser Stelle soll auf Psychosomatische Kliniken eingegangen werden, auch wenn deren Behandlungssystem nicht direkt zur Sozialen Psychiatrie gehört. In gewisser Weise handelt es sich fast um ein Gegenmodell zur psychiatrischen Versorgung, wobei die Zahl der Kliniken und Behandlungsplätze in der Psychosomatik in den letzten 25 Jahren stark angestiegen ist, während im gleichen Zeitraum die Psychiatrischen Kliniken ihre Bettenzahl deutlich reduziert haben. Wie ist diese Tendenz zu verstehen? Das hat zunächst einmal mit den unterschiedlichen Formen seelischer Erkrankungen zu tun: Psychosomatische Kliniken nehmen Patienten auf, die unter körperlichen Beschwerden leiden, von denen man annimmt, dass sie psychisch verursacht sind: Kopf- und Rückenschmerzen, Herz-Rhythmus-Störungen, Magen-Darm-Beschwerden, Allergien und Hauterkrankungen, Essstörungen, sexuelle Funktionsstörungen, urologische, gynäkologische und andere Beschwerden können zur Aufnahme in die Psychosomatik führen. Da diese Kliniken in der Regel psychotherapeutisch ausgerichtet sind, werden dort auch Schlafstörungen, Burn-out-Syndrome, Ängste, Zwänge, Depressionen und posttraumatische Belastungsstörungen behandelt. Wie erfolgt nun die Abgrenzung zur Psychiatrie? Die Antwort liegt vor allem in den Ausschlussdiagnosen: Nicht behandelt werden in Psychosomatischen Kliniken Patienten mit akuten psychiatrischen Erkrankungen wie schizophrenen bzw. affektiven Psychosen oder schweren Persönlichkeitsstörungen. Es fehlt dort eine psychiatrische Grundausstattung und Ausrichtung. Für Patienten, die sich in akuten Krisen befinden, suizidale Tendenzen zeigen oder in der Psychose den Boden einer gemeinsamen Realität verlassen haben, ist die Behandlung in der Psychosomatik also nicht geeignet.

Ein zweiter Aspekt, der das Behandlungssystem der Psychosomatischen Kliniken von der psychiatrischen Versorgungslandschaft unterscheidet, liegt in der Trägerschaft der Kliniken bzw. in der Kostenübernahme der Behandlungen. In der Regel sind hier die Rentenversicherungen gefragt; ihnen liegt daran, ihre Versicherten gesund zu erhalten oder deren Gesundheit wieder herzustellen. Psychosomatische Kliniken sind oft Kurkliniken, eine Kostenübernahme der ca. 6–10-wöchigen Behandlung erfolgt durch die Rentenversicherung, bei Beamten durch die sogenannte Beihilfe, ergänzt durch private Krankenversicherungen. Bisweilen können auch die Berufsgenossenschaften bzw. Unfallversicherungen die Behandlungskosten übernehmen. Auf eigene Kosten kann man sich natürlich auch behandeln lassen; nur in Einzelfällen tritt die gesetzliche Krankenversicherung als Kostenträger auf.

Mit dem Auf- und Ausbau solcher Kurkliniken bzw. Psychosomatischen Fachkliniken leistet sich Deutschland – anders als vergleichbare Länder – ein zweites Versorgungssystem, gewissermaßen eine Parallelwelt zu jenen stationären und auch ambulanten psychiatrisch-psychotherapeutischen Einrichtungen, die über die Krankenkassen oder die Eingliederungshilfe finanziert werden und bereits dargestellt wurden. Das kann man begrüßen, denn damit existiert eine fachlich engagierte, im Behandlungsangebot oft sehr ganzheitlich orientierte und durchaus erfolgreiche Klinikwelt mit vielfältigen Konzepten, Methoden und nicht zuletzt mit vielen spannenden Arbeitsplätzen. Man kann jedoch auch etwas irritiert zur Kenntnis nehmen, dass dieses System sich aufgrund seiner privaten, nicht immer ganz transparenten Trägerschaften einer Planung – z. B. in Bezug auf Bedarfszahlen – weitgehend entzieht und damit allein den Gesetzen des Marktes unterliegt.

Geleitet werden Psychosomatische Kliniken von Fachärzten der Psychiatrie, Psychotherapie und Psychosomatischen Medizin. Zum Behandlungsteam zählen ferner psychologische Psychotherapeuten, Sozialarbeiter, Pflegekräfte, Physiotherapeuten, Kunst- und Musiktherapeuten, Ergotherapeuten, Sportlehrer. Viele Psychosomatische Kliniken sind tiefenpsychologisch ausgerichtet, manche arbeiten stärker verhaltenstherapeutisch oder nach systemischen Konzepten. Psychotherapeutisch werden regelmäßige Einzelgespräche bei den Bezugstherapeuten angeboten, ergänzt durch Gruppenpsychotherapie. Die Arbeit in Gruppen kann auch in psychoedukativem Sinn erfolgen, um eine bessere Einsicht in die Erkrankung und ihre Bewältigung zu ermöglichen. Entspannungsverfahren und körperorientierte Ansätze wie beispielsweise konzentrative Bewegungstherapie, Feldenkrais, Biofeedback, Massage, autogenes Training und progressive Muskelentspannung sollen das Körpergefühl verbessern und Zugänge zu den körperlichen Vorgängen eröffnen. Kreative Therapien sollen seelische Strukturen und Konflikte in neuer Weise darstellen; dafür stehen beispielsweise kunsttherapeutische, musiktherapeutische, tanztherapeutische Angebote zur Verfügung.

Zum Weiterlesen

Ermann M (2007) Psychosomatische Medizin und Psychotherapie. 5. Aufl. Stuttgart: Kohlhammer.
Fritsche K, Wirsching M (2006) Psychosomatische Medizin und Psychotherapie. Heidelberg: Springer.

8.4 Kinder- und jugendpsychiatrische Kliniken

Als medizinisches Fachgebiet ist die Kinder- und Jugendpsychiatrie ein wichtiger Bestandteil des Gesundheitssystems und eng verflochten mit der Psychiatrie, der klinischen Psychologie und der Kinderheilkunde. Außerdem steht sie in engem Bezug zur Jugendhilfe, zur Heil- und Sonderpädagogik, zu den Erziehungsberatungsstellen und zu den jeweiligen Schulen. Die Aufgabe kinder- und jugendpsychiatrischer Kliniken liegt in der Erforschung, Erkennung und Behandlung psychischer, neurologischer, psychosomatischer und entwicklungsbedingter Erkrankungen oder Störungen im Kindes- und Jugendalter. Auch bei sozialen Verhaltensauffälligkeiten kann eine Behandlung in einer kinder- und jugendpsychiatrischen Klinik angezeigt sein. Dabei geht es immer häufiger um Interventionen in akuten Krisen, vor allem für Jugendliche, die sich selbst oder andere gefährden und in ihrem bisherigen Alltag (in der Familie, in der Schule, in einer Einrichtung des Betreuten Wohnens) nicht mehr angemessen begleitet werden können.

8 Klinische Behandlung

Allerdings sollte stets genau geprüft werden, ob die Schwere der Erkrankung bzw. Störung eine Herausnahme aus dem gewohnten Lebensbereich wirklich erfordert und die Vorteile einer stationären Behandlung gegenüber den zu berücksichtigenden Nachteilen überwiegen. Denn ein Aufenthalt in der stationären Kinder- und Jugendpsychiatrie ist immer ein erheblicher Eingriff in die Lebensverhältnisse eines jungen Menschen und seiner Familie. Er sollte wirklich nur dann erfolgen, wenn aufgrund massiver intrapsychischer, interpersoneller und sozialer Konflikte eine Trennung vom bisherigen Umfeld als dringend notwendig angesehen wird.

Auf den ersten Blick könnte man meinen, eine kinder- und jugendpsychiatrische Klinik sei ganz ähnlich strukturiert wie eine psychiatrische Klinik für Erwachsene – der Unterschied läge nur in der Altersstruktur der Patienten. Doch die Behandlung und Begleitung von Kindern und Jugendlichen mit seelischen Problemen verlangt ein spezifisches Vorgehen und andere Kompetenzen als in der Erwachsenenpsychiatrie. Den Kindern und Jugendlichen sollten in der Klinik Bedingungen geboten werden, die dem jeweiligen Alter entsprechen, Schutz gewähren und eine möglichst normale weitere Entwicklung ermöglichen. Das bedeutet, dass das Team der Klinik auch Beziehungsaufgaben wahrnehmen, das schulische Lernen begleiten, die Freizeit mit gestalten und die sozialen Interaktionen unterstützen muss. Und je jünger das Kind ist, desto traumatischer kann die Trennung von den Eltern sein. So ist auch die Bindungs- bzw. Trennungssituation zu reflektieren und die Familie möglichst in den therapeutischen Prozess einzubeziehen – besonders in den tagesklinischen Angeboten, die ihren Schwerpunkt auf die Diagnostik der Interaktionen zwischen Müttern, Vätern und ihren Kindern legen.

Überhaupt stellt sich – stärker noch als bei erwachsenen Patienten – bei Kindern die Frage, ob es ausreicht, nur den jungen Menschen und seine individuelle Symptomatik zu behandeln, oder ob diese Symptomatik eher auf ein Problem im Beziehungsgefüge des Kindes hinweist. In diesem Sinn hat die systemische Familientherapie in einigen Kliniken der Kinder- und Jugendpsychiatrie einen hohen Stellenwert. Doch auch wenn nicht ausdrücklich nach einem familientherapeutischen Ansatz gearbeitet wird, sind Beratungen der Eltern und Klärungen häuslicher Konflikte bedeutsam. Weiterhin spielen im Alltag der Kinder- und Jugendpsychiatrie die Schulpflicht des Kindes, seine kognitive, emotionale und soziale Entwicklung und sein Verhalten in Einzel- und Gruppensituationen eine wichtige Rolle. Hier sind zusätzliche pädagogische und therapeutische Konzepte gefragt, die vom multiprofessionellen Team entwickelt werden.

In der Regel setzt sich das Team aus Ärztinnen und Psychologen, Heilpädagoginnen und Erzieherinnen, Pflegekräften und Sozialarbeitern, Ergo-, Musik- und Bewegungstherapeuten, Logopädinnen, Lehrern und anderen zusammen. Die Tatsache, dass ein Teil des Teams im Schichtdienst arbeitet und den Stationsalltag in vielfältiger Weise gestaltet, während andere Mitarbeiter eine regelmäßige Wochenarbeitszeit ohne Früh-, Spät- und Wochenenddienste sowie ein genau umschriebenes Aufgabenfeld haben, kann zu Dissonanzen im Team führen. Die Zusammenarbeit kann eigentlich nur gelingen, wenn jeder Mitarbeiter in seinem Bereich kompetent und kooperationsbereit ist; jeder sollte in seiner beruflichen Identität anerkannt werden und nicht mit den anderen Berufsgruppen rivalisieren.

Kinder- und jugendpsychiatrische Kliniken arbeiten eng mit der Jugendhilfe, der Erwachsenenpsychiatrie und der Pädiatrie zusammen, ebenso mit Erziehungsberatungsstellen, Sozialpsychiatrischen Diensten, Schulen, niedergelassenen Ärztinnen und Therapeuten, Gesundheitsämtern und Familiengerichten. Meist verfügen sie über eine Poliklinik, also eine zentrale Anlaufstelle für die Patienten und ihre Eltern, über eine allgemeine und mehrere spezielle Ambulanzen, die sich auf die Beratung und Behandlung einzelner kinder- und jugendpsychiatrischer Störungen konzentrieren. Insgesamt muss die Klinik auf eine breite Palette von Störungsbildern eingerichtet sein, Schwerpunkte sind in der Regel: Psychosen, autistische Störungen, Angststörungen (inkl. Schulphobien), Zwangsstörungen, Borderline-Störungen, Depressionen und suizidale Krisen, Essstörungen (Anorexia nervosa, Bulimie, Adipositas) und Störungen des Sozialverhaltens. Die Kliniken nehmen in der Regel auch drogenabhängige und suchtgefährdete Jugendliche sowie psychisch kranke jugendliche Rechtsbrecher auf. In einigen Kliniken bestehen außerdem Behandlungsmöglichkeiten für Kinder und Jugendliche mit gravierenden neuropsychiatrischen Erkrankungen (z. B. Epilepsie), für Patienten mit Schädel-Hirn-Traumen und für Schwerst- und Mehrfachbehinderte.

Zum Weiterlesen

Knopp M, Napp K (2006) Wenn die Seele überläuft. Kinder und Jugendliche erleben die Psychiatrie. Bonn: Balance.

Kuchenbecker A (2007) Pädagogisch-Pflegerische Praxis in der Kinder- und Jugendpsychiatrie. Marktoberdorf: Ibicura.

Warnke A, Lehmkuhl G (2003) Kinder- und Jugendpsychiatrie und Psychotherapie in der Bundesrepublik Deutschland. Stuttgart: Schattauer.

8.5 Abteilungen für Gerontopsychiatrie

Die durchschnittliche Lebenserwartung ist seit Beginn des 20. Jahrhunderts um 30 Jahre gestiegen und steigt weiter. Ein Viertel bis ein Drittel aller Menschen über 65 Jahren leidet unter einer psychischen Erkrankung, mindestens 10 % von ihnen benötigen fachärztliche Hilfen. Lange wurde darüber gestritten, ob ein stationäres System zur Behandlung gerontopsychiatrischer Patienten flächendeckend aufzubauen sei: Ist ein eigener Abschnitt zur stationären klinischen Gerontopsychiatrie noch zeitgemäß? Macht eine Spezialisierung noch Sinn, wenn das Spezielle fast die Regel geworden ist? Die Praxis hat diese Frage längst beantwortet: Etwa 50 Prozent aller stationären Patienten in den Krankenhäusern sind älter als 60 Jahre. Zirka 40 Prozent aller Menschen, die in Krankenhäusern, z. B. auf geriatrischen Stationen, behandelt werden, weisen psychiatrische Symptome auf, und es werden immer mehr. Krankenhäuser verwandeln sich allmählich in geriatrische und gerontopsychiatrische Einrichtungen. Die im Modellprogramm propagierten Gerontopsychiatrischen Zentren mit Tagesklinik und Beratungsstelle sind eher die Ausnahme, stattdessen werden ambulante, kostengünstige Versorgungsnetzwerke vor allem für Demente breit und öffentlich diskutiert.

Die Teams in fast allen Kliniken sind inzwischen für die Versorgung gerontopsychiatrischer Patienten qualifiziert. Sozialdienste in Städtischen Krankenhäusern sind mit der Vermittlung von speziellen Diensten der Sozialstationen und Plätzen in Wohngemeinschaften für Demenzkranke beschäftigt; Pflegekräfte ebenso wie Mediziner haben sich Kompetenzen für den Umgang mit desorientierten alten Menschen angeeignet. Nehmen die psychiatrischen Komplikationen zu (besonders häufen sich schwere Demenzen und Depressionen mit Suizidalität), so wird entweder ein Psychiater des Konsiliardienstes hinzugezogen oder es wird eine Verlegung in die psychiatrische Abteilung oder Klinik organisiert. An wenigen Orten ist die Kooperation beider Fachrichtungen institutionalisiert, in dem sie sich zu einem „Zentrum für Ältere" zusammengeschlossen haben (Wächtler et al. 2007). So existiert zwischen einer geriatrischen und einer gerontopsychiatrischen Station ein Bereich mit einem interdisziplinären Setting, exakt auf der Schnittstelle. Behandelt werden hier vor allem Demenzerkrankungen und Depressionen in Kombination mit körperlichen Erkrankungen.

Grundsätzlich ist auch bei alten psychisch kranken Menschen eine Krankenhausbehandlung nur dann angebracht, wenn eine ambulante Behandlung nicht mehr ausreicht. Durch den Ausbau eines umfassenden und differenzierten Systems der Pflege und Betreuung in den Städten und Gemeinden ist dies immer seltener der Fall. Eine soziale Indikation, also auch der überraschende Verlust des pflegenden Angehörigen, rechtfertigt keine stationäre Behandlung. Im Alltag stellt jedoch die Klinikbehandlung noch immer die am schnellsten verfügbare Hilfe in jeder Notlage dar. Auch alt gewordene psychisch Kranke, eine weitere Zielgruppe der Gerontopsychiatrie, werden nur bei krisenhaften Zuspitzungen in der Klinik behandelt, also vor allem bei akuter Selbst- und Fremdgefährdung, oder wenn die erforderliche medikamentöse Einstellung nur im geschützten Rahmen möglich ist.

Bei alten Menschen spielen die Wechselwirkungen von körperlicher und psychischer Befindlichkeit eine große Rolle: Schlaflosigkeit, Antriebsstörungen, Verzweiflung und auch Schmerzen können sowohl psychische als auch somatische Ursachen haben. Viele Patienten leiden unter Multimorbidität. Die umfassende Diagnostik durch alle Berufsgruppen ist deshalb entscheidend: Psychiater und Psychologen erheben den psychopathologischen Befund, insbesondere kognitive und emotionale Störungen; Pflegekräfte dokumentieren den Pflegezustand und beurteilen die Fähigkeiten zur Selbstversorgung; Physiotherapeuten testen Grob- und Feinmotorik; Sozialarbeiterinnen erheben die Sozialanamnese und klären die zukünftige Versorgung des Patienten. An der Therapie sind alle Berufsgruppen beteiligt; psycho- und soziotherapeutische Methoden gewinnen an Bedeutung, und der Seelsorger hat in der Gerontopsychiatrie eine besonders wichtige Funktion.

Übergänge nach draußen, vor und nach der Behandlung, entstehen in Allgemeinkrankenhäusern und gerontopsychiatrischen Fachkliniken. So bieten interdisziplinäre Teams in der Gedächtnissprechstunde („Memory Clinic") eine umfassende ambulante Abklärung kognitiver Störungen an (Aguirreche et al. 2007); die Übergangspflege organisiert die Entlassung in die eigene Wohnung oder eine andere Einrichtung. In manchen Kliniken sind Sozialstationen mit der

Organisation des Entlassungsmanagements beauftragt. Die Sozialarbeiterin im Sozialdienst ist zuständig für das Case-Management, also die Planung, Organisation und Koordination der ambulanten Pflege und weiterer Unterstützungsleistungen (Niemann-Mirmehdi et al. 2008).

Zum Weiterlesen

Kastner U, Löbach R (2007) Handbuch Demenz. München: Elsevier.
Steidl S, Nigg B (2008) Gerontologie, Geriatrie und Gerontopsychiatrie. Wien: Facultas-Verlag.
Teising M, Drach LM, Gutzmann H, Haupt M, Kortus R, Wolter DK (Hrsg.) (2007) Alt und psychisch krank. Diagnostik, Therapie und Versorgungsstrukturen im Spannungsfeld von Ethik und Ressourcen. Stuttgart: Kohlhammer.

8.6 Kliniken des Maßregelvollzugs

Die Kliniken des Maßregelvollzugs sind Krankenhäuser, keine Gefängnisse bzw. Justizvollzugsanstalten. Ihre Aufgabe besteht darin, diejenigen Straftäter, die aufgrund einer psychischen Störung oder einer Suchterkrankung als vermindert schuldfähig oder schuldunfähig gelten, in einem besonders gesicherten Rahmen zu behandeln. Das Ziel des Maßregelvollzugs ist die Sicherung, Besserung und Rehabilitation forensicher Patienten. Das bedeutet für die Mitarbeiter im Maßregelvollzug konkret: Sie sollen den psychisch erkrankten Menschen therapeutisch so begleiten und heilen, dass keine weiteren Straftaten von ihm ausgehen. Und sie sollen gleichzeitig die Bevölkerung durch Aufsicht und strengste Sicherheitsvorkehrungen vor weiteren Straftaten durch diese Patienten schützen.

Voraussetzung für die Anordnung einer Unterbringung in einer Klinik des Maßregelvollzugs ist zunächst einmal, dass ein Mensch ein Straftat begangen hat und richterlich entschieden wurde, ihn nicht in einer JVA, sondern in einem psychiatrischen Krankenhaus (gemäß § 63 StGB) unterzubringen (Kap. 3.4). Das setzt wiederum voraus:

- eine sicher festgestellte erheblich verminderte Schuldfähigkeit oder Schuldunfähigkeit aufgrund einer oder mehrerer der in § 20 StGB genannten Ursachen;
- eine aus diesem Zustand resultierende Gefahr erheblicher rechtswidriger Taten und dadurch eine Gefährlichkeit für die Allgemeinheit.

Voraussetzungen für die Unterbringung in einer Entziehungsanstalt gemäß § 64 StGB sind

- der Hang, alkoholische Getränke oder andere berauschende Mittel im Übermaß zu sich zu nehmen;
- ein ursächlicher Zusammenhang zwischen diesem Hang und der begangenen Straftat;

- eine aus diesem Hang resultierende Gefahr erheblicher rechtswidriger Taten;
- eine konkrete Aussicht auf einen Behandlungserfolg.

Die Einrichtungen des Maßregelvollzugs sind entweder räumlich und organisatorisch eigenständige Kliniken oder sie sind Fachabteilungen bzw. Teilkliniken psychiatrischer Krankenhäuser. Da der Maßregelvollzug Aufgabe der Bundesländer ist, befinden sich viele Maßregelvollzugskliniken in Trägerschaft der Länder bzw. der Landeswohlfahrtsverbände, Landschaftsverbände bzw. Landesämter. Allerdings haben einige Bundesländer in den letzten Jahren – im Zuge von Veränderungen in der Trägerlandschaft vieler Krankenhäuser – damit begonnen, nach neuen Lösungen für ihre Maßregelvollzugseinrichtungen zu suchen. So hat z. B. in Nordrhein-Westfalen die Alexianer-Bruderschaft vom Land den Auftrag zur Errichtung einer neuen forensischen Klinik für psychisch kranke Straftäter mit Intelligenzminderung erhalten.

Gegenwärtig wird immer häufiger in Strafverfahren auf Unterbringung im Maßregelvollzug entschieden. Das gilt sowohl für die befristete Unterbringung in einer Entziehungsanstalt nach § 64 StGB (max. zwei Jahre) als auch für die unbefristete Unterbringung in einer Klinik des Maßregelvollzugs nach § 63 StGB. In einigen Bundesländern haben sich die Einweisungszahlen in den letzten zehn Jahren verdoppelt. Gleichzeitig werden immer weniger Patienten aus diesen Kliniken entlassen – nicht zuletzt aufgrund des großen öffentlichen Drucks auf Gerichte, Gutachter und therapeutisches Personal (Leygraf 2006, S. 212). Vielerorts ruft die Planung einer Klinik des Maßregelvollzugs in der Stadt bzw. in den umliegenden Gemeinden (zuletzt z. B. in Herne oder Münster-Amelsbüren) erheblichen Widerstand auf Seiten der Bürgerinnen und Bürger hervor. Das hat mit einem deutlich veränderten Klima gegenüber psychisch kranken Straftätern in den letzten Jahren zu tun. Vor dem Hintergrund einiger dramatischer Straftaten von entlassenen oder geflüchteten Patienten wurde der Forensik oft pauschal der Vorwurf gemacht, zu milde und zu fahrlässig zu entscheiden und so die öffentliche Sicherheit zu gefährden. Das hat zu einer Verschärfung des Prognosemaßstabs, zu einem gravierenden Wandel in der Entlassungspraxis und zu restriktiveren Entscheidungen bezüglich der Gewährung von Lockerungen geführt. Aus der Befürchtung heraus, bei einem Rückfall des Straftäters die Presse, die Politik und auch die Strafverfolgungsbehörden gegen sich zu haben, werden von den Verantwortlichen in den Kliniken sowie den Gutachtern und Richtern weniger Lockerungen oder Entlassungen ausgesprochen als früher. Aber hier besteht eben auch ein wirkliches Dilemma: Die Entlassungsprognosen sind – auch bei sorgfältigster Begutachtung – mit Unsicherheiten belastet; es gibt einen gewissen Anteil falsch positiver und falsch negativer Prognosen. Es werden also Patienten möglicherweise entlassen, die dann doch rückfällig werden und eine Gefahr für die Allgemeinheit darstellen. Es bleiben aber auch zahlreiche Patienten länger als nötig, eventuell lebenslang, untergebracht, obwohl mit hoher Wahrscheinlichkeit keine weitere Gefahr von ihnen ausgehen würde – ein Dilemma, das man allenfalls mindern, jedoch nicht vermeiden kann.

Gegenwärtig steigt also die Zahl der Neueinweisungen, die Verweildauer nimmt zu, Entlassungen sind seltener, in den bestehenden Kliniken des Maßregel-

8.6 Kliniken des Maßregelvollzugs

vollzugs wird es immer enger, so dass manche Patienten in die Allgemeinpsychiatrie verlegt werden müssen – und niemand will neue forensische Kliniken, zumindest nicht vor seiner Haustür. Immerhin, während in vergangener Zeit oft ein Mantel der Undurchschaubarkeit über der Forensik lag und alle Seiten sich sehr bedeckt hielten, haben sich viele Kliniken heute dazu entschlossen, ihre Arbeit offensiv vorzustellen, Planungsbeiräte einzurichten und durch Aufklärung und Transparenz die bestehenden Ängste und Vorbehalte schrittweise abzubauen.

Dabei wird nicht verschwiegen, dass es in den Kliniken des Maßregelvollzugs durchaus Patienten mit einer ungünstigen Prognose gibt. Sie haben besonders schwere Straftaten begangen, verschließen sich dem therapeutischen Prozess und müssen aufgrund ihres hohen Rückfallrisikos mit sehr langer bis unbegrenzter Aufenthaltsdauer rechnen. Und die Klinik muss notwendige Sicherungsstandards einhalten. Auf der anderen Seite kann eine bauliche „Übersicherung" durch bedrückende Vorkehrungen, hohe Mauern, Stacheldraht und Doppel- bis Dreifachbarrieren bei den Patienten den Eindruck des totalen Ausgeliefertseins vermitteln. Darin besteht die besonders schwierige Arbeit im MRV: unter Bedingungen der Unfreiheit das Ziel eines straffreien Verhaltens in Freiheit anzustreben. Gestützt wird sich auf medikamentöse, psychotherapeutische und soziotherapeutische Behandlungsmethoden. Nicht immer ist dabei die Konfrontation mit der Tat der erste Schritt. Oft braucht es Zeit, um in einzel- und gruppentherapeutischer Arbeit den Patienten dahin zu bringen, sich seinen Handlungen zu stellen.

Die Maßregelvollzugsgesetze der einzelnen Bundesländer sehen vor, dass die Behandlung und Rehabilitation der Patienten im Maßregelvollzug nach einem Behandlungsplan erfolgt. Darin werden die Ziele der Behandlung, aktuelle Problembereiche sowie Stärken und Ressourcen des Untergebrachten reflektiert. Bedeutsam ist eine sehr genaue forensische Behandlungsdokumentation, die dazu dient, alle Ereignisse, Entwicklungen und Behandlungsmaßnahmen nachvollziehbar zu schildern und damit der Staatsanwaltschaft, der Strafvollstreckung und den internen und externen Gutachtern, die bei einer Prognose und einer möglichen Entlassung befragt werden, präzise Unterlagen zur Verfügung zu stellen. Neben den Ärzten und den Psychotherapeuten dokumentieren auch die Pflegekräfte, der Sozialdienst, die Lehrer, Ergo- und Sporttherapeuten ihre Maßnahmen und Eindrücke, schildern besondere Vorkommnisse, individuelle Entwicklungsschritte, mögliche Änderungen im Erleben und Verhalten des Patienten, Überlegungen zur Behandlungsplanung sowie prognostische Einschätzungen.

Bei ihrer Entlassung treffen psychisch kranke Straftäter oft auf wenig Aufnahmebereitschaft in den Einrichtungen der Gemeinde. Auch fehlt es häufig an forensischen Fachambulanzen, die eine gezielte Weiterbehandlung der Klienten sicherstellen und den betreuenden Einrichtungen und Mitarbeitern beratend zur Seite stehen. Hier zeigt sich noch ein erheblicher Entwicklungsbedarf auf Seiten der Sozialen Psychiatrie und die Notwendigkeit der Suche nach verantwortungsvollen, neuen und kreativen Lösungen (Saimeh 2008).

Zum Weiterlesen

Hax-Schoppenhorst T, Schmidt-Quernheim F (2008) Professionelle forensische Psychiatrie. 2. Aufl. Bern: Huber.
Leygraf N (2006) Wann ist die weitere Vollstreckung der Maßregel aus § 63 nicht mehr verhältnismäßig? In: Saimeh N (Hrsg.): Gesellschaft mit beschränkter Haftung. Maßregelvollzug als soziale Verpflichtung. Bonn: Psychiatrie-Verlag, S. 209–219.
Saimeh N (Hrsg.) (2008) Zukunftswerkstatt Maßregelvollzug. Bonn: Psychiatrie-Verlag.
Schaumburg C (2003) Maßregelvollzug. Bonn: Psychiatrie-Verlag.

9 Therapeutische Hilfen im ambulanten Feld

In diesem Kapitel skizzieren wir die ambulanten Formen der Behandlung psychischer Störungen und stellen Therapiemöglichkeiten und Therapieverfahren vor. Heute ist – bei psychischen Störungen ebenso wie bei somatischen Krankheiten und psychosozialen Notlagen – die ambulante Hilfe die Regel und der stationäre Aufenthalt die Ausnahme. Daher soll über pharmakologische, psychotherapeutische, soziotherapeutische und ergotherapeutische Möglichkeiten im ambulanten Setting informiert werden. Auch die ambulante psychiatrische Pflege, die in der Sozialen Psychiatrie immer wichtiger wird, und die Ansätze zur Integrierten Versorgung, die vielleicht bald wichtig werden, kommen hier zur Sprache.

Hausarzt

Viele Patienten, die an einer psychischen Störung leiden, suchen zunächst einmal den Hausarzt auf. Bei einigen von ihnen ist die seelische Krise hinter somatischen Symptomen verborgen, bei anderen ganz offensichtlich. Der Hausarzt kann eine Überweisung an einen Facharzt für Psychiatrie, Psychosomatische Medizin und Psychotherapie ausstellen, er kann die psychische Störung aber auch in seiner Praxis behandeln. In psychiatrischer Hinsicht ist die fachärztliche Behandlung sicher vorzuziehen. Doch unser Gesundheitssystem wäre wohl überfordert, wenn jeder Hinweis auf eine seelische Problemlage zu einer psychiatrischen oder psychotherapeutischen Intervention führen würde. Der Hausarzt ist also oft der erste, der die Symptome einer Suchterkrankung, einer Psychose oder einer Demenz erkennt. Für alte Patienten ist er vielleicht die einzige Vertrauensperson. Man vermutet, dass Hausärzte mehr Psychopharmaka verschreiben als niedergelassene Psychiater. Sie stellen also entscheidende Weichen und können im Rahmen der häuslichen Krankenpflege die Medikamentengabe organisieren oder über die ambulante Soziotherapie (deren erste drei Stunden sie verordnen dürfen) die Überleitung zum Facharzt unterstützen.

Facharzt für Psychiatrie (und Psychotherapie bzw. Neurologie)

Etwas antiquiert ist oft immer noch vom „niedergelassenen Nervenarzt" die Rede. Es gibt ca. 6000 Fachärzte für Psychiatrie in Deutschland, die in freien Praxen tätig sind, wobei die Städte gut und die ländlichen Gebiete stark unterversorgt sind. Viele Psychiater sind in Gemeinschaftspraxen tätig, zusammen mit Kollegen und psychologischen Psychotherapeuten; Kinder- und Jugendpsychiater arbeiten oft im Rahmen der „Sozialpsychiatrie-Vereinbarung" mit weiteren Berufsgruppen, vor allem Heilpädagoginnen, Psychologinnen, Sozialarbeitern, zusammen. Soziotherapie, Ergotherapie und ambulante psychiatrische Pflege werden verordnet; hier gibt es oft enge Kooperationsbeziehungen, z. B. im Rahmen der Integrierten Versorgung, die am Ende dieses Kapitels vorgestellt wird. Hauptaufgabe des Facharztes ist die Diagnostik, die Beratung der Patienten und ihrer Angehörigen und die psychotherapeutische und medikamentöse Behandlung. Auch die Verordnung stationärer Behandlung, die Krisenintervention und die Einleitung von Rehabilitationsmaßnahmen gehören zum Spektrum.

Es gibt erste „Sozialpsychiatrische Schwerpunktpraxen", die besonders eng mit den Mitgliedern des Gemeindepsychiatrischen Verbunds zusammenarbeiten. Eine Sonderform der Gemeinschaftspraxen sind fachübergreifende Medizinische Versorgungszentren (MVZ), in denen Ärzte fest angestellt oder als Vertragspartner gemeinsam mit anderen Berufsgruppen oder in Kooperation mit Krankenhäusern tätig sind.

Psychiatrische Institutsambulanzen

In psychiatrischen Institutsambulanzen (PIA) arbeiten Psychiater, Pflegekräfte, Sozialarbeiter und andere Berufsgruppen mit fester Anstellung. PIAs sind an Psychiatrische Kliniken oder Fachabteilungen angebunden und vor allem für die Versorgung schwer und chronisch kranker Patienten zuständig. Ihr Auftrag ist es, niederschwellige Komplexleistungen anzubieten. Eine besondere Rolle spielt hier die Weiterbehandlung nach Entlassung vor allem in Form von Vergabe der Depot-Neuroleptika. In den meisten Bundesländern erhalten sie pro Patient und Quartal einen festen, allerdings recht geringen Pauschalbetrag. Dafür sind die Ausgaben für Medikamente nicht budgetiert. In der PIA gibt es auch Gruppenangebote und bei Bedarf führen die Mitglieder des multiprofessionellen Teams Hausbesuche durch, arbeiten also ambulant-aufsuchend.

Alle Anbieter ambulanter psychiatrischer Versorgung leiden unter der unzureichenden Finanzierung. Die zeitintensive Betreuung psychisch Kranker wird nicht angemessen honoriert, Hausbesuche oder gar die Teilnahme an gemeindepsychiatrischen Gremien oder Hilfekonferenzen können sich Psychiater nur schwer leisten. Die Medikamentenbudgets sind „gedeckelt"; werden sie überschritten, werden die einzelnen Praxen in Regress genommen. Besonders die Verordnung der teuren atypischen Neuroleptika hat in diesem Zusammenhang für heftige Diskussionen gesorgt. Manche Medikamente sind von der Budgetierung ausgenommen, z. B. Medikamente wie Methadon für die Substitution von Drogenabhängigen oder Medikamente für Multiple-Sklerose- oder Parkinsonpatienten.

Niedergelassene Psychiater beklagen, dass immer mehr chronisch psychisch Kranke, die das Budget erheblich belasten, von immer weniger Praxen aufgefangen werden müssen. Dies ist u. a. Folge der besseren Finanzierung psychotherapeutischer Leistungen, die dazu geführt hat, dass viele Praxen sich ganz auf Psychotherapie konzentrieren. Drei Viertel des gesamten Budgets für psychiatrisch-psychotherapeutische Leistungen wird für Psychotherapie, die wesentlich von psychologischen Psychotherapeuten geleistet wird, ausgegeben. So ist ein echter Engpass entstanden; in manchen Regionen müssen neue Patienten mehrere Monate auf einen ersten Termin beim Facharzt warten.

9.1 Somatische Therapie

Die psychiatrische Behandlung richtet sich auf die Seele (Psyche) und den Körper (Soma). Die somatische Therapie besteht fast ausschließlich aus der medikamentösen, psychopharmakologischen Behandlung. Die Entdeckung der antipsychotischen Wirkung des Chlorpromazins im Jahre 1952 veränderte die Psychiatrie. Doch die Hoffnung, man könne nun Zug um Zug alle psychischen Erkrankungen medikamentös heilen, hat sich nicht erfüllt. Psychopharmaka werden in der Absicht gegeben, zu helfen, sie können Symptome lindern, sind aber keineswegs in allen Fällen wirksam im Sinne einer Heilung. Es sind Substanzen, die in die Regulation von Gehirnfunktionen eingreifen und Gefühle, Denken, Wollen und Verhalten eines Menschen beeinflussen können; wie sie wirken, ist noch immer nicht bis in die letzten Einzelheiten geklärt. Ihre Anwendung zur Behandlung psychischer Störungen wird immer wieder neu und kontrovers diskutiert. Auf jeden Fall haben sie die Behandlung der Schizophrenie und affektiver Störungen verändert, oft die Bedingungen für eine Psychotherapie und eine soziale Integration der Betroffenen verbessert bzw. diese erst ermöglicht. Auch bei der Behandlung von Ängsten, Zwangserkrankungen und Persönlichkeitsstörungen zeigen sie neue Perspektiven auf, immer kombiniert mit anderen Verfahren. Doch sie ziehen große, ungelöste Probleme nach sich: das Suchtpotential, die (bisweilen sehr heftigen) unerwünschten Wirkungen und auch Schädigungen bei langfristigem Gebrauch (Weinmann 2008). Im Folgenden werden die wichtigsten Psychopharmaka sehr vereinfacht dargestellt.

Neuroleptika

Neuroleptika sind Antipsychotika, also Mittel gegen psychotische Symptome. Jede seelische Aktivität findet ihren Niederschlag im Gehirnstoffwechsel; diesen Gehirnstoffwechsel beeinflussen Neuroleptika. Die Wirksamkeit antipsychotischer Medikamente ist jedoch noch kein Beweis dafür, dass es sich bei der Schizophrenie um eine reine Gehirnstoffwechselstörung handelt. Trotzdem lässt sich festhalten, dass Psychosen häufig mit intensiven Wahrnehmungen verbunden sind und dass diese Reizüberflutung durch Neuroleptika häufig, aber nicht immer, zu reduzieren ist. Neuroleptika wirken leider sehr unspezifisch abschirmend: man hört, sieht, riecht, schmeckt und fühlt alles nur noch aus der Ferne; Patienten sprechen davon, dass sie sich wie unter einer Glasglocke fühlen. Es sind durchweg alle Reize schwächer; das Neuroleptikum unterscheidet nicht zwischen Wahn und Wirklichkeit, zwischen halluzinierter oder realer Wahrnehmung. Doch da die Eindrücke weniger heftig sind, kann der Patient ohne Angst lernen, Wahrnehmungen besser zu verarbeiten: Was ist Wahn und was Wirklichkeit? Welche

Stimme ist echt und welche Halluzination? Neuroleptika wirken nicht nur antipsychotisch, sondern auch dämpfend, sie sedieren, legen den Antrieb lahm. Neuroleptika werden in der Regel oral, als Tropfen oder Tabletten, täglich, z. T. mehrfach eingenommen. Außerdem gibt es die Möglichkeit einer Depot-Injektion, deren Wirkung über mehrere Wochen anhält. Auf diese Lösung griff man früher häufig zurück, heute jedoch nur noch, wenn anders eine zuverlässige Medikamenteneinnahme nicht zu gewährleisten ist.

Langzeitbehandlung

Neuroleptika werden zur Behandlung der akuten Psychose eingesetzt. Wenn die Symptome abklingen, können sie reduziert oder schrittweise ganz abgesetzt werden. Untersuchungen haben jedoch gezeigt, dass die Wahrscheinlichkeit, erneut zu erkranken, relativ groß ist. Mit der weiteren Einnahme von Neuroleptika lässt sich dieses Risiko senken, aber nicht ganz ausschließen. Deshalb empfehlen viele Psychiater, nach der ersten Episode mindestens ein Jahr lang Neuroleptika zu nehmen; nach mehreren Episoden für mindestens 5 Jahre, allerdings in geringerer Dosierung. Auch bei der Langzeitbehandlung wirken Neuroleptika nicht auf die Ursache ein, sie schirmen lediglich ab. Die langfristige Behandlung mit Neuroleptika wird in Fachkreisen gegenwärtig höchst kontrovers diskutiert: Etwa 15 % der schizophren erkrankten Menschen sprechen auf Neuroleptika gar nicht an. Bei vielen Patienten wäre unter anderen Behandlungsvoraussetzungen eine deutliche Reduzierung der Dosis oder ein nur vorübergehender Einsatz möglich. Bei Patienten, deren Bereitschaft zur Weiterbehandlung mit Medikamenten nach der Entlassung aus der Klinik als nicht sehr hoch einzuschätzen ist, müsste mehr Zurückhaltung bei der Einstellung auf Neuroleptika gezeigt werden (Aderhold 2007). Nicht wenige Neuroleptika-Kritiker sind heute der Auffassung, dass ungünstige Auswirkungen einer antipsychotischen Therapie auf den langfristigen Krankheitsverlauf bisher zu oft übersehen oder heruntergespielt wurden (Weinmann 2008).

Unerwünschte Wirkungen

Viele Patienten nehmen nur ungern Neuroleptika ein, weil sie das Gefühl der Abschirmung als sehr unangenehm empfinden; andere sind froh, die quälenden Eindrücke und die Angst los zu sein. Hierbei handelt es sich um die erwünschte Wirkung der Neuroleptika. Ein weitaus größeres Problem sind die unerwünschten Wirkungen, häufig auch Nebenwirkungen genannt. Manche von ihnen müssen bis heute in Kauf genommen werden, andere können verhindert werden.

Frühdyskinesie: Neuroleptika können unwillkürliche Bewegungsstörungen verursachen, medizinisch als extrapyramidalmotorische Symptome (EPS) bezeichnet: Bei der Frühdyskinesie treten Krämpfe im Gesicht auf, vor allem Blickkrämpfe, auch die Hals- und Zungenmuskeln sind betroffen. Diese Symptome sind vorübergehend oder verschwinden bei Gabe eines Medikaments (z. B. Akineton).

Parkinson-Syndrom: Neuroleptika verursachen häufig eine Bewegungsstörung, die der Parkinson-Krankheit ähnelt. Die Beweglichkeit der Skelettmuskeln ist eingeschränkt, die Patienten leiden unter Schwitzen, Speichelfluss und starkem Zittern der Hände. Der Gang ist steif, die Arme schwingen nicht mit. Dieses Symptom bleibt oft während der gesamten neuroleptischen Behandlung bestehen, lässt sich aber wiederum medikamentös beeinflussen.

Akathisie: Besonders quälend für viele Klienten ist die Akathisie, eine Bewegungsunruhe vor allem der Beine. Die Betroffenen wechseln häufig die Position oder Trippeln auf der Stelle, auch wenn sie sitzen.

Spätdyskinesien: Sie treten vor allem nach längerer Behandlung mit Neuroleptika auf und verschwinden auch nach dem Absetzen nicht immer. Sie sind besonders stigmatisierend für die Betroffenen und äußern sich in Zuckungen im Gesicht oder an Armen und Beinen, manchmal lebenslang.

Minussymptomatik: Neuroleptika dämpfen nicht nur die produktiven Symptome wie Wahn und Halluzinationen, sondern auch den Antrieb. Sie verstärken also die Minussymptomatik (auch Negativsymptomatik genannt): Die Klienten ziehen sich noch weiter zurück und wirken abgestumpft.

Atypische Neuroleptika

Seit einigen Jahren gibt es Neuroleptika, die weniger oder keine Bewegungsstörungen und weniger Minussymptome verursachen. Es bestand die Hoffnung, dass diese sogenannten atypischen Neuroleptika lediglich die erwünschte Wirkung haben. Das erste und noch immer wirksamste Atypikum (Clozapin) wurde bereits 1970 eingeführt, es darf aber nur verordnet werden, wenn anfangs wöchentliche, später monatliche Blutbildkontrollen durchgeführt werden. Alle anderen atypischen Neuroleptika kamen erst nach 1990 auf den Markt, sind also recht neu, stehen unter Patentschutz und sind daher sehr teuer. Wegen des begrenzten Budgets haben vor allem niedergelassene Fachärzte Probleme mit der Verordnung. Im Laufe der Jahre wurde deutlich, dass die atypischen Neuroleptika ebenfalls unerwünschte Wirkungen mit sich bringen. Alle Neuroleptika können durch das veränderte Hungergefühl und erhöhte Nahrungsaufnahme zu erheblichen Gewichtszunahmen führen, Atypika ganz besonders, vor allem Clozapin und Olanzapin (Zyprexa®). Zu beobachten sind im Einzelfall zahlreiche weitere unerwünschte Wirkungen. Es gibt seltene, aber gefährliche Wirkungen, sodass jede besondere Auffälligkeit mit dem Arzt besprochen werden muss. Häufig führt ein Wechsel des Präparats oder der Dosierung zu einer Verbesserung.

Gegenwärtig wird sehr kontrovers die Frage diskutiert, ob Neuroleptika zu einer höheren Mortalität führen, also das Leben verkürzen. Bekannt ist schon lange, dass Patienten mit einer schizophrenen Psychose eine weit unterdurchschnittliche Lebenserwartung haben. Dies könnte, neben der bisweilen ungesunden Lebensführung und der hohen Suizidalität und weiteren Aspekten, auch auf Herz-Kreislauf-Erkrankungen und Diabetes II in Folge der Neuroleptikabehandlung zurückzuführen sein.

Grundsätzlich ist es wichtig, immer mit dem verordnenden Arzt im Gespräch zu bleiben, statt bei Problemen einfach die Neuroleptika abzusetzen. Neuroleptika sollen allenfalls ganz langsam ausgeschlichen und nicht abrupt abgesetzt werden. Ärzte sollten „verhandeln und nicht nur behandeln", auch wenn es um die Frage der Reduzierung geht, da die Klienten sonst die Behandlung abbrechen und wegbleiben. Profis, Angehörige oder Freunde können den Klienten in diesem Prozess verantwortungsvoll begleiten und unterstützen. Psychoedukative Angebote können hierbei für alle Beteiligten hilfreich sein.

Es ist wichtig, die unerwünschten Wirkungen der Neuroleptika zu kennen und im Umgang zu berücksichtigen. Viele Menschen, die mit der Psychiatrie erstmals konfrontiert sind, halten sie für Symptome der Erkrankung; die unruhig hin- und hergehenden Klienten leiden unter ihren Kaubewegungen, dem Tremor und dem Speichelfluss oft mehr als unter ihrer Psychose, sie fühlen sich „eingebunden". Auf Außenstehende wirken sie manchmal unerreichbar und sehr befremdlich, denn mit der Gesichtsmuskulatur ist auch das Lächeln oft eingefroren. Die extreme Gewichtszunahme, die durch die atypischen Neuroleptika im Laufe der Behandlung verursacht wird, schockiert Betroffene, Angehörige und Profis; es ist kränkend, den Klienten Vorwürfe zu machen oder Ratschläge (Diät, Sport!) zu erteilen. Sinnvoll sind langfristige Strategien wie eine Umstellung der Ernährung im Rahmen der professionellen Betreuung. Bei Beratungsgesprächen und Hausbesuchen sollte man wegen der Bewegungsunruhe die Klienten nicht mit langen „Face-to-Face"-Gesprächen quälen; geeigneter ist es, ihre Wünsche zu berücksichtigen und gemeinsame Aktivitäten, Spaziergänge u. ä. zu unternehmen.

Antidepressiva

Auch Antidepressiva beeinflussen in unterschiedlicher Weise den Stoffwechsel von Neurotransmittern. Die stimmungsaufhellende Wirkung aller Antidepressiva tritt erst nach zwei bis vier Wochen ein, die dämpfende oder stimulierende Wirkung jedoch sofort. Wenn die Verzweiflung im Rahmen der Depression noch ganz im Vordergrund steht, der Antrieb aber medikamentös gesteigert wird, besteht ein hohes Suizidrisiko, weil die Patienten sich nun dazu entschließen können, ihre Gedanken in die Tat umzusetzen. Antidepressiva werden oft zur Vorbeugung weiterer Episoden über Jahre hinweg verordnet. Sie können auch bei Angst- und Zwangserkrankungen eingesetzt werden, allerdings immer in Kombination mit anderen, vor allem psychotherapeutischen Verfahren. Auch Antidepressiva haben unerwünschte Wirkungen, die sich häufig in Mundtrockenheit, Schwitzen, Verstopfung, Schlafstörungen, Herzrhythmusstörungen oder Gewichtszunahme zeigen. Sie können auch eine Manie auslösen. Gegenwärtig wird die Wirksamkeit der Antidepressiva kritischer gesehen als noch vor einiger Zeit; so fand das New England Journal of Medicine (NEJM 2008) heraus, dass zahlreiche Studien, die den Einsatz von Antidepressiva überprüft hatten und zu einer negativen Einschätzung kamen, einfach nicht publiziert wurden. Die Verordnung von Antidepressiva bei schweren Formen der Depression ist jedoch nach wie vor weitgehend unumstritten.

Phasenprophylaktika

Eine akute manische Phase wird vor allem mit Neuroleptika behandelt; aber auch Phasenprophylaktika oder „Mood Stabilizer", wie diese Medikamente genannt werden, kommen zum Einsatz. Vor allem dienen sie der Vorbeugung weiterer Episoden einer bipolaren Störung oder einer affektiven Psychose. Lithium wird schon seit den 1950er Jahren eingesetzt und verhindert bei mehr als der Hälfte aller bipolar erkrankten Patienten weitere Krankheitsepisoden. Lithium ist ein in der Natur vorkommendes Salz; die Gabe erfordert eine sehr sorgfältige Dosierung und regelmäßige Kontrolle des Lithiumspiegels im Blut, da es zu Vergiftungen kommen kann.

Antiepileptika verhindern das Auftreten von epileptischen Anfällen, indem sie die Erregbarkeit bestimmter Nervenzellen senken. Sie werden auch zur Vorbeugung und Behandlung bipolarer Störungen eingesetzt; am bekanntesten ist Carbamazepin®. Die Meinungen zu einer Langzeitbehandlung mit Phasenprophylaktika sind geteilt; sie haben zahlreiche, unerwünschte Wirkungen.

Tranquilizer

Tranquilizer werden bei Angst- und Spannungszuständen verordnet, jedoch nur für kurze Zeit, bis die Krise vorüber ist oder eine psychotherapeutische Behandlung begonnen hat. Die Gefahr, von Tranquilizern abhängig zu werden, ist sehr groß, da die Wirkung rasch eintritt und als angenehm empfunden wird, insbesondere bei Benzodiazepinen. Nur ca. 6 % aller Tranquilizer werden von Psychiatern verordnet. Am bekanntesten ist Diazepam, das als Valium® auf dem Markt ist; Librium® wurde als „Sonnenbrille für die Seele" beworben. Alle Benzodiazepine lösen Angst und Anspannung und fördern den Schlaf. Sie wirken auch antiepileptisch und muskelentspannend. Tranquilizer werden häufig bei akuten Psychosen ergänzend zu Neuroleptika gegeben; in Skandinavien werden Ersterkrankte in den ersten vierzehn Tagen überhaupt nicht mit Neuroleptika behandelt, sondern nur bei Bedarf mit Tranquilizern beruhigt. Unerwünschte Wirkungen sind neben der oft schweren psychischen und körperlichen Abhängigkeit Blutdruckabfall, Konzentrationsschwäche und Schläfrigkeit. Der Entzug von Benzodiazepinen ist langwierig und gefährlich; er sollte deshalb schrittweise und unter ärztlicher Kontrolle erfolgen. Viele Benzodiazepine werden von Suchtkranken als Ersatzstoffe oder zusätzlich eingenommen und deshalb illegal gehandelt.

Weitere Psychopharmaka

Chlormethiazol (Distraneurin®) wird kurzfristig bei der Alkoholentzugsbehandlung eingesetzt. Es mindert die Beschwerden, macht aber langfristig abhängig. Clonidin wird ebenfalls beim Entzug eingesetzt, auch beim Entzug von Opiaten. Disulfiram (Antabus®) wird seit 1948 zur Aversionstherapie bei Alkoholabhängigkeit gegeben. Zusätzlicher Alkoholkonsum führt zu Übelkeit, Erbrechen, Herzrasen und Angst. Acamprosat ist eine Anti-Craving-Substanz, soll also den Suchtdruck mindern. Die Erfolge sind nur in Kombination mit anderen therapeutischen Verfahren gut. Methadon und Subutex® werden bei der Substitutionsbehandlung vor allem von Heroinabhängigen eingesetzt. Sie erzeugen keine Euphorie, verhindern aber Entzugsbeschwerden.

Antidementiva

Viel diskutiert wird über Medikamente, die – vermutlich – den Abbau der Hirnleistung im Rahmen einer Demenz (vor allem vom Typ Alzheimer) für eine gewisse Zeit aufhalten können. Ihre Wirksamkeit ist noch nicht abschließend gesichert; daher zögern die Krankenkassen, die Kosten zu übernehmen.

Medikamente gegen AD(H)S

Ritalin® (Methylphenidat) ist das bekannteste Medikament, das von Kinder- und Jugendpsychiatern gegen die Symptome der Aufmerksamkeits-Defizitstörung – mit und ohne Hyperaktivität – verordnet wird. Diese Substanz wirkt zwar wie Koffein oder Kokain, scheint aber bei ADS-Patienten die Konzentration zu verbessern und sie ruhiger zu machen. In den letzten Jahren wird ADS oder ADHS immer häufiger auch bei Erwachsenen diagnostiziert und medikamentös behandelt. Viele beobachten diese Entwicklung mit Sorge und denken, dass ein Medikament nicht die therapeutische Arbeit mit den betroffenen Familien und Patienten ersetzen kann.

Compliance

Die Kooperationsbereitschaft des Patienten im Rahmen einer Therapie wird Compliance genannt. Knapp formuliert könnte man auch sagen: Medikamenten-Compliance ist das Einverständnis des Patienten, die verordneten Medikamente regelmäßig zu nehmen. Mangelnde Compliance kennt nicht nur die Psychiatrie, sondern die gesamte Medizin; so nehmen ca. ein Drittel aller Patienten mit Bluthochdruck ihre Tabletten nicht. Bei manchen anderen Erkrankungen ist es ähnlich. Trotzdem ist die Compliance in der Psychiatrie – auch in der Sozialen Psychiatrie – ein besonders Problem, hier vor allem in Bezug auf Neuroleptika. Ihre Einnahme führt oft zu erheblichen kurzfristigen und langfristigen Beeinträchtigungen. Menschen mit einer Psychose fühlen sich oft nicht krank, sondern verhalten sich anders und nehmen die Realität verändert wahr. Sie haben den Eindruck, dass ihnen die Einnahme von Neuroleptika aufgedrängt wird und nicht nur zur Vermeidung eines neuen Krankheitsschubes, sondern auch zur Disziplinierung dienen soll. Viele Klienten setzen heimlich ihre Medikamente ab und machen die Erfahrung, dass sie sich wacher und lebendiger fühlen. Sie können sich wieder konzentrieren, lachen, und empfinden wieder sexuelle Lust. Es ist also kein Wunder, dass auch jene Patienten immer wieder ihre Medikamente absetzen, die mit der Erfahrung leben, dass ihre Absetzversuche meist in der Klinik enden. Manche sagen auch ganz offen, dass sie ihre Psychose behalten wollen und ihr psychotisches Erleben nicht gegen das Eingebundensein durch Neuroleptika tauschen möchten.

Ein großes Tabu in der ambulanten Gemeindepsychiatrie sind die verschiedenen Strategien, die Compliance zu erzwingen. Die Auszahlung von Geld oder die Ausgabe von Zigaretten wird an den Arztbesuch gekoppelt, oder es wird dem Klienten mit der Einweisung gedroht, wenn er die Depotspritze nicht akzeptiert.

Wer die Dramatik immer wieder neuer Episoden und Zwangseinweisungen über Jahre hinweg erlebt hat, wird Verständnis für derartige Versuche haben, die oft genug scheitern. Jeder, der im Betreuten Wohnen tätig ist, kann ein Lied davon singen. Immer wieder neu muss mit jedem Psychosekranken allein oder in der Gruppe argumentiert und gerungen werden. Denn auch in der psychoedukativen Gruppe geht es ja vor allem darum, die Compliance zu verbessern.

Im Rahmen der Debatte um Recovery und Empowerment wird auch über Compliance nachgedacht und publiziert. Dabei wird klar: Der Klient darf nicht nur auf die Rolle des folgsamen Pillenschluckers reduziert werden. Er hat ein Recht darauf, mit allen seinen Bedürfnissen und Ängsten akzeptiert zu werden, auch mit seinem psychotischen Erleben oder der Angst vor medikamentöser Behandlung. Die Medikamenteneinnahme muss eingebunden sein in eine tragfähige, von beiden Seiten von Respekt geprägte neugierige Beziehung. Denn Compliance ist im Grunde nicht nur ein Merkmal des Patienten, sondern ebenso sehr eine Frage der Beziehung. Supervision und Fortbildung können beim Aufbau dieser Haltung helfen.

Weitere somatische Verfahren

Die Elektrokrampftherapie wird inzwischen an einigen Kliniken insbesondere für die Behandlung schwerster Depressionen wieder eingesetzt. Unter Kurznarkose wird künstlich ein Krampfanfall ausgelöst, der wenige Sekunden dauert.

Der partielle Schlafentzug wird ebenfalls zur Behandlung von Depressionen im stationären Setting angewandt: Vielen Patienten geht es (kurzfristig) besser, wenn sie in der zweiten Hälfte der Nacht wach bleiben.

Auch mit der Lichttherapie wurden gute Erfahrungen bei saisonalen Depressionen gemacht.

Im Grunde gehört auch die sehr effektive Sport- und Bewegungstherapie zu den somatischen Verfahren. Die komplizierten Wechselwirkungen zwischen Seele und Körper sind noch immer nicht abschließend geklärt.

Zum Weiterlesen

Dörner K, Plog U, Teller C, Wendt F (2002) Irren ist menschlich. Lehrbuch der Psychiatrie und Psychotherapie. Bonn: Psychiatrie-Verlag.

Finzen A (2007) Basiswissen: Medikamentenbehandlung bei psychischen Störungen. Bonn: Psychiatrie-Verlag.

Greve N, Osterfeld M, Diekmann B (2006) Umgang mit Psychopharmaka. Ein Patienten-Ratgeber. Bonn: Psychiatrie-Verlag.

9.2 Psychotherapie

Psychische Störungen zeigen sich, wie bereits beschrieben, in Form von Störungen der Wahrnehmung, der Erlebnisverarbeitung, der sozialen Beziehungen und der Körperfunktionen. Zum Ausdruck kommen sie in unterschiedlichen Symptomen bzw. Auffälligkeiten, die sich entweder akut und dramatisch oder langsam und schleichend einstellen. In den Störungen bilden sich tiefe innere Strukturen ab, die anlagebedingt oder lebensgeschichtlich erworben sein können. Psychotherapie dient der gezielten Behandlung dieser Störungen mit psychologischen Mitteln. Sie findet in einem festgelegten Setting statt, d.h. Raum, Dauer und Frequenz der Behandlung werden zwischen den Beteiligten klar vereinbart, damit Verfügbarkeit und Verlässlichkeit gewährleistet sind. Eine methodisch gesicherte und klar strukturierte Psychotherapie bietet Patienten den notwendigen Raum, die eigene Situation und ihre Bedingungen zu erkennen und zu bearbeiten. Sie verzichtet in der Regel darauf, beratend, erziehend, lobend oder strafend in die Lebenswirklichkeit einzugreifen.

Psychotherapie unterliegt dem Anspruch der Wissenschaftlichkeit. Sie muss einen Bezug zu einer definierten Theorie der Persönlichkeit und zu einer fundierten Krankheitslehre besitzen. Psychotherapeutisch arbeiten darf nur, wer eine Ausbildung in einem anerkannten Verfahren erfolgreich absolviert hat. Dabei muss sich erwiesen haben, dass der Absolvent über eine professionelle Haltung verfügt, die Vorurteilsfreiheit, Einfühlungsvermögen, Annahme und Wertschätzung ebenso gewährleistet wie eine ausreichende Tragfähigkeit für Konflikte und emotionale Spannungen. Für die Ausübung zugelassen sind Ärzte (die sich zu Fachärzten für Psychiatrie, Psychotherapie und Psychosomatische Medizin weiterbilden, sowie Ärzte, die nur die Zusatzbezeichnung Psychotherapie anstreben) und Psychologen mit einer anerkannten psychotherapeutischen Weiterbildung nach dem Psychotherapeutengesetz. Angehörige von Sozialberufen (Heilpädagoginnen, Sozialarbeiter, Lehrerinnen u.a.) können nach erfolgter Ausbildung in einem anerkannten Verfahren im Bereich der Kinder- und Jugendpsychiatrie und -psychotherapie eigenständig psychotherapeutisch arbeiten. Als kassenärztlich anerkannte Verfahren gelten gegenwärtig verhaltenstherapeutische und tiefenpsychologische Verfahren (z.B. die klassische Psychoanalyse) und seit einiger Zeit auch Verfahren der systemischen Familientherapie. Andere psychotherapeutische Ansätze wie z.B. humanistische Verfahren (Gesprächpsychotherapie, Transaktionsanalyse, Gestalttherapie u.a.) können derzeit nur privat abgerechnet oder über Institutionen vermittelt werden.

Jede Psychotherapie beginnt mit einem Vorgespräch, bei dem beide Seiten einen Eindruck voneinander gewinnen und klären, ob die Grundlagen für einen gemeinsamen therapeutischen Prozess gegeben sind. Patienten sollten, auch wenn sie sich in der therapeutischen Situation noch fremd und unbehaglich fühlen, möglichst offen sein bezüglich ihrer Gedanken, Gefühle und Sorgen. Niemand muss sich verstecken, verstellen oder vor Scham im Stuhl versinken – schließlich wäre man nicht gekommen, wenn man keine Probleme hätte. Die Befürchtung, sich gleich auf eine Couch legen und alle intimsten Nöte offenbaren zu müssen, ist unbegründet. Beide Beteiligten werden sich gegenübersitzen. Seitens der Therapeutin dienen die Vorgespräche dazu, sich einen Eindruck vom Patienten und von der Art der psychischen Störung zu machen, spezifische Symptome, mögliche Ursachen und Krankheitsfolgen zu erkennen sowie die Motivation und die möglichen Ressourcen zur Krankheitsbewältigung zu ermitteln. Anschließend werden folgende Fragen geklärt: Ist eine Psychotherapie in diesem Fall sinnvoll? Welches Setting ist angezeigt, welches psychotherapeutische Verfahren erscheint geeignet? Welche Belastungen ökonomischer, sozialer, emotionaler Art sind für den Patienten damit verbunden? Wer übernimmt die Kosten?

Die gesetzlichen Richtlinien sehen vor, dass eine Psychotherapie in einem anerkannten Verfahren als Leistung der gesetzlichen Krankenversicherung (SGB V) abgerechnet wird. Für die Vorgespräche genügt die Versichertenkarte, eine anschließende Kurzzeittherapie (bis zu 25 Stunden) ist einfacher bewilligt zu bekommen als eine Langzeittherapie. Sollte die Indikation für eine längerfristige Therapie bestehen, so werden bei einer Verhaltenstherapie meist 45–60 Stunden bewilligt, bei einer tiefenpsychologisch fundierten Psychotherapie 50–80 Stunden und bei einer analytischen Psychotherapie 160–240 Stunden. In begründeten Sonderfällen können diese Zahlen überschritten werden. Für Versicherte, die Beihilfe erhalten, gelten ähnliche Regelungen. Bei Privatversicherten ist die Bewilligung für Psychotherapie unterschiedlich geregelt. Manche Privatkrankenkassen verfahren ähnlich wie die gesetzlichen und prüfen erst den Antrag, bevor über eine Stundenzahl entschieden wird. Andere nehmen pauschale Stundenzahlungen vor und erstatten ohne weiteres 20–30 Stunden. Unabhängig vom Versicherungsstatus sollte nach den Erstgesprächen geklärt werden, ob eine Zusage auf Kostenübernahme wirklich vorliegt, bevor die eigentliche Therapie beginnt.

Die Wahl des geeigneten therapeutischen Verfahrens ist für den Betroffenen nicht einfach. Auch an dieser Stelle werden keine Empfehlungen für das eine oder andere Verfahren bei der einen oder anderen seelischen Krise gegeben. Einige Informationen zu wichtigen psychotherapeutischen Ansätzen sollen aber nicht fehlen. Vor der Darstellung der einzelnen Verfahren noch eine Bemerkung vorweg: Vor einigen Jahren war die Diskussion um die „richtige", also jeweils angemessene und Erfolg versprechende Therapie geprägt von heftigen Auseinandersetzungen. Unter den psychotherapeutischen Schulen herrschte ein hohes Maß an Abgrenzung, manchmal gar Feindseligkeit. Erst in letzter Zeit wird deutlich, dass der entscheidende Einfluss auf eine gelingende Therapie nicht unbedingt bei den unterschiedlichen Ansätzen oder Schulen zu suchen ist, sondern in der Ausgestaltung einer vertrauensvollen Interaktion zwischen Therapeut und Patient liegt. Die einzelnen Verfahren sind auch nicht mehr so starr in ihrer Grundhaltung – was nicht heißt, dass sie sich angeglichen oder verflüssigt hätten.

Verhaltenstherapeutische Verfahren

Das verhaltenstherapeutische Konzept geht zurück auf experimentelle Befunde über das Lernen bedingter Reflexe. Erkenntnisse der klassischen Konditionierung (Pawlow) und der operanten Konditionierung (Skinner) führten zur Entwicklung der Lernpsychologie und – in deren therapeutischer Anwendung – zum verhaltenstherapeutischen Ansatz. Anders als bei den tiefenpsychologischen Verfahren betrachtet man seelische Erkrankungen nicht in erster Linie als Folgen unbewusster Konflikte, sondern als erlerntes Fehlverhalten. Was aber erlernt wurde, kann auch wieder verlernt werden. Der therapeutische Prozess hat folglich Problemlösung und Selbststeuerung zum Ziel: Es gilt, ungünstige Denk- und Handlungsmuster zu beobachten, neu zu bewerten und zu verändern. Manche verhaltenstherapeutischen bzw. kognitiven Verfahren arbeiten störungsunabhängig und umfassend, andere spezialisieren sich auf einzelne Störungsbilder (z. B. Angststörungen, Zwangsstörungen, Essstörungen). Unbewusste Beziehungsstrukturen (und ihre mögliche Entstehung in früher Kindheit) werden keinem gezielten therapeutischen Prozess unterzogen.

Wichtige Voraussetzung für den therapeutischen Prozess ist die Verhaltensanalyse: Erhoben werden die Lerngeschichte und die Problemsituation eines Patienten. Gefragt wird, was das problematische Verhalten aufrechterhält und welche Konsequenzen eine Änderung des Verhaltens hätte. Geklärt wird auch, welche Personen oder Faktoren für den Patienten als Verstärker dienen und was das Vermeidungsverhalten fördert. Da sich psychische Probleme auf unterschiedlichen Ebenen manifestieren, werden Aspekte der Handlungsebene (das beobachtbare Verhalten), der kognitiven (das Denken und Begründen) und der körperlichen Ebene (die somatischen Reaktionen) angesprochen. Analysiert werden schließlich die sozialen Beziehungen, die kulturellen Normen und Werte und die persönliche Entwicklung eines Patienten.

Ausgangspunkt der therapeutischen Arbeit ist die aktuelle Problematik. Es wird darauf geachtet, dass die Therapieziele gemeinsam erarbeitet und in überschaubare Schritte aufgeteilt werden, die sich der Patient auch zutraut. Bei manchen Störungen findet die Arbeit – im Sinne einer systematischen Desensibilisierung – vor allem in der Vorstellung (*in sensu*) statt; das gilt z. B. bei Prüfungsängsten, bei denen es notwendig ist, neue Strategien der Angstbewältigung zu lernen und mit Entspannungsverfahren zu verknüpfen. Das Ziel besteht darin, die ängstigende Situation zu „entkatastrophisieren", realistische Erwartungen zu entwickeln und mit positiven Vorstellungen zu koppeln. Eine Verhaltenstherapie kann sich aber auch direkt in die problematische Situation hineinbegeben, um das erwünschte Verhalten mit Hilfe des therapeutischen Begleiters vor Ort einzuüben. Das kann z. B. bei einer Höhenangst oder bei einer sozialen Phobie notwendig sein. Ganz konkret (*in vivo*) wird z. B. bei der Besteigung eines Kirchturms die Unruhe und Angst erlebt, und es zeigt sich, dass sie nachlässt, wenn der Patient sich der Konfrontation stellt und ihr nicht ausweicht. Er spürt dann selbst, dass sich seine Befürchtungen nicht bewahrheiten, und kann auf seine bislang üblichen Strategien der Vermeidung verzichten. Der erfolgreiche Aufstieg auf den Kirchturm trotz Höhenangst oder das Halten eines Referates vor einer größeren Gruppe trotz sozialer Phobie verhilft zu einem zunehmend sicheren Gespür für die eigene Befindlichkeit und kann der entscheidende Schritt zur Bewältigung der Angst sein. Bei der systematischen Desensibilisierung wird vorsichtig dosiert vorgegangen, im Konfrontationsverfahren wird hingegen auch mit Reizüberflutung und Reaktionsverhinderung gearbeitet. Methoden der Verstärkung (in Form von materieller oder sozialer Zuwendung) werden z. B. bei Kindern angewendet, die unter Enuresis (Einnässen) oder Enkopresis (Einkoten) leiden. Insgesamt sind die kognitiven Methoden in letzter Zeit zunehmend weiterentwickelt worden; sie haben das Ziel, negative Gedanken und Einstellungen zu identifizieren, sie auf ihren Realitätsgehalt und ihre Konsequenzen kritisch zu prüfen, alternative Bewertungs- und Handlungsmöglichkeiten zu entwickeln und diese im Alltag praktisch zu erproben. Konzepte der kognitiven Verhaltenstherapie werden besonders bei Depressionen, Angst- und Zwangsstörungen, Essstörungen und Somatisierungsstörungen eingesetzt.

Dialektisch-behaviorale Psychotherapie

Als Variante der kognitiven Verhaltenstherapie entwickelte Marsha M. Linehan speziell für Menschen mit einer Borderline-Störung die dialektisch-behaviorale Therapie (DBT). Im Mittelpunkt dieses Verfahrens stehen das Training sozialer Kompetenzen, das Notfallmanagement für zugespitzte Situationen, die kognitive Umstrukturierung, die zu einer besseren Bewältigung des Alltags führt, und die Steigerung der Achtsamkeit für sich selbst. Die DBT ist stationär und ambulant anwendbar. Es finden wöchentlich Einzeltherapie-Sitzungen statt, die dem Aufbau einer tragfähigen Beziehung dienen und im ambulanten Setting durch die Möglichkeit des Telefon-Coachings ergänzt werden. Ziele der Behandlung werden gemeinsam zwischen Patient und Therapeut erarbeitet. Konkrete Situationen, in denen sich die Störung besonders bemerkbar macht, werden durchgesprochen, um dysfunktionale (z.B. aggressive Ausbrüche, Fluchttendenzen oder rasche Beziehungsabbrüche) sowie schädigende Verhaltensweisen (z.B. Selbstverletzungen, Alkohol- oder Drogenmissbrauch) durch funktionale und reflektierte Verhaltensweisen zu ersetzen. Besondere Beachtung findet die Reduzierung suizidaler Impulse. Auch parasuizidale Handlungen, die eigentlich der Spannungsabfuhr dienen, aber die Gefahr der Selbsttötung oder massiven Selbstschädigung mit sich bringen, sollen besser kontrollierbar und verzichtbar werden. Traumatisierungen sind in der Anfangsphase des therapeutischen Prozesses kein Thema, denn das Ansprechen traumatischer Erfahrungen in einer zu frühen Phase könnte die Patient-Therapeut-Beziehung gefährden und zu einer erneuten Traumatisierung führen. Erst wenn die notwendige Stabilisierung erreicht ist, wird mit der Bearbeitung verborgener Probleme und Stress-Syndrome begonnen. An der Therapie können unterschiedliche Berufsgruppen im stationären oder gemeindepsychiatrischen Kontext beteiligt sein; Sozialarbeiter, Heilpädagoginnen, Pflegekräfte und andere Professionelle können bei der Erstellung von Verhaltensanalysen und beim Erlernen von Skills (Fertigkeiten aus den Bereichen Stresstoleranz, Emotionsregulation, Gestaltung zwischenmenschlicher Beziehungen und Achtsamkeit) unterstützend tätig werden.

Tiefenpsychologische Verfahren/Psychoanalyse

Die Bedeutung tiefenpsychologischer bzw. psychoanalytischer Therapieansätze wird in der Sozialen Psychiatrie kontrovers diskutiert. Manche lehnen es ab, ungelöste Konflikte aus der frühen Kindheit oder verdrängte Wünsche und Ängste aus der Gegenwart in die Behandlung einzubeziehen. Sie befürchten, psychisch erkrankte Menschen mit aufdeckenden Verfahren zu überfordern und die psychische Entgleisung durch die Bearbeitung tiefer Konflikte noch zu verstärken. Oder sie sind skeptisch, dass die Analyse von Beziehungsmustern zu Schuldvorwürfen gegenüber Eltern und anderen Bezugspersonen führen bzw. von diesen so aufgefasst werden könnte, was jede Form der Angehörigenarbeit erschweren würde. Psychodynamisch ausgebildete Psychotherapeuten, die sich an den Erkenntnissen Freuds orientieren, aber auch erweiterte Konzepte (Winnicott, Bion, Foulkes) einbeziehen, weisen hingegen darauf hin, dass die psychoanalytische Arbeit heute viele Chancen bietet, die Wünsche und Kränkungen, die Verdrängungen und Projektionen der betreffenden Person genau zu untersuchen und so dem Patienten Raum für das Verständnis seiner Seele zu schaffen.

Anders als die klassische psychoanalytische Behandlung, die mehrere Jahre dauern kann und die Couch als festen Bestandteil des therapeutischen Settings vorsieht, sind heute auch psychodynamische Kurzzeittherapien gefragt, die sich nicht mehr über so lange Zeiträume erstrecken und bei denen sich der Patient und der Therapeut gegenübersitzen. Das Augenmerk ist bei diesen moderneren Konzepten auf die Erarbeitung aktueller konflikthafter Beziehungsstrukturen gerichtet, Bindungserfahrungen und -muster aus früher Kindheit werden einbezogen, aber nicht gänzlich durchgearbeitet. Das Ziel einer psychodynamisch orientierten Therapie ist es, Verdrängtes bewusstseinfähig zu machen, ungelöste Konflikte aufzuarbeiten und zwischenmenschliche Beziehungen unter Berücksichtigung von Phänomenen der Übertragung und der Gegenübertragung zu reflektieren, diese in der therapeutischen Beziehung sogar zu erleben. Der Zugang zu verdrängten Konflikten kann über die freie Assoziation, die Bearbeitung von Träumen und die gemeinsame Arbeit an den Bedeutungen und Beziehungen erfolgen. Allerdings entwickelt auch jeder Patient Widerstände gegen schmerzliche Gefühle, die mit der Wiederbelebung verdrängter Erfahrungen und Beziehungsstrukturen verbunden sind. Auf diese Widerstände gilt es in der Therapie zu achten und in vielfältiger Weise neue emotionale Einsichten zu ermöglichen.

Verfahren der Analytischen Psychologie

In der Analytischen Psychologie, begründet vom Schweizer Psychiater C. G. Jung, werden die Lebensäußerungen des Menschen, seine Wünsche und Vorstellungen, seine Handlungen und Projekte, seine Probleme und Konflikte im Sinne einer Ganzheit der Psyche verstanden: Sie sind Ausdruck seiner geistigen, emotionalen, sozialen und körperlichen Bedürfnisse und seiner Suche nach einem sinnerfüllten und schöpferischen Leben. Die Analytische Psychologie fragt nicht nur nach der Entstehungsgeschichte einer seelischen Störung, sondern auch nach dem Sinn der Symptomatik bzw. nach dem, was das Symptom eigentlich verbirgt. Sie richtet ihren Blick dabei besonders auf den Prozess der Individuation: Menschen, die ihre Identität bzw. ihr Selbst (noch) nicht gefunden haben oder sich nicht trauen, der zu sein, der sie eigentlich sind, entwickeln nach diesem Konzept Symptome als Kompromiss und Ersatz für nicht gewagtes Leben. Im therapeutischen Prozess wird eine zwischenmenschliche Beziehung angeboten, die dem Patienten die Möglichkeit eröffnet, sich und seine individuelle Welt angstfrei und vertrauensvoll zu erkunden, ohne den Erwartungen eines anderen entsprechen zu müssen. Analysiert werden neben den Äußerungen im offenen Gespräch auch die Körpersprache und die Körpersymptome, die Phantasien, Wünsche und besonders die Träume.

Systemische Therapieverfahren

Systemische Therapieverfahren sind aus entwicklungspsychologischen, soziologischen, lern- und kommunikationstheoretischen bzw. kybernetischen Strömungen hervorgegangen und bilden heute neben verhaltenstherapeutischen und tiefenpsychologischen Verfahren die dritte Säule des anerkannten psychotherapeutischen Spektrums. Während die Verhaltenstherapie und die Psychoanalyse ihr Augenmerk auf die einzelne Person und ihre seelische Störung richten, befassen sich systemische Verfahren mit Beziehungsnetzen, Konflikten und Strukturen eines Systems. Im Zentrum der systemischen Perspektive stehen also nicht die Eigenschaften des einzelnen Menschen, sondern die Wechselbeziehungen der miteinander kommunizierenden Personen. Die Symptome einer psychischen Störung „gehören" in diesem Sinne nicht ausschließlich dem (Index-)Patienten, sie sind vielmehr Ausdruck einer Störung im System. Als sozialer, lebendiger Organismus ist vor allem die Familie ein offenes, sich entwickelndes und sich selbst organisierendes System, in welchem die psychisch erkrankte Person lediglich als Symptomträger familiärer Grundkonflikte erscheint. Es muss jedoch nicht unbedingt die ganze Familie im Mittelpunkt der diagnostischen und therapeutischen Aufmerksamkeit stehen; manchmal sind auch Teilbereiche der Familie, Interaktionen am Arbeitsplatz oder (Beziehungs-)Strukturen im Feld der psychosozialen Versorgung von entscheidender Bedeutung.

Das Ziel des therapeutischen Prozesses ist es, Entscheidungen anzustoßen, Lösungen für Problemlagen und drängende Konflikte zu finden und das psychiatrische Symptom gewissermaßen entbehrlich zu machen. Dazu müssen Kommunikationsformen und Verhaltensweisen innerhalb der betreffenden Systeme genau untersucht werden. Der Therapeut nimmt hier jedoch nicht die Rolle des Experten ein, der durch seine Ausbildung die Deutungshoheit besitzt, er erstellt keine Diagnosen und behandelt keine Krankheiten. Stattdessen erkundet er die unterschiedlichen Sichtweisen und Realitäten der einzelnen Familienmitglieder und unterstützt die Beteiligten darin, über ihre Situation ins Gespräch zu kommen. Sein Bestreben liegt darin, die Selbstheilungskräfte jedes Mitglieds der Familie und der Familie als Ganzes zu stärken und Prozesse der Veränderung zu ermöglichen, die im Detail nur von den Betroffenen selbst vollzogen werden können. Hilfreich kann die Erstellung eines Genogramms sein, um Positionen und eventuell auch mehrgenerationale Prozesse und Probleme im Familiensystem zu ermitteln. Das zirkuläre Fragen fördert die Erkenntnis, dass es unterschiedliche Haltungen und Erlebnisweisen innerhalb der Familie gibt, die Bildung von Hypothesen kann die familiäre Dynamik beleuchten und den Therapieprozess beleben.

Klientenzentrierte Gesprächspsychotherapie

Einige Merkmale der klientenzentrierten (oder: personzentrierten) Gesprächspsychotherapie nach Carl Rogers wurden bereits im Zusammenhang mit den Kompetenzen der Beratung (Kap. 5.1) angesprochen. Sie gehören heute zur Basis jeder unterstützenden und therapeutischen Arbeit in der Sozialen Psychiatrie und fehlen in keiner Ausbildung auf dem Feld der psychosozialen Berufe. Gemeint ist die Bedeutung der drei Variablen: Empathie, Akzeptanz und Kongruenz. Mit Empathie bezeichnet Rogers das einfühlende Verstehen, das sich bemüht, einen Zugang zur inneren Welt des Klienten zu finden und dabei auf jede Form der Wertung verzichtet. Gefühle, Gedanken und Erlebnisweisen des Klienten werden wahrgenommen und das Verstandene wird mitgeteilt, um sich darüber auszutauschen, ob die Mitteilungen des Therapeuten dem Erleben des Klienten entsprechen. Der Therapeut bringt dem Klienten positive Wertschätzung entgegen, er respektiert ihn in seiner Individualität, enthält sich kritischer Kommentare und akzeptiert ihn so, wie er ist, mit seinen aktuellen Möglichkeiten, Fähigkeiten und Problemen. Außerdem sollte der Therapeut echt bzw. authentisch sein und keine professionelle Überheblichkeit, sondern Kongruenz an den Tag legen. Ein positives Grundgefühl sollte die Begegnung bestimmen, denn die Entfaltung der Persönlichkeit bedarf einer fördernden zwischenmenschlichen Beziehung. Schließlich geht Rogers davon aus, dass der Mensch eine natürliche Fähigkeit besitzt, seelisch zu wachsen und sich zu entwickeln. Er versteht psychische Beeinträchtigungen als Ausdruck von Einengungen dieses seelischen Wachstums- und Reifungsprozesses. Daher strebt die klientenzentrierte Gesprächspsychotherapie weniger eine Heilung von bestimmten Symptomen als vielmehr eine Entfaltung des Menschen zu seiner wahren Natur an, was durch die Klärung und Beseitigung von Hemmnissen und die Freisetzung selbstheilender Kräfte gelingen soll.

Gestalttherapie

Diese von Fritz Perls gegründete Form einer humanistischen Psychotherapie geht davon aus, dass der menschliche Organismus nach einem Zustand innerer Ausgeglichenheit und Balance (Homöostase) strebt. Ein Bedürfnis tritt als dominierende Gestalt in den Vordergrund und verlangt nach Befriedigung. Durch Selbstregulation spielt sich so ein neuer homöostatischer Zustand wieder ein. Unser Leben ist nach dieser Auffassung im Grunde nichts anders als eine unendliche Anzahl von Situationen, die es zu durchleben, zu gestalten und abzuschließen gilt. Jede unvollendete Handlung hinterlässt ein Gefühl des Unbehagens und lenkt von den konkreten Aufgaben ab, vor die sich der Mensch gerade gestellt sieht. Sind viele bedeutsame Situationen unabgeschlossen, so kann der Mensch nicht mehr spontan und kreativ handeln; er ist nicht ausreichend in der Lage, sein Verhalten mit der notwendigen Hierarchie seiner Bedürfnisse in Übereinstimmung zu bringen. Deswegen verhält er sich unorganisiert, uneffektiv und entwickelt möglicherweise ein psychisches Symptom. Was ihn wirklich bewegt, entgeht im Grunde seiner Wahrnehmung. Der therapeutische Prozess setzt sich zum Ziel, die unerledigten Bedürfnisse, die das Individuum in seiner Entwicklung blockieren, zu erkennen und seine eigenen schöpferischen Möglichkeiten und Ressourcen zu fördern. Am Ende soll sich die Persönlichkeit in ihrer wahren Gestalt finden und zu einer vollen Wahrnehmung ihrer Bedürfnisse befähigt sein.

Transaktionsanalyse

Die Transaktionsanalyse nach Eric Berne untersucht die Beziehungen zwischen Personen auf der Basis verschiedener Ich-Zustände und unterscheidet dabei zwischen dem Eltern-Ich (es enthält Ansichten, Werturteile und Haltungen, die von den Eltern oder anderen wichtigen Autoritätspersonen übernommen wurden), dem Erwachsenen-Ich (es orientiert sich an der Realität und stützt sich dabei auf die eigenen Erfahrungen und Einsichten) und dem Kind-Ich (es verweist auf die noch unreifen, egozentrischen, aber auch unbefangenen Anteile). Diese drei Ich-Zustände sind Facetten und Teilbereiche jeder Person; sie können innerpsychisch im Streit miteinander liegen oder in interpersonellen Beziehungen zum Ausdruck kommen. Als Ursache psychischer Symptome gelten vor allem unscharfe oder fehlende Grenzen zwischen den Ich-Zuständen. Der therapeutische Prozess soll dem Patienten die Augen öffnen in Bezug auf seine Transaktionen, d. h. seine Gestaltung von Beziehungen unter dem Aspekt des Kind-Ichs, des Erwachsenen-Ichs und des Eltern-Ichs. Starre Beziehungsmuster können so transparent und das Skript des Lebens bewusstseinsfähig werden.

Zum Weiterlesen

Küchenhoff J, Mahrer Klemperer R (2009) Psychotherapie im psychiatrischen Alltag. Stuttgart: Schattauer.
Piontek R (2005) Wegbegleiter Psychotherapie. Bonn: Psychiatrie-Verlag.
Schmoll D (2008) Psychotherapie – Chancen und Grenzen. Stuttgart: Kohlhammer.

9.3 Soziotherapie

Unter Soziotherapie werden – in Abgrenzung vor allem zur Pharmakotherapie und zur Psychotherapie – alle Ansätze verstanden, bei denen sich die Patienten mit ihrer äußeren Realität befassen. Gemeint ist die Stärkung und Gesundung durch ein positives Milieu, durch soziale Kontakte oder die Beeinflussung der konkreten Lebenslage eines Menschen durch materielle Hilfen. Fast alle Aktivitäten im Kontext der Sozialen Psychiatrie wirken durch ihren sozialen Faktor: das Wohnen, die Gestaltung des Tages und der Freizeit oder die Integration in die Gemeinde. Die Begriffe soziotherapeutisch, psychosozial und sozialtherapeutisch scheinen häufig austauschbar zu sein. Sie werden recht unspezifisch verwendet, wenn es z. B. um die sozialen Aspekte pflegerischer Tätigkeiten geht. Vor allem aber werden sie im Zusammenhang mit der Berufsgruppe der Sozialarbeiterinnen und Sozialpädagogen benutzt. Auch eine psychotherapeutische Richtung, die besonders die soziale Situation berücksichtigt, wird Sozialtherapie genannt. Strittig ist, ob Sozialtherapie die Behandlungsmethode der (klinischen) Sozialarbeit ist, oder ob es sich um ein Verfahren handelt, das viele Berufsgruppen im psychosozialen Spektrum anwenden. Es gibt entsprechende Verbände, verschiedene berufliche Weiterbildungen, vor allem auch für die Arbeit in der Suchtberatung und im Maßregelvollzug. Vereinzelt haben sich Sozialtherapeutinnen in eigener Praxis niedergelassen; die Klienten sind Selbstzahler.

Seit einigen Jahren wird der früher so allgemeine Begriff der „Soziotherapie" für eine genau definierte kassenfinanzierte Leistung verwendet, die „Ambulante Soziotherapie". Seit dem 01.01.2002 können Sozialarbeiterinnen und Pflegekräfte gemäß § 37a SGB V unter gewissen Bedingungen ambulante Soziotherapie durchführen und mit der Krankenkasse abrechnen: Versicherte, die wegen einer schweren psychischer Erkrankung nicht in der Lage sind, ärztliche oder ärztlich verordnete Leistungen selbständig in Anspruch zu nehmen, haben Anspruch auf Soziotherapie, wenn dadurch Krankenhausbehandlungen vermieden oder verkürzt werden oder wenn diese geboten, aber nicht durchführbar sind.

Vorgesehen sind koordinierende und begleitende Unterstützungen und Handlungsanleitungen schwer psychisch kranker Menschen mit Psychosen und affektiven Störungen. Patienten mit Demenz, Persönlichkeitsstörungen, Neurosen und Abhängigkeitserkrankungen sind also von diesen Leistungen ausgeschlossen. Ambulante Soziotherapie unterstützt einen Prozess, der Patienten eine bessere Krankheitswahrnehmung ermöglichen und zu mehr Krankheitseinsicht, Aufmerksamkeit, Initiative, sozialer Kontaktfähigkeit und Kompetenz führen soll. Die Patienten müssen einerseits eine schwere Störung in diesem Bereich aufweisen, andererseits müssen sie über die notwendige Motivation, Belastbarkeit und Kommunikationsfähigkeit verfügen, um das Therapieziel überhaupt erreichen zu können. Eine der Aufgaben der Soziotherapie ist es, klassische „Drehtür-Patienten" zu motivieren, zu ihrem Psychiater zu gehen und sich medikamentös behandeln zu lassen, um eine erneute Krankenhauseinweisung zu vermeiden. Die Soziotherapie-Mitarbeiterin regt aber auch soziale Kontakte an und koordiniert unterschiedliche ambulante Angebote; sie agiert damit im Sinne einer Case-Managerin vor allem für kassenfinanzierte Leistungen.

Die Soziotherapie muss von einem niedergelassenen Psychiater verordnet werden. Sie wird in der Regel als Einzelmaßnahme bei dem Patienten, in besonderen Fällen auch in Gruppen (z.B. als Psychoedukation) in den Räumen der Soziotherapeutin oder des Trägers durchgeführt. Zur Überprüfung der Indikation können bereits ohne Genehmigung der Krankenkasse bis zu drei Stunden verordnet werden; so können z.B. Hausärzte die Überleitung von Patienten in fachärztliche Behandlung organisieren. Die Betreuung ist mit dem Arzt abzustimmen und in einem soziotherapeutischen Betreuungsplan festzulegen. Die Krankenkassen bezahlen maximal 120 Stunden innerhalb von drei Jahren, wobei jede Verordnung 30 Stunden nicht überschreiten darf.

Soziotherapie findet überwiegend im häuslichen Umfeld des Patienten statt, sie wird von selbständigen Soziotherapeutinnen und von gemeindepsychiatrischen Trägern angeboten, die damit ihr Angebot auf kassenfinanzierte Leistungen ausdehnen. Die Abgrenzung zu den Leistungen des SGB XII wie Betreutes Einzelwohnen und Einzelfallhilfe ist schwierig, der Übergang manchmal nahtlos und ohne Wechsel der Bezugsperson möglich. Als Voraussetzung für Leistungserbringer gilt: Sozialarbeiter oder Fachpflegekräfte müssen eine psychiatrische Berufspraxis von mindestens drei Jahren nachweisen, davon mindestens ein Jahr in einem allgemeinpsychiatrischen Krankenhaus mit Versorgungsverpflichtung und mindestens ein Jahr in einer Einrichtung der ambulanten sozialpsychiatrischen Versorgung. Sie müssen in die gemeindepsychiatrische Versorgung eingebunden sein (Melchinger 1999; Frieboes 2005).

Finanzierung: In Baden-Württemberg wird die ambulante Soziotherapie von den Sozialpsychiatrischen Diensten angeboten, die sich damit zum Teil refinanzieren. In Berlin zahlen die Krankenkassen 30 € pro Stunde (Behandlungseinheit) zuzüglich eines „Erfolgshonorars" in Höhe von 4,00 € pro Stunde, wenn im Bewilligungszeitraum keine stationäre Behandlung notwendig wird. Einige Krankenkassen (z. B. die TKK) zahlen 36 €. Mit diesem Honorar kann trotzdem nicht kostendeckend gearbeitet werden.

Zum Weiterlesen

Frieboes R-M (2005) Grundlagen und Praxis der Soziotherapie. Richtlinien, Begutachtung, Behandlungskonzepte, Fallbeispiele, Antragsformulare. Stuttgart: Kohlhammer.

9.4 Ergotherapie

Unter Arbeitstherapie und Beschäftigungstherapie kann sich jeder etwas vorstellen. Bei der Ergotherapie verhält es sich gelegentlich anders. Anfang der 1990er Jahre wurde Ergotherapie als übergeordneter Begriff eingeführt, ist inzwischen gut etabliert und hat Bezeichnungen wie „Arbeitstherapie" und „Beschäftigungstherapie" in den Hintergrund gedrängt; zu sehr erinnern sie an die alten Anstalten, in denen die Patienten oft jahrzehntelang Körbe flechten, in der Küche helfen oder in der Landwirtschaft umsonst oder für ein geringes Taschengeld ackern mussten. Heute finden sich arbeitstherapeutische Bereiche mit ihrer industriellen Fertigung eher in den großen Werkstätten für behinderte Menschen. Zusammen mit der Kunst- und Gestaltungstherapie, der Musik-, Tanz- und Bewegungstherapie gehört die Ergotherapie zu den ausdruckstherapeutischen Verfahren, die nicht auf die Psychiatrie beschränkt sind, hier aber ihr spezifisches Profil entwickelt haben.

In psychiatrischen und vor allem psychosomatischen Kliniken sind alle diese Verfahren fester Bestandteil des Therapieplans. Es werden Behandlungen, auch in Form lebenspraktischer oder handwerklicher Tätigkeiten, allein oder in Gruppen angeboten. Ergotherapie bietet Möglichkeiten zum Malen, Töpfern, Bauen und Konstruieren mit Holz und Metall oder zum Arbeiten mit Peddigrohr. Eine sinnvolle manuelle Tätigkeit kann den Patienten nach einer schweren Krankheitsphase in Kontakt mit seinen Fähigkeiten und der realen Welt bringen. Arbeitstherappeutische Angebote geben einen Überblick über die aktuell vorhandenen Kompetenzen und helfen dem Team, den Patienten auf die Berufstätigkeit und auf ein selbständiges Leben vorzubereiten. Im Arbeitsbereich, im kreativen Bereich bzw. in der Ergotherapie kann man eine Aufgabe erledigen und sich danach zufrieden zurücklehnen.

In der Bewegungsgruppe kann der Patient dem anderen einen Ball abnehmen, Badminton spielen oder die Balance erproben. Die Musiktherapie eröffnet die Chance, auf einem Instrument den Dialog mit der Therapeutin oder mit anderen Patienten zu suchen. Beim Kochen und Backen treten bei älteren Patientinnen längst verloren geglaubte Fähigkeiten zu Tage. Patienten, die wenig sprechen, können sich in der Ergotherapie nonverbal äußern; nachdem das Bild fertig gemalt ist, wird es von allen angeschaut und besprochen. Ergotherapie spricht viele Sinne und unterschiedlichste Themen an. Jede Äußerung ist erlaubt und sinnvoll, und es ist die Aufgabe der Ergotherapeutin, Anregungen zu geben, zu moderieren und die Dynamik der Gruppe sensibel zu lenken.

Ergotherapie unterscheidet vor allem zwischen drei verschiedenen Methoden: Bei der *kompetenzzentrierten Methode* werden durch spezielle Techniken, handwerkliche Tätigkeiten und Übungen Fähigkeiten und Fertigkeiten trainiert; die *ausdruckszentrierte Methode* regt die Patienten an, die eigenen Gefühle wahrzunehmen und mittels Kreativität auszudrücken. Bei der *interaktionellen Methode* steht der kommunikative und spielerische Austausch der Teilnehmer untereinander im Vordergrund. Diese Methoden werden ergänzt durch weitere Techniken, für die sich Ergotherapeutinnen durch Zusatzausbildungen qualifizieren.

Die immer kürzer werdenden stationären Aufenthalte verändern das Profil der Ergotherapie in den Kliniken deutlich. Wirkliche Prozesse können oft nicht in Gang kommen; kaum haben sich die Patienten eingewöhnt und geöffnet, werden sie schon wieder entlassen. Die etwas längeren Aufenthalte in Tageskliniken, psychosomatischen Abteilungen und in der beruflichen Rehabilitation lassen hier erweiterte Perspektiven zu. Doch die meisten Kliniken bieten inzwischen auch ambulante Ergotherapie in ihren Räumen an, sodass der Besuch der Ergotherapie zur Brücke zwischen Klinik und Alltagsleben wird. Darüber hinaus wird ambulante Ergotherapie in niedergelassenen Praxen als Kassenleistung angeboten. Ambulante Ergotherapie muss vom Arzt oder der Institutsambulanz verordnet werden; sie wird dann als Heilmittel im Rahmen des SGB V von der Krankenkasse finanziert, ist aber zuzahlungspflichtig. Ergotherapeuten müssen eigene Räume nachweisen und schließen sich deshalb häufig in Gemeinschaftspraxen zusammen.

Auch in der ambulanten Ergotherapie werden die drei beschriebenen Methoden angewandt. Die Gruppenarbeit tritt jedoch gegenüber der Einzeltherapie in den Hintergrund. Es gibt viele Verfahren, mit denen die Klienten speziell gefördert werden können. Besonders aktuell sind derzeit kognitive Trainingsprogramme, mit denen vor allem am PC die Konzentration trainiert wird. Viele dieser Methoden, wie das Training sozialer Fertigkeiten, gehören zur medizinischen und sozialen Rehabilitation. Die ambulante Ergotherapie ist regional sehr unterschiedlich etabliert. Es gibt Städte und Landkreise, in denen sie häufig verordnet wird; andernorts ist sie so gut wie unbekannt.

Einen festen Platz hat die Ergotherapie in Tagesstätten für psychisch kranke Menschen. Die Ergotherapeutin ist fest angestellt, also Mitglied des therapeutischen Teams, oder sie kann ihre ergotherapeutischen Angebote als freie Mitarbeiterin abrechnen. Wie bei allen sozialen Berufen ist auch bei den Ergotherapeutinnen eine Tendenz zu Professionalisierung und Akademisierung entstanden, nicht zuletzt unter dem Druck, sich am Gesundheits- und Rehabilitationsmarkt behaupten zu müssen. Die Ergotherapie und ihre Ergebnisse werden evaluiert; es gibt ausgefeilte Methoden der Diagnostik und differenzierte Praxismodelle. Die Ergotherapeutin kooperiert mit den anderen Berufsgruppen im ambulanten Feld.

Zum Weiterlesen

Marotzki U, Reichel K (Hrsg.) (2006) Psychiatrische Ergotherapie. Bonn: Psychiatrie-Verlag.
Witschi T (2004) Ergotherapie. In: Rössler W (Hrsg.) Psychiatrische Rehabilitation. Heidelberg: Springer, S. 355–363.

9.5 Ambulante psychiatrische Pflege

Hauspflege und häusliche Krankenpflege sind wohl die am besten eingeführten Leistungen im ambulanten Feld. Die Gemeindeschwester, die über die Dörfer zu ihren Patienten radelte, ist die Vorläuferin dieser Hilfeform; sie wurde über die Kirchengemeinde und Spenden finanziert. Auch der Aufbau von Sozialstationen in den 1980er Jahren erfolgte zunächst über die großen gemeinnützigen Träger; inzwischen existiert ein flächendeckendes Netz von Sozialstationen mit festen Zuständigkeiten und einem breiten Leistungsspektrum. Hinzu kommen immer mehr private Anbieter, die sich teilweise auf spezielle Zielgruppen konzentrieren. Insgesamt konkurrieren ca. 10 000 Pflegedienste miteinander. So gibt es Pflegedienste, die vor allem gerontopsychiatrische Patienten versorgen, oder – mit muttersprachlichen Mitarbeiterinnen – zum Beispiel Migranten im Sinne einer kultursensiblen Pflege betreuen. Auch Träger der gemeindepsychiatrischen Versorgung haben eigene Pflegedienste aufgebaut.

Von der Krankenkasse wird häusliche Krankenpflege vor allem dann finanziert, wenn auf diese Weise ein Krankenhausaufenthalt vermieden oder verkürzt wird. Sicherungspflege kann verordnet werden, wenn sich eine ambulante ärztliche Behandlung nur mit Unterstützung der häuslichen Krankenpflege durchführen und in ihrem Erfolg sichern lässt, meist handelt es sich um Behandlungspflege. Unterschieden werden drei Bereiche: hauswirtschaftliche Versorgung, Grundpflege (Waschen, Toilettengang etc.) und Behandlungspflege, zu der die Medikamentengabe gehört. Die tägliche Gabe von Psychopharmaka, insbesondere von Neuroleptika, ist in diesem Rahmen finanzierbar. Als Grundversorgung für psychisch Kranke sollte sie kombiniert werden mit anderen gemeindepsychiatrischen Leistungen.

Hauswirtschaftliche Versorgung und Grundpflege werden langfristig im Rahmen der Pflegeversicherung gewährt. Wenn die Leistungen der Pflegekasse nicht ausreichen oder keine Pflegestufe anerkannt wurde, muss der Patient selbst zahlen. Bei geringem Einkommen und Vermögen übernehmen die Sozialämter die Kosten für die Hilfe zur Pflege nach SGB XII; mit der Prüfung beauftragen sie den zuständigen Sozialdienst.

Bis vor wenigen Jahren war es, abgesehen von einigen Modellprojekten, nicht möglich, wirklich qualifizierte ambulante psychiatrische Pflege im Rahmen der häuslichen Krankenpflege zu verordnen. Es gab keine Abrechnungsmöglichkeit. Seit 2005 existieren Richtlinien für die kassenfinanzierte ambulante psychiatrische Pflege (APP). Viele Sozialstationen und gemeindepsychiatrische Träger bieten inzwischen diese Leistung an. Inhalt der ambulanten psychiatrischen Pflege ist insbesondere der Aufbau einer tragfähigen und professionellen Beziehung.

Die regelmäßige Begegnung ermöglicht die Beobachtung und Einschätzung des aktuellen Krankheitszustandes, um in Gesprächen mit dem behandelnden Arzt das weitere Vorgehen abzustimmen. Besonders im Rahmen einer Medikamentenumstellung ist die Beobachtung des Allgemeinzustandes und der Symptomatik wichtig. Im Sinne von Psychoedukation soll der Patient mehr über seine Störung erfahren, vor allem aber über Strategien, mit ihr und den Symptomen besser umzugehen. Die Pflegekraft macht Vorschläge für entspannende oder anregende Aktivitäten. Sie erlebt den Patienten in seinem alltäglichen Umfeld und sieht, welche lebenspraktischen Fähigkeiten vorhanden sind; sie gibt Impulse und hilft beim Einüben.

Die Übernahme der Selbstversorgung ist ausdrücklich nicht die Aufgabe der ambulanten psychiatrischen Pflege. Die Pflegekraft kauft also nicht für den Patienten ein, sie begleitet ihn höchstens oder motiviert ihn. Sie achtet darauf, dass der Patient nicht nur im Bett liegt und versucht, eine angemessene Tagesstruktur aufzubauen. Dabei sind die Lebensgewohnheiten des Patienten mit all seinen „verrücken" Eigenheiten weitgehend zu respektieren. Auch hier muss das richtige Maß zwischen Akzeptanz und Motivierung gefunden werden.

APP hat eine große Bedeutung in der Krisenintervention und wird oft genau dazu verordnet. Die Pflegekraft beruhigt den Patienten und sein Umfeld, macht Vorschläge zur Entlastung, achtet auf Zuspitzungen wie Suizidalität und Nahrungsverweigerung. Sie stimmt mit dem Arzt die Medikamentengabe ab und hält bei Bedarf Kontakt mit dem Sozialpsychiatrischen Dienst oder der Klinik.

Die ambulante psychiatrische Pflege ist aufgefordert, die Angehörigen einzubeziehen, denn sie kennen in der Regel die Frühwarnzeichen und den möglichen Krankheitsverlauf am besten. Auch eine Entlastung der Angehörigen in der konkreten Situation kann durch die APP erfolgen, und die Angehörigen können unter Umständen modellhaft lernen, mit zukünftigen Krisen besser umzugehen. Die Pflegekraft kooperiert mit allen Kontaktpersonen und hilft beim Aufbau eines geeigneten Netzwerks. Verordnet wird die ambulante psychiatrische Pflege vom niedergelassenen Psychiater. Hausärzte sind ebenfalls dazu berechtigt, wenn die Diagnose von einem Facharzt gestellt wurde.

Nach einem Katalog aller Störungen nach ICD-10 darf die ambulante psychiatrische Pflege verordnet werden bei Demenzen, schizophrenen und schweren affektiven Störungen, Panikstörungen und generalisierten Angststörungen; Patienten mit Abhängigkeitserkrankungen sind also ausgeschlossen. Zum Beziehungsaufbau ist zunächst eine Verordnung für 14 Tage möglich. Gelingt es, in dieser Zeit Akzeptanz und Compliance aufzubauen, kann die Leistung insgesamt für vier Monate verordnet werden. Es sind mehrere Einsätze täglich bis zu 14 Einsätzen in der Woche mit abnehmender Frequenz möglich, vor allem um Krisensituationen zu überbrücken.

Beispiel: Ein Hausarzt wird von den Angehörigen gerufen und trifft seine Patientin in einem wahnhaft-depressiven Zustand an; sie hat deshalb seit Tagen nichts mehr gegessen. Der Hausarzt und der behandelnde Psychiater klären telefonisch Diagnose und Bedarfsmedikation; nun kann der Hausarzt sofort APP verordnen. Die Pflegekraft kann noch am selben Tag mit einem Einsatz beginnen und in den nächsten drei Tagen mit jeweils drei Einsätzen die Krise begleiten. Innerhalb dieses Zeitraums lässt sich klären, ob und wie eine stationäre Behandlung vermeidbar ist.

Zum Weiterlesen

Gassmann M, Marschall W, Utschakowski J (Hrsg.) (2006) Psychiatrische Gesundheits- und Krankenpflege. Mental Health Care. Heidelberg: Springer.
Schädle-Deininger H (2008) Basiswissen: Psychiatrische Pflege. Bonn: Psychiatrie-Verlag.

9.6 Integrierte psychiatrische Versorgung

Als Integrierte Versorgung (IV) wird gegenwärtig das Bestreben verstanden, die Zusammenarbeit zwischen den verschiedenen Leistungserbringern in der medizinischen Versorgung zu verbessern und die Behandlungskonzepte und -maßnahmen abzustimmen. Bereits seit 2000 ist die Integrierte Versorgung gesetzlich möglich, entwickelt sich aber nur schleppend. 2004 wurde deshalb im § 140a Gesundheitsmodernisierungsgesetzt festgelegt, dass 1 % (680 Mio.) der Gesamtausgaben im stationären und ambulanten Bereich der Gesundheitsversorgung für die Entwicklung von IV-Projekten bereitgestellt werden müssen. Dafür werden Einzelverträge zwischen Ärzten, Krankenhäusern, Physiotherapeuten usw. abgeschlossen, wobei es um ein jeweils genau abgrenzbares Gesundheitsproblem geht, das nach dem Konzept der Integrierten Versorgung in Form einer festen Zusammenarbeit von Klinik und Nachsorge/Rehabilitation behandelt wird.

In der Psychiatrie sind bislang nur wenige Projekte dieser Art entstanden. In Berlin hat sich der „Verein für Psychiatrie und seelische Gesundheit" (www.psychiatrie-in-berlin.de) gegründet, ein Konzept der Integrierten Versorgung entwickelt und einen Vertrag mit einigen Krankenkassen abgeschlossen. Der Vertrag sieht vor allem eine enge Kooperation zwischen den niedergelassenen Psychiatern der einzelnen Bezirke, den dort tätigen Hausärzten und den Leistungserbringern vor, die ambulante Soziotherapie und ambulante psychiatrische Pflege anbieten.

Die stationäre Versorgung ist noch kaum beteiligt. Vor allem in Charlottenburg-Wilmersdorf gibt es seit ca. zwei Jahren Patienten, die in diesen Vertrag „eingeschlossen" sind. Patienten erhalten die Praxisgebühr zurückerstattet, die Psychiater erhalten eine Art Prämie als Anreiz. Die Patienten müssen eine psychiatrische Diagnose eines gewissen Schweregrads (GAF-Skala) aufweisen, die Psychiater können dann rasch und ohne weitere Prüfung ambulante psychiatrische Pflege und/oder ambulante Soziotherapie verordnen. Im Idealfall kann genau an dem Tag, an dem der Patient in einer Krise beim Psychiater vorstellig wird, die ambulante psychiatrische Pflege beginnen. Es sind bis zu vier Einsätze täglich möglich, um den Patienten zu behandeln, bis er stabilisiert ist. Ähnliches gilt für die ambulante Soziotherapie, über die z. B. Psychoedukation angeboten werden kann.

Manche Verträge der Integrierten Versorgung beziehen sich auf spezielle Diagnosen wie Depressionen oder psychotische Störungen. Viele Kliniken und psychosoziale Träger haben inzwischen weitere Programme eingerichtet oder befinden sich in der Planungsphase. Wegweisend im Sinne einer Sozialen Psychiatrie sind Modelle, bei denen die Integrierte Versorgung das Home-Treatment bzw. die Krisenintervention ermöglicht. Auch das regionale Psychiatrie-Budget ist im Zuge der Integrierten Versorgung entwickelt worden, beruht aber nicht auf § 140 a–d des SGB V, sondern ist ein eingeständiges Modellvorhaben. Wegen seiner wegweisenden Bedeutung soll es hier – sehr vereinfacht – kurz dargestellt werden.

Zunächst wurde erfasst, welche Behandlungskosten in zwei psychiatrischen Kliniken des Landkreises Steinfurt/Itzehoe in Schleswig-Holstein im Jahr 2002 entstanden waren. Diese Summe wurde als festes regionales Budget für die kommenden fünf Jahre festgeschrieben. Die Krankenhäuser bekamen den Auftrag, alle Patienten, die zur Behandlung von Vertragsärzten überwiesen oder notfallmäßig aufgenommen wurden, weiterhin psychiatrisch zu versorgen. Den Krankenhäusern stand aber frei, ob dies weiterhin vor allem stationär oder tagesklinisch bzw. ambulant geschehen sollte. Das Budget blieb also gleich; es bestand kein finanzieller Anreiz, mehr Patienten zu behandeln, sondern lediglich die Vorgabe, diese gut zu behandeln, um erneute Aufnahmen und damit Kosten zu verhindern. In der Folge strukturierten sich die Krankenhäuser um. Aus den Teams der Stationen, der Tagesklinik und der Ambulanzen bildeten sich neue, eher auf Zielgruppen und Diagnosen ausgerichtete Behandlungsteams, die übergreifend die Patienten dort behandelten, wo es gerade sinnvoll war – also z. B. zu Hause. Erste Auswertungen zeigten, dass die Anzahl der stationären Behandlungen reduziert und im Gegenzug die Zahl der tagesklinischen und ambulanten Behandlungen erhöht werden konnte (Roick et al. 2006 oder unter www.psychiatrie.de/dachverband). In einem nächsten Schritt sollen auch die niedergelassenen Fachärzte für Psychiatrie und Psychotherapie der jeweiligen Region in das Budget einbezogen werden. Ziel der Integrierten Versorgung ist also die fachlich bessere Behandlung, die Koordinierung der Akteure des Gesundheitssystems und die Vermeidung von stationären Aufenthalten – zweifellos von Seiten der Gesetzgebung auch mit dem Gedanken der Kostensenkung.

Zum Weiterlesen

Roick C, Deister A, Zeichner D, Birker T, König H-H, Angermeyer MC (2006) Regionales Psychiatriebudget – ein neuer Ansatz zur effizienten Verknüpfung stationärer und ambulanter Versorgungsleistungen. In: Armbruster A, Schulte-Kemna G, Widmeier-Berthold C (Hrsg.) Kommunale Steuerung und Vernetzung im Gemeindepsychiatrischen Verbund. Bonn: Psychiatrie-Verlag.
www.psychiatrie-in-berlin.de, Zugriff am 02.02.2009.

10 Ausblick – offene Fragen

Menschen mit psychischen Störungen und seelischen Behinderungen leben – dreißig Jahre nach Beginn der Psychiatriereform – dort, wo alle anderen auch leben: in den Städten und Gemeinden. Zu viele von ihnen sind zwar noch immer „hospitalisiert", also in Heimen untergebracht, aber immerhin nicht mehr in großen, abgelegenen Anstalten und Kliniken jenseits der öffentlichen Wahrnehmung. Und in den Heimen selbst ist vieles in Bewegung geraten: Ein höchst differenziertes, regionalisiertes System fördert die Teilhabe am Leben in der Gemeinschaft und im Arbeitsleben. Die passenden Hilfen müssen im Einzelfall personenbezogen zusammengestellt und koordiniert werden. Das Ziel ist nicht mehr die Integration, sondern die Inklusion aller Menschen in ihrem Sozialraum, ob sie nun als behindert gelten oder nicht. Konzepte wie Empowerment und Recovery vermitteln auch Menschen mit schweren und lang andauernden Störungen Hoffnung auf ein erfülltes Leben. Und wer erstmals an einer Psychose leidet, der kann diese Krise vielleicht ohne Medikamente, mit einer an seine Bedürfnisse angepassten Behandlung bewältigen. Wenn möglich sollen die Menschen gar nicht erst krank werden, sondern möglichst früh adäquate Unterstützung erhalten: Prävention und Salutogenese stehen auf der Agenda der Europäischen Gemeinschaft.

Große und kühne Entwürfe müssen praktisch umgesetzt werden, und allzu oft scheitert man im Alltag doch wieder am zersplitterten System der sozialen Sicherung. Das Bestreben, immer mehr Leistungen aus der Sozialhilfe herauszulösen und die Kranken- bzw. Rentenversicherungen in die Pflicht zu nehmen, weist zwar in die richtige Richtung, macht die Arbeit an der Basis aber oft noch komplizierter. Allenfalls einige Modelle der Integrierten Versorgung scheinen mögliche Lösungen aufzuzeigen.

Lassen Sie uns deshalb am Ende ein wenig phantasieren: Was wäre, wenn die Krankenkassen einer Klinik den gesamten Batzen Geld, den sie ihr jährlich überweisen, in die Hand drücken und sagen: Du musst damit genau so viele Patienten versorgen wie im vergangenen Jahr. Aber uns ist egal, ob du sie zuhause behandelst, oder sie nur nachts auf der Station behütest, oder ihnen die unterschiedlichsten Therapien anbietest. Du kannst es machen, wo und wie du willst, du musst es nur gut machen, denn wir fragen die Patienten hinterher und prüfen das Ergebnis. Natürlich gibt es Menschen, die brauchen vorübergehend Schutz, Fürsorge, Beaufsichtigung, vielleicht sogar 24 Stunden lang; aber muss man dazu in ein Krankenhaus? Vielleicht wird es zukünftig möglich sein, dass rund um die Uhr ein Krankenpfleger, ein Psychiatrie-Erfahrener oder ein ganzes Team bei einem Patienten in der Wohnung bleibt. Diese Phantasie wurde im Kreis Itzehoe ansatzweise umgesetzt, und von uns unter dem Stichwort „Regionalbudget" als ein Modell der Integrierten Versorgung beschrieben.

Lassen Sie uns einen Schritt weiter gehen: Was wäre, wenn alle Kostenträger ihre Mittel, die sie für Prävention, Behandlung, Teilhabe und Pflege ausgeben, in einen kommunalen Topf werfen? Nicht nur das Trägerübergreifende Persönliche Budget, auch ein „Kommunales Budget" bietet, zu Ende gedacht und unbürokratisch umgesetzt, ungeahnte Möglichkeiten. Oder noch weiter gesponnen: Was wäre, wenn ein Dorf oder ein Stadtteil alle Mittel zur Förderung des gemeinschaftlichen und individuellen Wohlbefindens aller Bürger erhält, so wie es die Utopie der umfassenden Sozialraumorientierung anvisiert? Doch bevor wir mit der Vision eines staatlich und pauschal finanzierten Gesundheits- und Sozialsystems völlig abheben, kehren wir – hoffentlich rechtzeitig – in die harte Realität zurück: Wir leben in einer Zeit dramatischer ökologischer und ökonomischer Krisen. Merkwürdig gelassen beobachten viele den Zusammenbruch von Banken und Konzernen. Auch wenn wir uns persönlich vielleicht nur wenig betroffen fühlen, wissen wir doch: Psychisch erkrankte Menschen waren und sind den sozialen Verhältnissen ganz besonders ausgeliefert. Wir befürchten eine weitere Verschlechterung der Lebenslage psychisch Kranker, ihrer Angehörigen, aber auch derjenigen, die in diesem Bereich arbeiten. Die steigenden Kosten für Pflege und medizinische Behandlung lassen von Seiten der Politik und der Verwaltungen weitere Strukturprogramme erwarten und befürchten. Bereits jetzt erhalten niedergelassene Psychiater nur 48 € für die Behandlung eines Patienten – das reicht für 40 Gesprächsminuten – im Quartal! Gerade in einer Phase, in der die rein psychopharmakologische Behandlung in die Kritik gerät und man wieder stärker über die Notwendigkeit tragfähiger Beziehungen und Bindungen nachdenkt, drohen weitere Kürzungen der Ressourcen für die personenbezogene Therapie.

Sollte auch diese Krise eine Chance sein? Kann man ein weiteres Mal „aus leeren Kassen Kapital schlagen", wie es Klaus Dörner bereits in der Phase der Deinstitutionalisierung propagierte? Können die Strategien der Selbsthilfe und des Trialogs diesen Mangel kompensieren? Kann die Einbeziehung von Psychiatrieerfahrenen als Krisen-Begleiter und Experten eine Alternative für professionelle Unterstützung sein? Nicht nur diese Fragen bleiben offen. Vor allem an Schnittstellen sehen wir gravierende Probleme, für die eine Soziale Psychiatrie der Zukunft Lösungen zu entwickeln hat:

- *Schnittstelle Jugendhilfe/Kinder- und Jugendpsychiatrie*
  Psychische Störungen bei Kindern, Jugendlichen und Heranwachsenden nehmen zu. Nicht wenige Jugendliche leben unter desolaten materiellen und sozialen Bedingungen und ohne berufliche Perspektive. Flatrate-Parties, Koma-Saufen und exzessives Kiffen sind alarmierende Signale; viele verbringen einen Teil ihres Tages in einer virtuellen Welt, familiäre Strukturen lösen sich auf. Neue Verhaltensmuster, vielleicht sogar Störungsbilder sind die Folge, und die einzige Interessengruppe, die das gar nicht zu stören scheint, ist die Pharmaindustrie. Wirklich geeignete Angebote für schwierige und gefährdete Jugendliche sind kaum vorhanden. Dies führt dazu, dass vorschnell psychische Störungen und

10 Ausblick – offene Fragen

seelische Behinderungen attestiert werden, um auf die Behandlungsmöglichkeiten von Psychiatrie und Eingliederungshilfe zurückgreifen zu können.

- *Schnittstelle Altenhilfe/Gerontopsychiatrie*
  Im Rahmen der demografischen Entwicklung gibt es immer mehr alte Menschen mit psychischen Störungen, insbesondere mit Demenzen und Depressionen. Die Unterstützung durch die Angehörigen muss zunehmend durch professionelle Versorgung ergänzt oder ersetzt werden. Es ist abzusehen, dass dieses System an seine finanziellen und personellen Grenzen gerät. Können neue Modelle des bürgerschaftlichen Engagements im Stadtteil ein würdevolles und weitgehend selbstbestimmtes Leben für alle alten Menschen ermöglichen?
- *Schnittstelle Justiz/Forensische Psychiatrie*
  Die Zahl der psychisch kranken Menschen im Maßregelvollzug ist seit 1986 um fast 300 % gestiegen; immer mehr „psychisch kranke Rechtsbrecher" verbleiben für viele Jahre in der forensischen Psychiatrie. Immer mehr Menschen, vor allem Männer, kommen in den „normalen" Strafvollzug, und immer mehr von ihnen leiden an einer psychischen Störung, z. B. einer Abhängigkeitserkrankung. Manche äußern den Verdacht, dass es einen Zusammenhang zwischen den Reformen der vergangenen Jahrzehnte und dieser Entwicklung geben könnte.

Trotz dieser offenen Fragen soll unser Ausblick nicht resignativ enden. Offene Fragen und Probleme sind Herausforderungen. Gerade sie machen die Soziale Psychiatrie so spannend. Wer jetzt in dieses Arbeitsfeld einsteigt, wird eine expandierende Trägerlandschaft vorfinden, in der zukunftsorientiert gearbeitet, manchmal vielleicht auch experimentiert wird. Wer sich bereits im Beruf etabliert hat, kann an diesen Experimenten teilhaben oder durch Tagungen und Fortbildungen – vielleicht sogar durch dieses Buch – eigene Ideen entwickeln. Wer jetzt direkt oder indirekt von der Psychiatrie betroffen ist, hat die Chance, sich in einer der vielen Initiativen zu beteiligen, um die Soziale Psychiatrie der nächsten Jahrzehnte mitzugestalten und Begegnungen „auf gleicher Augenhöhe" zu ermöglichen. Wir hoffen jedenfalls, dass unsere Ausführungen zur Sozialen Psychiatrie ein einigermaßen stimmiges, differenziertes und aktuelles Bild gezeichnet und manchen ermutigt haben, die Scheu vor dem psychiatrischen Bereich zu verlieren und gleichzeitig den Respekt zu behalten.

Literatur

Aderhold V (Hrsg.) (2003) Psychotherapie der Psychosen. Integrative Behandlungsansätze aus Skandinavien. Gießen: Psychosozial Verlag.
Aderhold V, Greve N (2007) Was Sie schon immer über die bedürfnisangepasste Behandlung wissen wollten ... In: Psychosoziale Umschau 3/07, S. 12–15.
Aderhold V, Greve N (2008) Chancen für eine integrative Psychosentherapie in Deutschland. In: Cullberg J (Hrsg.) Therapie der Psychosen. Bonn: Psychiatrie-Verlag, S. 288–293.
Aebi E, Ciompi L, Hansen H (1994) Soteria im Gespräch. Über eine alternative Schizophreniebehandlung. Bonn: Psychiatrie-Verlag.
Aktion psychisch Kranke (Hrsg.) (2001) 25 Jahre Psychiatrie-Enquete. Bde. 1 u. 2, Bonn: Psychiatrie-Verlag.
Aktion psychisch Kranke (Hrsg.) (2002a) Arbeit und Beschäftigung für Menschen mit psychischen Beeinträchtigungen. Bonn: Psychiatrie-Verlag.
Aktion psychisch Kranke (Hrsg.) (2002b) Mit und ohne Bett: Personenzentrierte Krankenhausbehandlung im Gemeindepsychiatrischen Verbund. Bonn: Psychiatrie-Verlag.
Aktion Psychisch Kranke (Hrsg.) (2004) Prävention bei psychischen Erkrankungen. Neue Wege in Praxis und Gesetzgebung. Bonn: Psychiatrie-Verlag.
Aktion psychisch Kranke (2005) (Hrsg.)Der personenzentrierte Ansatz in der psychiatrischen Versorgung Individuelle Hilfeplanung (IBRP) und personenzentriert-integriertes Hilfesystem. Bonn: Psychiatrie-Verlag.
Aktion psychisch Kranke (Hrsg.) (2008) Unserer Zukunft gestalten – Hilfen für alte Menschen mit psychischen Erkrankungen, insbesondere Demenz. Bonn: Psychiatrie-Verlag.
Amering M (2002) Multiprofessionelle Behandlung (fast) ohne Bett: Beispiele und Diskussionen aus Großbritannien und den USA. In: Aktion psychisch Kranke (Hrsg.) Personenzentrierte Krankenhausbehandlung im Gemeindepsychiatrischen Verbund. Bonn: Psychiatrie-Verlag, S. 242–255.
Amering M, Schmolke M (2007) Recovery. Ende der Unheilbarkeit. Bonn: Psychiatrie-Verlag.
Antonovsky A (1997) Salutogenese. Zur Entmystifizierung von Gesundheit. Tübingen: dgvt-Verlag.
Arbeitsgruppe Psychiatrie der Obersten Landesgesundheitsbehörden im Auftrag der Gesundheitsministerkonferenz (76. Sitzung, Beschluss vom 02./03. 07. 2003) Stand 2007. Tabellenanhang zum Bericht „Psychiatrie in Deutschland – Strukturen, Leistungen, Perspektiven" der AG Psychiatrie der Obersten Landesgesundheitsbehörden an die Gesundheitsministerkonferenz 2007.
Armbruster J, Schulte-Kemna G, Widmaier-Berthold C (Hrsg.) (2006) Kommunale Steuerung und Vernetzung im Gemeindepsychiatrischen Verbund. Bonn: Psychiatrie-Verlag.
Becker T, Hoffmann H, Puschner B, Weinmann S (2008) Versorgungsmodelle in Psychiatrie und Psychotherapie. Stuttgart: Kohlhammer.

Behrendt B, Schaub A (2005) Handbuch Psychoedukation und Selbstmanagement. Tübingen: dgvt-Verlag.
Berger H (2001) Gesundheitsförderung. Ein Perspektivwechsel in der Psychiatrie. In: Mabuse 129, S. 46–50.
Blanz B, Remschmidt H, Schmidt M, Warnke A (2006): Psychische Störungen im Kindes- und Jugendalter. Ein entwicklungspathologisches Lehrbuch. Stuttgart, New York: Schattauer.
Blasius D (1994) „Einfache Seelestörung". Geschichte der deutschen Psychiatrie 1800–1945. Frankfurt a. M.: Fischer.
Bock T, Deranders JE, Esterer I (1994) Im Strom der Ideen. Bonn: Psychiatrie-Verlag.
Bock T, Buck D, Gross J (Hrsg.) (1995) Abschied von Babylon. Verständigung über Grenzen in der Psychiatrie. Bonn: Psychiatrie-Verlag.
Bock T (1997) Lichtjahre. Psychosen ohne Psychiatrie. Krankheitsverständnis und Lebensentwürfe von Menschen mit unbehandelten Psychosen. Bonn: Psychiatrie-Verlag.
Bock T (2004) „Irre menschlich Hamburg". Aufklärung, Information und Prävention an Schulen. In: Aktion Psychisch Kranke (Hrsg.) Prävention bei psychischen Erkrankungen. Neue Wege in Praxis und Gesetzgebung. Bonn: Psychiatrie-Verlag, S. 197–211.
Bock T (2006) Eigensinn und Psychose. „Noncompliance" als Chance. Neumünster: Paranus-Verlag.
Bock T (2009) Achterbahn der Gefühle. Bonn: Balance.
Boden M, Rolke D (2008) Krisen bewältigen, Stabilität erhalten, Veränderung ermöglichen. Ein Handbuch zur Gruppenmoderation und zur Selbsthilfe. Bonn: Psychiatrie-Verlag.
Böhm E (2006) Verwirrt nicht die Verwirrten. Neue Ansätze geriatrischer Krankenpflege. Bonn: Psychiatrie-Verlag.
Bombosch J, Hansen H, Blume J (Hrsg.) (2004) Trialog praktisch. Neumünster: Paranus-Verlag.
Borde T, David M (Hrsg.) (2007) Migration und psychische Gesundheit. Frankfurt a. M.: Mabuse.
Bosshard M, Ebert U, Lazarus H (2007) Soziale Arbeit in der Psychiatrie. 3. Aufl. Bonn: Psychiatrie-Verlag.
Brisch KH (2009) Bindungsstörungen. Von der Bindungstheorie zur Therapie. Stuttgart: Klett-Cotta.
Bundesarbeitsgemeinschaft Rehabilitation (2006) Arbeitshilfe für die Rehabilitation und Teilhabe von Menschen mit Abhängigkeitserkrankungen (http://www.bar-frankfurt.de)
Bundesverband der Angehörigen psychisch Kranker (Hrsg.) (2008) Mit psychisch Kranken leben. Rat und Hilfe für Angehörige. Bonn: Psychiatrie-Verlag.
Burns T, O'Brian A (2004) Assertive Management und Case-Management in der Rehabilitation In: Rössler, W (Hrsg.): Psychiatrische Rehabilitation. Heidelberg: Springer, S. 670–680.
Clausen J, Eichenbrenner I, Dresler K (1997) Soziale Arbeit im Arbeitsfeld Psychiatrie. 2. Aufl. Freiburg i. Br.: Lambertus.
Clausen J (2008) Das Selbst und die Fremde. Über psychische Grenzerfahrungen auf Reisen. 2. Aufl. Bonn: Psychiatrie-Verlag.
Christ J, Hoffmann-Richter U (1997) Therapie in der Gemeinschaft. Gruppenarbeit, Gruppentherapie und Gruppenpsychotherapie im psychiatrischen Alltag. Bonn: Psychiatrie-Verlag.
Christ J (2002) Erlebte Sozialpsychiatrie. Bonn: Psychiatrie-Verlag.
Cullberg J (2008) Therapie der Psychosen. Ein interdisziplinärer Ansatz. Bonn: Psychiatrie-Verlag.

D'Amelio R, Behrendt, B. Wobrock T (2006) Psychoedukation bei Schizophrenie und Sucht. Manual zur Leitung von Patienten- und Angehörigengruppen. München: Elsevier.
Deinet U (2009) Methodenbuch Sozialraum. Wiesbaden: Verlag für Sozialwissenschaften.
Deutsche Arbeitsgemeinschaft Selbsthilfegruppen (Hrsg.) (2008) Selbsthilfegruppenjahrbuch (Download unter: http://www.dag-shg.de/site/data/DAGSHG/SHGJahrbuch/DAGSHG-shgJB2008.pdf).
Dörner K, Egetmeyer A, Koenning K (2001) Freispruch der Familie. Bonn: Psychiatrie-Verlag.
Dörner K, Plog U, Teller C, Wendt F (2002) Irren ist menschlich. Lehrbuch der Psychiatrie und Psychotherapie. Bonn: Psychiatrie-Verlag.
Dörner K (2005) Es ist verboten, Personen zu zentrieren. Antwort von Klaus Dörner an seine Kritiker In: Soziale Psychiatrie 1, S. 33–37.
Dörner K (2006) Leben und sterben, wo ich hingehöre. Neumünster: Paranus Verlag.
Dreßing H, Salize HJ (2004) Zwangsunterbringung und Zwangsbehandlung psychisch Kranker. Bonn: Psychiatrie-Verlag.
Drgala J (2008) Die Wirkungslosigkeit des Hilfesystems für Personen mit besonderen sozialen Schwierigkeiten. Münster: Lit-Verlag.
Eckardt-Henn A, Hoffmann S (2004) Dissoziative Bewusstseinsstörungen. Stuttgart: Schattauer.
Ehrenberg A (2004) Das erschöpfte Selbst. Depression und Gesellschaft in der Gegenwart. Frankfurt a. M., New York: Campus.
Ehrenreich H (o.J.) ALITA – Ambulante Langzeit-Intensivtherapie für Alkoholkranke: *Ein neuer Weg in die Behandlung schwer Alkoholabhängiger* (http://www.alita-olita.de/de/index_de.html, Zugriff am 30.10.2009).
Eichenbrenner I (1999) Der Praktikant, die Wölfin und das Amt. Bonn: Psychiatrie-Verlag.
Eichenbrenner I (2002) Lebensraum Straße. Sich aufhalten – ohne festen Wohnsitz. In: Bock T, Weigand H (Hrsg.) Hand-werks-buch Psychiatrie. Bonn: Psychiatrie-Verlag, S. 120–135.
Eichenbrenner I (2004) Freischwinger oder Wartebank? – Klienten zwischen Sozialpsychiatrischem Dienst und Krisendienst. In: Müller W, Scheuermann U (Hrsg.) Praxis Krisenintervention. Stuttgart: Kohlhammer, S. 130–140.
Eichenbrenner I, Gagel D, Lehmkuhl D (2007) „Wie geht es eigentlich den Sozialpsychiatrischen Diensten?" In: Sozialpsychiatrische Informationen 3/07, S. 56–59.
Eikelmann B, Reker T (Hrsg.) (2004) Psychiatrie und Psychotherapie in der Tagesklinik. Stuttgart: Kohlhammer.
Eikelmann B, Zacharias B (2004) Behandlungsprobleme bei wohnungslosen psychisch Kranken. In: Rössler W (Hrsg.) Psychiatrische Rehabilitation. Berlin: Springer, S. 478–488.
Enders A, Noterdaeme M (2009) Autismus-Spektrum-Störungen. Stuttgart: Kohlhammer.
Engelmann I (1990) Schneckenhäuser. Alltagsbewältigung und Beziehungserfahrung in der Tagesstätte. Bonn: Psychiatrie-Verlag.
Ermann M (2007) Psychosomatische Medizin und Psychotherapie. 5. Aufl. Stuttgart: Kohlhammer.
Falterbaum J (2007) Rechtliche Grundlagen Sozialer Arbeit. 2. Aufl. Stuttgart: Kohlhammer.
Faulstich H (1993) Von der Irrenfürsorge zur „Euthanasie". Freiburg i. Br.: Lambertus.
Fegert JM (2004) Sozialpsychiatrie. In: Eggers C, Fegert JM, Resch F (Hrsg.) Psychiatrie und Psychotherapie des Kindes- und Jugendalters. Berlin, Heidelberg: Springer, S. 205–216.
Fiedler P (2001) Dissoziative Störungen und Konversion. Weinheim: Beltz.

Literatur

Finzen A, Hoffmann-Richter U (Hrsg.) (1995) Was ist Sozialpsychiatrie. Eine Chronik. Bonn: Psychiatrie-Verlag.
Finzen A (2001) Schizophrenie. Die Krankheit behandeln. Bonn: Psychiatrie-Verlag.
Finzen A (2007) Basiswissen. Medikamentenbehandlung bei psychischen Störungen. Bonn: Psychiatrie-Verlag.
Fischer G, Riedesser P (2003) Lehrbuch der Psychotraumatologie. Stuttgart: UTB-Reinhardt.
Fricke S (2007) Umgang mit zwangserkrankten Menschen. Bonn: Psychiatrie-Verlag.
Frieboes R-M (2005) Grundlagen und Praxis der Soziotherapie. Richtlinien, Begutachtung, Behandlungskonzepte, Fallbeispiele, Antragsformulare. Stuttgart: Kohlhammer.
Friedmann A, Hofmann P, Lueger-Schuster B, Steinbauer M, Vyssoki D (2004) Psychotrauma. Die posttraumatische Belastungsstörung. Wien: Springer.
Fritsche K, Wirsching M (2006) Psychosomatische Medizin und Psychotherapie. Heidelberg: Springer.
Galuske M (2003) Soziale Netzwerkarbeit. In: Galuske M. Methoden der Sozialen Arbeit. Weinheim, München: Juventa, S. 285–294.
Gassmann M, Marschall W, Utschakowski J (Hrsg.) (2006) Psychiatrische Gesundheits- und Krankenpflege. Heidelberg: Springer.
Gerlinghoff M, Backmund H (2006) Ess-Störungen. Weinheim, Basel: Beltz.
Gesundheitsministerkonferenz der Länder (2007) Beschluss der 80. Gesundheitsministerkonferenz der Länder vom 05.06.2007. Psychiatrie in Deutschland – Strukturen, Leistungen, Perspektiven (http://www.gmkonline.de/?&nav=beschluesse_80&id=80_10.02, Zugriff: 30.10.2009).
Goffman E (1961) Asyle. Über die soziale Situation psychiatrischer Patienten und anderer Insassen. Frankfurt a.M.: Suhrkamp.
Golsabahi S, Heise T (Hrsg.) (2008) Von Gemeinsamkeiten und Unterschieden. Berlin: Verlag für Wissenschaft und Bildung.
Golsabahi S, Stompe T, Heise T (Hrsg.) (2009) Jeder ist weltweit ein Fremder. Berlin: Verlag für Wissenschaft und Bildung.
Gouzoulis-Mayfrank E (2003) Komorbidität Psychose und Sucht. Von den Grundlagen zur Praxis. Darmstadt: Steinkopff.
Grabert A (2007) Salutogenese und Bewältigung psychischer Erkrankung. Einsatz des Kohärenzgefühls in der Sozialen Arbeit. Lage: Jacobs-Verlag.
Grampp G, Triebel A (2006) Lernen und arbeiten in der Werkstatt für behinderte Menschen. Berufliche Bildung, Arbeit und Mitwirkung bei psychischer Erkrankung. Bonn: Psychiatrie-Verlag.
Greve N, Osterfeld M, Diekmann B (2006) Umgang mit Psychopharmaka. Ein Patienten-Ratgeber. Bonn: Psychiatrie-Verlag.
Hanrath S (2001) Zwischen „Euthanasie" und Psychiatriereform. Paderborn: Schöningh.
Haselmann S (2008) Psychosoziale Arbeit in der Psychiatrie – systemisch oder subjektorientiert? Ein Lehrbuch. Göttingen: Vandenhoeck & Ruprecht.
Hax-Schoppenhorst T, Schmidt-Quernheim F (2008) Professionelle forensische Psychiatrie. 2. Aufl. Bern: Huber.
Hegemann T, Salman R (Hrsg.) (2001) Transkulturelle Psychiatrie. Bonn: Psychiatrie-Verlag.
Hell D, Endrass J, Vontobel, J (2003) Kurzes Lehrbuch der Psychiatrie. Bern: Huber.
Hinsch R, Pfingsten U (2007) Gruppentraining sozialer Kompetenzen. Weinheim: Psychologie Verlags Union.
Hinte W (2002) Fälle, Felder und Budgets. In: Merten R (Hrsg.): Sozialraumorientierung. Weinheim, München: Juventa, S. 91–126.

Höll T (1989) Irrenpflege im 19. Jahrhundert. Bonn: Psychiatrie-Verlag.
Hoffmann SO; Hochapfel G (2008) Neurotische Störungen und Psychosomatische Medizin. Stuttgart: Schattauer.
Hoffmann-Richter U, Haselbeck H, Engfer R (Hrsg.) (1997) Sozialpsychiatrie vor der Enquete. Bonn: Psychiatrie-Verlag.
Hunold P, Rahn E (2000) Selbstbewusster Umgang mit psychiatrischen Diagnosen. Bonn: Psychiatrie-Verlag.
Jokusch U (2002) Maßregelvollzug heute: Effizienter Teil der psychiatrischen Versorgung. In: Kerbe 1/2002, S. 9–13.
Jordan E (2007) Kindeswohlgefährdung. 2. Aufl. Weinheim, München: Juventa.
Kal D (2006) Gastfreundschaft. Das niederländische Konzept Kwartiermaken als Antwort auf die Ausgrenzung psychiatrieerfahrener Menschen. Neumünster: Paranus-Verlag.
Kalter B, Schrapper C (2006) Was leistet Sozialraumorientierung? Weinheim, München: Juventa.
Kastl J (2006) Das Persönliche Budget – neue Möglichkeiten für mehr Selbstbestimmung und Lebensqualität? In: Armbruster J, Schulte-Kemna G, Widmaier-Berthold C (Hrsg.) Kommunale Steuerung und Vernetzung im Gemeindepsychiatrischen Verbund. Bonn: Psychiatrie-Verlag, S. 236–255.
Kastner U, Löbach R (2007) Handbuch Demenz. München: Elsevier.
Kemker K (Hrsg.) (1999) Flucht in die Wirklichkeit. Das Berliner Weglaufhaus. Berlin: Antipsychiatrieverlag.
Kersting FW (2001) Psychiatrie-Reform und '68. In: Aktion Psychisch Kranke (Hrsg.) 25 Jahre Psychiatrie-Enquete. Bonn: Psychiatrie-Verlag, S. 165–182.
Kipp J, Unger H-P, Wehmeier PM (2006) Beziehung und Psychose. Gießen: Psychosozial-Verlag.
Kipp J, Jüngling G (2007) Einführung in die praktische Gerontopsychiatrie. München: Ernst Reinhardt Verlag.
Kitwood T (2005) Demenz. Der person-zentrierte Ansatz im Umgang mit verwirrten Menschen. 4. Aufl. Bern: Huber.
Klecha D, Borchardt D (2007) Psychiatrische Versorgung und Rehabilitation. Ein Praxisleitfaden. Freiburg: Lambertus.
Knölker U, Mattejat F, Schulte Markwort M (2007) Kinder- und Jugendpsychiatrie und -psychotherapie. 4. Aufl. Bremen: Uni-Med.
Knopp M, Napp K (2006) Wenn die Seele überläuft. Kinder und Jugendliche erleben die Psychiatrie. Bonn: Balance.
Knuf A (2000) Mit meiner Mutter stimmt etwas nicht. In: Psychologie Heute, 6/2000, S. 34–39.
Knuf A (2002) Leben auf der Grenze. Erfahrungen mit Borderline. Bonn: Psychiatrie-Verlag.
Knuf A (2006) Basiswissen. Empowerment in der psychiatrischen Arbeit. Bonn: Psychiatrie-Verlag.
Körkel J, Kruse G (2005) Basiswissen: Rückfall bei Alkoholabhängigkeit. Bonn: Psychiatrie-Verlag.
Konrad M, Schock S, Jaeger J (2006) Dezentrale Heimversorgung in der Sozialpsychiatrie. Bonn: Psychiatrie-Verlag.
Kosmalla U (2002) Das Einfache, das so schwer zu machen ist. Alltag im Betreuten Wohnen. In: Siemen H-L (Hrsg.) Gewohntes Leben. Psychiatrie in der Gemeinde. Neumünster: Paranus-Verlag, S. 94–109.
Kraepelin E (1918) Ziele und Wege der psychiatrischen Forschung. In: Zeitschrift für die Gesamte Neurologie und Psychiatrie 42, S. 169–205.

Kraus S (Hrsg.) (2008) Soziale Arbeit für alte Menschen. Ein Handbuch für die berufliche Praxis. Frankfurt am Main: Mabuse-Verlag.
Kröber H, Albrecht H (2001) Verminderte Schuldfähigkeit und psychiatrische Maßregel. Baden-Baden: Nomos.
Kröber H, Dölling D (2007) Handbuch der Forensischen Psychiatrie. Bd. 1. Heidelberg: Steinkopff.
Kruse G, Körkel J, Schmalz U (2002) Alkoholabhängigkeit erkennen und behandeln. Bonn: Psychiatrie-Verlag.
Kuchenbecker A (2007) Pädagogisch-Pflegerische Praxis in der Kinder- und Jugendpsychiatrie. Marktoberdorf: Ibicura.
Küchenhoff J, Mahrer Klemperer R (2009) Psychotherapie im psychiatrischen Alltag. Stuttgart: Schattauer.
Leferink K (1997) „Mangelnde Einsicht" als Identitätsstrategie bei Menschen mit chronischer Schizophrenie. In: Angermeyer M, Zaumseil M (Hrsg.) Verrückte Entwürfe. Kulturelle und individuelle Verarbeitung psychischen Krankseins. Bonn: Psychiatrie-Verlag, S. 206–255.
Lena S (2006) Auf Stelzen gehen. Geschichte einer Magersucht. Bonn: Balance.
Lenninger H (2003) Beziehungsarbeit am Beispiel des Umgangs mit Alkohol. In: Schulze Steinmann L, Heimler J, Claassen J, Cordshagen H (Hrsg.) Die Zukunft sozialpsychiatrischer Heime. Bonn: Psychiatrie-Verlag, S. 200–208.
Lenz A (2005) Kinder psychisch kranker Eltern. Göttingen: Hogrefe.
Lenz A, Jungbauer J (2008) Kinder und Partner psychisch kranker Menschen. Tübingen: dgvt-Verlag.
Leonhardt HJ, Mühler K (2006) Chronisch mehrfachgeschädigte Abhängigkeitskranke. Freiburg: Lambertus.
Leps F (2007) Zange am Hirn. Geschichte einer Zwangserkrankung. Bonn: Balance.
Leygraf J (2006) Wann ist die weitere Vollstreckung der Maßregel aus § 63 StGB nicht mehr verhältnismäßig? In: Saimeh N (Hrsg.) Gesellschaft mit beschränkter Haftung. Maßregelvollzug als soziale Verpflichtung. Bonn: Psychiatrie-Verlag, S. 209–219.
Luger H (1989) KommRum. Der andere Alltag mit Verrückten. Bonn: Psychiatrie-Verlag.
Lütjen R (2007) Psychosen verstehen. Bonn: Psychiatrie-Verlag.
Machleidt, W (2008) Kränkung und psychische Krankheit. In: Golsabahi S, Heise T (Hrsg.) Von Gemeinsamkeiten und Unterschieden. Berlin: Verlag für Wissenschaft und Bildung, S. 47–56.
Marneros A (2006) Affekttaten und Impulstaten. Stuttgart: Schattauer.
Marotzki U, Reichel K (Hrsg.) (2006) Psychiatrische Ergotherapie. Bonn: Psychiatrie-Verlag.
Marschner R (2008) Psychisch Kranke im Recht. Bonn: Balance.
Marschner R (2009) Basiswissen: Rechtliche Grundlagen für die Arbeit in der Psychiatrie. Bonn: Psychiatrie-Verlag.
Mattejat F, Lisofsky B (2008) Nicht von schlechten Eltern. Kinder psychisch Kranker. Bonn: Balance.
Meermann R, Borgart EJ (2006) Essstörung. Anorexie und Bulimie. Stuttgart: Kohlhammer.
Melchinger H (1999) Ambulante Soziotherapie – Evaluation und analytische Auswertung des Modellprojektes „Ambulante Rehabilitation psychisch Kranker". Baden-Baden: Nomos-Verlag.
Merten R, Scherr A (2004) Inklusion und Exklusion in der Sozialen Arbeit. Wiesbaden: Verlag für Sozialwissenschaften.
Miller WR, Rollnick S (2004) Motivierende Gesprächsführung. Freiburg i. Br.: Lambertus.

Mitzscherlich B (2009) Wir waren das Volk. In: Soziale Psychiatrie 2/09, S. 4–9.
Morschitzky H (2007) Somatoforme Störungen. Wien: Springer.
Mosher LR, Burti L (1994) Psychiatrie in der Gemeinde. Grundlagen und Praxis. Bonn: Psychiatrie-Verlag.
Müller C (1993) Vom Tollhaus zum Psychozentrum. Hürtgenwald: Pressler.
Müller W (2004) Theorie für die Praxis – Vom fraglichen Nutzen der Krisenmodelle. In: Müller W, Scheuermann U (Hrsg.) Praxis Krisenintervention. Ein Handbuch für helfende Berufe: Psychologen, Ärzte, Sozialpädagogen, Pflege- und Rettungskräfte. Stuttgart: Kohlhammer, S. 47–57.
Neuhäuser G, Steinhausen HC (2003) Geistige Behinderung. Grundlagen, klinische Syndrome, Behandlung und Rehabilitation. 3. Aufl. Stuttgart: Kohlhammer.
Niemann-Mirmehdi M, Rapp MA (2008) Klinische Sozialarbeit in der Gerontopsychiatrie. In: Soziale Arbeit für alte Menschen. Frankfurt am Main: Mabuse-Verlag, S. 106–126.
Nouverné K, Wessel T, Zechert C (2002) Obdachlos und psychisch krank. Bonn: Psychiatrie-Verlag.
Obert K (2001) Alltags- und lebensweltorientierte Ansätze sozialpsychiatrischen Handelns. Bonn: Psychiatrie-Verlag.
Petersen A (2003) Affenstall. Auf Station. Bonn: Psychiatrie-Verlag.
Peukert R (2004) Sinn und Möglichkeiten der Prävention bei psychischen Erkrankungen. In: Aktion Psychisch Kranke (Hrsg.) Prävention bei psychischen Erkrankungen. Neue Wege in Praxis und Gesetzgebung. Bonn: Psychiatrie-Verlag, S. 31–58.
Piontek R (2005) Wegbegleiter Psychotherapie. Bonn: Psychiatrie-Verlag.
Porter R (2005) Wahnsinn. Eine kleine Kulturgeschichte. Aus dem Englischen von Christian Detoux. Zürich: Dörlemann.
Poustka F, Bölte S, Feineis-Matthews S (2008) Autistische Störungen. 2. Aufl. Göttingen: Hogrefe.
Rahn E, Mahnkopf A (2005) Lehrbuch Psychiatrie für Studium und Beruf. Bonn: Psychiatrie-Verlag.
Rasch W, Konrad N (2004) Forensische Psychiatrie. 3. Aufl. Stuttgart: Kohlhammer.
Reddemann L, Dehner-Rau C (2007) Trauma. Stuttgart: Trias.
Reich G (2003) Familientherapie bei Essstörungen. Göttingen: Hogrefe.
Reker T (2004) Rehabilitationsdiagnostik. In: Rössler W (Hrsg.) Psychiatrische Rehabilitation. Berlin, Heidelberg: Springer, S. 55–63.
Remschmidt H, Schmidt M, Poustka, F (Hrsg.) (2001) Multiaxiales Klassifikationsschema für psychische Störungen des Kindes- und Jugendalters. 4. Aufl. Bern, Göttingen: Huber.
Röhrle B, Sommer G, Nestmann F (Hrsg.) (1998) Netzwerkintervention. Tübingen: dgvt-Verlag.
Rössler W (Hrsg.) (2001) Psychiatrische Rehabilitation. Berlin u Heidelberg: Springer.
Rössler W (2007) Basiswissen: Psychologen in der psychiatrischen Klinik. Bonn: Psychiatrie-Verlag.
Roick C, Deister A, Zeichner D, Birker T, König H-H, Angermeyer MC (2006) Regionales Psychiatriebudget – ein neuer Ansatz zur effizienten Verknüpfung stationärer und ambulanter Versorgungsleistungen. In: Armbruster A, Schulte-Kemna G, Widmeier-Berthold C. Kommunale Steuerung und Vernetzung im Gemeindepsychiatrischen Verbund. Bonn: Psychiatrie-Verlag, S. 105–120.
Roosen-Runge G (2000) Praxis und Theorie der Sozial-Psychiatrischen Versorgungsform in der ambulanten Kinder- und Jugendpsychiatrie. Forum der Kinder- und Jugendpsychiatrie 2, S. 40–77.
Rosemann M (1999) Zimmer mit Aussicht. Betreutes Wohnen bei psychischer Krankheit. Bonn: Psychiatrie-Verlag.

Literatur

Rosemann M (2006) Auf dem Weg zur personenbezogenen Finanzierung in der Eingliederungshilfe: Berliner Schritte. In: Armbruster J, Schulte-Kemna G, Widmaier-Berthold C. (Hrsg.) Kommunale Steuerung und Vernetzung im Gemeindepsychiatrischen Verbund. Bonn: Psychiatrie-Verlag, S. 198–210.

Rosner R, Steil R (2008) Posttraumatische Belastungsstörung. Göttingen, Bern: Hogrefe.

Rothenhäusler H-D, Täschner K-L (2007) Kompendium Praktische Psychiatrie. Wien: Springer.

Runte I (2001) Begleitung höchstpersönlich. Innovative milieu-therapeutische Projekte für akut psychotische Menschen. Bonn: Psychiatrie-Verlag.

Saimeh N (Hrsg.) (2006) Gesellschaft mit beschränkter Haftung. Maßregelvollzug als soziale Verpflichtung. Bonn: Psychiatrie-Verlag.

Saimeh N (Hrsg.) (2008) Zukunftswerkstatt Maßregelvollzug. Bonn: Psychiatrie-Verlag.

Schädle-Deininger H (2008) Basiswissen: Psychiatrische Pflege. Bonn: Psychiatrie-Verlag.

Schanze C (2007) Psychiatrische Diagnostik und Therapie bei Menschen mit Intelligenzminderung. Stuttgart: Schattauer.

Schäufele M (2008) Demenzkranke in der stationären Altenhilfe. Stuttgart: Kohlhammer.

Schaumburg C (2003) Maßregelvollzug. Bonn: Psychiatrie-Verlag.

Scheifele S (Hrsg.) (2008) Migration und Psyche. Gießen: Psychosozial-Verlag.

Schlichte G (2006) Betreutes Wohnen – Hilfen zur Alltagsbewältigung. Bonn: Psychiatrie-Verlag.

Schmalz U (2002) Wohnungslose Menschen im Hotel. In: Kerbe 3, S. 17 f.

Schmoll D (2008) Psychotherapie – Chancen und Grenzen. Stuttgart: Kohlhammer.

Schönberger C, Stolz P (2003) Betreutes Leben in Familien – Psychiatrische Familienpflege. Ein Handbuch für die Praxis. Bonn: Psychiatrie-Verlag.

Schone R, Wagenblass S (Hrsg.) (2006) Kinder psychisch kranker Eltern zwischen Jugendhilfe und Erwachsenenpsychiatrie. Weinheim, München: Juventa.

Schott H, Tölle R (2006) Geschichte der Psychiatrie. München: C.H. Beck.

Schulte-Markwort M, Diepold B, Resch F (Hrsg.) (1998) Psychische Störungen im Kindes- und Jugendalter. Ein psychodynamisches Fallbuch. Stuttgart, New York: Thieme.

Schulze-Steinmann L, Heimler J, Claassen J, Cordshagen H (Hrsg.) (2003) Die Zukunft sozialpsychiatrischer Heime. Bonn: Psychiatrie-Verlag.

Schuntermann M (2007) Einführung in die ICF. 2. Aufl. Landsberg/Lech: Ecomed.

Schwarz G (2009) Basiswissen: Umgang mit demenzkranken Menschen. Bonn: Psychiatrie-Verlag.

Schweitzer J, Schuhmacher B (1995) Die unendliche und die endliche Psychiatrie. Heidelberg: Carl Auer.

Schweitzer J (2008) Die unendliche und die endliche Psychose. Über Chronizitätskonzepte in der psychiatrischen Ideengeschichte. In: Kerbe 1/08, S. 4–7.

Schwendy A (2006) Moral oder Markt? Kann der Mangel im Psychosozialen gerechter verteilt werden? In: Armbruster J, Schulte-Kemna G, Widmaier-Berthold C.(Hrsg.) Kommunale Steuerung und Vernetzung im Gemeindepsychiatrischen Verbund. Bonn: Psychiatrie-Verlag, S. 19–39.

Schwoon D (2004) Basiswissen: Umgang mit alkoholabhängigen Patienten. Bonn: Psychiatrie-Verlag.

Seifert M, Fornefeld B, Koenig P (2001) Zielperspektive Lebensqualität. Bielefeld: Bethel-Verlag.

Seikkula J, Arnkil T (2007) Dialoge im Netzwerk. Neue Beratungskonzepte für die psychosoziale Praxis. Neumünster: Paranus-Verlag.

Seiler J (2004) Blaupause. Ein Entzugsspektakel. Bonn: Psychiatrie-Verlag.

Simon FB, Rech-Simon C (2007) Zirkuläres Fragen. Systemische Therapie in Fallbeispielen: Ein Lernbuch. Heidelberg: Carl Auer.
Steden HP (2003) Die Begleitung psychisch gestörter Menschen. Freiburg i. Br.: Lambertus.
Steidl S, Nigg B (2008) Gerontologie, Geriatrie und Gerontopsychiatrie. Wien: Facultas-Verlag.
Steinböck H, Berger H (Hrsg.) (2003): Ist die Psychiatrie der richtige Ort? Zum Verhältnis von forensischer und sozialer Psychiatrie. Freiburg i. Br.: Lambertus.
Steinert T (2008) Basiswissen. Umgang mit Gewalt in der Psychiatrie. Bonn: Psychiatrie-Verlag.
Steinhausen HC (2001) Entwicklungsstörungen im Kindes- und Jugendalter. Stuttgart: Kohlhammer.
Stieglitz R-D (2008) Diagnostik und Klassifikation in der Psychiatrie. Stuttgart: Kohlhammer.
Stoffels H, Kruse G (1996) Der psychiatrische Hausbesuch. Hilfe oder Überfall? Bonn: Psychiatrie-Verlag.
Storck J (Hrsg.) (2008) Handbuch berufliche Integration und Rehabilitation. Wie psychisch kranke Menschen in Arbeit kommen und bleiben. Bonn: Psychiatrie-Verlag.
Strauß, Bernhard (Hrsg.) (2008) Bindung und Psychopathologie. Stuttgart: Klett-Cotta.
Styron W (1991) Sturz in die Nacht. Die Geschichte einer Depression. Köln: Kiepenheuer & Witsch.
Thomashoff H-O (1999) Psyche und Kunst. Stuttgart: Schattauer.
Tölle R, Windgassen K (2008) Psychiatrie. 15. Aufl. Berlin, Heidelberg: Springer.
Tönnies I (2008) Abschied zu Lebzeiten. Wie Angehörige mit Demenzkranken leben. Bonn: Psychiatrie-Verlag.
Trost A, Schwarzer W (Hrsg.) (2005) Psychiatrie, Psychosomatik und Psychotherapie. 3. Aufl. Dortmund: Borgmann.
Utschakowski J, Sielaff G, Bock Thomas (Hrsg.) (2009) Vom Erfahrenen zum Experten. Wie Peers die Psychiatrie verändern. Bonn: Psychiatrie-Verlag.
Vock R, Zaumseil M, Zimmermann R, Manderla S (2007) Mit der Diagnose „psychisch krank" ins Pflegeheim? Eine Untersuchung der Situation in Berlin. Frankfurt a.M.: Mabuse-Verlag.
Wächtler C, Hofmann W, Mertens L (2007) Das Zentrum für Ältere – ein Modell für die Kooperation von Gerontopsychiatrie und Geriatrie. In: Teising M, Drach LM, Gutzmann H et al. (Hrsg.) Alt und psychisch krank. Stuttgart: Kohlhammer, S. 404–409.
Waller E, Scheidt C (2008) Somatoforme Störungen und Bindungstheorie. In: Strauß, Bernhard (Hrsg.) Bindung und Psychopathologie. Stuttgart: Klett-Cotta, S. 144–187.
Walter B (1996) Psychiatrie und Gesellschaft in der Moderne. Paderborn: Schöningh.
Warner R (2004) Prävention in der Psychiatrie – was wirkt? In: Aktion Psychisch Kranke (Hrsg.) Prävention bei psychischen Erkrankungen. Neue Wege in Praxis und Gesetzgebung. Bonn: Psychiatrie-Verlag, S. 62–85.
Warnke A, Lehmkuhl G (2003) Kinder- und Jugendpsychiatrie und Psychotherapie in der Bundesrepublik Deutschland. Stuttgart: Schattauer.
Wächtler C (2007) Suizidalität im Alter – ein komplexes Geschehen erfordert komplexe Interventionsmaßnahmen. In: Teising M, Drach LM, Gutzmann H et al. (Hrsg.) Alt und psychisch krank. Stuttgart: Kohlhammer, S. 337–344.
Weber P (Hrsg.) (2005) Tätig sein – jenseits der Erwerbsarbeit. Bonn: Psychiatrie-Verlag.
Weinberger S (2008) Klientenzentrierte Gesprächsführung. Lern- und Praxisanleitung für psychosoziale Berufe. Weinheim: Juventa.
Weinmann S (2008) Erfolgsmythos Psychopharmaka. Warum wir Medikamente in der Psychiatrie neu bewerten müssen. Bonn: Psychiatrie-Verlag.

Wendt WR (2008) Case Management im Sozial- und Gesundheitswesen: Eine Einführung. Freiburg: Lambertus.
Wienberg G, Driessen M (2001) Auf dem Weg zur vergessenen Mehrheit. Innovative Konzepte für die Versorgung von Menschen mit Alkoholproblemen. Bonn: Psychiatrie-Verlag.
Wienberg G (2008) Gemeindepsychiatrie heute. In: Sozialpsychiatrische Informationen 1/08, S. 2–13.
Witschi T (2004) Ergotherapie. In: Rössler W (Hrsg.) Psychiatrische Rehabilitation. Heidelberg: Springer, S. 355–363.
Wohlfahrt E, Zaumseil M (2006) Transkulturelle Psychiatrie. Berlin, Heidelberg: Springer.
Zaumseil M, Leferink K (1997) (Hrsg.) Schizophrenie in der Moderne. Modernisierung der Schizophrenie. Bonn: Psychiatrie-Verlag.
Zippel C, Kraus S (Hrsg.) (2009) Soziale Arbeit für alte Menschen. Ein Handbuch für die berufliche Praxis. Frankfurt am Main: Mabuse-Verlag.

http://www.bag-wohnungslosenhilfe.de/index2.html (Zugriff am 27. 10. 2009)
http://www.bmas.de/portal/9266/persoenliches_budget.html (Zugriff am 27. 10. 2009)
http://www.charite.de/fetz/ (Zugriff am 27. 10. 2009)
http://www.dhs.de (Zugriff am 27. 10. 2009)
http://www.heroinstudie.de (Zugriff am 27. 10. 2009)
http://www.ibrp-online.de (Zugriff am 27. 10. 2009)
http://www.psychiatrie-in-berlin.de (Zugriff am 27. 10. 2009)
http://www.soltauer-impulse.culturebase.org/ (Zugriff am 27. 10. 2009)

Empfohlene Links

Die Webseite der Sozialen Psychiatrie: http://www.psychiatrie.de
Die Tagungsbände der Aktion Psychisch Kranke sind kostenlos zu beziehen und herunterzuladen unter: http://psychiatrie.de/apk/veroeffentlichungen
Informationen rund um Rehabilitation: http://www.bar-frankfurt.de
Alle Gesetzestexte: http://www.gesetze-im-internet.de/

DVD-Empfehlungen

Zu den Themen „Chronisch psychisch Kranke" und „Betreutes Wohnen":
Schulz TM, Kempkens M, Schnier O (2004) Der Kobold in der Höhle. Ein bisschen anders als die Anderen. Bonn: Psychiatrie-Verlag (DVD 45 Minuten).

Zu den Themen „Psychose-Seminar" „Psychose" und „Angehörige":
Kalms J, Striegnitz T (2005) Raum 4070. Bonn: Psychiatrie-Verlag (2 DVDs).

Zum Thema „subjektives Erleben von Psychosen:
Weingartner H (2002) Das weiße Rauschen. Xverleih (Spielfilm, 100 Minuten).

Zum Thema „bipolare Störungen":
Gill T, Schülke B (2008) Immer wieder Achterbahn. Leben zwischen Manie und Depression. Bonn: Psychiatrie-Verlag.

Zum Thema „Depression":
Gränicher, D (2002) Seelenschatten. Momenta film.

Sachwortregister

AA-Selbsthilfegruppen 149
Abhängige Persönlichkeitsstörung 213
Abhängigkeit 71, 183
Abhängigkeitserkrankungen 182
Abhängigkeitskranke 78
Abteilungen für Gerontopsychiatrie 237
Abwehrmechanismen 167
Affektive Störungen 193
Agoraphobie 198
Akathisie 247
Aktion Psychisch Kranke 173
Akutpsychiatrie 228
Akzeptanz 258
Alexianer 16
Alkohol, Störungen durch 184
Alkoholabhängigkeit 184
Alkoholentzug 186
Alltagsbegleitung 120
Alltagsbewältigung 172
Alte psychisch kranke Menschen 100
Altenheim 140
Alzheimer-Demenz 179
Ambivalenz 190
Ambulant aufsuchende Arbeit 116
ambulante Ergotherapie 262
Ambulante psychiatrische Pflege 263
Ambulante Soziotherapie 260
Amnesie 176
– dissoziative 203
amnestisches Syndrom 179
Analytische Psychologie 256
Anamnese 107, 171
Anankastische Persönlichkeitsstörung 213
Angehörige 146, 150
– Demenzkranker 101
– von Abhängigkeitskranken 79
Angehörigengruppen 21
Angststörung, generalisierte 198

Angststörungen 90, 197
Anonyme Alkoholiker 149
Anorexia nervosa 206
Anti-Stigma-Bewegung 22
Antidepressiva 248
Antike 12
Antipsychotika 245
Antriebsarmut 190
Antriebshemmung 177
Arbeit 123
Arbeitsagentur 157
Arbeitstherapie 261
Asperger-Syndrom 222
Assertive Community Treatment 124
Asyle 14
Asylsuchende 97
Atypische Neuroleptika 247
Aufenthaltsbestimmungsrecht 62
Aufmerksamkeitsdefizitsyndrom 223
Auryn 95
Ausbildung 123
Ausgrenzung 27
Aussiedler 97
Autismus 221
autistische Züge 217
Autogenes Training 235
Autonomie 35

Bedeutsamkeit 33
Bedürfnisangepasste Behandlung 39
Begutachtung 72
Behandlungsvereinbarung 22
Behinderung 218
– geistige 69
Beihilfen, einmalige 54
Belastungsreaktionen 219
Belastungsstörungen 98
– posttraumatische 98
Benachteiligung 218

Sachwortregister

Beratung 104
Berliner BRP 44
Berufliche Rehabilitation 56, 157
Berufsbildungswerke 160
Berufsförderungswerke 160
Berufstrainingszentren (BTZ) 160
Beschäftigung 123
Beschäftigungsorientiertes Fallmanagement 158
Beschäftigungstagesstätte (BTS) 144
Beschäftigungstherapie 261
Besessenheit 13, 99
Bethel 16
Bethlem Hospital 13
Betreutes Leben in Familien 141
Betreutes Wohnen 135
Betreuungsgesetz 61
Betreuungsverein 63
Bevollmächtigung 62
Bewegungsstörung 203
Beziehungsarbeit 121
Beziehungswahn 192
Bindung, sichere 202
Bindungsstörungen 224
Bindungstheorie 224
Binge-Eating-Störung 209
Biofeedback 235
Biographiearbeit 102, 218
Body-Mass-Index 207
Borderline-Persönlichkeitsstörung 213
Bulimie 206, 209
Bundesverband der Psychiatrie-Erfahrenen (BPE) 21, 29
Bürgerliches Gesetzbuch 62

Cannabis 38
Case-Management 124
Chancengleichheit 51
Chatberatung 115
Chronifizierung 75, 205
Chronisch mehrfach geschädigte Alkoholabhängige 80
Chronisch psychisch kranke Menschen 74
Clubs 143
CMA 80
Community Care 28
Compliance 31, 153, 172, 250
Coping-Strategien 132

Datenschutz 154
Delir 179
Dementia praecox 166, 188
Demenz 23, 50, 100, 179, 181
– vaskuläre 181
Demenz vom Alzheimer Typ 181
Depersonalisation 190, 198
Depersonalisationsstörung 203
Depot-Injektion 246
Depression 23, 90, 193–194
Depressive Episode 196
Derealisation 190, 198
Desensibilisierung 254
Diagnostik 169
Dialektisch-behaviorale Psychotherapie 255
dialektisch-behaviorale Therapie 156
Diskriminierung 94
Dissoziale Persönlichkeitsstörung 212
Dissoziative Störungen 203
Doppeldiagnose 77
Drogenabhängige 81
Drogenabhängigkeit 187
DSM-IV 170
Dysthymie 196

E-Mail-Beratung 115
Echopraxie 177
Eigensinn 123
Eingliederungshilfe 57
Einnässen 219
Einsichtsfähigkeit 72
Einzelfallhilfe 27
Elektrokrampftherapie 64
Eltern, psychisch kranke 93
Emanzipation 29
Empathie 258
Empfindungsstörung 204
Empowerment 29
Enkopresis 91, 255
Entgiftungsstationen 231
Enthospitalisierung 20
Entwicklungsbeeinträchtigung 219
Entwicklungsstörungen 91, 219
– tiefgreifende 221
Entwöhnungsbehandlung 232
Entziehungsanstalt 70, 239
Enuresis 91, 255
Ergotherapie 261

Erschöpfungssyndrom 99
Erstgespräch 107
Essstörungen 206
Ex-In 149
Existenzsicherung 121
Exklusion 28
Exploration 171

Facharzt für Psychiatrie 243
Fachleistungsstunden 45
Fallbeispiel
– Case-Management 126
– Sozialrecht 59
Fallmanagement 125
Familienmitglieder 257
Familienpflege 141
Familiensystem 208
Familientherapie 236
Feldenkrais 235
Fixiergurt 64
Flüchtlinge 98
Folgeerkrankungen 186
Forensik 86, 240
Fragmentation 203
Freiheitsentziehung 64–65
Freiheitsstrafe 71
Fremdbeurteilungsskalen 169
Fremdgefährdung 66
Frühdyskinesie 246
Früherkennung 38
Frühkindlicher Autismus 221
Frühwarnzeichen 153
Fugue, dissoziative 203
Funktionseinschränkung 173

Gebärdensprache 52
Gefährdung des Kindeswohls 67–68, 93
Gegenübertragung 256
Gehirnjogging 156
geistige Behinderung 217
Gemeindepsychiatrischer Verbund 22
Gemeinwesenarbeit 25, 131
Gerontopsychiatrie 100, 237
Gerontopsychiatrische Beratungsstelle 114
Geschäftsfähigkeit 61
Geschichte der Psychiatrie 12
Gesetzliche Betreuung 61
Gesprächspsychotherapie 258

Gestalttherapie 258
Gesundheitsfürsorge 62
Gewichtsverlust 206
Gleichstellung 51
Griesinger 15
Größenideen 195
Größenwahn 192
Grundgesetz 49
Grundsicherung bei Erwerbsminderung 54
Grundsicherung für Erwerbsfähige 53
Gruppen mit Angehörigen 146
Gruppenkontakte 145
Gruppenkonzepte 145
Gutachten 72

H. M. B.-W 44
Halluzination 175, 190–191
Handhabbarkeit 33
Hausarzt 243
Hausbesuche 116
häusliche Krankenpflege 263
hauswirtschaftliche Versorgung 263
Heavy User 77
Heißhungeranfälle 209
Helferkonferenz 44
Hemmung, motorische 195
Heterogenität 27
Hilfe zur Erziehung 68
Hilfe zur Pflege 58
Hilfebedarf 121
Hilfebedarfsgruppen 45
Hilfekonferenz 126
Hilfeplan 42
Hilfeplangespräch 44
Hilfeplankonferenz 45
Hilfeplanung 42, 121
Hirnpathologie 16
Histrionische Persönlichkeitsstörung 212
Höhenangst 254
Hotel plus 84
HPK 45
humanistische Psychotherapie 258
Hyperarousal 201
Hyperkinetische Störungen 223
Hypersomnie 210
Hysterie 212

Sachwortregister

IBRP 43
ICD-10 170
Ich-Grenzen 189
Identitätsstörung 215
– dissoziative 203
Illusion 175
Impulsivität 215
Individuation 256
individuelle Hilfeplanung 25
Inklusion 24, 27
Insomnie 210
Integration 28
Integrationsfachdienst 163
Integrationsfirmen 162
Integrierte psychiatrische Versorgung 265
Intelligenzminderung 69, 88, 217
Interaktionsstörungen 219
Internet-Beratung 115
Intoxikation 50
Intrusionen 201
Irre menschlich Hamburg 38
Isolation 36
Isolierung 215

Jugendhilfe 89

Kanner-Syndrom 221
Katalepsie 177
Kinder- und Jugendhilfegesetz 72
Kinder- und Jugendpsychiatrie 67, 89, 219, 235
Kipkel 96
Klassifikation 169
Klassifikation der Funktionsfähigkeit 173
Klassifikationssysteme 170
– multiaxiale 171
Klientenzentrierte Gesprächsführung 108
Klientenzentrierte Gesprächs-
   psychotherapie 258
Kliniken des Maßregelvollzugs 239
Kliniken für Abhängigkeitserkrankte 231
Kognitives Training 103, 156
Kohärenzgefühl 34
Komorbidität 76, 87, 211
Kompetenz, interkulturelle 100
Konfrontationsverfahren 254
Kongruenz 258
Kontaktstörungen 92
Kontrollbesuche 118

Kontrollzwänge
– psychosoziale 200
– technische 200
Konversion 216
Konversionsstörung 205
Konzentrative Bewegungstherapie 235
Koordinierungs-Management 124
Körperschemastörung 208
Körperverletzung 50
Korsakow-Syndrom 179
Krankheitseinsicht 31
Krankheitskonzept 165
Krankheitsverständnis 24
Krisendienste 133
Krisenintervention 132
Kurklink 234
Kurzzeittherapie 253, 256
Kwartiermaken 132

Langzeittherapie 253
Lebensqualität 31, 35
Lebenssituation 10
Lebensunterhalt, Hilfe zum 53
Leistungen zur Teilhabe am Arbeitsleben 56
Leistungserbringer 44
Lernpsychologie 253
Lernschwierigkeiten 217
Lese-Rechtschreib-Störung 220
Loyalitätskonflikt 94

Maßregel 70
Maßregelvollzug 68, 70, 86, 239
Magersucht 206
Manie 193, 195
Manierismen 177
Medikamentenabhängigkeit 186
medikamentöse Behandlung 245
Medizinische Behandlung 55
Medizinische Rehabilitation 56
Menschenwürde 49
Messie-Syndrom 119
Migranten 97
Migrationshintergrund 98
Mittelalter 13
Moderation 151
Moderation von Gruppen 145
Motivierende Gesprächsführung 109
Motorische Störungen 180

multifaktoriell 167
multiple Persönlichkeit 166, 188

Nachbarschaft 27
Nahrungsreduktion 207
NAKOS 149
Narzisstische Persönlichkeitsstörung 213
need-adapted-treatment 39
Negativsymptomatik 190
Nervenarzt 243
Netzwerk 26
Netzwerkarbeit
– soziale 128
– strukturelle 131
Neuroleptika 39, 245
neurotische Störungen 196
Neurotransmitter 167, 248
Normalisierung 28

Offener Dialog 41
Organische psychische Störungen 178

Panikattacken 198
Panikstörungen 197
Paranoide Persönlichkeitsstörung 211
Parentifizierung 94
Parkinson-Syndrom 246
Partizipation 30
Patientenclubs 143
Pavor nocturnus 210
Peer-Councelling 149
Personalverordnung für Psychiatrie 229
Personenbezogene Unterstützung 120
Personenzentrierter Ansatz 43
Persönlichkeitsrechte 51
Persönlichkeitsstörung 70, 87, 211
Pflege
– ambulante psychiatrische 263
– Hilfe zur 58
Pflegedienste, ambulante 263
Pflegeheim 140
Pflegeversicherung 101
Phasenprophylaktika 248
Phobie, soziale 92
Phobien 197
Pica 210
Pinel 15
Posttraumatische Belastungsstörung 201
Prävention 37

produktive Symptome 190
Prognose 170
Psychiatrie-Enquete 20
Psychiatrieerfahrene 150, 152
Psychiatriegeschichte 9
Psychiatrische Abteilung 226
Psychiatrische Familienpflege 141
Psychiatrische Institutsambulanzen 244
Psychiatrische Klinik 226
psychiatrische Pflege 263
psychiatrischer Notfall 133
Psychisch kranke alte Menschen 100
Psychisch kranke Straftäter 86
PsychKG 66
Psychoanalyse 255
Psychoedukation 123, 153
Psychoedukative Gruppen 152
Psychopharmaka 64, 245
Psychose 189
Psychoseseminar 150
Psychosomatische Kliniken 234
Psychotherapie 252
psychotisches Erleben 152
psychotrope Substanzen 182
PsychPV 229
Public Health 37

Rechenstörung 220
Recovery 31
Reformprozess 20
Regionales Psychiatrie-Budget 266
Rehabilitation 22, 55, 173
– berufliche 157
Rehabilitationsdiagnostik 172
Rehabilitationsdruck 121
Rehabilitationseinrichtung für psychisch
    kranke und behinderte Menschen (RPK)
    160
Reizüberflutung 254
Resilienz 31
Ressourcen 25, 37, 100
Ritalin® 250
romantische Psychiatrie 15

Salutogenese 33
Sanktionen 54
Schädel-Hirn-Trauma 178
Schädigung 218
Schizoaffektive Störungen 192

Schizoide Persönlichkeitsstörung 212
Schizophrenie 166, 188
Schlafstörung 99
Schlafstörungen 92, 210
Schuldfähigkeit 239
Schuldunfähigkeit 239
Schweigepflicht 154
Schwerbehinderung, anerkannte 57
Selbstbestimmung 10, 25, 30, 50
Selbstbeurteilungsbögen 169
Selbstgefährdung 66, 122
Selbstheilungskräfte 257
Selbsthilfefirmen 162
Selbsthilfegruppen 148
Selbsthilfepotential 153
Selbstkompetenztraining 155
Selbstschädigung 99
Selbstverletzung 214
Selbstverwirklichung 35
Selbstwertgefühl 193
Seniorenheim 140
Sexualdelikt 71
Sexualstraftäter 87
SGB IX 55
Sicherungsverwahrung 71
social support 128
Somatische Therapie 245
somatoforme Störungen 196, 204
Sorgerechtsverfahren 67
Soteria-Projekte 39
Soziale Netzwerkarbeit 128
soziale Phobie 198
Soziale Rehabilitation 57
soziale Unterstützung 128
Sozialpsychiatrischer Dienst 21, 112
Sozialpsychiatrisches Wohnheim 139
Sozialraumanalyse 27
Sozialraumorientierung 24–25
Sozialrecht 52
Sozialversicherung 52
Soziotherapie 259
Spaltung 215
Spannungszustände 34
Spätdyskinesien 247
Sprachstörungen 180
Stationsalltag 228
Sterilisation 64
Steuerungsfähigkeit 72
Stigma der Unheilbarkeit 166

Stigmatisierung 89
Störung der Impulskontrolle 70
Störungen der Affektivität 176
Störungen der Aufmerksamkeit 90, 174
Störungen der Orientierung 176
Störungen der Psychomotorik 177
Störungen der Wahrnehmung 175
Störungen des Antriebs 177
Störungen des Bewusstseins 175
Störungen des Denkens 175
Störungen des Gedächtnisses 176
Störungen des Sozialverhaltens 224
Strafrecht 68
Straftat 239
Straftäter, psychisch kranke 86, 241
Stressbewältigung 156
Stressoren 34
Strukturelle Netzwerkarbeit 131
Stupor 177, 204
Substitution 81
Sucht und Psychose 76
Suchtberatung 114
Suchthilfe 79
Suchtmittel 71
Suizid 215
suizidale Impulse 214
Suizidalität 123
Suizidrisiko 177
Supported Employment 159
Symptomkonstellation 170
Systemische Therapieverfahren 257
Systemsprenger 77

Tabuisierung 94
Tagesgestaltung 142
Tagesklinik 20, 230
Tagesstätten 144
Tagesstruktur 122
Teilhabe 25, 55
Teilhabe am Arbeitsleben 157
Teilhabe am Leben in der Gemeinschaft 57
Therapeutische Wohngemeinschaft (TWG) 137
Therapeutischen Gemeinschaft 20
Therapieversammlung 41
Tiefenpsychologische Verfahren 255
Trägerübergreifendes persönliches Budget (TPB) 46

Sachwortregister

Trainingsgruppen 155
Trancezustände 216
Tranquilizer 249
Transaktionsanalyse 259
Trauerarbeit 194
Trauma 201
Treffpunkte 143
Trennungsangst 92, 223
Trialog 152
Tumorerkrankungen 178

Übergangswohnheim (ÜWH) 138
Übertragung 256
UN-Charta 11, 51
Unerwünschte Wirkungen, der Neuroleptikabehandlung 246
Unterbringung 50, 62, 65, 69–70, 86, 240
Unterstützte Beschäftigung 159
Unterstützte Kommunikation 218
Unterstützung, personenbezogene 121
Unterstützungs-Management 125
Untersuchung, kinderpsychiatrische 91

Validierende Gesprächsführung 102
Vereinsamung 36
Verfolgungswahn 192
Verhaltensauffälligkeiten 206
Verhaltensstörungen 180
Verhaltenstherapeutische Verfahren 253
Verleugnung 215
Vermeidungsverhalten 201
Vermögenssorge 62
Vernachlässigung 68, 93
Versorgung 10
Verstehbarkeit 33
Verwahrlosung 122
Vulnerabilitäts-Stress-Modell 153

Wahn 191
wahnhafte Störung 188
Wahnstimmung 190
Wahrnehmungsstörungen 180
Wärterdienst 16
Waschzwänge 200
Weglaufhaus 85
Weltkongress für Soziale Psychiatrie 152
Weltverband für Psychiatrie (WPA) 32
Werkstätten für behinderte Menschen (WfbM) 161
Wertschätzung 258
Wiederholungszwänge 200
Wochenbett-Psychose 95
Wohlbefinden 33, 35
– aktivitätsbezogenes 36
– emotionales 36
– materielles 36
– physisches 35
– soziales 36
Wohnheim 139
Wohnungslose psychisch Kranke 82
Wohnungslosenhilfe 83
Wohnverbund 141

Zielgruppen 74
Zielvereinbarung 121
Zivilrecht 61
Zusatzvereinbarung, sozialpsychiatrische 90
Zuverdienst 163
Zwangseinweisung 51
Zwangsgedanken 199
Zwangshandlungen 199
Zwangsmaßnahmen 67
Zwangsstörungen 90, 199
Zwangsunterbringung 66
Zyklothymie 196

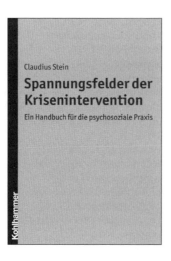

2009. 310 Seiten mit 9 Abb. und
110 Tab. Kart.
€ 34,90
ISBN 978-3-17-020351-8

Claudius Stein

Spannungsfelder der Krisenintervention

Ein Handbuch für die psychosoziale Praxis

Jeder Mensch kann durch äußere Belastungen wie Todesfälle, Trennungen, Unfälle, Gewalthandlungen oder veränderte Lebensumstände in Krisen geraten. Die Begleitung dieser Menschen stellt aufgrund der hohen Dringlichkeit für professionelle Helfer eine große Herausforderung dar. In diesem praxisorientierten Handbuch mit zahlreichen Fallbeispielen werden zunächst die gängigsten Krisentheorien erklärt. In weiteren Kapiteln wird auf die Gefahrenpotenziale von Krisen eingegangen und eine systematische Darstellung der Methodik und Anwendungsmöglichkeiten von Krisenintervention vorgenommen.

Dr. med. Claudius Stein ist Arzt für Allgemeinmedizin und Psychotherapeut. Er leitet seit 10 Jahren das Kriseninterventionszentrum Wien und ist Lehrtherapeut/Dozent für Katathym Imaginative Psychotherapie (KIP).

▶ www.kohlhammer.de

W. Kohlhammer GmbH · 70549 Stuttgart
Tel. 0711/7863 - 7280 · Fax 0711/7863 - 8430